循環器内科専門医バイブル
The Bible for Specialist of Cardiovascular Medicine

2

虚血性心疾患
識る・診る・治す・防ぐ

総編集
小室一成

専門編集
中村正人

中山書店

[総 編 集]

小室　一成　東京大学大学院医学系研究科循環器内科学

[専門編集]

中村　正人　東邦大学医療センター大橋病院循環器内科

循環器内科専門医バイブル

シリーズ刊行にあたって

　高齢者人口の増加に伴い，循環器疾患を有する患者数は増え続けている．厚生労働省による平成26年（2014年）の「患者調査」によると，高血圧性疾患で継続的に治療を受けている総患者数は約1,010万人．高血圧性のものを除いた心疾患の総患者数は約173万人と推計されている．また日本循環器学会による2016年度の「循環器疾患診療実態調査」によると心不全の入院患者は約24万8千人おり，この4年間で約3万5千人増え，急性心筋梗塞の患者は約7万2千人で，この5年間で約3千人増えている．

　これに対し，日本循環器学会の会員は約2万6千名，循環器専門医はその半数の約1万3千5百名であるが，急増する循環器疾患の患者を診療するには，さらなる専門医の育成が急務である．平成31年度からは新しい専門医制度が開始されるが，診断・治療ともに日進月歩の循環器病学において修得すべき情報量は増え続けており，より効率的な学習が求められている．

　そこでこの度，循環器専門医を主たる読者として，これから専門医を目指す若手医師の育成にも役立つ『循環器内科専門医バイブル』シリーズを企画し刊行することになった．本シリーズの特色は，以下の5点である．

1．循環器領域を網羅的に扱うのではなく，専門医が関心の高いテーマや重要な領域を取り上げる．
2．各巻ごとにその領域を代表する専門編集者を立ててコンテンツを練り上げ，相応しい執筆者をご選考いただく．
3．各巻のテーマは疾患をベースとし，関連する診断，検査・手技，薬物治療・非薬物治療，予防法などを盛り込む．
4．臨床に重点を置きつつ必要に応じて基礎研究にも触れ，病態の深い理解を実臨床に活かす．
5．循環器専門医として知っておくべき知識，身につけておくべき技術，さらに最新の診断・治療の動向を，わかりやすく，具体的に解説する．

　シリーズ最初の3巻は，代表的循環器疾患である「心不全」「虚血性心疾患」「不整脈」を取り上げる．循環器専門医が常に座右において実臨床の指針を仰ぐ，まさにバイブルとよべる実践書となることを目指すものである．

2018年　3月

シリーズ総編集　小室一成

虚血性心疾患 ― 識る・診る・治す・防ぐ

序

　1958 年に Sones らによって冠動脈造影が施行されて以来 60 年が経過する．この間，約 10 年ごとに虚血性心疾患の治療は大きな進歩を遂げてきた．1969 年に冠動脈バイパス術（CABG），1979 年に冠動脈形成術（PCI：経皮的冠動脈インターベンション）が導入され，1993 年には再灌流療法として primary PCI の血栓溶解療法に対する優越性が実証された．そして，CABG は内胸動脈によるバイパス術へ進化し，PCI は薬剤溶出性ステントを用いた PCI へと進化した．薬物療法においては，スタチンの発見が特筆すべき進歩であり，今日のＯＭＴ（optimal medical therapy）の礎となっている．これらの結果，虚血性心疾患の予後は著しく改善した．このような一連の流れは，科学の進歩が冠動脈疾患死を減少させてきた歴史といっても過言ではない．

　このたび，循環器内科専門医バイブルシリーズ第 2 巻として「虚血性心疾患」が発刊の運びとなった．前述のごとくダイナミックに変化を遂げてきた診療の歴史を踏まえながら，識る，診る，治療する，予防するといった 4 つの観点から，それぞれのエキスパートにご執筆をお願いした．前巻と同様に実践的なテキストとなるよう，項目の冒頭には「Point！」欄を設け，その項目の要点を箇条書きでまとめた．超高齢社会を迎え多様化する臨床の現場においては，比較検討試験から除外されるような症例が少なくない．また，リスクとベネフィットの両面を見据えた個別化対応が必要とされている．このような現状は，一歩進んだ考え方，発展的な考え方を必要としている．そこで，内容を補足し，さらに読者の理解を深めるためのサイドノート欄を活用し，発展的な内容を多数のコラムとして挿入した．加えて「特殊な症例の管理」を Expert Advice として取り上げ，注目されるホットな話題は Current Topics として紹介した．

　歴史の流れを意識しながら読んでいただくと，内容をより深く読み解くことが可能となるものと確信する．明日からの臨床の手引きとして，また実践的な実用書として，本書が多くの先生方にとっての真のバイブルとなることを期待している．

　最後になるが，ご多忙にもかかわらず期限に間に合わせて原稿をご執筆いただいた多くの先生方に，衷心より謝意を申し上げる．

2018 年　7 月

「虚血性心疾患」専門編集　中村正人

循環器内科専門医バイブル **虚血性心疾患**

目次

序　章　虚血性心疾患オーバービュー

虚血性心疾患治療の変遷 ·· 平山篤志　2

冠動脈インターベンション領域の拡大 ······················· 一色高明　8

第1章　虚血を識る―虚血性心疾患の疫学と病態

動脈硬化症の進展と危険因子 ···································· 倉林正彦　14

冠攣縮の疫学 ·· 海北幸一，辻田賢一　20

虚血性心疾患の疫学―日本と海外の動向の比較 ······ 後岡広太郎，下川宏明　26

　　コラム　日本人における虚血性心不全患者と冠危険因子の増加 ·········· 29

院外心停止 ·· 長尾　建　32

　　コラム　院外心停止傷病者に関する日本からの報告 ······················ 38

日本のビッグレジストリーからの予後

　a．大阪急性冠症候群研究会（OACIS）·········· 砂　真一郎，彦惣俊吾，坂田泰史　40

　b．東京都 CCU ネットワーク ···················· 山本　剛，高山守正　48

再狭窄，ステント血栓症の病理 ···································· 中澤　学　54

第2章　虚血を診る―虚血性心疾患の診断

冠循環と心筋虚血 ····································· 山口浩司，佐田政隆　64

再灌流障害 ·· 浅沼博司，北風政史　70

ST 上昇型急性心筋梗塞の心電図 ···················· 小菅雅美，木村一雄　75

心臓超音波検査 ·· 大手信之　82

冠動脈 CT/MRI ··································· 皿井正義，尾崎行男　89

心臓核医学による評価とリスク評価 ···························· 松本直也　93

　　コラム　負荷試験の種類と前処置 ···································· 93

　　コラム　心筋血流予備能 ··· 96

　　コラム　半導体検出器搭載 SPECT（D-SPECT）···················· 97

vi

| 冠動脈造影による評価 | 吉野秀朗 | 99 |

冠動脈造影による評価 ………………………………………… 吉野秀朗 99

機能的冠動脈狭窄評価 ………………………………………… 田中信大 105

　　コラム　冠循環の特徴 ……………………………………………… 106

　　コラム　FFR の概念 ………………………………………………… 107

　　コラム　wave free period（WEP）………………………………… 110

IVUS/OCT による病変評価 ……………………………… 江守裕紀，赤阪隆史 112

心血管バイオマーカー（生化学的指標）………………………… 清野精彦 117

冠攣縮の評価 ……………………………………………… 小川崇之，吉村道博 122

第3章　虚血を治す─薬物治療と非薬物治療

プレホスピタルケア ……………………………………………… 明石嘉浩 130

　　コラム　ナースプラクティショナーの役割 ……………………… 131

　　コラム　12 誘導心電図の自動診断について ……………………… 133

ACS のトリアージと初期治療 …………………………… 中山尚貴，木村一雄 136

STEMI に対する再灌流療法

　a．再灌流療法 up date ……………………………… 谷仲厚治，石原正治 142

　b．door-to-balloon time と total ischemic time の意義と重要性 ……… 中川義久 148

　c．非責任病変に対する治療戦略 ……………………………… 石田　大 153

NSTEMI に対するリスク評価と治療戦略 ……………… 上田友哉，大倉宏之 159

　　コラム　Wellens 症候群 …………………………………………… 167

ACS 急性期の薬物治療と投薬のタイミング …………………… 中村正人 171

　　コラム　抗トロンビン作用を狙った新たな戦略 ………………… 173

安定狭心症

　a．薬物治療 ……………………………………………………… 西垣和彦 176

　　コラム　切迫冠攣縮性狭心症 ……………………………………… 179

　b．重症度評価と血行再建術 …………………………………… 中村正人 187

　　コラム　functional SYNTAX score ……………………………… 191

　　コラム　EXCEL 試験 ……………………………………………… 194

　c．CABG 手術リスク評価 ……………………………… 沼田　智，夜久　均 195

冠攣縮性狭心症（CSA）…………………………………… 小川崇之，吉村道博 203

　　コラム　PCI 後冠攣縮 ……………………………………………… 205

| 無症候性心筋虚血 | 岩永善高，宮崎俊一 | 207 |

コラム 糖尿病と無症候性心筋虚血 208

虚血性心筋症と虚血性（収縮性）心不全 安達裕助，和田　浩，百村伸一 213

コラム アンジオテンシン受容体ネプリライシン阻害薬 216

コラム viability の有無が血行再建の結果に与える影響 218

PCI 治療の変遷 伊苅裕二 222

外科治療の動向 西川幸作，高梨秀一郎 230

第4章　*Expert Advice* ─特殊な症例を管理する

補助循環のエビデンス 矢作和之，田邉健吾 238

糖尿病合併例 宮﨑忠史，宮内克己 241

CKD 合併例 鈴木　進，室原豊明 245

高齢者の虚血性心疾患 安藤博彦，天野哲也 249

虚血性心疾患における性差を考える 矢西賢次，的場聖明 253

心房細動合併例 真玉英生，安田　聡 257

虚血性僧帽弁閉鎖不全症 梶本　完，天野　篤 263

TAVI に伴う冠動脈病変 林田健太郎 265

冠動脈疾患・心不全合併例における血行再建 藤野剛雄，筒井裕之 267

虚血性心疾患の非心臓手術 山口淳一 271

川崎病冠動脈後遺症を有する患者をいかに治療・管理するか 横井宏佳 274

コラム 世界で初めての川崎病患児に対するロータブレータ治療 274

第5章　虚血を防ぐ─虚血性心疾患の二次予防

OMT の概念─虚血性心疾患の二次予防としての OMT 武田義弘，石坂信和 282

コラム OMT に使用する薬剤 287

抗血栓薬 田原奈津子，新家俊郎 289

高血圧の治療 竹内利治，長谷部直幸 294

コラム SPRINT 試験 296

脂質異常の治療薬 川尻剛照，山岸正和 300

コラム スタチンの副作用 302

糖尿病治療薬 小畑淳史，加来浩平 306

左室リモデリング予防 ··· 杉田　洋，塩島一朗　314

コラム　左室壁応力と Laplace の法則 ·· 314

ライフスタイルの改善と心臓リハビリテーション ·································· 長山雅俊　319

第6章　*Current Topics* ─診断と治療の最新動向

BRS（生体吸収性スキャフォールド）の動向 ······························· 上妻　謙　326

FFR_{CT}/QFR ·· 川﨑友裕　330

AUC の概念と日米間の差異 ·· 香坂　俊　335

ハートチーム ·· 兒玉和久，中尾浩一　338

脂質管理の限界 ·· 南　尚賢，阿古潤哉　342

DES 後の Optimal DAPT 期間 ·· 飯島雷輔　346

移植心の冠動脈疾患 ·· 小野　稔　349

ロボティック PCI ·· 上野高史　354

ステント再狭窄に対する治療 ·· 門出一繁　358

プラークイメージング ·· 久保隆史，赤阪隆史　363

略語一覧 ·· 367

索引 ·· 373

ix

▶ 執筆者一覧 (執筆順)

平山篤志	大阪警察病院循環器内科	皿井正義	藤田保健衛生大学医学部循環器内科
一色高明	上尾中央総合病院循環器内科	尾崎行男	藤田保健衛生大学医学部循環器内科
倉林正彦	群馬大学大学院医学系研究科循環器内科学	松本直也	日本大学病院循環器内科
海北幸一	熊本大学大学院生命科学研究部循環器内科学	吉野秀朗	杏林大学医学部第二内科教室 (循環器内科)
辻田賢一	熊本大学大学院生命科学研究部循環器内科学	田中信大	東京医科大学八王子医療センター循環器内科
後岡広太郎	東北大学大学院医学系研究科循環器内科学	江守裕紀	和歌山県立医科大学医学部内科学第四講座 (循環器内科)
下川宏明	東北大学大学院医学系研究科循環器内科学	赤阪隆史	和歌山県立医科大学医学部内科学第四講座 (循環器内科)
長尾　建	日本大学病院循環器病センター循環器内科	清野精彦	日本医科大学千葉北総病院
砂　真一郎	大阪大学大学院医学系研究科医学専攻内科学講座循環器内科学	小川崇之	東京慈恵会医科大学内科学講座循環器内科
彦惣俊吾	大阪大学大学院医学系研究科医学専攻内科学講座循環器内科学	吉村道博	東京慈恵会医科大学内科学講座循環器内科
坂田泰史	大阪大学大学院医学系研究科医学専攻内科学講座循環器内科学	明石嘉浩	聖マリアンナ医科大学医学部循環器内科
山本　剛	日本医科大学付属病院心臓血管集中治療科／東京都CCU連絡協議会	中山尚貴	横浜市立大学附属市民総合医療センター高度救命救急センター
高山守正	榊原記念病院／東京都CCU連絡協議会	谷仲厚治	兵庫医科大学医学部内科学冠疾患科
中澤　学	東海大学医学部内科学系循環器内科	石原正治	兵庫医科大学医学部内科学冠疾患科
山口浩司	徳島大学大学院医歯薬学研究部器官病態修復医学講座循環器内科学	中川義久	天理よろづ相談所病院循環器内科
佐田政隆	徳島大学大学院医歯薬学研究部器官病態修復医学講座循環器内科学	石田　大	岩手医科大学医学部内科学講座 (循環器内科)
浅沼博司	明治国際医療大学内科学	上田友哉	奈良県立医科大学医学部循環器内科学
北風政史	国立循環器病研究センター研究開発基盤センター臨床研究部	大倉宏之	奈良県立医科大学医学部循環器内科学
小菅雅美	横浜市立大学附属市民総合医療センター心臓血管センター	中村正人	東邦大学医療センター大橋病院循環器内科
木村一雄	横浜市立大学附属市民総合医療センター心臓血管センター	西垣和彦	岐阜大学大学院医学系研究科循環病態学・第二内科
大手信之	名古屋市立大学大学院医学研究科心臓・腎高血圧内科学	沼田　智	京都府立医科大学大学院外科学教室 (心臓血管・小児心臓血管外科学部門)

夜久　均	京都府立医科大学大学院外科学教室（心臓血管・小児心臓血管外科学部門）	天野　篤	順天堂大学大学院医学研究科心臓血管外科学
岩永善高	近畿大学医学部循環器内科	林田健太郎	慶應義塾大学医学部循環器内科
宮崎俊一	近畿大学医学部循環器内科	藤野剛雄	九州大学大学院医学研究院重症心肺不全講座
安達裕助	東京大学大学院医学系研究科内科学専攻器官病態内科学講座循環器内科	筒井裕之	九州大学大学院医学研究院循環器内科学
和田　浩	自治医科大学附属さいたま医療センター循環器内科	山口淳一	東京女子医科大学循環器内科
百村伸一	自治医科大学附属さいたま医療センター循環器内科	横井宏佳	福岡山王病院循環器センター
伊苅裕二	東海大学医学部内科学系循環器内科	武田義弘	大阪医科大学医学部医学科内科学講座内科学Ⅲ
西川幸作	榊原記念病院心臓血管外科	石坂信和	大阪医科大学医学部医学科内科学講座内科学Ⅲ
高梨秀一郎	榊原記念病院心臓血管外科	田原奈津子	神戸大学大学院医学研究科内科学講座循環器内科学分野
矢作和之	三井記念病院循環器内科	新家俊郎	昭和大学医学部内科学講座循環器内科部門
田邉健吾	三井記念病院循環器内科	竹内利治	旭川医科大学内科学講座循環・呼吸・神経病態内科学分野
宮﨑忠史	順天堂大学医学部循環器内科学講座	長谷部直幸	旭川医科大学内科学講座循環・呼吸・神経病態内科学分野
宮内克己	順天堂大学医学部循環器内科学講座	川尻剛照	金沢大学大学院医薬保健学総合研究科循環器病態内科学
鈴木　進	名古屋大学大学院医学系研究科循環器内科学	山岸正和	金沢大学大学院医薬保健学総合研究科循環器病態内科学
室原豊明	名古屋大学大学院医学系研究科循環器内科学	小畑淳史	川崎医科大学医学部糖尿病・代謝・内分泌内科学教室
安藤博彦	愛知医科大学医学部内科学講座循環器内科	加来浩平	川崎医科大学医学部総合内科学1
天野哲也	愛知医科大学医学部内科学講座循環器内科	杉田　洋	関西医科大学内科学第二講座
矢西賢次	京都府立医科大学大学院医学研究科循環器内科学・腎臓内科学	塩島一朗	関西医科大学内科学第二講座
的場聖明	京都府立医科大学大学院医学研究科循環器内科学・腎臓内科学	長山雅俊	榊原記念病院総合診療部
真玉英生	国立循環器病研究センター病院心臓血管内科部門	上妻　謙	帝京大学医学部内科学講座・循環器内科
安田　聡	国立循環器病研究センター病院心臓血管内科部門	川﨑友裕	新古賀病院循環器内科
梶本　完	順天堂大学大学院医学研究科心臓血管外科学	香坂　俊	慶應義塾大学医学部循環器内科

兒玉和久　済生会熊本病院心臓血管センター循環器内科

中尾浩一　済生会熊本病院心臓血管センター循環器内科

南　尚賢　北里大学医学部循環器内科学教室

阿古潤哉　北里大学医学部循環器内科学教室

飯島雷輔　東邦大学医療センター大橋病院循環器内科

小野　稔　東京大学大学院医学研究科外科学専攻臓器病態外科学講座心臓外科学

上野高史　久留米大学病院循環器病センター

門田一繁　倉敷中央病院心臓病センター循環器内科

久保隆史　和歌山県立医科大学医学部内科学第四講座（循環器内科）

▶本書で参考とした主な日本のガイドラインなど ———————————— (2018 年 7 月閲覧)

安定冠動脈疾患における待機的 PCI のガイドライン (2011 年改訂版)
Guidelines for elective percutaneous coronary intervention in patients with stable coronary disease (JCS 2011)
日本循環器学会
http://www.j-circ.or.jp/guideline/pdf/JCS2011_fujiwara_h.pdf

冠攣縮性狭心症の診断と治療に関するガイドライン (2013 年改訂版)
Guidelines for Diagnosis and Treatment of Patients with Vasospastic Angina (Coronary Spastic Angina) (JCS2013)
日本循環器学会
http://www.j-circ.or.jp/guideline/pdf/JCS2013_ogawah_h.pdf

虚血性心疾患の一次予防ガイドライン (2012 年改訂版)
Guidelines for the primary prevention of ischemic heart disease revised version (JCS 2012)
日本循環器学会
http://www.j-circ.or.jp/guideline/pdf/JCS2012_shimamoto_h.pdf

高血圧治療ガイドライン 2014
日本高血圧学会高血圧治療ガイドライン作成委員会編
日本高血圧学会発行

循環器領域における性差医療に関するガイドライン
Guidelines for Gender-Specific Cardiovascular Disease (JCS2010)
日本循環器学会
http://www.j-circ.or.jp/guideline/pdf/JCS2010tei.h.pdf

心筋梗塞二次予防に関するガイドライン (2011 年改訂版)
Guidelines for Secondary Prevention of Myocardial Infarction (JCS 2011)
日本循環器学会
http://www.j-circ.or.jp/guideline/pdf/JCS2011_ogawah_h.pdf

心血管疾患におけるリハビリテーションに関するガイドライン (2012 年改訂版)
Guidelines for Rehabilitation in Patients with Cardiovascular Disease (JCS 2012)
日本循環器学会
http://www.j-circ.or.jp/guideline/pdf/JCS2012_nohara_h.pdf

動脈硬化性疾患予防ガイドライン 2017 年版
日本動脈硬化学会編
日本動脈硬化学会発行

非心臓手術における合併心疾患の評価と管理に関するガイドライン（2014 年改訂版）
Guidelines for perioperative cardiovascular evaluation and management for noncardiac surgery
(JCS 2014)
日本循環器学会
http://www.j-circ.or.jp/guideline/pdf/JCS2014_kyo_h.pdf

非 ST 上昇型急性冠症候群の診療に関するガイドライン（2012 年改訂版）
Guidelines for Management of Acute Coronary Syndrome without Persistent ST Segment Elevation
(JCS 2012)
日本循環器学会
http://www.j-circ.or.jp/guideline/pdf/JCS2012_kimura_h.pdf

JRC 蘇生ガイドライン 2015 オンライン版
日本蘇生協議会
http://www.japanresuscitationcouncil.org/jrc% e8% 98% 87% e7% 94% 9f% e3% 82% ac% e3%
82% a4% e3% 83% 89% e3% 83% a9% e3% 82% a4% e3% 83% b32015/

ST 上昇型急性心筋梗塞の診療に関するガイドライン（2013 年改訂版）
Guidelines for the management of patients with ST-elevation acute myocardial infarction (JCS
2013)
日本循環器学会
http://www.j-circ.or.jp/guideline/pdf/JCS2013_kimura_h.pdf

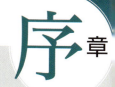

虚血性心疾患オーバービュー

序章　虚血性心疾患オーバービュー

虚血性心疾患治療の変遷

平山篤志

Point!

- 虚血性心疾患治療は薬物治療と血行再建術の進歩により予後が改善した.
- 急性冠症候群発症機序の解明と再灌流療法の普及が一因である.
- 冠危険因子に対する薬物あるいは生活習慣の改善による介入治療 (OMT) が一次予防, 二次予防に重要である.
- 重症冠動脈疾患の予後改善には冠動脈血行再建術が重要であるが, 同時に OMT が必須である.

1. 虚血性心疾患の冠危険因子

- 第二次世界大戦終了時に, 米国の年間虚血性心疾患 (ischemic heart disease) 死亡率は大戦期間中の 4 年間で亡くなった将兵数とほぼ同数であった. まさしく, 国家の人口を減少させる国民病で, この克服のために多くのプロジェクトが立ち上げられた. その一つが 1948 年にボストンから 25 km 離れた町 (Framingham) で始まったフラミンガム研究である.

- フラミンガム研究が始まる前の疫学は, 主に感染症に対して行われており, 感染症でない虚血性心疾患に疫学手法が用いられた最初の研究であった. 開始後すでに 70 年経過しているが, 今なお継続されている研究である.

- この研究において, 虚血性心疾患の発症と関連する因子が明らかにされ, リスク因子とよばれるようになり, リスク因子の合併がさらに発症率を増加させることが明らかにされた (❶)[1]. これを契機にそれぞれのリスク因子に対する介入が始まったのである.

2. CCU の設立と発展

- 急性心筋梗塞 (acute myocardial infarction) 早期に多くの患者が死亡する状況を改善するには, 患者の近くにいて直ちに蘇生することの重要性が示され, 米国においては 1960 年以降に CCU が開設されるようになった. まずは心室細動の患者を心肺蘇生と除細動によって救命することができるようになり, 続いて Swan-Ganz カテーテルを用いた Forrester 分類に基づいた心不全治療が可能となった. 急性期の集中治療の有用性

CCU : coronary care unit

❶ リスク因子の多重化と冠動脈疾患イベントの増加の関係（文献1より改変）

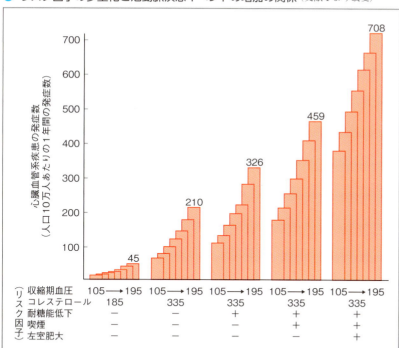

が認識されるようになると，各地でCCUがつくられていった．
- 日本においても1972年（昭和47年）に東京女子医科大学に初めてCCUが設立された．以後，各地にCCUが設立され急性心筋梗塞に対する積極的治療が開始されるようになった．

3. 冠動脈造影検査と冠動脈血行再建術の進歩

- 19世紀には急性心筋梗塞で死亡した患者では冠動脈が血栓で閉塞していることや，動物の冠動脈を閉塞することで心筋梗塞を作成することができるなどの事実が明らかになり，その後1912年にHerrickによって冠動脈の血栓性閉塞で心筋梗塞に至ることが示された．さらに心電図での診断が可能となった．ただ，心筋梗塞の治療には積極的な展開はなく，診断後には安静での加療のみが行われ，CCUでも不整脈や心不全の治療は行えても心筋梗塞に対する根本的な治療はなされていなかった．
- この治療を大きく変えるきっかけになったのは，Mason Sonesによる選択的冠動脈造影検査である．冠動脈造影によって，冠動脈の有意狭窄による狭心症が出現することが示され，冠動脈の動脈硬化が虚血性心疾患の原因であることが明らかにされた．症状の改善のために狭窄部をバイパスする手術が試みられ，Favaloroによる大伏在静脈を用いた大動

脈−冠動脈バイパス術（CABG）によって良好な成果が得られるように
なった.

● 続いて，冠動脈の狭窄をバルーンカテーテルで解除する方法が1977年
にGruentigにより手術室で開胸下に行われ，1979年には経皮的に開胸
することなく行われインターベンション時代の幕開けとなったのである[2]. 当初は，狭心症に対する治療として行われた手技であったが，直
ちに急性心筋梗塞の再灌流療法に用いられるようになった. この経過に
ついては後述する.

● 現在では，バイパス術も経皮的冠動脈インターベンション（PCI）も有
効な冠動脈血行再建の標準的手技となっている.

4. 急性心筋梗塞の発症機序と再灌流療法の有効性の解明

■ 急性心筋梗塞の発症機序

● 冠動脈の血栓性閉塞と心筋梗塞に関係があることは報告されていたが，
血栓性閉塞が原因か結果かの結論は1970年代には得られていなかった.

● 急性心筋梗塞を対象に，アスピリンとストレプトキナーゼを用いた二
重盲検試験が行われ，GISSIおよびISIS-2[3]で両者の併用により死亡率
の減少が認められることが明らかにされ，血栓が原因であることが臨床
的に示された.

● 同時に冠動脈内で血栓形成が起こるプロセスの解明もされるように
なった.

● 急性心筋梗塞発症時とそれ以前に行われた冠動脈造影の対比から，責
任部位の狭窄度が中等度の狭窄で高度狭窄ではないことが報告された.
病理解剖から中等度狭窄であっても血管の内膜には大きな脂質プールが
あり，血管の陽性リモデリングによって内腔を保持していることが明ら
かにされた.

● 脂質プールでは，T細胞やマクロファージが活性化されてプラークを
覆う線維性被膜が薄くなり，破綻し，結果，プラーク内のマクロファー
ジが産生した組織因子が血栓形成を促進するという機序が明らかにされ
た. このように破綻をきたして血栓形成するプラークを不安定プラーク
とよび，冠動脈造影ではなく，血管内イメージングを用いて同定される
ようになった.

● このようなイメージングの進歩は，ヒトでの急性冠症候群（acute coronary
syndrome）の発症機序を明らかにする大きな手段となるだけでなく，
薬物治療の効果を判定する手段としても使用されるようになった.

■ 再灌流療法の有効性

● 不安定プラークの破綻に伴う血栓に対しての血栓溶解療法の再灌流率

CABG：coronary artery bypass grafting

PCI：percutaneous coronary intervention

GISSI：Gruppo Italiano per lo Studio della Sopravvivenza nell'infarto miocardio
ISIS-2：Second International Study of Infarct Survival

は70％程度であったため，積極的にバルーンで機械的に閉塞血管を開大するPCIが行われ，さらにはステントを用いて再灌流されるようになった．

● 1993年には，血栓溶解療法よりPCIによる再灌流療法の有用性が示され，さらにステントの進歩はより確実な再灌流を得ることができる治療法として確立されるようになり，日本でも院内死亡率の減少に大きく貢献した．

5.　薬物治療の発展

● リスク因子が虚血性心疾患に関与していることが明らかになったが，それをコントロールすることで予防できるかについては証明されていなかった．

● VA Cooperative Studyで降圧薬の有効性が証明され，以後血圧についての積極的な降圧のキャンペーンが米国ではNHBPEPによって展開されるようになった．

NHBPEP：National High Blood Pressure Education Program

● 日本においては，脳出血の原因としての血圧コントロールの重要性が明らかにされ，欧米より早く減塩と降圧薬の服用によって脳卒中の減少がもたらされている．

● 血圧については，脳卒中や心不全への関与が顕著であったが，より冠動脈疾患へのインパクトが大きかったのはスタチンであった．4S試験では，冠動脈疾患既往患者においてシンバスタチンによる顕著な死亡率の低下が認められた．以後，スタチンを用いた多くのランダム化比較試験が行われ，Cholesterol Treatment Trialist Groupによるメタ解析によってLDLコレステロールを低下させる有効性が示された[4]．

4S：Scandinavian Simvastatin Survival Study

LDL：low density lipoprotein（低比重リポ蛋白）

● さらにスタチンに追加して，コレステロール吸収阻害薬やPCSK9阻害薬を用いた試験でLDLコレステロール低下の有効性が示され，"the lower, the better"仮説が確認された．今後，さらなる低いLDLコレステロール値の管理目標値も設定される可能性がある．

PCSK9：proprotein convertase subtilisin/kexin type 9

● リスク因子の管理だけでなく，急性冠症候群の急性期，慢性期に抗血小板薬の有効性が示され，アスピリンだけでなくP2Y12阻害薬の有効性も明らかにされた．

● 日本でも冠動脈疾患患者の予後を検討した観察研究でスタチンと抗血小板薬の予後改善効果が確認されている．

● このような冠動脈疾患患者に対する適切な薬物治療や生活習慣改善のエビデンスに基づいたOMTとPCIの比較がCOURAGE試験においてなされた[5]．PCIを先行させるかOMTを先行させるかを検討した試験であったが，PCIを先行させる有用性を示すことができなかった．この試験以後，CABGとPCIの比較試験で，いずれの手法を用いようとも

OMT：optimal medical therapy

❷ 科学的進歩に伴うアメリカの虚血性心疾患死亡の変遷（文献6より改変）

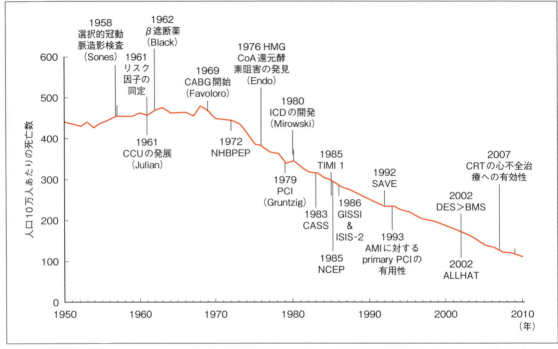

CASS：Coronary Artery Surgery Study, TIMI：thrombolysis in myocardial infarction, NCEP：National Cholesterol Educational Program, SAVE：Survival and Ventricular Enlargement Trial, AMI：acute myocardial infarction（急性心筋梗塞）, DES：drug eluting stent（薬剤溶出ステント）, BMS：bare metal stent（ベアメタルステント）, ALLHAT：Antihypertensive and Lipid-Lowering Treatment to Prevent Heart Attack Trial, CRT：cardiac resynchronization therapy（心臓再同期療法）

OMT を行った症例で心血管イベントが減少したことからも OMT の有用性が確認された．
● また，冠動脈疾患患者で抗血小板薬に抗凝固薬を加えることでさらに予後改善が得られるとする最近の臨床試験もあり，今後も薬物治療を含めた OMT による予後改善が期待される

6. 今後の展望

● 虚血性心疾患治療の変遷について大きなトピックを中心に記載した．Braunwald らが記載しているように，これらの治療により米国でも死亡率が著明に減少している（❷）[6]．しかし，動脈硬化の進展過程やプラーク破綻の機序など，依然として不明な点が多い．虚血性心疾患での死亡は減少したが，その後の心不全の罹患率がますます増加している状況を考えれば，β遮断薬，ACE 阻害薬，さらには cardiac resynchronizing therapy や植込み型除細動器（ICD）などを含めた治療展開が必要になるであろう．

ACE：angiotensin converting enzyme（アンジオテンシン変換酵素）
ICD：implantable cardioverter defibrillator

● 引用文献

1) Kannel WB, et al. Factors of risk in the development of coronary heart disease--six year follow-up experience. The Framingham Study. Ann Intern Med 1961；55：33-50.

2) Mueller RL, Sanborn TA. The history of interventional cardiology：Cardiac catheterization, angioplasty, and related interventions. Am Heart J 1995；129：146-72.

3) Randomised trial of intravenous streptokinase, oral aspirin, both, or neither among 17,187 cases of suspected acute myocardial infarction：ISIS-2. ISIS-2 (Second International Study of Infarct Survival) Collaborative Group. Lancet 1988；2：349-60.

4) Cholesterol Treatment Trialists' Collaboration, et al. Efficacy and safety of more intensive lowering of LDL cholesterol：A meta-analysis of data from 170,000 participants in 26 randomised trials. Lancet 2010；376：1670-81.

5) Boden WE, et al. Optimal medical therapy with or without PCI for stable coronary disease. N Engl J Med 2007；356：1503-16.

6) Nabel EG, Braunwald E. A tale of coronary artery disease and myocardial infarction. N Engl J Med 2012；366：54-63.

序章　虚血性心疾患オーバービュー

冠動脈インターベンション領域の拡大

一色高明

Point!

● ステントの導入が緊急 CABG を激減させ，慢性期再狭窄を半減させたことにより，PCI は大きく発展した．

● DES はさらに再狭窄を抑制し，IVUS やその他の周辺機器の発展とともに LMT や CTO などの複雑病変例にも領域を拡大させた．

● DAPT はステントの安全性を確保し，急性冠症候群に対する適応拡大にも大きく寄与した．

● ロータブレータは高度石灰化病変に対する PCI の適応拡大に大きく貢献した．

● デバイスと技術の進歩により PCI ではほとんどの病変の処理が可能となったが，二次予防には強力な生活習慣病への介入（OMT）が必須である．

● 虚血性心疾患に対する経皮的冠動脈インターベンション（PCI）は，バルーン血管形成術（PTCA＝POBA）からベアメタルステント（BMS），そして薬剤溶出性ステント（DES）へと進化し，生体吸収性スキャフォールド（BRS）の時代に突入しようとしている．

● PCI の適応はこれらの進化とともに拡大してきたが，これに大きく寄与したのは，ガイディングカテーテルやガイドワイヤー，バルーンカテーテル，血管内超音波（IVUS）診断装置などの周辺デバイスのほか，抗血栓薬をはじめとする各種薬剤の登場であった．

● これらをふまえ，本項では PCI 領域の拡大の歴史と今後についてふれてみたい*．

PCI：percutaneous coronary intervention

PTCA：percutaneous transluminal coronary angioplasty（経皮的冠動脈形成術）

POBA：percutaneous old balloon angioplasty（経皮的古典的バルーン血管形成術）

BMS：bare metal stent

DES：drug eluting stent

BRS：bioresorbable scaffold

IVUS：intravascular ultrasound

* PCIについてはp.222も参照．

1. 経皮的冠動脈形成術（PTCA）から生体吸収性スキャフォールド（BRS）への変遷

1 PTCA

● 1977 年に Grüntzig によって始められた PTCA は，デバイスの性能の限界により，病変形態が比較的単純な病変のみが対象とされていた．また，ときおり発生する重篤な解離とそれに伴う急性冠閉塞に加え，30～40％に認められる数か月後の再狭窄が大きな問題点であった．

● しかしながら，何よりも低侵襲で冠動脈狭窄病変の治療ができることのインパクトは大きく，デバイスのダウンサイジングやガイディングカテーテルのバリエーションの増加，ガイドワイヤーの性能の改良などの

冠動脈インターベンション領域の拡大

周辺機器や技術の進歩と相まって急速に施行症例数が増えていった．PCI関連の基本的な技術の大半はこの時期に集積されたものである．

2 BMS から DES へ

● 1990年代初頭に登場したステント（BMS）はバルーン拡張に伴う血管壁の損傷を抑え込むことで急性冠閉塞を激減させ，これに伴って緊急冠動脈バイパス術も減少させた．さらにバルーン拡張後のリコイルを防止することにより再狭窄が半減した．当初ステント留置後早期の血栓性閉塞（ステント血栓症）の管理が問題とされたが，1996年にSchömigら[1]によってアスピリン＋チクロピジンによる抗血小板薬の2剤併用療法（DAPT）がワルファリン＋アスピリンより出血も血栓症も有意に減らすことが証明され，これを契機として一気にステントの時代に突入していった．

DAPT：dual antiplatelet therapy

● 2000年初頭に，CypherとTaxusの2つの第一世代DESが登場した[2]．これらはいずれも強力な再狭窄抑制効果を示したことから，一時は冠動脈バイパス術（CABG）不要論まで飛び出したが，その後の遅発性ステント血栓症の発生報告から当初の興奮は急速に冷めていった．問題点の多くがポリマーに対する生体反応に起因することも明らかにされ，最新のDESではポリマーの生体適合性が改良され，あるいは生体吸収性の材質が使用されており，強力な再狭窄抑制効果を有しつつ，通過性能，内腔保持性能，抗血栓性能などを併せ，ほぼすべての面で金属ステントの完成形に到達したといえるであろう．

CABG：coronary artery bypass grafting

3 BRS への移行

● 金属ステント（マグネシウム合金を除く）の宿命である体内残存の問題に真っ向から取り組んだデバイスがBRSである．BRSは一定期間の後に分解されて吸収される素材を用いたステントの総称であるが，その原点は1990年に発表されたIGAKI-TAMAI STENT®にさかのぼることができる．

● 20年の時を経て登場したエベロリムスを溶出するBVS®は，治験での有用性が示され大きな期待が寄せられていたが，長期経過中の血栓イベントが多発したことから販売中止に追い込まれた．大手のデバイスメーカーは金属ステントから手を引き，次世代のBRSの開発に注力していることをふまえると，長期的にはBRSの時代に移行していくものと思われる．

2. 経皮的冠動脈インターベンション（PCI）の適応拡大

1 AMI に対する PCI

● 1980年代の前半，急性心筋梗塞（AMI）の治療の主役は血栓溶解療法で

AMI：acute myocardial infarction

9

あった．当初は血栓性の病変をバルーンで拡張することへの抵抗感がまさっていたが，次第に血栓溶解療法不成功例に対する rescue PTCA としてバルーン拡張が試みられるようになり，PTCA の TIMI 3 において血流改善率が高いことから，ついには血栓溶解療法なしに直接介入する direct（＝primary）PTCA が主流となっていった．

- BMS が導入された当初は，ステント血栓症に対する強い警戒感から血栓の存在部位に異物を留置することは禁忌とされていた．しかし 1996 年，AMI に直接 BMS を留置して DAPT で管理するほうが POBA よりも心血管イベントの発生が少ないことが，Saito ら[3] によって報告され，これ以後，再灌流療法の主流は一気にステント留置へとシフトしていった．最新のガイドラインによれば，AMI の再灌流療法時には最新世代の DES を用いることが Class 1 で推奨されている．

TIMI : thrombolysis in myocardial infarction (flow grade)

❷ 高度石灰化病変に対する PCI

- 冠動脈の石灰化病変は，進行するとステントを用いても拡張不全に陥りやすく，またバルーン破裂の要因となるため，PCI の成績を悪化させる．この石灰化病変に対応できる唯一のデバイスがロータブレータである．先端にダイヤモンドチップをちりばめた米粒大のバーを毎分 20 万回転ほどの高速で回転させて石灰化部分を切削することにより，狭窄を解除し，その後の各種デバイスの通過を容易にし，また病変の拡張性を改善する．

- 1991 年と歴史的にはかなり早期に導入された[4] が，これによって PCI の適応が大きく拡大した功績は大きい．25 年以上経過した現在でも，PCI に不可欠のデバイスとして存在し続けている．

❸ LMT 病変/多枝病変に対する PCI

- PCI の適応拡大が進む中で，左主幹部（LMT）病変は長いあいだ CABG の絶対適応とされてきた．ステントによってバルーン拡張後の冠閉塞のリスクがほぼ回避されることが明らかとなった後も，周術期から慢性期での血栓イベントの発生時に生命に危機が及ぶ可能性があるということと，再血行再建率の高いことがその主たる理由であった．DES の時代に入り，SYNTAX 研究（PCI と CABG のランダム化比較試験）が行われ，LMT はほかの複雑病変を伴わない限りにおいて必ずしも CABG を必須としないところまで適応が拡大されてきている．

LMT : left main coronary trunk (artery)

SYNTAX : Synergy Between PCI With Taxus and Cardiac Surgery trial

- 一方，多枝病変例とくに複雑病変を複数有する例においては，最新の DES を用いたとしても CABG の優位性が明瞭である．しかしながら，この優位性の差は再血行再建率の差に負うところが大きい点は確認しておきたい．安定労作狭心症に対する欧米のガイドラインは 2018 年に最新版が出される予定であり，LMT や多枝病変に対する記載の行方は興味深いところである．

4 CTO病変に対するPCI

- 慢性完全閉塞（CTO）に対するPCIは，日本で光藤，玉井，鈴木，加藤らによってその治療戦略が追求され，周辺機器の進歩が後押しする形で，治療戦略がほぼ確立し，90％以上の手技成功率を得られる時代となった．

CTO：chronic total occlusion

- CTOに対するPCIにおいては，ガイドワイヤーを病変部に通過させることを必須かつ第一目標としており，ガイドワイヤーとそれを補助する貫通カテーテルや，IVUSなどの血管内画像診断機器の進歩は，手技の成功率を高めることに大きく寄与した．
- CTOへのPCIは欧米では最近まで必ずしも積極的ではなかったが，近年ではその有効性を見直す動きもある．

5 OMT

- OMTは血圧，血糖，脂質の生活習慣病の三大リスク因子に加えて，禁煙や運動，肥満などのすべてに目標設定をして強力に介入する内科的治療プログラムを指す用語である．COURAGEレジストリー[5]は，OMTを行うことによってPCIの有無により患者の予後に差がないことを示し，二次予防におけるOMTの重要性を示したことで大きな注目を浴びた．

OMT：optimal medical therapy

- OMTがとくにPCI後の患者に重要であることについてはSYNTAX研究のサブ解析でも確認されている．PCI単独では患者の生命予後を改善させることは難しいことが明らかにされているところでもあり，OMTによる予後改善効果はPCIの適応を拡大させることにつながるとも考えられる．

6 AUC

- これまで述べてきたように，デバイスの発展と技術の進歩によってPCIで治療可能な領域は拡大し，治療できない病変は特別な場合を除きほとんどなくなっている．このような時代において改めて注目されているのがAUCとよばれる適正な治療のための治療法選択基準である．

AUC：Appropriate Use Criteria

- 患者の予後やQOLの改善に結びつかないPCIは患者の肉体的・精神的負担の面からみても医療経済的にみても，適正な治療とは考えにくいとの理念のもとに，これまで蓄積されたエビデンスやガイドラインに基づく基準を作成して，治療の適正化を図ることが本来の目的である．ともすれば陥りやすい不用意なPCIの適用への警鐘としてとらえる時期にきているのかもしれない．

3. おわりに

- この40年間のPCIの歴史を振り返ると，PCIの適応の拡大の歴史であったことに気づかされる．本項で取りあげたもの以外にも多くのデバ

イス（IVUS や光干渉断層法〈OCT〉，血管内視鏡などのイメージングデバイスや方向性冠動脈粥腫切除術〈DCA〉，血栓吸引カテーテル，末梢保護デバイス，レーザーカテーテルなどの特殊なデバイス）が PCI 領域の拡大に寄与したことをあげておきたい．

OCT：optical coherence tomography
DCA：directional coronary atherectomy

◉ 引用文献

1) Schömig A, et al. A randomized comparison of antiplatelet and anticoagulant therapy after the placement of coronary-artery stents. N Engl J Med 1996；334：1084-9.
2) Morice MC, et al, RAVEL Study Group. A randomized comparison of a sirolimus-eluting stent with a standard stent for coronary revascularization. N Engl J Med 2002；346：1773-80.
3) Saito S, et al. Primary stent implantation without coumadin in acute myocardial infarction. J Am Coll Cardiol 1996；28：74-81.
4) Teirstein PS, et al. High speed rotational atherctomy for patients with diffuse coronary artery disease. J Am Coll Cardiol 1991；18：1694-701.
5) Boden WE et al；COURAGE Trial Research Group. Optimal medical therapy with or without PCI for stable coronary disease. N Engl J Med 2007；356：1503-16.

第1章

虚血を識る
虚血性心疾患の疫学と病態

第1章　虚血を識る─虚血性心疾患の疫学と病態

動脈硬化症の進展と危険因子

倉林正彦

1. 動脈硬化の病理

Point!

● 動脈硬化は炎症病変である.
● 動脈硬化は内皮細胞機能障害にて開始される.
● プラーク形成において LDL に依存する炎症が重要である.
● マクロファージの活性化や泡沫細胞の形成, 血管平滑筋細胞の形質変換, プラーク内の血管新生や出血, 壊死コア形成へと進展する.

● プラーク形成の基本的なメカニズムが炎症であるという考え方は, 多くの臨床研究, 基礎研究によって確立している. 動脈硬化（arteriosclerosis）の発症と進行, そしてプラーク破裂の過程で中心的な役割をする細胞は血管内皮細胞, 血管平滑筋細胞, マクロファージ, Tリンパ球および肥満細胞などの免疫細胞である[1].
● プラーク形成は, 内膜でのリポ蛋白の蓄積, 炎症細胞のリクルートメント, 泡沫細胞の形成とアポトーシス, 血管平滑筋細胞の増殖, マトリックス合成, 石灰化, 血管新生など多くのプロセスが関与し, プラークによってそれぞれの関与の度合いが異なる. その結果, プラークの形態は多様となり, 臨床像も多彩となる.

1 病変の分類

● 動脈硬化病変の病理学的分類として, Stary らの Type I〜VI の分類（AHA 分類）があるが, Virmani らは生理的内膜肥厚から内膜黄色腫, 病理的内膜肥厚, 線維性アテローム, 線維性石灰化アテロームへの進展を提唱している（❶）[2].

AHA：American Heart Association（アメリカ心臓協会）

2 内皮細胞機能障害

● プラーク形成は血管内皮機能障害を常に伴っている. 糖尿病, 高脂血症, 高血圧, 喫煙などは抗炎症性サイトカイン血症, インスリン抵抗性, レニン・アンジオテンシン系の活性化や低アディポネクチン血症を介して内皮細胞機能障害を起こす.
● 過酸化水素, スーパーオキシドやヒドロキシラジカルなどの活性酸素種（ROS）は, 酸化ストレスとして細胞内あるいは細胞間情報伝達物質として重要な機能をもつ一方, 血管内皮細胞機能の障害のメディエー

ROS：reactive oxygen species

動脈硬化症の進展と危険因子

❶ 動脈硬化病変分類と進展のメカニズム[2]

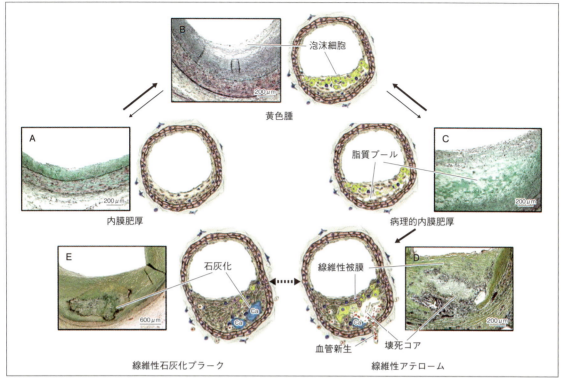

A：生理的内膜肥厚．
B：泡沫細胞の蓄積による内膜黄色腫．
C：脂質プールの形成（病理的内膜肥厚）．
D：壊死コアと血管新生を含む線維性アテローム．
E：線維性石灰化プラーク．

ターとして重要である．

3 炎症細胞のリクルートメント

- 循環血液中の単球は血管内皮細胞に接着し，内膜に浸潤し，炎症を局所で維持増幅する．単球の接着は炎症性サイトカインによって内皮細胞に誘導される接着因子が仲介する．
- 内膜中にリクルートされた単球はいくつかの異なる表現型を呈するマクロファージに変換し，病変の進行に多様な影響を与える．
- 炎症惹起性のM1マクロファージは細胞表面にToll様受容体（Toll-like receptor）をはじめとするパターン認識受容体を発現し，この受容体に酸化LDLが結合すると，炎症性サイトカイン（IL-1β，TNFα），マトリックスメタロプロテイナーゼ（MMP），ROS，プラスミノゲン活性化因子などを産生する．
- M2マクロファージは炎症を消退させる機能をもつ．Th-1細胞は内膜中の泡沫細胞と共存し，炎症性サイトカインを産生する．

LDL：low density lipoprotein
（低比重リポ蛋白）
IL：interleukin（インターロイキン）
TNF：tumor necrosis factor
（腫瘍壊死因子）
MMP：matrix metalloproteinase
Th細胞：helper T cell（ヘルパーT細胞）

❹ 壊死コア形成

- 小さな脂質プールは融合して脂質コアになる．そして，泡沫細胞や血管平滑筋細胞のアポトーシスがマクロファージによって除去されないと壊死コアの形成に繋がる．
- 泡沫細胞がアポトーシスを起こすと，細胞質中の脂質が組織中に散在し，それ自体がさらに炎症を引き起こす．

❺ プラーク血管新生とプラーク内出血

- プラーク中にみられる新生血管は主に外膜から入り込むvasa vasorumに由来し，プラーク内に単球や免疫細胞を供給する．
- プラーク内血管は支持細胞を欠くため，脆弱であり，血漿中の蛋白や赤血球が容易に漏出する．プラーク内出血は線維性アテロームによくみられ，壊死コア部分の増大を起こす．

❻ 血管石灰化

- 血管石灰化は，進行した動脈硬化病変だけでなく，初期病変にも存在する．アポトーシスした細胞，細胞外マトリックス，壊死コアの構成成分などが芯となって顕微鏡的なカルシウム粒が形成され，徐々に増大して大きな塊を形成する．

❼ 動脈リモデリング

- 血管径は，プラークの形成や血管傷害後の内膜形成による内腔の狭窄を代償するように大きくなる（陽性リモデリング）．陽性リモデリングに続いて，プラークの内腔側への増大や局所血管セグメントの収縮によって狭窄形成が起こる．陽性リモデリングは不安定プラークによくみられ，拡大の程度はプラークの炎症，中膜萎縮，壊死コアの大きさに関連する．
- 陰性リモデリング（収縮性リモデリング）は線維組織に富むプラーク部位によくみられる．

❽ プラーク破裂，びらん，血栓症のメカニズム

- 冠動脈内の血栓形成の最も頻度の多い原因はプラークの線維性被膜の破裂である．線維性被膜は決して「静的」な組織ではなく，常に活発にリモデリングしている組織である．インターフェロンγは血管平滑筋細胞によるコラーゲンの合成を抑制する．一方，炎症性サイトカインはコラゲナーゼやゲラチナーゼの発現を増加させ，線維性被膜を脆弱にする．
- また，動脈硬化病変にはエラスチンを分解するカテプシンSとカテプシンKの発現がみられる．プラーク中の血管平滑筋細胞の密度もまた，細胞外マトリックスの含量に影響を与える．血管平滑筋細胞のアポトーシスはプラーク破裂に関係している．

---

vasa vasorum：血管壁の栄養血管で，血管栄養血管ともよばれる．大動脈やその分枝のような太い動脈のほか，冠動脈にもみられ，外膜側から血液を供給する．プラーク中に存在する微小血管，炎症細胞あるいはアポトーシスを起こした血球系細胞は，血管内腔側だけでなく外膜側からvasa vasorumを介して供給されるものもある．プラークに富む血管ではvasa vasorumも発達している．

2. 動脈硬化の危険因子とプラーク形成

Point!
- 動脈硬化の危険因子は，脂質異常症，糖尿病，CKD，肥満，高血圧，喫煙などさまざまである．
- 糖尿病に合併する動脈硬化のメカニズムには高血糖とインスリン抵抗性が関係しているが，とくに血管における選択的なインスリン抵抗性が重要である．

- 脂質異常症，糖尿病，メタボリック症候群，慢性腎臓病（CKD），高血圧は，血管内皮細胞の機能異常，血小板の活性化，および単球・マクロファージの活性化を起こし，初期病変の形成に続いてプラークを不安定化させる．
- 2型糖尿病におけるプラーク形成において，高血糖の関与は糖尿病発症早期には比較的大きいものの，進行した動脈硬化病変をもつ患者ではインスリン抵抗性に起因するほかの因子（高血圧，高トリグリセリド血症や低HDL血症などの脂質異常など）の関与のほうが大きくなる[3]．

CKD：chronic kidney disease

HDL：high density lipo-protein（高比重リポ蛋白）

1 LDLと動脈硬化

- 循環血液中から内膜に浸潤したLDLは酸化され，内皮細胞上で接着因子（VCAM-1，ICAM-1），ケモカイン（MCP-1），および増殖因子（M-CSF，G-CSF）の発現を誘導する．また，単球上の受容体を刺激して，ホーミング，遊走を誘導する．
- 酸化LDLはマクロファージや血管平滑筋細胞に発現するスカベンジャー受容体を介して取り込まれたのち，コレステロールがエステル化されて脂肪滴として蓄積する．その結果，マクロファージや血管平滑筋細胞は泡沫細胞に分化し，炎症が遷延する．
- 酸化LDLが内膜のプロテオグリカンに結合することで内皮細胞間隙が広くなり，単球が内膜下に遊走しやすくなり，炎症と脂質蓄積が進行する．

VCAM-1：vascular cell adhesion molecule 1
ICAM-1：intercellular adhesion molecule 1
MCP：monocyte chemoattractant (chemotactic) protein（単球走化性蛋白）
M-CSF：macrophage-colony stimulating factor（マクロファージ・コロニー刺激因子）
G-CSF：granulocyte macrophage-colony stimulating factor（顆粒球・マクロファージ・コロニー刺激因子）

2 高血糖と動脈硬化

- 培養内皮細胞を高濃度グルコースに曝露するとCキナーゼや転写因子NF-κBの活性化を介して，P-セレクチンや接着因子（VCAM-1，ICAM-1）の発現が誘導され，血管内皮細胞への白血球の接着が促進される．
- 血管平滑筋細胞はGLUT 1を介して糖を取り込む．高グルコースで培養すると，GLUT 1の発現が亢進して，多くのグルコースが取り込まれ，グルコース代謝が亢進する．また，SM22αプロモータを用いて血管平滑筋細胞にGLUT 1を過剰発現させたマウスでは，損傷による好中球の集積やMCP-1発現の増強，還元型グルタチオンの減少なども示されている．しかし，生体で高血糖が血管平滑筋細胞の増殖を促進するか否かは不明である．

NF-κB：nuclear factor kappa B（核内因子κB）

GLUT：glucose transporter（ブドウ糖〈グルコース〉輸送担体）

❷ 血管内皮細胞における選択的インスリン抵抗性[4]

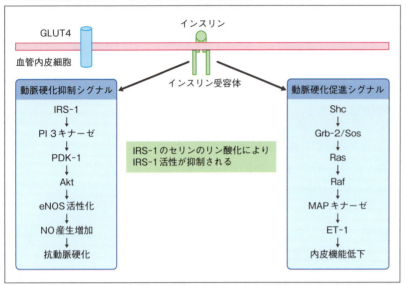

健常な血管内皮細胞では，インスリン受容体にインスリンが結合するとPI3キナーゼ/Akt経路とShc/Ras/MAPキナーゼの2種類のシグナルが活性化される．前者はeNOSを活性化し，抗動脈硬化的に作用するのに対して，後者はET-1の発現を上昇させる．両方の経路の均衡がとれている場合には動脈硬化は発症しないが，高血糖，アンジオテンシンⅡ，ET-1によって前者の経路のみが抑制され後者が優勢となると，動脈硬化は促進する．この状態が血管内皮細胞における選択的インスリン抵抗性である．
PDK：phosphoinositide-dependent kinase，MAP：mitogen-activated protein（分裂促進因子活性化蛋白），NO：nitric oxide（一酸化窒素）

PI：phosphatidylinositol（ホスファチジルイノシトール）
Akt：protein kinase Bの別称

内皮細胞型一酸化窒素合成酵素（eNOS）：一酸化窒素合成酵素（NOS）には内皮細胞型（eNOS），神経型（nNOS）および誘導型（iNOS）の3種類があり，それぞれ別個の遺伝子によってコードされる．NOSはL-アルギニンを基質としてL-シトルリンとNOを産生する酵素である．eNOSの作用によって血管内皮細胞で産生されるNOは血管内皮細胞および血管平滑筋細胞における可溶性グアニル酸シクラーゼ（sGC）を活性化させ，抗血栓作用，抗炎症作用，抗動脈硬化作用などをもつ．eNOS自体はインスリンのほか，アセチルコリンやブラジキニンによって活性化される．

NOS：nitric oxide synthase
eNOS：endothelial NOS
nNOS：neuronal NOS
iNOS：inducible NOS
sGC：soluble guanylate cyclase
ET：endothelin
IRS：insulin receptor substrate（インスリン受容体基質）
IGF：insulin-like growth factor（インスリン様増殖因子）

- *in vitro*においてマクロファージを高グルコースに曝露すると炎症表現型を誘導する．マクロファージ中で過剰な酸化ストレスが生じ，炎症性サイトカイン遺伝子の発現増加が起こり，動脈硬化病変は増悪する．

3 選択的インスリン抵抗性と動脈硬化

- 正常の血管内皮細胞ではインスリンはPI3キナーゼ，Aktを活性化し，内皮細胞型一酸化窒素合成酵素（eNOS）を活性化し，動脈硬化を抑制する作用をもつ．また，インスリンはVCAM-1の発現を抑制するなど，抗動脈硬化作用を惹起する．アンジオテンシンⅡ，エンドセリン-1（ET-1），TNFαあるいは高血糖によって，IRS-1のセリンがリン酸化されIRS-1/PI3K/Akt経路のみが選択的に抑制され，動脈硬化は促進する（❷）[4]．
- 血管平滑筋細胞ではインスリン受容体とIGF-1受容体のヘテロダイマーが存在し，インスリン抵抗性では選択的にインスリン受容体をダウンレギュレートし，IGF-1受容体が選択的に活性化される．この受容体はAktの活性化よりもERK経路の活性化を引き起こすことから増殖が促進される．
- インスリン抵抗性は，早期〜中期には血管平滑筋細胞を増殖させる方向に働くが，進行すると細胞生存シグナルであるAktシグナルがなく

ERK経路：インスリンや血小板増殖因子などの細胞増殖因子がその受容体に結合することによって細胞増殖シグナルが活性化する．細胞外シグナル調節キナーゼ（ERK）経路はそのシグナルの代表的な経路で，細胞増殖因子受容体のもつチロシンキナーゼ活性によって受容体の細胞内ドメイン中のチロシン残基がリン酸化されることによって誘導される一連のリン酸化酵素のカスケードである．Ras, Raf, MEK, ERK, そしてその基質である転写因子や蛋白合成酵素などから成る．

なり，アポトーシスを誘導する．

●動脈硬化の進展とともに，マクロファージは死滅細胞を貪食する機能（エフェロサイトーシス）が低下する．糖尿病患者における動脈硬化プラークの特徴は大きな壊死コアの存在である．壊死コアは脂質に富むが，細胞成分や細胞外マトリックス成分は少なく，その上にある線維性被膜は，力学的に脆弱となり破裂しやすくなる．

●マクロファージのエフェロサイトーシス機能低下の原因として，マクロファージ自体のインスリン抵抗性が重要である．マクロファージが高濃度インスリンに長時間曝露されるとインスリン受容体のダウンレギュレーションが起こり，スカベンジャー受容体やCD36の発現亢進が起こる．その結果，小胞体ストレスが亢進し，エフェロサイトーシス機能が低下し，壊死コアが形成される．

ERK：extracellular signal regulated kinase
MEK：MAP kinase kinase

◉引用文献

1) Libby P, et al. Progress and challenges in translating the biology of atherosclerosis. Nature 2011；473：317-25.
2) Bentzon JF et al. Mechanisms of plaque formation and rupture. Circ Res 2014；114：1852-66.
3) King GL, et al. Selective Insulin Resistance and the Development of Cardiovascular Diseases in Diabetes：The 2015 Edwin Bierman Award Lecture. Diabetes 2016；65：1462-71.
4) Cusi K, et al. Insulin resistance differentially affects the PI 3-kinase-and MAP kinase-mediated signaling in human muscle. J Clin Invest 2000；105：311-20.

第1章　虚血を識る―虚血性心疾患の疫学と病態

冠攣縮の疫学

海北幸一，辻田賢一

1.　冠攣縮性狭心症の頻度

Point!

- 狭心症全体では，男性が女性よりも多い.
- 狭心症全体の患者数は加齢に従い，増加する.
- 1998年の厚生労働省班研究の調査では全狭心症例の約40%が冠攣縮性狭心症であった.
- 冠攣縮性狭心症は，器質性狭心症に比べると比較的若年に多い.

- 心臓の表面を走行する比較的太い冠動脈が一過性に異常に収縮した状態を冠攣縮という. 冠攣縮は, 異型狭心症や安静狭心症, 労作性狭心症だけでなく, 急性心筋梗塞や心室細動などの致死性不整脈との関連性をもつ幅広いスペクトラムの病態である.

- 全狭心症患者における冠攣縮性狭心症（coronary spastic angina）の頻度に関しては, 大規模なデータは少ないのが現状である. 『冠攣縮性狭心症の診断と治療に関するガイドライン』[1]に記載されている厚生労働省班研究のデータでは, 1998年に全国の主な循環器15施設に入院した連続2,251例の狭心症患者を対象に冠攣縮性狭心症の頻度が検討されている.

- ❶は狭心症患者の年齢分布であるが, 日本においても女性より男性の狭心症患者は多く, その患者数は加齢に伴い増加している. 女性の狭心症患者は, 平均的な閉経年齢である50歳を超えたころから増加している. 80歳を過ぎると患者数に性差はなくなる. 女性においては閉経が心疾患発症の分岐点であり, 女性ホルモンの減退が動脈硬化の進展速度や狭心症の発症に深く関与していることが示唆される*.

- 全狭心症例における冠攣縮性狭心症の頻度に関しては, 施設間で冠攣縮誘発試験の施行率に差があるため診断率にもばらつきがあるが, 15施設の平均発症率は約40%であった（❷）.

- また, 器質性および冠攣縮性狭心症の年齢分布を検討すると, 冠攣縮性狭心症では, 高齢者に比べ比較的若年者に多く認められる傾向がある（❸）.

異型狭心症 (variant angina〈pectoris〉): 1959年, Prinzmetalらにより新しい狭心症の概念として症例報告されており, 安静時に一過性の胸痛と12誘導心電図上ST上昇が出現する狭心症を「variant form of angina pectoris」と命名した.

*加齢と血管内皮機能の関連について男女別で検討すると, 男性では加齢とともに血管内皮機能は低下するが, 女性は50歳ごろまでは低下せず, その後加齢とともに直線的に低下することが示されている.

❶ 日本における狭心症の年齢分布[1]

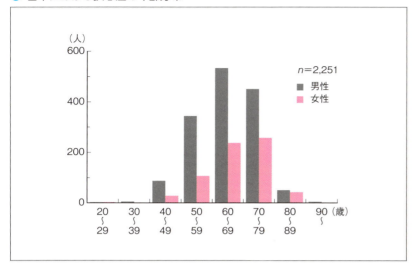

❷ 冠攣縮性狭心症の頻度[1]

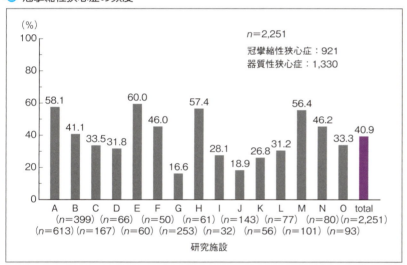

❸ 器質性狭心症と冠攣縮性狭心症の患者数（年代別）[1]

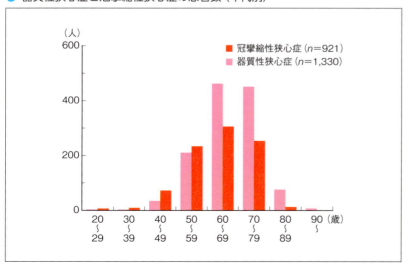

2. 冠攣縮性狭心症の人種差

> **Point!**
> - 日本では欧米と比較し冠攣縮薬物負荷試験による冠攣縮の誘発頻度が高い．
> - 日本人では多枝攣縮の頻度が高い．
> - 日本人の冠攣縮性狭心症による死亡率は低い．

1 冠攣縮誘発試験陽性率における人種差

冠攣縮誘発試験に関しては，日本と欧米では誘発薬物（アセチルコリンまたはエルゴノビン），投与経路（冠動脈内，大動脈，または中心静脈投与）や投与量に差があり，一概に比較できない面があるが，欧米に比べて日本では冠攣縮の誘発頻度が高い．

2 冠攣縮性狭心症の頻度における人種差

- 日本と欧米での冠攣縮の特徴を❹に示す．女性の比率は両群ともに高くはないが，日本人で低率である．心筋梗塞の既往例，器質的冠動脈狭窄を有する例，多枝疾患例は，欧米人で高率である．これを反映して，左室機能低下例も欧米人で高率である．また，3年間の予後をみると，心筋梗塞発症率，死亡率ともに日本人で低率である．

- 日本人では欧米人に比べ，多枝冠攣縮例が多いことが推察されており，最近の冠攣縮研究会による多施設共同後ろ向き研究[2)]では，アセチルコリン，エルゴノビンによる冠攣縮誘発試験にて多枝冠攣縮が全冠攣縮性狭心症中 32％に認められている．また，当施設[*1]での 20 年間のデータでも，アセチルコリンによる冠攣縮誘発試験にて全冠攣縮性狭心症中 42％に多枝冠攣縮が認められている[3)*2]．

- エルゴノビンまたはアセチルコリンによる冠攣縮誘発試験上，陰性と判定された部位での血管径の狭小化を，健常者と冠攣縮性狭心症例とで比較すると，欧米人では両群間で差がなかったが，日本人の冠攣縮性狭心症例では，非攣縮部位でも高度に冠動脈径が狭小化した（❺A）．

- 対照造影時に対する硝酸薬投与後の冠拡張度を❺Bに示す．正常群，冠攣縮性狭心症群の冠攣縮陽性部位，陰性部位を比較すると，欧米人では

> 冠攣縮研究会（Japanese Coronary Spasm Association：JCSA）：冠攣縮性狭心症の予後を明らかにするために 2006 年に設立された全国 85 施設から成る研究組織である．研究代表者は東北大学下川宏明教授であり，東北大学循環器内科に研究事務局を置いている．

[*1] 熊本大学医学部附属病院．

[*2] 冠攣縮誘発試験に関しては統一した誘発プロトコルの確立が必要である．

❹ 日本と欧米での冠攣縮の特徴[1)]

		日本	欧米	p
症例総数		752	586	
女性の比率 (%)		13	22	<0.0001
心筋梗塞の既往 (%)		7	24	<0.0001
器質的冠動脈狭窄 (%)		41	66	<0.0001
多枝疾患 (%)		24	44	<0.0001
左室機能低下 (%)		6	34	<0.0001
3年間の予後	心筋梗塞発生率 (%)	9	25	<0.0001
	死亡率 (%)	3	11	<0.0001

❺ 冠攣縮誘発試験における冠動脈の緊張度[1]

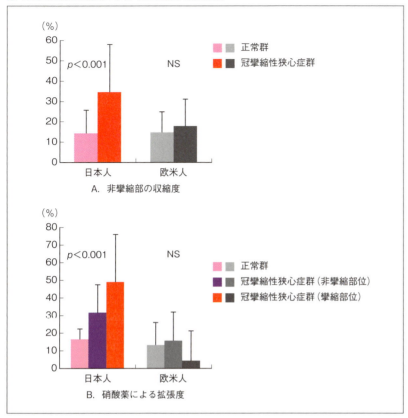

NS：有意差なし．

冠攣縮性狭心症群と正常群のあいだに冠拡張度の差は認められなかったが，日本人では，正常群，冠攣縮性狭心症群の攣縮陰性部位，陽性部位の順に冠拡張度が亢進していることが示された*．

3 急性心筋梗塞例における冠攣縮合併頻度の人種差

- 急性心筋梗塞例における冠攣縮合併頻度に関しては日本，欧米においていくつかの報告がなされているが，日本人での合併頻度が高いことが報告されている．しかし，日本と欧米での冠攣縮の診断基準に差があるため，正確な評価が難しい現状がある．
- 日本人とイタリア人の急性心筋梗塞例を対象にした国際共同研究では，イタリア人より日本人のほうが冠攣縮の関与が大きいことが示された（❻）[4]*．
- 当施設を中心とした多施設後ろ向き研究では，非ST上昇急性冠症候群1,601例中冠攣縮の関与は320例（20％）に認められた[5]．一方，ヨーロッパでのCASPAR研究では，急性冠症候群488例において，明らかな責任病変を認めなかった86例中42例（全急性冠症候群中約8％）がアセチルコリン負荷試験陽性であった[6]．
- 急性心筋梗塞例において冠攣縮がどのくらいの期間誘発されるかとい

*日本人に比べ欧米人の冠攣縮血管では，動脈硬化の進展とともに硝酸薬の反応性が減弱している可能性が示唆される所見がみられる．

*この研究では，急性心筋梗塞発症7～14日後に同一プロトコルでアセチルコリン負荷試験が施行されている．負荷試験の結果，①患者別の冠攣縮発生頻度，②梗塞責任病変における冠攣縮陽性率，③多枝攣縮の頻度，④びまん性冠攣縮の頻度において，いずれも日本人のほうがイタリア人より高頻度であった．

❻ 急性心筋梗塞後の患者における冠攣縮薬物誘発試験陽性率の人種差（文献4をもとに作成）

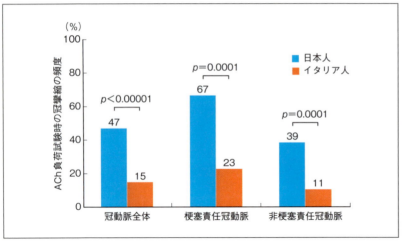

ACh；アセチルコリン

う問題に関して，同一患者で経時的に推移を調べた研究はない．
- いくつかの研究のまとめでは，冠攣縮誘発試験陽性率は日本人では心筋梗塞発症後2週で80％，3〜4週で37％前後，1か月以降で22〜37％であったのに対し，欧米人では，2週で37％，6週以内で20％，6週以降で6.2％であった．心筋梗塞発症から時間経過とともに冠攣縮誘発率は低下していくが，日本人のほうが欧米人より冠攣縮誘発が長期間維持されることが示唆されている．

3. 心臓突然死における冠攣縮の関与

Point!
- 冠攣縮は心原性心停止の原因となる．
- 冠攣縮が関与した院外心停止蘇生例での冠攣縮薬物負荷試験では左前下行枝の攣縮が多い．
- 冠攣縮が関与した院外心停止蘇生例では，非院外心停止例と比べ，心血管イベント発生が多い．

- 急性冠症候群は心原性心停止の主な原因であるが，器質的異常を伴わない冠動脈造影像を呈する患者群が少なからず認められる．日本では，心臓突然死剖検例での検討において，冠動脈に明らかな有意狭窄病変が認められなかった症例の頻度が高い．
- 冠攣縮研究会による多施設共同研究[2]では，登録された冠攣縮性狭心症1,429例のうち35例（2.5％）が院外心停止からの蘇生例であった．院外心停止蘇生例では非院外心停止例に比べて年齢がより若く，冠攣縮誘発試験では左前下行枝の冠攣縮が高率であった．
- 5年間の心血管イベント回避率（死亡，非致死的心筋梗塞，狭心症不安

定化ないし心不全入院，重症不整脈）は，院外心停止蘇生例では72％，非院外心停止例では92％と，院外心停止蘇生例はハイリスク症例であると考えられた．

● 引用文献

1) 日本循環器学会．循環器病の診断と治療に関するガイドライン（2012年度合同研究報告）：冠攣縮性狭心症の診断と治療に関するガイドライン（2013年改訂版）．http://www.j-circ.or.jp/guideline/pdf/JCS2013_ogawah_h.pdf

2) Takagi Y, et al. Clinical characteristics and long-term prognosis of vasospastic angina patients who survived out-of-hospital cardiac arrest：Multicenter registry study of the Japanese Coronary Spasm Association. Circ Arrhythm Electrophysiol 2011；4：295-302.

3) Sato K, et al. Coronary vasomotor response to intracoronary acetylcholine injection, clinical features, and long-term prognosis in 873 consecutive patients with coronary spasm：Analysis of a single-center study over 20 years. J Am Heart Assoc 2013；2：e000227.

4) Pristipino C, et al. Major racial differences in coronary constrictor response between Japanese and caucasians with recent myocardial infarction. Circulation 2000；101：1102-8.

5) Nakayama N, et al. Clinical features and prognosis of patients with coronary spasm-induced non-ST-segment elevation acute coronary syndrome. J Am Heart Assoc 2014；3：e000795.

6) Ong P, et al. Coronary artery spasm as a frequent cause of acute coronary syndrome：The CASPAR (Coronary Artery Spasm in Patients With Acute Coronary Syndrome) Study. J Am Coll Cardiol 2008；52：523-7.

第1章 虚血を識る─虚血性心疾患の疫学と病態

虚血性心疾患の疫学
─日本と海外の動向の比較

後岡広太郎，下川宏明

Point!

- 日本人の虚血性心疾患の患者数は約78万人（2014年）と推計され，その医療費総額は近年7,400〜7,500億円で推移している．
- 海外と比較して日本の虚血性心疾患の罹患率・年齢調整死亡率は低い．
- 国内外にて虚血性心疾患の予後は近年改善傾向である．一方で，アメリカからの報告ではNSTEMIの予後は改善している一方で，STEMIの予後は変わらず不良であることが示されている．
- 日本において虚血性心疾患の治療の改善に伴い虚血性心不全の有病率は増加している．
- 年齢，血圧，喫煙，総コレステロール値は世界共通の虚血性心疾患の危険因子である．
- 日本社会の欧米化と超高齢化に伴い，危険因子の構造も変化していると考えられ，虚血性心疾患予測モデルの吹田スコアでは，性別，年齢，喫煙，高血圧，糖尿病，総コレステロール（またはLDLコレステロール），HDLコレステロール，慢性腎臓病が危険因子として用いられている．

- 厚生労働省の2015年（平成27年）度人口動態統計によると，日本人の虚血性心疾患の総患者数は約78万人と推定され，さらに，医療費総額は近年7,400〜7,500億円で推移しており，公衆衛生上大きな問題となっている[1]．これまでに虚血性心疾患に関する疫学調査が国内外で行われており，最近の疫学的知見を紹介する．

1. 虚血性心疾患の有病率と罹患率 ─海外との比較

1 日本の場合

- 厚生省疫学共同研究班は1960年代から1980年代までは心筋梗塞・突然死の罹患率に明らかな変動は認めなかったと報告した[2]．
- 1963〜1990年にかけて日本の都市部と農村部を比較した疫学調査では，虚血性心疾患発生率の増加は農村部では明らかではなかったが，都市部では40〜50歳で1964〜1971年の年間0.27/1,000人から1988〜1995年の0.90/1,000人へと増加したことが報告された[3]．
- 1998年以降に発症した急性心筋梗塞患者を対象に調査を行った宮城県心筋梗塞協議会の報告では，1998〜2011年にかけての心筋梗塞発症数の増加は都市部の増加（年間10万人あたり31.1人から40.8人）を，非都市部の増加（同24.2人から51.4人）が上回り[4]，都市部，そしてその

罹患率：一定期間にどれだけの疾病（健康障害）者が発生したかを示す指標であり，発生率の一種である．有病率は，ある一時点において，疾病を有している人の割合．

後は非都市部で虚血性心疾患の増加が生じていると考えられる*.

● 1980年以降，日本における心筋梗塞の発症数増加が報告され，かつ心筋梗塞急性期の治療成績の改善により心筋梗塞症例の長期生存率が向上していることから，少なくとも日本における心筋梗塞の有病率は現在も増加していると考えられる.

● 一方で，狭心症に限った調査は少なく，1980年に行われた第3次循環器疾患基礎調査では，無作為抽出された全国300地区の30歳以上の成人10,897人における労作性狭心症の有病率は1,000人あたり男性8.13人，女性9.18人であった[6].

● 冠攣縮性狭心症の罹患率に関する調査はさらに少なく，全国15施設に1998年に入院した2,251例の狭心症患者を対象に行った調査では冠攣縮性狭心症の頻度は16.6～60.0％と施設間でのばらつきは大きいものの，全体では狭心症の約40％であった[7]*.

2 欧米の場合

● 欧米においては心筋梗塞の罹患率は減少傾向であり，アメリカの研究では1999年には年齢・性別調整罹患率が10万人年あたり274人から2008年には208人と24％減少したと報告された[8]. とくにSTEMIの罹患率は，1999年の10万人年あたり133人から2008年には50人と大きく低下しており，心筋梗塞発症前のβ遮断薬・RAS阻害薬・スタチンの内服率の向上などによる生活習慣病のコントロールの改善が原因の一つと推察された[8].

● 欧米においても心筋梗塞と比較して，狭心症の罹患率に関するデータは乏しい.

● NIHの報告では，一般住民における狭心症の有病率は加齢とともに増加し，45～64歳から65～84歳にかけて男性では4～7％から12～14％，女性では5～7％から10～12％に増加している[9].

● 世界における狭心症の罹患率に関してはさまざまであるが，アメリカの報告では45～65歳の男性では年間1％，女性ではそれよりやや高頻度であった[9].

● 近年，アメリカでは冠動脈疾患に伴う死亡率の減少が報告されているが[8]，日本と同様に冠動脈疾患の有病率は減少には転じていないと考えられる.また，欧米でも冠攣縮性狭心症が少なからず存在することが明らかになってきた*.

2. 虚血性心疾患の死亡率の推移 —海外との比較

● 2015年における日本人の心疾患による死亡数（高血圧を除く）は年間19万6,113人であり，死因別死亡総数のうち，急性心筋梗塞は3万7,222

---

*熊本県のデータでは2004～2011年にかけては年齢調整後の心筋梗塞発症率が低下したとの報告もみられる[5].

*冠攣縮性狭心症の頻度については p.21の❷参照.

STEMI：S1-segment elevation myocardial infarction（ST上昇〈型〉心筋梗塞）
RAS：renin-angiotensin system

NIH：National Institutes of Health（アメリカ国立衛生研究所）

*ドイツからの報告では冠動脈造影上有意狭窄を認めない安定狭心症の2/3に冠攣縮の存在を認めた[10].

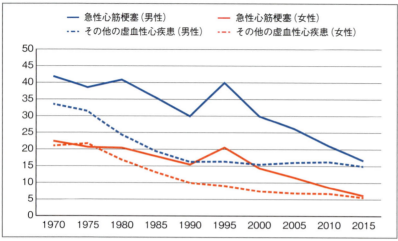

❶ 日本人の年齢調整死亡率の推移（10万人対）（文献11より作図）

1994〜1995年にかけての一過性の上昇は死亡診断書の作成様式の変更によるものと考えられる．

人（男性2万1,137人，女性1万6,085人），その他の虚血性心疾患は3万4,451人（男性1万9,939人，女性1万4,512人）であり[1]，経年的に年齢調整死亡率は低下傾向にある（❶）[11]．

- 世界全体の傾向として虚血性心疾患の年齢調整死亡率は減少しており，さらに日本は低い（❷）[12]．WHOの報告では，2010年の虚血性心疾患の年齢調整死亡率（人口10万人対）は，日本は男性30.3人，女性12.8人であり，韓国と同程度である一方で，フィンランドでは同130.4人，56.6人であった[12]．
- 死亡率低下の原因の一つとして院内死亡率（短期予後）の改善があげられる．日本では心筋梗塞の院内死亡率は1979年には20％であったのが，2008年には8％に低下していることが報告された[13]．
- 一方，同研究からは近年の女性の心筋梗塞患者は男性と比較して発症時年齢が高齢であり，院内死亡率も男性6.3％と比較して女性12.2％と高いことが報告された．
- アメリカからも同様に心筋梗塞発症後，とくに短期予後の改善が報告され，年齢性別調整30日内死亡率が1999年には10.5％であったのが2008年には7.8％に低下した[8]．同時にNSTEMIの短期予後改善は明らかである一方で，STEMIの予後は変わらず不良であることが示された．

NSTEMI：non-ST-segment elevation myocardial infarction (非ST上昇〈型〉心筋梗塞)

3. 日本における虚血性心疾患の危険因子―海外との比較

- これまでに行われた日本と世界の代表的な疫学調査結果を比較すると，年齢に加えて血圧，喫煙歴，総コレステロールの危険因子はすべて共通

❷ 世界における虚血性心疾患の年齢調整死亡数の推移（10万人対）（文献12より作図）

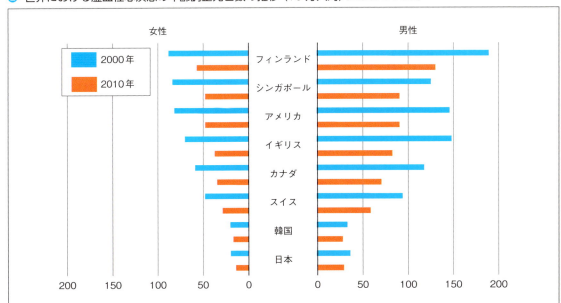

の虚血性心疾患の危険因子であったが，ハワイ日系人およびアメリカ人とは異なり日本人では耐糖能異常，肥満は必ずしも虚血性心疾患の危険因子ではなかった[14]．

● しかしながら近年日本では，食や生活習慣の欧米化に伴い肥満，脂質異常症，耐糖能異常など代謝性異常が増加し，虚血性心疾患リスクの増大が危惧されており，現在，虚血性心疾患のリスク構造が変容してきている可能性が指摘されている．たとえば，宮城県心筋梗塞対策協議会の

コラム 日本人における虚血性心不全患者と冠危険因子の増加

虚血性心疾患の急性期治療の改善や内服薬治療の浸透率の上昇とともに，外来・入院症例における虚血性心不全患者数の増加が示唆されている．たとえば東北地域で行われている東北慢性心不全登録研究（CHART研究）において，慢性心不全の基礎疾患としての虚血性心疾患の割合が近年26.4％から47.1％に増加し，虚血性疾患を合併した心不全の割合が欧米並みに増加していることが示された（図）[15]．

また，高血圧や糖尿病など冠危険因子の有病率も増加していた．

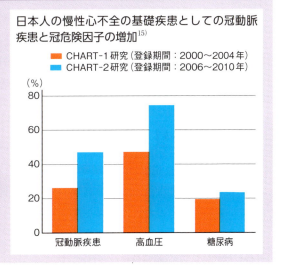

日本人の慢性心不全の基礎疾患としての冠動脈疾患と冠危険因子の増加[15]

第1章　虚血を識る─虚血性心疾患の疫学と病態

❸ 吹田スコア 2014（文献 16 より作成）

危険因子		得点
年齢	35〜44	30
	45〜54	38
	55〜64	45
	65〜69	51
	70≦	53
性別	女性	−7
喫煙	現在喫煙	5
糖尿病	あり	6
血圧	至適血圧	−7
	正常血圧	0
	高血圧（I度）	4
	高血圧（II度以上）	6
LDL-C (mg/dL)	<100	0
	100〜139	5
	140〜159	7
	160〜179	10
	180≦	11
HDL-C (mg/dL)	<40	0
	40〜59	−5
	60≦	−6
慢性腎臓病	eGFR>60	0
	Stage 3	3
	Stage 4 or 5	14
合計点数		(A)

10年間の冠動脈疾患の発症リスク	
合計得点 (A)	発症確率 (%)
≦35	<1
36〜40	1
41〜45	2
46〜50	3
51〜55	5
56〜60	9
61〜65	14
66〜70	22
71≦	>28

データでは非都市部における近年の心筋梗塞発症増加は 65 歳未満で顕著であり，脂質異常症の頻度の増加を伴っていた[6].

●一方で，欧米人から導き出された冠動脈疾患の発症予測式であるフラミンガムリスクスコアを日本人にそのまま当てはめるのは難しいため，近年日本人に対してより精度の高い吹田スコアが開発された（❸）[16]. 吹田スコアでは，危険因子として年齢，性別，喫煙，糖尿病，高血圧，総コレステロール（または LDL コレステロール），HDL コレステロール，慢性腎臓病が用いられ，10 年間の冠動脈疾患の発症リスクを予測できる．そのため，2017 年版動脈硬化性疾患予防ガイドラインでは吹田スコアを用いた冠動脈疾患リスクの推定が推奨されている.

4. おわりに

●日本の虚血性心疾患疫学と海外動向との比較を概説した．超高齢社会に突入した日本では，現在，中高年・高齢者を問わず生活習慣病が増加している．こうしたなか，主要な生活習慣病の一つである虚血性心疾患はその疾病構造を変容させていることを理解し，疫学情報を日常臨床に役立てることが必要である.

虚血性心疾患の疫学—日本と海外の動向の比較

● 引用文献

1) 厚生労働省. 平成 27 年 (2015) 人口動態統計 (確定数) の概況. http://www.mhlw.go.jp/toukei/saikin/hw/jinkou/kakutei15/dl/00_all.pdf (最終アクセス日：2017 年 10 月 30 日)

2) Tanaka H, et al. Research activities of epidemiology in Japan, cardiovascular disease：A brief review of epidemiological studies on ischemic heart disease in Japan. J Epidemiol 1996；6：S49-59.

3) 北村明彦ほか. 地域住民男子における循環器疾患発症の動向とその背景要因—都市部と農村部における長期の疫学調査成績より. 日本公衆衛生雑誌 2001；48：378-94.

4) Hao K, et al. Urbanization, life style changes and the incidence/in-hospital mortality of acute myocardial infarction in Japan：Report from the MIYAGI-AMI Registry Study.Circ J 2012；76：1136-44.

5) Kojima S, et al. Temporal trends in hospitalization for acute myocardial infarction between 2004 and 2011 in Kumamoto, Japan. Circ J 2013；77：2841-3.

6) 厚生労働省健康局総務課. 生活習慣病対策室. 第 5 次循環器疾患基礎調査結果の概要. http://www.mhlw.go.jp/toukei/saikin/hw/kenkou/jyunkan/jyunkan00/gaiyo.html (最終アクセス日：2017 年 10 月 30 日)

7) 厚生労働省循環器病委託研究費. 虚血性心疾患における冠攣縮の役割に関する研究 (10 公-5). 平成 12 年度厚生省循環器病研究委託費による研究報告書. 2001.

8) Yeh RW, et al. Population trends in the incidence and outcomes of acute myocardial infarction. N Engl J Med 2010；362：2155-65.

9) National Institutes of Health NH, Lung, and Blood Institute. Morbidity & Mortality：2012 Chart Book on Cardiovascular, Lung, and Blood Diseases. Bethesda, MD：National Heart, Lung, and Blood Institute；2012.

10) Ong P, et al. High prevalence of a pathological response to acetylcholine testing in patients with stable angina pectoris and unobstructed coronary arteries. The ACOVA Study (Abnormal COronary VAsomotion in patients with stable angina and unobstructed coronary arteries). J Am Coll Cardiol 2012；59：655-62.

11) 政府統計の総合窓口 (e-Stat). http://www.e-stat.go.jp/SG1/estat/List.do?lid=000001191145

12) WHO Mortality database. http://apps.who.int/healthinfo/statistics/mortality/whodpms/ (最終アクセス日：2017 年 10 月 30 日)

13) Takii T, et al. Trends in acute myocardial infarction incidence and mortality over 30 years in Japan：Report from the MIYAGI-AMI Registry Study. Circ J 2010；74：93-100.

14) 日本循環器学会. 循環器病の診断と治療に関するガイドライン (2010 年度合同研究班報告)：虚血性心疾患の一次予防ガイドライン (2012 年改訂版). http://www.j-circ.or.jp/guideline/pdf/JCS2012_shimamoto_h.pdf (最終アクセス日：2017 年 10 月 30 日)

15) Shiba N, et al. Trend of westernization of etiology and clinical characteristics of heart failure patients in Japan-First report from the CHART-2 study. Circ J 2011；75：823-33.

16) Nishimura K, et al. Predicting coronary heart disease using risk factor categories for a Japanese urban population, and comparison with the framingham risk score：The suita study. J Atheroscler Thromb 2014；21：784-98.

第1章　虚血を識る─虚血性心疾患の疫学と病態

院外心停止

長尾　建

1. 院外心停止傷病者に対する国際ガイドラインと日本の疫学

Point!

- 院外心停止傷病者の転帰はどこの国でも不良で，健康に対する世界的な課題である．
- このため AHA/ILCOR は，2000 年に EBM に基づく心肺蘇生と救急心血管治療のための国際ガイドライン 2000[1] を報告，その後，5 年ごとに新たな EBM を探究し改変[2-4] している．
- 院外心停止傷病者の社会復帰率を最大限に引き上げる方策として，地域社会がそれぞれ自らの救急医療体制を Utstein（ウツタイン）様式[1] を用いて審査し，日々構築していくことが必要である．
- 日本の院外心停止傷病者の発生数は，年々増加し 2014 年に 12 万人を超えた．このうち心臓性心停止患者が約 60％を占める．
- さらに急性冠症候群は，院外心停止傷病者全体の約 40％を占める．
- 急性冠症候群の真の死亡率を低下させるには，病院前の救急医療とその体制を統括した循環器救急医療を絶えず構築していく必要がある．
- 院外心停止の初回心停止波形は，電気ショックが有効な shockable rhythm と無効な non-shockable rhythm に大別される．

1 心肺蘇生と救急心血管治療のための国際ガイドライン

- 2000 年アメリカ心臓協会（AHA）/国際蘇生連絡協議会（ILCOR）は，EBM に基づく心肺蘇生（CPR）と救急心血管治療（ECC）のための国際ガイドライン 2000[1]（以下，国際ガイドライン 2000）を報告した．この国際ガイドライン 2000 の報告により，日本でも院外心停止傷病者に対する関心が高まり，それぞれの地域で救急医療とその体制を審査する取り組みが始まった．
- 日本では，院外心停止傷病者の生存率（良好な神経学的転帰）を最大限に引き上げる病院前救護の対策として，2003 年から救急救命士の特定行為に対する包括指示が，2004 年から市民による自動体外式除細動器（AED）の使用が，また 2004 年から救急救命士の気管内チューブを用いた気道確保（気管挿管，追加実習必要）が，2006 年からアドレナリン（エピネフリン）の静脈内投与が，各々許可された．
- その後，ILCOR は 5 年ごと（2005 年[2]，2010 年[3]，2015 年[4]）に新たな EBM を検証・追加し，国際ガイドライン 2000 の改訂版 CoSTR を報告

AHA：American Heart Association
ILCOR：International Liaison Committee on Resuscitation
EBM：evidence-based medicine
CPR：cardiopulmonary resuscitation
ECC：emergency cardiovascular care (out-of-hospital cardiac arrest)

院外心停止 (out-of-hospital cardiac arrest)：市民または救急隊が接触時または接触後に傷病者が心停止に陥った状態．

AED：automated external defibrillation

32

❶ JCS-ReSS group：All Japan Utstein Registry —日本の院外心停止傷病者発生数（2005〜2014年）(文献5より改変)

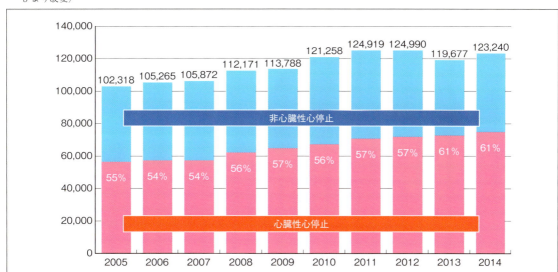

（AHA 2016, Best abstract award を授与された JCS-ReSS Group 研究を改変し引用）

している．CoSTR とは CPR と ECC のための国際的な統一聖書であり，ILCOR は CoSTR をもとに，それぞれの地域の救急医療体制にあったガイドラインの作成を推奨している．

● 日本では，2005年に韓国，台湾，シンガポールとともにアジア蘇生協議会（RCA）を結成し，2006年 ILCOR に加盟した．2010年から日本の救急医療体制・救急医療にあった JRC 蘇生ガイドライン（日本蘇生協議会，日本救急医療財団監修）を CoSTR2010・2015 の報告があった翌日に各々発刊している．

❷ 院外心停止傷病者に対する Utstein 様式[1]

● CPR と ECC のための国際ガイドライン 2000 は，院外心停止傷病者の社会復帰率を最大限に引き上げる方策として，CPR 関連の用語と定義を統一した Utstein（ウツタイン）様式*による評価を推奨した．日本の Utstein 様式を用いた院外心停止傷病者の大規模研究は大阪（Osaka Utstein Project）から始まり，関東地方（SOS-KANTO）へ，そして 2005 年からは世界に類をみない国全体の検証（総務省消防庁）へ発展した．

❸ 日本全体の院外心停止傷病者の推移と心臓性（急性冠症候群を含む）の占める割合

● 日本全体の院外心停止傷病者の発生数（2005〜2014年の10年間の集計）は，2005年の10万人強から2014年には12万人強に漸増している．このうち，心臓性心停止*の割合も漸増し2014年は61%を占めた（❶）[5]．

● 日本の関東地方（SOS-KANTO）の院外心停止傷病者における心停止の原因の詳細を示す（❷）[6]．心臓性心停止の割合は，日本全体の院外心停止傷病者の検証（総務省消防庁）と同様（61%）であり，さらに担当医が

CoSTR：Consensus on Cardiopulmonary Resuscitation and Emergency Cardiovascular Care Science with Treatment Recommendations
RCA：Resuscitation Council of Asia
JRC：Japan Resuscitation Council

＊病院外での心停止傷病者に対する蘇生，救急心血管治療の専門用語とその定義を統一し，集計テンプレート（様式）を標準化した国際的に共通の集計様式．
SOS-KANTO：survey of survivors of out-of-hospital cardiac arrest in the Kanto region of Japan

＊心臓性心停止の定義は，Utstein 様式の診断基準[1]の定義（明らかな心停止の原因が同定できない例を心臓性と定義）を用いている．

❷ 院外心停止の原因（*n* = 9,582）（文献6,7より改変）

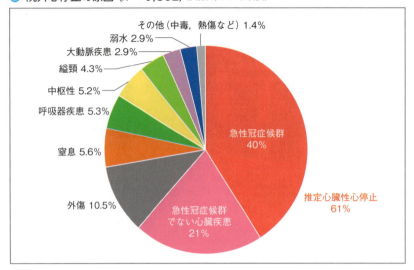

❸ 急性心筋梗塞発症30日間の総死亡と死亡時間帯[8]）

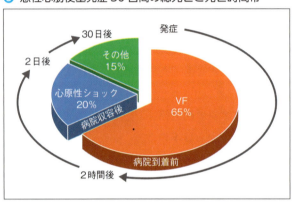

急性冠症候群と診断・推定した例は全体の40％を占めていた[7]．

❹ **急性心筋梗塞患者の死亡した時間帯とその死因（❸）**[8]）
- 日本における急性心筋梗塞の30日間の総死亡を100％とすると，その65％は急性心筋梗塞発症ごく早期，病院到着前に致死的不整脈（多くは心室細動〈VF〉）を併発し死亡していた．残り35％は病院収容後の死亡で，総死亡の20％は収容時または収容早期に心原性ショックを併発した急性心筋梗塞であった．
- 日本では生存収容した急性心筋梗塞の院内死亡率は緊急経皮的冠動脈インターベンション（PCI）の普及に伴い低下している．しかし，急性心筋梗塞の真の死亡率を減少させるには，病院前の循環器救急医療とその体制に目を向け，絶えず構築していく必要がある．

❺ **日本の院外心停止傷病者の初回心停止波形は欧米と乖離（❹）**[9]）
- 市民が目撃した院外心停止成人傷病者28万2,183例の初回心停止波形（2005〜2012年の7年間の集計）は，電気ショックが有効なshockable

VF：ventricular fibrillation（心室細動）

PCI：percutaneous coronary intervention

初回心停止波形：市民によるPAD，救急隊によるAEDなどで最初に観察した心電図心停止波形を示す．

PAD：public-access defibrillation

❹ 日本の市民に目撃された院外心停止成人傷病者の初回心停止波形（最初に観察・記録された心停止波形）（文献9より改変）

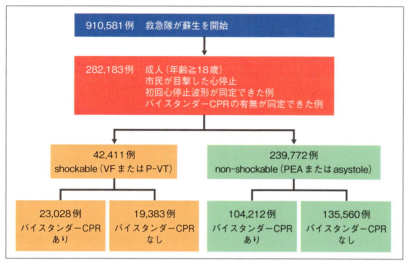

rhythm（VFまたは無脈性心室頻拍〈P-VT〉）が15％，電気ショックが無効なnon-shockable rhythm（無脈性電気活動〈PEA〉または心静止〈asystole〉）が85％を占めていた．
- 上記の割合は欧米の報告と乖離している．この主因は欧米と日本の病院前救急医療体制の違いにある．欧米では，蘇生中止規準を採用しているのに対し日本では採用していない．日本では，救急隊員が蘇生を開始すれば，全例病院に搬送する．一方，欧米では救急隊員が蘇生を開始しても，蘇生中止規準を満たし死亡と判断した場合は病院に搬送しない．すなわち，病院に搬送される集計対象が異なっており，日本ではnon-shockable rhythmの登録が多く，転帰も低値である．

P-VT：pulseless ventricular tachycardia
PEA：pulseless electrical activity

2. 日本における院外心停止傷病者の転帰

Point!
- 救命の連鎖の迅速かつ円滑な連動が転帰改善に必要不可欠である．この救命の連鎖の柱であるBLS，ALSの手法は，EBMの探究により5年ごとに変更されている．
- 日本の院外心停止傷病者の転帰は改善している．

1 救命の連鎖とその変遷
- 最新の救命の連鎖は，①心停止の予防，②心停止の早期認識と通報，③一次救命処置（器具を用いない救命処置〈BLS〉）とAEDによる電気ショック（defibrillation），④二次救命処置（器具・薬を用いた救命処置〈ALS〉と心拍再開後の集中治療〈post cardiac arrest care〉）の4つの柱で構成されている[4]．

BLS：basic life support

ALS：advanced life support

❺ CPRガイドラインの主要変更点（成人）

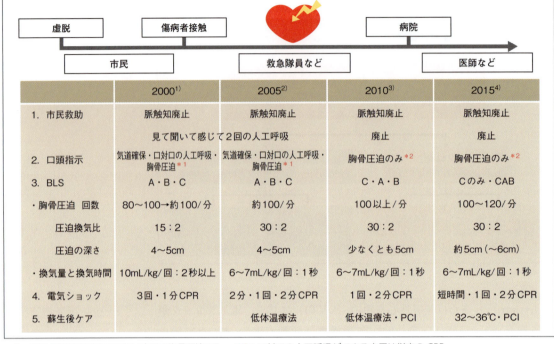

*1：CPRの訓練を受けていない市民は胸骨圧迫のみ． *2：口対口の人工呼吸ができる市民は従来のCPR．

- ❺に救命の連鎖の主要変更点を示す．ガイドライン2000[1]から市民のBLS活動として傷病者の脈拍の触知は廃止された．
- CoSTR2010[3]から市民のBLS活動として傷病者の呼吸観察と2回の人工呼吸は廃止された．また，通報者（CPR講習を受けていない市民）に対する消防指令室や出勤途上の救急隊による電話での口頭指示は，胸骨圧迫心臓マッサージのみのCPRに改変された．
- CoSTR2010[3]からすべてのCPR実施者は胸骨圧迫心臓マッサージから開始することに改変された．
- ガイドライン2000[1]とCoSTR2005[2]は胸骨圧迫心臓マッサージ回数は100回前後/分であったが，その後CoSTR2010[3]から100回以上/分，CoSTR2015[4]から100〜120回/分に改変された．
- CoSTR2005[2]から胸骨圧迫と人工呼吸の割合は30：2，人工呼吸の1回換気量の軽減と換気時間の短縮，CoSTR2010[3]は胸骨圧迫の深さは少なくとも5cm，CoSTR2015から約5cmに改変された．
- CoSTR2005[2]からAED通電回数は連続3回から1回，AED1回通電直後からCPRを2分間施行，その後波形を確認するに改変された．
- CoSTR2005[2]から低体温療法，CoSTR2010[3]から緊急PCI，CoSTR2015[4]から低体温療法は体温管理（32〜36℃）に改変された．

❷ 日本の院外心停止傷病者の転帰は改善
- 転帰の指標には心拍再開率（ROSC），心停止30日後の生存率（30-day

ROSC：return of spontaneous circulation

❻ 日本の市民に目撃された院外心停止成人傷病者の30日後の良好な神経学的転帰を認めた生存者に対する多変量分析[9]

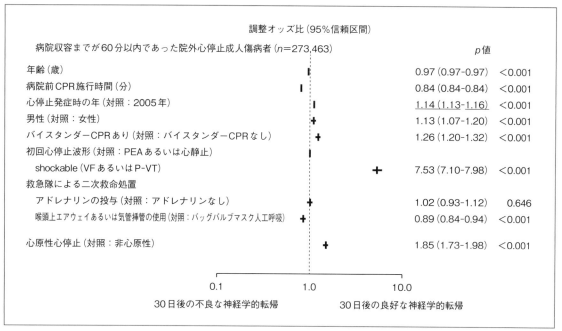

survival），心停止30日後の良好な神経学的転帰（30-day favorable neurological outcome），心停止3か月後・6か月後・1年後の良好な神経学的転帰（3-month・6-month・1-year favorable neurological outcome）などがある．

● ❻[9]に市民が目撃し病院収容までの時間が60分以内であった院外心停止成人傷病者27万3,463例（2005～2012年の7年間の集計）の心停止30日後の神経学的転帰に対する多変量解析を示す．心停止30日後の神経学的転帰に関与する因子は，年齢，病院前CPR施行時間，心停止の発症時の年（2005～2012年），性別，市民によるCPRの有無，初回心停止波形，救急隊の高度な気道確保手技，心停止の原因（心原性vs非心原性），であった．良好な神経学的転帰に寄与した因子の一つに，心停止の発症時の年（対照：2005年）も関連し，1年ごとに改善していた．

● 引用文献

1) American Heart Association in collaboration with International Liaison Committee on Resuscitation. Guidelines 2000 for cardiopulmonary resuscitation and emergency cardiovascular care：International consensus on science. Circulation 2000；102（Supple I）：I-1-384.
2) International Liaison Committee on Resuscitation. 2005 International consensus on cardiopulmonary resuscitation and emergency cardiovascular care science with treatment recommendations. Circulation 2005；112：III-1-136.
3) International Liaison Committee on Resuscitation. 2010 International consensus on cardiopulmonary resuscitation and emergency cardiovascular care science with treatment recommendations. Circulation 2010；122：s-249-638.

コラム　院外心停止傷病者に関する日本からの報告

■標準CPRは，いつまで続けるのか？（図1）[9]

院外心停止傷病者のCPR施行時間を検証した．対象は市民に目撃された成人（18歳以上）の院外心停止傷病者28万2,183例を，市民CPRの有無と初回心停止波形（電気ショック適応リズム〈VF・P-VT〉と電気ショック非適応リズム〈PEA・心静止〉で4群に分けた．そして，CPR施行時間と心停止30日後の良好な神経学的転帰を比較した．4群いずれの場合でも標準CPRは119番通報から少なくとも40分間以上（最長59分）続けることが必要であると結論した．このCPR施行時間は，ALS施行時間が20～30分以上であれば中止できるとした専門家らのコンセンサス（臨床研究の科学的検証ではなく，かつ国際CPRガイドライン2000発表前）の時間より，延長していた．国際CPRガイドラインの登場により，CPRの手法とその質が向上したことが関与していると考察した．

図1　院外心停止傷病者のCPR施行時間（文献9より抜粋）

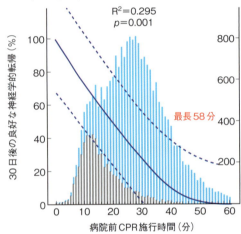
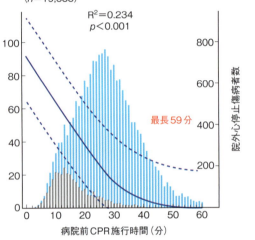

A　電気ショック適応リズム／バイスタンダーCPRあり群（n＝22,380）
B　電気ショック適応リズム／バイスタンダーCPRなし群（n＝19,383）

グラフのグレーは30日後の良好な神経学的転帰を得た実数を示し，ブルーは30日後の良好な神経学的転帰を得なかった実数を示す．曲線は30日後の良好な神経学的転帰の95%信頼区間．

■ECPRは有用か？[10]

院外心停止傷病者のECPR（extracorporeal cardiopulmonary resuscitation）を検証した．対象は初回心停止波形が電気ショック適応リズムの成人（75歳以下）454例を，前向きにECPR施行群と標準CPR施行群に2分した．そして心停止30日後と6か月後の良好な神経学的転帰を比較した．良好な神経学的転帰は，ECPR施行群が標準CPR施行群より有意に高値であった．この臨床研究は，CoSTR2015で検証され，ECPRの有効性を示す証左にあげられると報告された．その後，SAVE-J（Study of Advanced Cardiac Life Support for Ventricular Fibrillation with Extracorporeal Circulation in Japan）のサブ解析がAHA2015で発表され，蘇生部門の最優秀演題賞を授与され，Daily Newsで紹介された（図2）．

図2　Daily Newsでの紹介

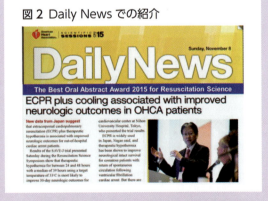

■ PADは有用か？（図3）[11]

公共の場に設置されたAED（PAD）の普及は，日本の院外VF心停止患者の転帰を改善させているか否かを検証した．対象は市民が目撃した院外心臓性VF心停止患者4万3,762例．このうち，市民によりAED（PAD）で電気ショックを受けた割合は，2005年の1.1%から2013年には16.5%に増加．心停止30日後の良好な神経学的転帰は，市民のPAD施行例が救急隊員による電気ショック施行例より有意に高値（38.5% vs 18.2%）であった．2010年の日本のPAD論文[12]ではAEDによる電気ショックが1分早くなると社会復帰率は9%増加し，PADが500 m四方に1台設置された場合，1 km四方に1台設置された場合に比べ30日後の良好な神経学的転帰は4倍に増加するとした．

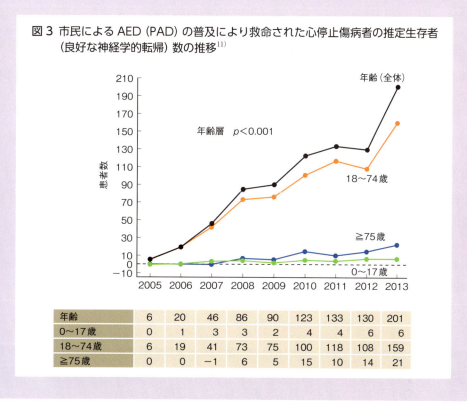

図3 市民によるAED（PAD）の普及により救命された心停止傷病者の推定生存者（良好な神経学的転帰）数の推移[11]

年齢	6	20	46	86	90	123	133	130	201
0～17歳	0	1	3	3	2	4	4	6	6
18～74歳	6	19	41	73	75	100	118	108	159
≧75歳	0	0	-1	6	5	15	10	14	21

---

4) International Liaison Committee on Resuscitation. 2015 International consensus on cardiopulmonary resuscitation and emergency cardiovascular care science with treatment recommendations. Circulation 2015；132 Suppl 1：S1-311.
5) AHA 2016, Best abstract award を授与された JCS-ReSS Group 研究
6) SOS-KANTO study group. Cardiopulmonary resuscitation by bystanders with chest compression only (SOS-KANTO)：An observational study. Lancet 2007；369：920-6.
7) Nagao K. Chest compression-only cardiocerebral resuscitation. Curr Opin Crit Care 2009；15：189-97.
8) 長尾　建ほか．虚血性突然心停止．日本内科学雑誌 2004；93：300-5.
9) Nagao K, et al. Japanese Circulation Society With Resuscitation Science Study (JCS-ReSS) Group. Duration of prehospital resuscitation efforts after out-of-hospital cardiac arrest. Circulation 2016；133：1386-96.
10) Sakamoto T, et al. SAVE-J Study Group. Extracorporeal cardiopulmonary resuscitation versus conventional cardiopulmonary resuscitation in adults with out-of-hospital cardiac arrest：A prospective observational study. Resuscitation 2014；85：762-8.
11) Kitamura T, et al. Public-access defibrillation and out-of-hospital cardiac arrest in Japan. N Engl J Med 2016；375：1649-59.
12) Kitamura T, et al. Nationwide public-access defibrillation in Japan. N Engl J Med 2010；362：994-1004.

第1章　虚血を識る―虚血性心疾患の疫学と病態

日本のビッグレジストリーからの予後
a. 大阪急性冠症候群研究会（OACIS）

砂　真一郎，彦惣俊吾，坂田泰史

Point!

● これまでのエビデンスの積み重ねにより，急性心筋梗塞症例の急性期予後は改善しつつあるが，今後さらに長期的な予後の改善が望まれる．

● 欧米のエビデンスをそのまま日本にすべて当てはめることは困難であり，日本独自のエビデンスの構築が重要である．

1.　OACIS 研究の背景

◼ 虚血性心疾患予防の重要性

● 日本では，高齢者人口の増加，食生活の欧米化および身体活動低下などの変化に伴って虚血性心疾患は増加しており，その予防は生活の質の向上および医療経済の面から日本における最重要課題の一つである．

● 欧米における疫学調査により糖尿病，高血圧，喫煙，肥満などの古典的危険因子の関与がすでに証明されているが，最近の大規模調査からは，生活習慣以外にもウイルス・細菌感染および遺伝的・社会的素因も本疾患の発症・予後に関連することが明らかにされつつある．

● EBM が重要視されるようになり，このような大規模疫学研究の結果を個々の治療に反映させようというのが現在の潮流である．しかし，生活習慣，環境，遺伝的背景に国家や人種的差異があることは明らかであり，欧米の結果をそのまま日本に導入することは困難である．

EBM：evidence-based medicine

● すなわち，日本における虚血性心疾患の一次・二次予防戦略を確立するためには，日本人のデータによる独自のエビデンスを構築する必要がある．

◼ OACIS の取り組み

● 大阪急性冠症候群研究会（OACIS）は大阪大学が中心となり関連 24 施設が参加して 1998 年より開始された急性心筋梗塞（AMI）の前向きレジストリであり，急性心筋梗塞の発症（一次予防）および再発など（二次予防）にかかわる背景因子を明らかにすることがその大きな目的の一つである（UMIN-Clinical Trial Registry ID：UMIN000004575）．

OACIS：Osaka Acute Coronary Insufficiency Study
AMI：acute myocardial infarction

● 2017 年 10 月時点で 12,141 例が登録され，登録症例の平均年齢は 65 歳，男女比は 3 対 1 であり，現在予後情報の取得を継続中である．

● 日本を代表する急性心筋梗塞の疫学研究データベースであり，これま

40

でに多くの疫学情報を基に心筋梗塞二次予防集団における古典的冠危険因子を含めた危険因子の探索，新規治療法の有用性の検証などにも貢献してきた．また，遺伝的因子の検討により，多くの急性心筋梗塞発症および再発などに影響を及ぼす関連遺伝子が同定されてきた．

● 本項では OACIS から見いだされたいくつかの知見を紹介しつつ，虚血性心疾患としての心筋梗塞について考えたい．

2. 冠危険因子と急性心筋梗塞の発症

1 冠危険因子とは

● 虚血性心疾患の原因である冠動脈硬化の発生・進展に影響を及ぼす因子を冠危険因子とよぶ．

● 冠危険因子の概念は 1949 年に開始されたアメリカのフラミンガム研究において初めて提唱され，現在までに数百に及ぶ因子が危険因子として動脈硬化に関与することが明らかにされている．

● 脂質異常症，高血圧，喫煙，糖尿病，肥満，高尿酸血症，運動不足，ストレス，年齢，男性，虚血性心疾患の家族歴などは一般に認知された古典的冠危険因子とされる．

2 OACIS における冠危険因子と心筋梗塞の発症時間

● OACIS 症例における冠危険因子の合併率は，脂質異常症 50％，高血圧 57％，喫煙 66％，糖尿病 32％などであった．さらに，古典的冠危険因子に加えて多くの因子が冠危険因子としてとらえられるようになり，OACIS からもメタボリックシンドローム，クラミジアをはじめとした感染症，うつなどの精神疾患，遺伝子多型を含む遺伝的素因などが新たな危険因子として報告されてきた．

● OACIS において心筋梗塞（MI）の発症時間についての検討を行ったところ，1998 年から 2008 年のあいだに登録された 7,755 人の解析から，MI 発症は，明瞭で高い午前のピークおよび低く明瞭でない夜間ピークを特徴とした二峰性の概日パターンを示した（❶）．さらに，この MI 発症の概日パターンに影響を及ぼす因子を検討したところ，血清中性脂肪値が MI 発症の概日パターンと顕著な関連性を有することが明らかとなった[1]．

MI : myocardial infarction

3. 急性心筋梗塞のリスク評価法

● 急性心筋梗塞に対してはすみやかに重症度を評価し迅速かつ的確な治療を行うことが予後の改善に重要である．このため病歴，身体所見，12 誘導心電図，臨床検査所見など，来院時に得られる情報を駆使してリスク層別化を行う．

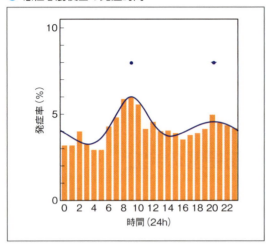

❶ 急性心筋梗塞の発症時間[1]

- 予後に影響する因子としては，年齢，性別，低体重，収縮期血圧，心拍数，梗塞部位，発症から治療までの時間，高血圧，糖尿病，心筋梗塞の既往などがあげられる．
- 重症度は複数の因子から総合的に判断することで，より包括的なリスク評価が可能となる．
- 急性心筋梗塞症例の包括的リスク評価にはGRACEリスクスコア*，TIMIリスクスコア*が広く用いられている．
- GRACEリスクスコアは来院時の年齢，心停止の有無，Killip分類，ST変化の有無，クレアチニン値，心筋逸脱酵素の上昇の有無，心拍数，収縮期血圧などの指標によって算出され，STEMIを含む急性冠症候群発症後および生存退院後の6か月予後予測に有用とされる．OACISのデータでは，生存退院時のGRACEスコア100点未満，100〜120点，121〜140点，141点以上の症例の長期（中央値3.9年）死亡率は，それぞれ2.0％，6.3％，11.8％，16.8％であった[2]．
- STEMI症例の予後には多くの因子が複雑に関与するが，個々の症例ごとに患者背景，身体所見などからリスクを評価し，再灌流療法を中心として予想されるリスクと利益とを合わせ，総合的に判断することが治療法を決定するうえで重要である．

GRACE：Global Registry of Acute Coronary Events
TIMI：thrombolysis in myocardial infarction
*GRACEリスクスコア，TIMIリスクスコアについてはp.163の❶，❷参照．
STEMI：ST elevation myocardial infarction

4. 急性心筋梗塞の治療

① 急性期治療

- 急性心筋梗塞の急性期治療における再灌流療法が占める割合は大きく，PAMI試験において急性心筋梗塞に対する経皮的冠動脈インターベンション（PCI）は血栓溶解療法（IVT）と比べ再梗塞率および死亡率が低

PAMI試験：Primary Angioplasty in Myocardial Infarction trial
PCI：percutaneous coronary intervention
IVT：intravenous thrombolysis

下すること，また脳出血の合併率も低いことが示された．

- また，stent PAMI 試験などの多数の試験により stent の有用性が示されている．OACIS のデータから，急性心筋梗塞に対して primary PCI 時に血栓吸引療法を先行させることにより，末梢へ飛散するプラーク破片や血栓の量を減らし，no reflow 現象の軽減や心機能の改善に寄与する可能性があり，閉塞部位，TIMI 血流分類，血栓量を問わず，より良好な再灌流と予後改善を得られることが示唆された[3]．
- 血栓量や血管内腔に放出されるプラーク量が多量であると推測される場合などでは，末梢塞栓や no reflow 現象の軽減などを期待し，末梢保護デバイスの使用を考慮してもよいと考えられる．

❷ 薬物治療

- OACIS 登録症例における退院時処方を❷に示す．
- 急性冠症候群の発症機転には血小板が重要な役割を果たしており，抗血小板療法は心筋梗塞の二次予防，再灌流療法の後療法などにおける有用性が示されている．OACIS においても試験開始当初からアスピリンを主として抗血小板薬が99％の症例に投与されている．
- ACE 阻害薬はさまざまな試験で有用性が証明されていることから研究開始当初から投与されており，また，ACE 阻害薬と同等の有用性が示された ARB の処方率も高く，両者合わせて79.1％の症例に処方されている．
- β遮断薬は多数の大規模臨床試験において心筋梗塞症例の予後改善効果が報告されており，梗塞発症早期から投与することが推奨されているが，OACIS においても51％と処方率が増加してきている．一方で，カルシウム拮抗薬は18％，硝酸薬は31％と，エビデンスレベルの低い薬剤の処方率は低値である．

---

5. 急性心筋梗塞回復期および退院後の患者管理—リスク評価

- PCI をはじめとした急性期治療の進歩により，心筋梗塞症例の院内予後は劇的に改善し，長期予後も改善した．OACIS 登録症例において2010年以降の院内死亡率は約7〜8％前後で推移している．しかし，同時に急性期予後の改善により，従来では救命できなかった高リスク症例も生存退院することとなり，生存退院後の二次予防の重要性が増している．
- 一般に心筋梗塞症例では冠危険因子の集積により遠隔期における心血管リスクが増大する．OACIS 登録症例においても，生存退院症例の5年死亡率は10％以上であり，いまだその治療内容には改善の余地があると考えられる．
- 急性期の患者背景因子や臨床所見からリスクの層別化を行う方法とし

---

❷ OACIS 症例における退院時処方

薬剤	処方率
抗血小板薬	98.9%
アスピリン	94.6%
ACE阻害薬または ARB	79.1%
ACE阻害薬	52.3%
ARB	26.8%
β遮断薬	51.2%
カルシウム拮抗薬	18.1%
利尿薬	26.1%
硝酸薬	31.1%
スタチン	44.3%

ACE : angiotensin converting enzyme
ARB : angiotensin II receptor blocker

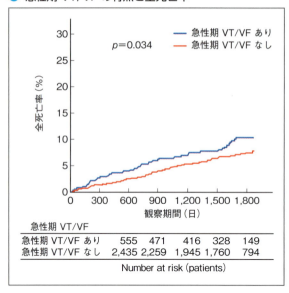

❸ 急性期 VT/VF の有無と全死亡率[4]

ては TIMI リスクスコアや各種生化学マーカーが臨床に応用されている．
- OACIS においても，急性期所見からみた急性期予後の規定因子を検討したところ，65 歳以上，糖尿病・高血圧・心筋梗塞の既往，極端な痩せ，来院時の Killip≧2，血圧低値，心電図における 4 誘導以上の ST 上昇や脚ブロックの存在が急性期（院内）予後規定因子となった．
- さらに，OACIS データから，心筋梗塞の亜急性期以後および生存退院時のリスクの層別化には，生化学マーカーの測定が有用であり，高感度 C 反応性蛋白（hs-CRP），心筋トロポニン（cTn），ヒト心臓由来脂肪酸結合蛋白（H-FABP），不飽和脂肪酸，マイクロ RNA（miR）なども退院時および慢性期における遠隔期リスク評価に有用であることを明らかにした．

1 急性心筋梗塞発症後の VT/VF

- OACIS において，急性心筋梗塞発症後 12 時間以内に入院し，緊急 PCI を受けた 4,283 症例を対象に急性期の心室頻拍および細動（VT/VF）の予後の影響を検討した．急性期 VT/VF は 3 連以上の心室性期外収縮または細動と定義され，997（23.3％）症例で発生した．
- 院内死亡リスクは VT/VF 症例で有意に高率であった（14.6％ vs 4.3％，補正ハザード比〈HR〉1.83，p＝0.0013）．5 年死亡率は急性期 VT/VF の有無で同等であったが，サブグループ分析によれば，急性期 VT/VF は高リスク症例（GRACE リスクスコア≧115）における退院後の 5 年死亡率の増加と関連していた（補正 HR 1.60，p＝0.043）（❸）[4]．

2 急性心筋梗塞後の再梗塞

- OACIS 登録症例において，心筋梗塞生存退院後の再梗塞について検討したところ，生存退院した 7,870 例のフォローアップ期間 3.9 年間に

VT：ventricular tachycardia
VF：ventricular fibrillation

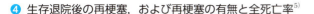

❹ 生存退院後の再梗塞，および再梗塞の有無と全死亡率[5]

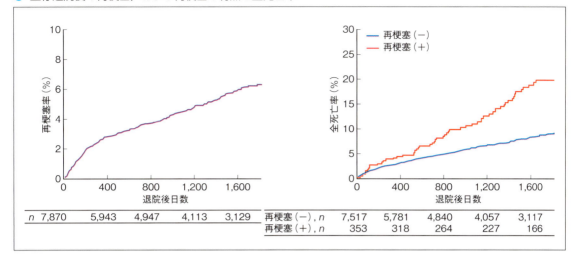

353例（4.5％）で再梗塞を生じた．再梗塞の発生率は退院後1年間で2.65％，その後は年間で0.91～1.42％であった．多変量Cox回帰解析により，再梗塞の予測因子は糖尿病，心筋梗塞歴および高齢であった．

- さらに，再梗塞を生じた症例では，再梗塞なしの患者よりも全死亡率が有意に高かった（HR：2.206, $p<0.001$）（❹）[5].

6. 遺伝的背景の検討

- 虚血性心疾患は生活習慣病と位置づけられており，環境因子がその発症，進展に大きく影響することは周知の事実である．しかし近年では，生活習慣病には複数の遺伝的素因が背景に存在し，環境因子とともに疾患の発症や進展に影響していると考えられるようになった．したがって，虚血性心疾患のリスクファクターを明らかにしその予防戦略を考案するうえで，遺伝的素因に関する情報収集は不可欠である．これらの調査研究が欧米において進んでいるが，遺伝的因子に関しては民族間の差異が大きく，欧米でのデータをそのまま日本人に当てはめることは難しい．

- すなわち，日本人の遺伝的リスクを評価するために独自のゲノム疫学的検討が必要であることは明らかであり，日本においても急性心筋梗塞症例の全ゲノム領域を対象とした広汎な多型解析が行われてきた．

- 30億の塩基配列から成る遺伝子情報は個々のヒトのあいだで同一ではなく差異があり，置換，欠損，挿入，組換えなどの多様性を有している．ある多様性が特定の集団の中で頻度が1％以上に認められる場合，これを多型（polymorphism）とよび，なかでも一塩基のみが置換された多型をSNPという．

SNP：single nucleotide polymorphism

第1章 虚血を識る―虚血性心疾患の疫学と病態

① 心筋梗塞発症のリスクと関連する遺伝子多型

● OACIS に登録された急性心筋梗塞症例と正常対照を用いた症例対照研究において，TNF スーパーファミリーに属する LTA の遺伝子多型が心筋梗塞発症のリスク増大と関連することを見いだし，LTA 252G のホモ接合では梗塞発症のリスクが約 1.7 倍に増大していることを報告した．さらに，LTA 結合蛋白である galectin-2（LGALS2）の遺伝子多型（C3279T）の 3279T ホモ接合で心筋梗塞の発症リスクが 1.57 倍になることを報告した[6]．

● その他，ヒトプロテアソームのサブユニットの一つである PSMA6，BRAP などの SNP が心筋梗塞発症に関与することが明らかになった．

TNF：tumor necrosis factor
LTA：lymphotoxin-alpha

PSMA6：proteasome subunit alpha type 6 gene
BRAP：BRCA1-associated protein

② 心筋梗塞発症後の予後に関連する遺伝子多型

● 一方，梗塞発症後には再灌流療法，薬物投与などさまざまな医療介入がなされるために，これらの多型がそのまま予後に関連するわけではない．

● OACIS に登録された生存退院例のうち，遺伝子多型および予後追跡が可能であった 3,486 例を対象として候補遺伝子 87 多型と予後との関連を検討したところ，LTA（C804A）遺伝子多型が生命予後と関連し，A アレル保有者の死亡におけるハザード比は約 1.4 であった．さらに，LTA 遺伝子の 804A アレル保有者においてはスタチン投与群が有意に良好な予後を示したのに対し，804CC ゲノタイプの生命予後はスタチン投与の有無にかかわらず良好であった．すなわち，LTA804A アレルはスタチン投与の新たな適応となりうることが示唆された[7]．

● 今後，虚血性心疾患の分野においても遺伝的因子も考慮に入れた個別化医療が現実のものとなってくると思われる．

7. おわりに

● 日本でも EBM が定着してきており，大規模臨床試験が散見されるようになってきたが，依然，欧米からは立ち遅れている．当然存在すると考えられる人種間の薬剤反応性，感受性の遺伝的差異を考えると，欧米のエビデンスを日本人にそのまま当てはめるには問題が多い．

● 今後，医療が個人の遺伝的素因や生活習慣に基づいた個別化医療に移行していくことが予想されるが，その評価にも日本人を対象とした大規模臨床試験は必要となる．豊富なデータベースを用いて，OACIS は今後も有用な情報を発信していく予定である．今後，産官学が一体となった基盤整備が大規模臨床試験の定着に重要な課題と思われる．

● 引用文献

1） Edahiro R, et al. Association of lifestyle-related factors with circadian onset patterns of acute myocardial infarction：a prospective observational study in Japan. BMJ Open 2014；4：e005067.

2） Nakatani D, et al. Impact of beta blockade therapy on long-term mortality after ST-segment elevation acute myocardial infarction in the percutaneous coronary intervention era. Am J Cardiol 2013；111：457-64.

3） Nakatani D, et al. Effect of intracoronary thrombectomy on 30-day mortality in patients with acute myocardial infarction. Am J Cardiol 2007；100：1212-7.

4） Masuda M, et al. Clinical Impact of Ventricular Tachycardia and/or Fibrillation During the Acute Phase of Acute Myocardial Infarction on In-Hospital and 5-Year Mortality Rates in the Percutaneous Coronary Intervention Era. Circ J 2016；80：1539-47.

5） Nakatani D, et al. Incidence, predictors, and subsequent mortality risk of recurrent myocardial infarction in patients following discharge for acute myocardial infarction. Circ J 2013；77：439-46.

6） Ozaki K, et al. Functional variation in LGALS2 confers risk of myocardial infarction and regulates lymphotoxin-alpha secretion in vitro. Nature 2004；429：72-5.

7） Suna S et al. Decreased mortality associated with statin treatment in patients with acute myocardial infarction and lymphotoxin-alpha C804A polymorphism. Atherosclerosis 2013；227：373-9.

第1章　虚血を識る―虚血性心疾患の疫学と病態

日本のビッグレジストリーからの予後
b. 東京都 CCU ネットワーク

山本　剛, 高山守正

1.　東京都 CCU ネットワーク

Point!

● 東京都 CCU ネットワークは, 都内で発生する急性心筋梗塞の約 95％を収容している.

● 収容された急性心筋梗塞の 92％に冠動脈造影, 84％に PCI が施行されている.

● 最近 10 年間の心血管救急疾患の推移において, 不安定狭心症は減少傾向である.

1 東京都 CCU ネットワークとは

● 夜間人口 1,340 万人, 昼間人口 1,580 万人を抱える首都の東京都では, 心血管救急疾患の発症から専門治療施設までの迅速診療体制充実をめざして, 72 の専門治療施設と, 東京消防庁, 東京都福祉健康局, 東京都医師会の協力組織から構成される東京都 CCU ネットワークが運用されている[1,2].

CCU：cardiovascular care unit

● 2014 年に行った都内の病院への調査結果から, 都内で発生し入院する急性心筋梗塞患者の約 95％が CCU ネットワーク施設へ収容されている.

2 心血管救急疾患の概要

● CCU ネットワークに救急搬送された急性心筋梗塞 4,329 例の集計結果[3]では, 92.2％が冠動脈造影を受け, 83.5％に経皮的冠動脈インターベンション (PCI) が行われていた.

PCI：percutaneous coronary intervention

● 東京都 CCU ネットワークでは, 3 か月ごとに心血管救急疾患の患者数, 年齢, 性別, Killip 分類, 院内死亡の有無を調査する「CCU 入院患者疾患別調査」と, 各施設において必要に応じ倫理委員会の承認を得て運用される「CCU 入院患者個人調査ファイル」による症例別集計が実施されている[2]. 個人調査ファイルには, 救急隊による発症時から救急搬送データ, 発症時の状況, CCU 入院と診療の詳細が含まれる.

● 2015 年の心血管救急疾患の収容患者数と院内死亡率 (❶)[2]では, 急性心筋梗塞 5,062 例 (5.2％), 不安定狭心症 2,655 例 (0.7％), 急性心不全 6,244 例 (6.6％), 緊急不整脈 1,682 例 (3.2％), 急性大動脈解離 1,557 例 (13.0％), 肺塞栓症 510 例 (3.1％), たこつぼ心筋症 252 例 (3.2％), 急性心筋炎 96 例 (9.4％), CPAOA 209 例 (52.2％) であった.

CPAOA：cardiopulmonary arrest on arrival (来院時心肺停止)

● ❷は, 最近 10 年間の心血管救急疾患の症例数推移を示している. 急性心不全, 大動脈疾患および肺塞栓症は増加傾向にある. 一方で不安定狭

❶ 東京都CCUネットワークの2015年疾患別収容患者数内訳と院内死亡率[2]

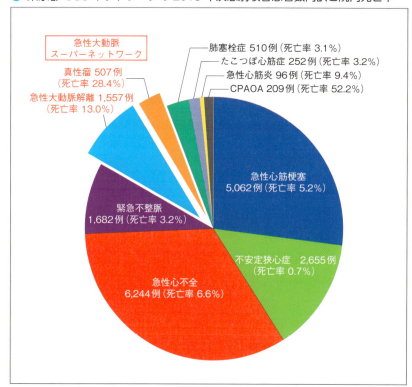

❷ 東京都CCUネットワークの疾患別収容患者数の年次推移[2]

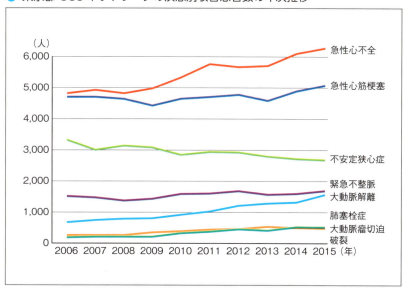

心症は減少傾向である[2]．近年のEBMに基づいた冠危険因子への介入，心筋梗塞診断基準の改訂などが影響している可能性がある．

2. 急性心筋梗塞の発生数と短期予後

Point!
- 東京都CCUネットワーク施設への収容数からみた急性心筋梗塞の発生頻度は，年間10万人あたり23人である．
- 急性心筋梗塞の平均年齢は68歳であり，ここ10年は不変である．
- 急性心筋梗塞の院内予後はPCIによる再灌流治療が確立し，5%程度までに改善した．
- 急性心筋梗塞に伴うショック例の予後も30%程度に低下してきている．

1 急性心筋梗塞の発生数，院内死亡率の推移

- 2015年度東京都CCUネットワークへの収容数からみた急性心筋梗塞の発生頻度は，年間10万人あたり40.7人であった（❸）[4]．2006年は41.3人であり，ここ10年は不変である．最近10年の平均年齢は67〜68歳であり，超高齢社会に伴う高齢者の増加がみられる一方で，若年者の発症数も増えている．
- 東京都CCUネットワークに収容された急性心筋梗塞の院内死亡率の推

❸ 東京都CCUネットワークに収容された急性心筋梗塞患者数，平均年齢，年齢補正後院内死亡率の年次推移[4]

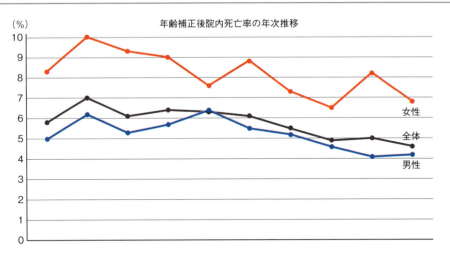

	2006	2007	2008	2009	2010	2011	2012	2013	2014	2015
収容数（n）	4,470	4,492	4,538	4,362	4,524	4,423	4,635	4,769	5,042	5,106
発症数/10万人	41.3	40.5	39.9	37.5	39.1	37.0	38.1	38.5	39.9	40.7
平均年齢（年）	67.6	68.1	67.8	67.9	68.1	68.1	67.8	68.2	68.2	68.2
年齢補正後死亡率（男性）	5.0	6.2	5.3	5.7	6.4	5.5	5.2	4.6	4.1	4.2
年齢補正後死亡率（女性）	8.3	10.0	9.3	9.0	7.6	8.8	7.3	6.5	8.2	6.8
年齢補正後死亡率（全体）	5.8	7.0	6.1	6.4	6.3	6.1	5.5	4.9	5.0	4.6

$p=0.016$ 全体，$p=0.052$ 男性，$p=0.004$ 女性

❹ 東京都CCUネットワークに収容された急性心筋梗塞の院内死亡率の年次推移[5]

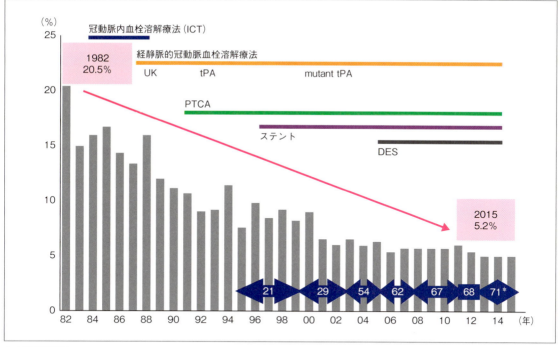

＊：加盟施設数．
UK：urokinase（ウロキナーゼ），tPA：tissue plasminogen activator（組織プラスミノゲン活性化因子），mutant tPA：遺伝子組換えプラスミノゲン活性化因子，DES：drug eluting stent（薬剤溶出性ステント）

移を❹に示す[5]．開設初期（1982年）の20.5％から，緊急カテーテルによる冠動脈内血栓溶解療法（ICT），経皮的冠動脈形成術（PTCA），プライマリーステントと，新たな治療法の進歩に基づき治療成績は向上し，CCU収容患者の院内死亡率は2015年では5％台にまで減少した．また，年齢補正後の死亡率も近年ではわずかながら低下している（❸）．

ICT：intracoronary thrombolysis
PTCA：percutaneous transluminal coronary angioplasty

2 Killip IV群に至る例

- 緊急PCIによる確実な再灌流治療が確立してから，入院後にショックに至る例は減少し，過去にはST上昇型心筋梗塞の20％までがショックに至るとされていたが，近年の欧米の臨床試験や観察研究では5％から8％程であると報告されている[6]．
- 2015年の東京都CCUネットワークにおける心原性ショック（Killip IV群）は，急性心筋梗塞例の9.2％を占める（❺）[2]．経年変化は，「CCU入院患者疾患別調査」にKillip分類＊が加わった2009年から9％前後であり，近年は変わっていない．
- 「CCU入院患者個人調査ファイル」データを利用した過去の報告では，1989〜1999年に収容された急性心筋梗塞4,602例において，Killip IV群は328例（7.1％）[7]，また，2005〜2006年に収容された3,631例の検討では198例（5.5％）とされている[8]．つまり，近年は1990年代，2000

＊Killip分類についてはp.136の❶参照．

❺ 東京都CCUネットワークに収容された急性心筋梗塞におけるKillip分類別頻度と院内死亡率（循環器内科病棟への直接入院例も含む）[2]

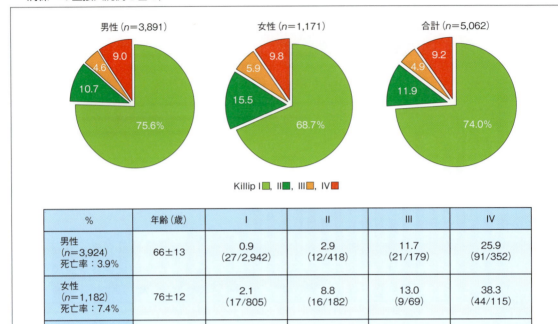

年代よりも増加していることが予想される．緊急PCIが確立し，入院後にショックに至る例は減少しているが，近年は病院前心停止例への治療体系が進歩し，入院時ショック例は増えている可能性がある．

- アメリカにおける2003～2010年に入院したST上昇型心筋梗塞1,990,486例の検討でも，心原性ショックの頻度は2003年の6.5%から経年的に増加し，2010年には10.1%であった[9]．
- 東京都CCUネットワークに収容された急性心筋梗塞患者のうちKillip IV群の平均年齢は2009年で71.8±12.7歳，2015年で70.7±12.8歳と急性心筋梗塞全体より高齢であるが，経年変化はない．Killip IV群の院内死亡率は2009年の37.8%から2015年には28.9%と，経年的に低下している（❻）[2]．
- 前述した1989～1999年収容例[7]および2005～2006年収容例[8]におけるKillip IV群の院内死亡率はそれぞれ，54.6%および44.8%と報告されており，ショック例の院内死亡率は着実に低下してきている．ショックへの初期アプローチ，蘇生後やショック後管理の進歩，さらにはCCU専任看護師や臨床工学技士を含めた集学的診療の効果が発揮されているものと考えている．

❻ 東京都CCUネットワークに収容された急性心筋梗塞におけるKillip分類別院内死亡率の年次推移[2]

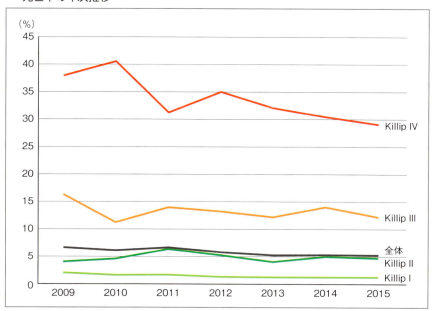

● 引用文献
1) 山本　剛, 高山守正. 東京都CCUネットワーク. 冠疾患誌 2015 ; 21 : 132-6.
2) 山本　剛, 高山守正. 心原性ショックの疫学—レジストリーデータから. ICUとCCU 2017 ; 41 : 531-7.
3) Miyachi H, et al. Current characteristics and management of ST elevation and non-ST elevation myocardial infarction in the Tokyo metropolitan area：From the Tokyo CCU network registered cohort. Heart Vessels 2016 ; 31 : 1740-51.
4) Yamamoto T, Takayama M. Recent trends in the incidence and short-term outcomes of hospitalized patients with acute myocardial infarction in Tokyo. Circ J (in submission)
5) 山本　剛ほか. 東京都CCUネットワークの活動状況報告 2015. ICUとCCU 2017 ; 41 : S6-8.
6) Reynolds HR, Hochman JS. Cardiogenic shock：Current concepts and improving outcomes. Circulation 2008 ; 117 : 686-97.
7) 高山守正, 高野照夫. 東京都CCUネットワークにおける患者集計の解析—急性心筋梗塞における再疎通療法. 循環器専門医 2002 ; 10 : 21-6.
8) 高山守正ほか. 緊急心血管治療の概要および急性心筋梗塞の動向. ICUとCCU 2009 ; 33 : 844-9.
9) Kolte D, et al. Trends in incidence, management, and outcomes of cardiogenic shock complicating ST-elevation myocardial infarction in the United States. J Am Heart Assoc 2014 ; 3 : e000590.

第1章 虚血を識る─虚血性心疾患の疫学と病態

再狭窄, ステント血栓症の病理

中澤 学

1. 再狭窄のメカニズムと病理像

Point!

- POBA の再狭窄は新生内膜増殖と negative remodeling が原因である.
- BMS の再狭窄は平滑筋主体の細胞増殖が原因である.
- DES 留置後にみられる新生内膜にはプロテオグリカンなどの細胞外器質が多く含まれる.

- 薬物溶出性ステント（DES）の登場以来, ステント留置後の再狭窄は劇的に減少した. しかし, 現在も一定の頻度で目にするこの現象について, メカニズムを考察しながら解説したい.

DES：drug eluting stent

1 POBA 後の再狭窄

- バルーンカテーテルによる経皮的冠動脈治療が 1977 年 Gruentzig らによって初めて施行されて以来, 虚血性心疾患の冠動脈狭窄に対する経皮的治療は今日に至るまで目覚しい進歩を続けてきた. しかし, 当初バルーンカテーテルによる治療（POBA）後の再狭窄率は非常に高いものであった. これは血管壁障害に対する治癒, 修復過程による種々の反応が起こり, 結果として新生内膜の形成, negative remodeling（血管収縮性のリモデリング）がもたらされることに起因した.

POBA：percutaneous old balloon angioplasty（経皮的古典的バルーン血管形成術）

- 新生内膜の増殖は主に平滑筋細胞によるもので, 実験データにより PDGF（血小板由来増殖因子）などの growth factor が平滑筋細胞の増殖・遊走に関与していることが示されている[1]. つまり, 血管障害に伴い血小板が付着し, それに引き続き PDGF などの増殖因子が発現され, 平滑筋細胞の増殖を促す. PDGF はいわゆる "wound-healing（傷の修復, 治癒）" の過程で重要な役割を果たしており, バルーンカテーテルによる治療の遠隔期もこの wound-healing の過程と類似していることがわかる.

PDGF：platelet-derived growth factor

- 一方で negative remodeling に関しては新生内膜と独立して, 血管径そのものが縮小することが再狭窄の原因となる. この現象は剖検例における報告のみならず, 生存している患者において施行された血管内超音波（IVUS）を用いた研究でも報告されている[2]. これは血管にかかる引き延ばされる力による外膜の障害に伴う線維化が原因と考えられている. これらの問題点を克服すべく金属ステントが開発されたという経緯がある.

IVUS：intravascular ultrasound

❷ BMS の再狭窄

● 金属ステント（BMS）が登場して急性冠動脈閉塞などの経皮的冠動脈治療直後の合併症が劇的に減少した．これに加えて前述の negative remodeling を抑えることで遠隔期の再狭窄率も低下したが[3]，この BMS を用いた治療後の再狭窄率は 30％程度と決して低くはなかった．

● ステント留置直後からストラット周囲に血栓の付着がみられる．もちろん，バルーンによる拡張による内皮障害が主な原因であるが，同時にステントによる伸展や異物性に伴い血栓の付着は遷延する．また，ステント留置直後より好中球などの急性期炎症細胞の動員がみられる．その後，約 2 週間程度経過すると徐々に平滑筋細胞の動員がみられるが，これらの平滑筋細胞は通常 a アクチン陰性の脱分化型が主である．また，糖蛋白およびプロテオグリカンなどの細胞外基質を分泌するため，合成型（synthetic type）平滑筋ともよばれる．

● これらの平滑筋および細胞外基質の増殖がステント留置後の再狭窄の本体であるが，臨床的に問題となる再狭窄をきたすか否かはこの増殖の程度による．病理学的検討によりあげられた形態学的な再狭窄の予測因子としては，血管中膜の解離，壊死性コア（necrotic core）へのステントストラットの陥入（penetration of necrotic core）などがあり，いずれも血管に対する傷害が影響していると考えられる[4]．この報告ではステントによる中膜の解離が存在する群の新生内膜の厚みは解離がない群と比して 29％の増加がみられたとしている．このように血管に対する過度の傷害がそれに対する新生内膜増殖という反応を増強していることが示唆された．

● また，炎症反応も再狭窄の発生には重要な役割を示す．マクロファージや T リンパ球を主とした炎症反応は再狭窄を認めた症例のほうがそうでない症例に比して有意に強いことが報告されている．

● このように血管に対する傷害，続いてみられる炎症反応が再狭窄の規定因子となっており，これらが強くみられる患者背景，病変背景において再狭窄が高頻度にみられることがわかる．

❸ DES の再狭窄

● 再狭窄率は DES 時代に入って激減したが，遠隔期まで含めると一定の頻度で再狭窄を目にする．再狭窄の独立した危険因子は BMS 時代と類似するが，患者背景として糖尿病，透析患者，病変背景として小血管，ステント拡張不良，石灰化病変，慢性閉塞病変，分岐部病変などがあげられる．つまり，DES 時代になってその頻度は減少したものの，ハイリスク患者・病変についてはステント留置術では相変わらず治療困難であることが示唆される．

● DES のステント再狭窄のメカニズムについては基本的には BMS 時代と変わりなく，平滑筋細胞やプロテオグリカンの増殖がみられる．しか

BMS：bare metal stent（ベアメタルステント）

❶ BMS留置後の病理像

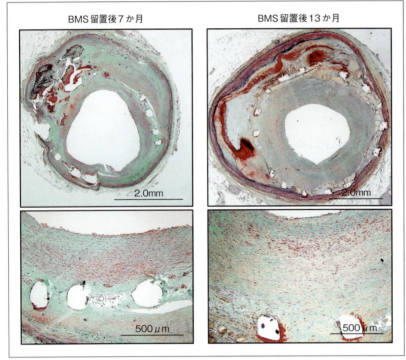

平滑筋細胞が非常に密であることがわかる.

し，GonzaloらはOCTを用いてDES留置後の再狭窄病変を観察し，そのパターンがBMS時代より多様性をもっていることを報告している[5]．同様の研究は国内においても多く行われており[6]，これはDES留置後の血管治癒過程（vascular healing）が通常のBMSのそれと異なることに起因すると考えられる．

- DES留置後血管治癒過程には，薬剤の影響で遅延するいわゆる"delayed arterial healing"がみられる[7]．この概念は遅発性血栓症の原因として注目され，DES留置後の問題を理解するうえで非常に重要であるが，DES留置後のステント周囲に発育（もしくは存在）する組織にも影響を与えているため，再狭窄病変の組織形態を知るうえでも重要である．
- 非常に密な平滑筋細胞によって構成されるBMS再狭窄病変の新生内膜（❶）と比して，DESのそれでは平滑筋細胞はまばらでむしろ細胞外基質優位である（❷）．近年，NakanoらはDESの再狭窄病変は細胞成分やコラーゲンがBMSと比して少なく，一方でプロテオグリカン細胞外基質が優位であることを報告した[8]．この現象のメカニズムはあまり解明されていないが，薬剤の影響でより幼弱な分泌型平滑筋細胞が増殖し，これらの平滑筋細胞が成熟できない可能性があるのではないかと筆者は考えている．また，この脆弱な新生内膜が**neoatherosclerosis**の発生の基盤となる可能性があると考えられる．

OCT：optical coherence tomography（光干渉断層法）

neoatherosclerosis：ステントの新生内膜内に発生する新規の動脈硬化性病変．

❷ DES と BMS の新生内膜組織の違い（文献8より抜粋）

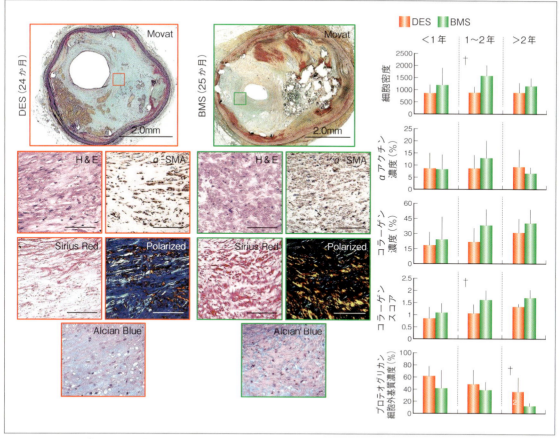

BMS では細胞密度が高くコラーゲンが多いのに対して DES の新生内膜組織にはプロテオグリカンなどの細胞外基質が多い．

2. ステント血栓症の病理像

Point!

- 第一世代 DES の遅発性血栓症の主な原因として血管治癒過程の障害があげられるが，留置後 1 年以降では neoatherosclerosis や過敏反応などの異常血管反応が原因であることが多い．
- 第二世代以降の DES では血管治癒過程の障害が大幅に改善された．
- 第二世代 DES でも neoatherosclerosis の頻度は減らないかもしれない．

1 第一世代 DES の病理像から判明したステントの主な原因

- 2004 年 Lancet 誌に遅発性ステント血栓症 4 例の報告がされて以来[9]，DES における遅発性血栓症の原因を検索するため，剖検における病理学的検討が重要な情報をもたらしてきた．DES の超遅発性血栓症の主たる原因を下記にまとめた．

■ delayed arterial healing —血管治癒過程の障害

delayed arterial healing は Joner らによって最初に提唱された遅発性

❸ 血管治癒過程の障害（文献7よりを参考に作成）

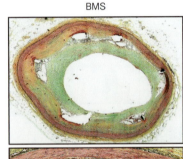
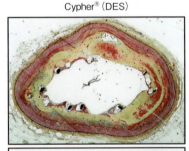
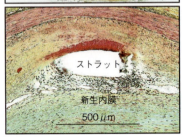
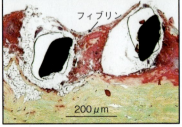

BMSではステントストラットが被覆されているのに対して，同期間経過したDESにおいてはステントストラットの被覆がなく，フィブリンの沈着がみられる．

ステント血栓症の主たる原因である[7]．DESが新生内膜増殖を抑制することによって成功を収めた反面，内皮細胞をはじめとする抗血栓，抗凝固に必要なバリアとなる細胞の増殖まで抑制し，晩期まで血栓症のリスクが継続する．通常，BMSでは1～3か月程度で再内皮化が完了するため，DESにおけるこの状態はdelayed arterial healingとよばれ，病理学的にはuncovered strut, fibrin depositionが主な所見である（❸）．当初はDESの血管治癒過程が留置後の時期に関係なく散見されると考えられていたが，その後の検討では時期とともに徐々にuncovered strutの頻度は減少していき，治癒過程が遅れてはいるが徐々に進むことも報告されたが[10]，心筋梗塞症例[11]，分岐部病変[12]などのいわゆる複雑病変においてより遅延することが報告されており，このような症例では注意が必要と考えられた．

■ その他の特殊な原因によるステント血栓症

前述のように血管治癒過程の障害は時間経過とともに改善してくるが，超遠隔期にもステント血栓症が一定の頻度で発生する（いわゆる超遅発性ステント血栓症）ことが知られている．筆者はこれらの主な原因をステント留置後の異常血管反応と称し，代表的なものとして過敏反応（hypersensitivity reaction）およびneoatherosclerosisをあげた[13]．

2004年VirmaniらがCypher®ステント留置後18か月に発症したステント血栓症症例において，ステント留置部血管の瘤状拡張および好酸球やCD45陽性のリンパ球などの炎症細胞の著明な浸潤という所見より遅延型アレルギー反応であると考え，これを過敏反応に起因する遅発性

❹ 過敏反応によるステント血栓症の一例

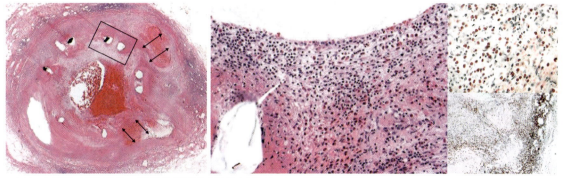

ストラット周囲に好酸球やリンパ球主体の著明な炎症反応があり，かつ血管自体が瘤化している．

ステント血栓症の症例であると診断した[14]．このような過敏反応はいずれも第一世代シロリムス溶出ステントであるCypher®ステントに特異的にみられ，薬剤溶出を終えた晩期に起こってくることからポリマーに対する反応であることが示唆された（❹）．第二世代DESにおける過敏反応はOtsukaらによる一例報告のみにとどまっており，今後どの程度の発生がみられるかは注目すべき点である[15]．

さらに筆者らはステント留置後の新生内膜内に泡沫状マクロファージや壊死性コアなどの動脈硬化性変化を認めることに注目し，neoatherosclerosisと定義した[16]（❺）．多数の剖検例を用いた検討で新生動脈硬化性変化がDESにおいて，より高頻度にまた早期にみられることが判明し，またこれらの変化が再狭窄やステント血栓症の原因となることが報告された．原因としては，ステント留置部の内皮細胞の機能が低下しており，透過性の亢進により炎症細胞の浸透が容易に起こることや前述の新生内膜組織が細胞外基質優位であり脂質取り込みへの親和性が高いこと，などが推測されている．ただし，BMS留置後の超遠隔期にもneoatherosclerosisはみられるため，原因は単一ではないことが示唆されている．

2 第二世代以降のDESの病理像

- 前述してきた第一世代DES時代に特定されたステント血栓症の原因は，第二世代DESの登場以降大幅に克服された．Otsukaらは代表的な第二世代DESであるコバルトクロム製エベロリムス溶出ステント（XIENCE®ステント）を剖検例において検討し，ステントストラットの被覆率が第一世代DESと比して有意に高いことを報告した[17]（❻）．また，ストラット周囲の病理所見においても，炎症反応，フィブリンの沈着，好酸球の浸潤などがエベロリムス溶出ステントではいずれも少ないことが報告された．

- 以上の所見はステント血栓症が臨床的に少ないことを強く裏付けるものであり，抗血小板薬2剤併用期間の短縮化にも期待が寄せられてい

❺ neoatherosclerosis の代表例[16]

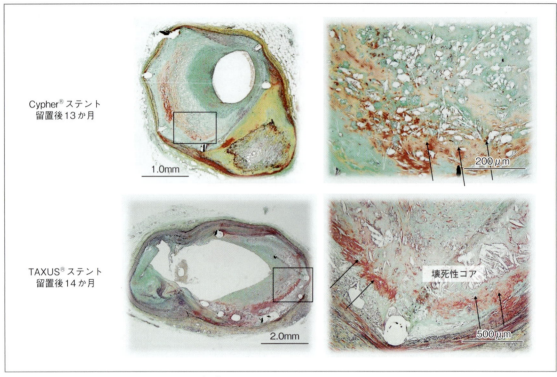

DES の新生内膜内に壊死性コア（necrotic core）がみられる．

❻ 第二世代 DES の病理所見

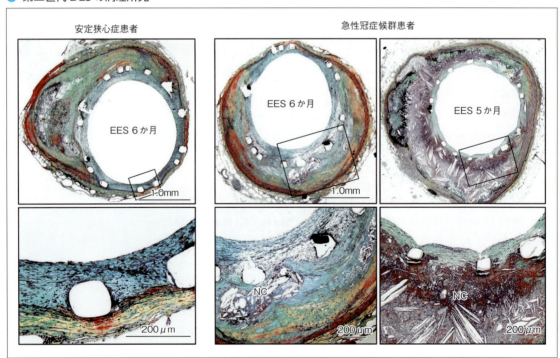

左は安定狭心症患者に対して留置された状態で，右は急性冠症候群患者に対するステント留置術後の所見．いずれも良好な被覆がみられる．
EES：エベロリムス溶出ステント，NC：壊死性コア

る[18]．ただし，Otsuka らの論文では neoatherosclerosis の発生頻度に関しては第一世代 DES と同等であったと報告されており，遠隔期の異常血管反応の発生には十分な経過観察が必要と考えられる[17]．

●引用文献

1) Jawien A, et al. Platelet-derived growth factor promotes smooth muscle migration and intimal thickening in a rat model of balloon angioplasty. J Clin Invest 1992；89：507-11.
2) Mintz GS, et al. Arterial remodeling after coronary angioplasty：a serial intravascular ultrasound study. Circulation 1996；94：35-43.
3) Serruys PW, et al. A comparison of balloon-expandable-stent implantation with balloon angioplasty in patients with coronary artery disease. Benestent Study Group. N Engl J Med 1994；331：489-95.
4) Farb A, et al. Morphological predictors of restenosis after coronary stenting in humans. Circulation 2002；105：2974-80.
5) Gonzalo N, et al. Optical coherence tomography patterns of stent restenosis. Am Heart J 2009；158：284-93.
6) Nagai H, et al. Histology of highly echolucent regions in optical coherence tomography images from two patients with sirolimus-eluting stent restenosis. Catheter Cardiovasc Interv 2010；75：961-3.
7) Joner M, et al. Pathology of drug-eluting stents in humans：delayed healing and late thrombotic risk. J Am Coll Cardiol 2006；48：193-202.
8) Nakano M, et al. Human autopsy study of drug-eluting stents restenosis：histomorphological predictors and neointimal characteristics. Eur Heart J 2013；34：3304-13.
9) McFadden EP, et al. Late thrombosis in drug-eluting coronary stents after discontinuation of antiplatelet therapy. Lancet 2004；364：1519-21.
10) Nakazawa G, et al. Coronary responses and differential mechanisms of late stent thrombosis attributed to first-generation sirolimus-and paclitaxel-eluting stents. J Am Coll Cardiol 2011；57：390-8.
11) Nakazawa G, et al. Delayed arterial healing and increased late stent thrombosis at culprit sites after drug-eluting stent placement for acute myocardial infarction patients：an autopsy study. Circulation 2008；118：1138-45.
12) Nakazawa G, et al. Pathological findings at bifurcation lesions：the impact of flow distribution on atherosclerosis and arterial healing after stent implantation. J Am Coll Cardiol 2010；55：1679-87.
13) Nakazawa G. Stent thrombosis of drug eluting stent：pathological perspective. J Cardiol 2011；58：84-91.
14) Virmani R, et al. Localized hypersensitivity and late coronary thrombosis secondary to a sirolimus-eluting stent：should we be cautious? Circulation 2004；109：701-5.
15) Otsuka F, et al. Hypersensitivity reaction in the US Food and Drug Administration-approved second-generation drug-eluting stents：histopathological assessment with ex vivo optical coherence tomography. Circulation 2015；131：322-4.
16) Nakazawa G, et al. The pathology of neoatherosclerosis in human coronary implants bare-metal and drug-eluting stents. J Am Coll Cardiol 2011；57：1314-22.
17) Otsuka F, et al. Pathology of second-generation everolimus-eluting stents versus first-generation sirolimus-and paclitaxel-eluting stents in humans. Circulation 2014；129：211-23.
18) Natsuaki M, et al. One-year outcome of a prospective trial stopping dual antiplatelet therapy at 3 months after everolimus-eluting cobalt-chromium stent implantation：ShortT and OPtimal duration of Dual AntiPlatelet Therapy after everolimus-eluting cobalt-chromium stent (STOPDAPT) trial. Cardiovasc Interv Ther 2016；31：196-209.

第**2**章

虚血を診る
虚血性心疾患の診断

第2章　虚血を診る─虚血性心疾患の診断

冠循環と心筋虚血

山口浩司，佐田政隆

● 心臓は左右の冠動脈から血液を供給されている．冠動脈は一般の体循環と異なり，主に心臓拡張期に血流を生じ，心臓収縮には左室内圧の上昇により冠血管が圧迫されるため，逆に減少する．
● 冠循環は心外膜冠動脈と遠位の抵抗血管に分けられる．
● 本稿では心筋の酸素需給の決定因子と，心筋虚血の病態生理および心筋虚血精査の方法について概説する．

1. 心筋の酸素需要と供給

Point!

● 心筋への酸素供給は，血液の酸素含有量と冠血流量に依存する．
● 冠血流量は灌流圧に正比例し，血管抵抗に反比例する．
● 大動脈拡張気圧が低下する病態（大動脈弁閉鎖不全症，低血圧）では冠動脈の灌流圧が低下し，心筋への酸素供給が低下する可能性がある．
● 冠動脈閉塞のない状態では大動脈灌流圧が約 60 mmHg 以上ならば自動能により冠血流量は保たれる．

● 正常の心臓では，常に心筋の酸素需要量と冠動脈による供給量のバランスが取れている．激しい労作により需要量が増えても，心筋細胞への酸素供給が増えてバランスを保つ．

1 心筋への酸素供給（❶）

● 心筋への酸素供給は，血液の酸素含有量と冠血流量に依存する．血液の酸素含有量はヘモグロビン濃度と全身の酸素化の程度で決まり，貧血や肺疾患がなければ一定している．冠血流量は灌流圧に正比例し，血管抵抗に反比例する．

■ 灌流圧

　特徴的なことは，冠灌流は拡張期に最大になるということである．なぜなら収縮期には収縮する心筋により冠動脈が圧迫されて流量が減るためである．拡張期には心筋は弛緩しているので，冠動脈を圧迫することはない．すなわち，冠動脈の灌流圧は大動脈拡張期圧とほぼ等しい．つまり，大動脈拡張気圧が低下する病態（大動脈弁閉鎖不全症，低血圧）では冠動脈の灌流圧が低下し，心筋への酸素供給が低下する可能性がある．

❶ 酸素供給

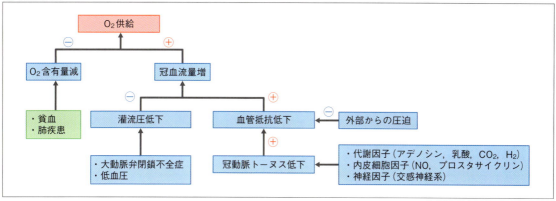

■ 血管抵抗

正常な動脈では，①冠動脈を外部から圧迫する力，②遠位抵抗血管の緊張（トーヌス），により血管抵抗は調節される．

外部からの圧迫：冠血管は収縮期に心筋が収縮し，圧迫される．そして収縮期に心内膜下組織は高い心室内圧に接しており，外側の心筋層よりも大きな圧を受ける．すなわち心内膜下組織が最も虚血に陥りやすい．

抵抗血管トーヌスの内因性調節：心臓は需要に見合うよう酸素の取り込みを増やすことができないが，このことはほかのほとんどの組織と異なっている．なぜなら，心臓は通常の状態でもほぼ最大限の酸素を血流から取り込んでいるからである．よって，心筋における酸素需要の増加は血流の増加によって補われる．そして，血流増加に最も寄与するのは冠血管抵抗であり自動で調節されている．血管抵抗の調節にかかわる因子として，①局所的代謝産物の蓄積（代謝因子），②内皮細胞由来の物質（内皮細胞因子），③神経支配（神経因子），があげられる．

①代謝因子：低酸素状態ではミトコンドリアにおける好気性代謝と酸化的リン酸化が阻害され，アデノシン三リン酸（ATP）を含む高エネルギー物質が再合成できない．よって，アデノシン一リン酸（AMP）とアデノシン二リン酸（ADP）が蓄積し，アデノシンに分解される．アデノシンは血管平滑筋の受容体に結合し強力な血管拡張作用をもつ，血管トーヌスに対する重要な因子である．その他の血管拡張作用のある代謝産物として，乳酸，二酸化炭素，水素などがある．

②内皮細胞因子：動脈壁の内皮細胞は血管トーヌスの調節に関与するいくつかの血管作動物質を産生する．代表的な血管拡張物質として一酸化窒素（NO），プロスタサイクリンがあり，血管収縮物質としてエンドセリン-1がある．

・**NO**：NOは細胞内に浸透し，サイクリックGMP（cGMP）を介し動脈平滑筋を弛緩させる．内皮細胞はさまざまな物質や状態により刺激される．アセチルコリン（Ach），トロンビン，凝集した血小板

ATP：adenosine triphosphate
AMP：adenosine monophosphate
ADP：adenosine diphosphate

NO：nitric oxide

cGMP：cyclic guanosine monophosphate

Ach：acetylcholine

❷ 酸素需要

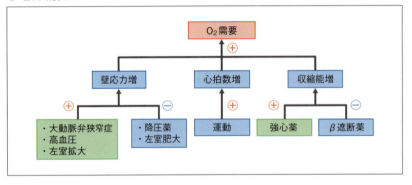

からの産物（ADP やセロトニン）やずり応力は，内皮細胞から NO の放出を刺激する．またこれらの物質は血管平滑筋への直接的な収縮作用を有するが，正常の内皮細胞機能を有する場合は NO の血管拡張作用が収縮作用を上回るために結果として血管拡張反応が起きる．Ach を用いたカテーテル冠攣縮誘発検査は上記機序を用いて冠動脈内皮機能を検査する．

・プロスタサイクリン：アラキドン酸の代謝産物である．NO の機序と同様に Ach，トロンビン，セロトニンやずり応力などにより内皮細胞から放出され，血管平滑筋を弛緩させる．

・エンドセリン-1：内皮細胞で生成される強力な血管収縮物質で，トロンビン，アンジオテンシンⅡ，アドレナリン，ずり応力などにより刺激される．正常な状態ではエンドセリン-1 より NO やプロスタサイクリンの作用が優位のために血管拡張反応が起きている．しかしながら，動脈硬化疾患などにより内皮機能異常が存在すると血管拡張物質の分泌が減少し，バランスは血管収縮のほうに傾く．

③神経因子：血管抵抗の神経性調節は自律神経が関与するが，正常では交感神経系受容体が重要な役割を果たす．

2 心筋の酸素需要（❷）

- 普通は冠動脈トーヌスが自動調節され，心筋酸素供給は調整されている．冠動脈閉塞のない状態では大動脈灌流圧が約 60 mmHg 以上ならば自動能により冠血流量は保たれる．
- 心筋酸素需要量を決める因子としては，①心室筋壁にかかるストレス（壁応力），②心拍数，③収縮能，が重要である．

■ 壁応力

・収縮期の心室内圧に比例する．よって，大動脈弁狭窄症，高血圧では壁応力が増加する．降圧療法は心室内圧を下げるため，酸素消費量が減少する．

・心室径に比例する．弁逆流が存在し，心室径が増加している場合は壁

応力が増える.

・心室壁厚に反比例する. なぜなら力が心筋量によって分散されるからである. よって, 大動脈弁狭窄症のように心肥大が進んでいる状態では, 代償的に酸素消費量が減少している.

■心拍数

運動などで心拍数が上がると収縮回数が増えて酸素需要量が増える.

■収縮能

陽性変力作用をもつ薬剤の投与は収縮能を増し酸素消費量が増える. 逆に陰性変力作用をもつ β 遮断薬では酸素消費量が減少する.

2. 心筋虚血の病態生理

Point!

●冠循環は近位部と遠位部で特徴が異なる.

●内径狭窄が 90% を超えると, 遠位の抵抗血管が最大拡張しても血流量が不十分で, 安静時にも虚血が起こりうる.

●動脈硬化のある血管では, 内皮由来の血管拡張物質放出が障害されるため血管収縮が起こる.

●心筋虚血というと冠動脈内のプラーク形成により冠血流が減ることだけを想像するが, 最近の研究では, ①冠動脈内径の器質的狭窄, ②内皮機能障害による冠動脈トーヌス異常, ③その他の原因, の 3 者が関与することがわかってきた.

1 冠循環内径の器質的狭窄

●冠動脈は近位部と遠位部で特徴が異なる. 近位の血管はプラークを形成し動脈硬化を起こしやすい. 遠位の血管はプラークを作りにくく, 需要に応じて血管トーヌスを変えることができる. これらの遠位血管は運動時には酸素需要に見合うように径を増し, 近位部に有意狭窄が存在するときには安静時にも拡張している.

●近位部の器質的な内径狭窄が 70% 以上になると安静時には血流が保たれるが, 酸素需要が増えた際に遠位の抵抗血管が最大に開いても十分な最大血流が得られなくなる. この状態で心拍数増加を伴うほどの運動をすると酸素需要量が供給量を上回り, 心筋虚血となる.

●内径狭窄が 90% を超えると, 遠位の抵抗血管が最大拡張しても血流量が不十分で, 安静時にも虚血が起こりうる.

2 内皮細胞の機能異常

●内皮細胞の異常は, ①冠動脈の異常収縮, ②正常抗血栓作用の消失, から心筋虚血をもたらす.

■冠動脈の異常収縮

健康な個体では, 運動や精神的ストレス時には交感神経系の作用で冠

動脈は弛緩する．血流が増えるとずり応力により NO が放出される．正常では NO の弛緩作用がカテコラミンの血管収縮作用を上回り，血管は拡張する．しかしながら，動脈硬化のある血管では内皮由来の血管拡張物質放出が障害されるため血管収縮が起こる．

急性冠症候群（ACS）でも冠血管の異常収縮が発症に関与しているようである．ACS の原因は，通常プラーク破綻に続いて起こる血小板凝集が重なり生じた血栓である．正常であれば血小板凝集の産物であるセロトニンや ADP が NO を放出し血管拡張をきたす．しかし内皮機能障害があると血管拡張物質の放出が妨げられ血管は収縮し，血流が減り途絶しやすくなる．

ACS：acute coronary syndrome

■ **正常抗血栓作用の消失**

内皮細胞から放出される NO やプロスタサイクリンは，血管拡張作用に加えて血小板凝集を阻害することによる抗血栓作用を有する．しかし内皮機能障害があるとこれらの物質の放出が妨げられ，抗血栓作用も減弱するために血流が途絶しやすくなる．

3 その他の原因

● 動脈硬化による冠動脈疾患以外にも，心筋の需要と供給のバランスが崩れた際に虚血を引き起こす．

■ **酸素供給の低下**

低血圧による灌流圧の減少（ショック状態）や血液の酸素含有量の著しい低下（貧血，肺疾患）の際に起こる．

■ **酸素需要の増加**

高度の頻脈，高血圧や大動脈弁狭窄症の場合に酸素需要が増加する．

3. 心筋虚血が疑われる患者の検査について

Point!

● 器質的冠動脈狭窄病変以外の病態を除外し，侵襲度に応じた心筋虚血精査を進めることが重要である．

● 労作時の胸部症状がある患者に対してどのように診断し，検査を組んでいくかは非常に重要な点である．重症病変が疑われる患者に種々の検査を時間をかけて行うことは，病状的，時間的にも得策ではないし，軽症病変が疑われる患者に身体負担がある検査あるいは合併症が起こりうる検査を最初から行うことは，身体的にも合併症抑制の考えからも避けるべきである．器質的冠動脈狭窄病変以外の病態を除外し，侵襲度に応じた心筋虚血精査を進めていくことが重要である（❸）．

■ **検査**

■ **安静時心電図**

胸部症状を訴える患者で安静時標準 12 誘導心電図を記録することは

❸ 心筋虚血が疑われる患者に対する虚血精査のフロー

胸部症状を有する患者

→ 器質的狭窄病変以外の疾患の除外
・内皮細胞の機能異常（冠攣縮）
・酸素供給の低下（貧血，肺疾患，低血圧）
・酸素需要の増加（頻脈，高血圧，大動脈弁狭窄症）

運動負荷心電図

陰性　境界型　陽性 → 冠動脈造影

陰性 → 経過観察

境界型 → 冠動脈CT あるいは心筋シンチ

陰性　境界型　陽性

境界型 → 経過観察　内科的治療

大切であるが，最も有用なのは胸痛発作時に標準12誘導心電図を記録することである．

■運動負荷心電図

　冠動脈疾患が疑われる，あるいは既知の冠動脈病変があり，新しい病変の進行が疑われる成人症例には実施すべきであるが，不安定狭心症が疑われる症例には実施すべきではない．

■心エコー

　安静時における左室機能，左室容量，左室壁運動の評価のための安静時心エコーは非侵襲的で，得られる情報も多く，また，弁疾患，心筋疾患の診断も可能である．まず施行すべき検査である．

■心臓核医学検査

　冠動脈疾患の高有病率が疑われる患者，あるいは負荷心電図異常がある場合の心筋虚血診断のための運動または薬物負荷心筋血流シンチグラフィは有用である．また冠動脈造影にて冠狭窄（25〜75％）を有する場合の心筋虚血の評価とリスク層別化にも重要な検査である．

■冠動脈CT

　胸痛があって冠動脈疾患の中程度のリスク群で，運動負荷が困難な場合あるいは運動負荷心電図が判定困難な場合には検討すべきで，とくに陰性的中率が高いことも知られている．

◉ 参考文献

・Leonard SL 編（川名正敏，川名陽子訳）．虚血性心疾患．心臓病の病態生理．ハーバード大学テキスト第3版．メディカル・サイエンス・インターナショナル；2012　p.145-72.

第2章　虚血を診る─虚血性心疾患の診断

再灌流障害

浅沼博司，北風政史

Point!

- 再灌流時に胸痛の増強，ST 再上昇などが認められる場合がある．
- 再灌流障害には心筋壊死，気絶心筋，再灌流性不整脈，no reflow 現象などさまざまな病態がある．
- 再灌流障害は心筋細胞内 Ca^{2+} 過負荷，酸化ストレス，血管内皮・好中球・血小板の活性化，交感神経活性化などが複雑に関連して生じる．
- 再灌流障害による心筋壊死は，最大で心筋梗塞サイズの 50％を占める．
- 再灌流療法時以外にも，冠動脈の攣縮や血栓性閉塞による一時的な冠動脈血流の途絶解除後，心停止下の心臓手術や心停止の心拍再開時などで発症する．

- 急性心筋梗塞症では早期再灌流療法により心筋が救済されるため，急性期死亡率が減少するだけでなく，梗塞サイズの縮小に伴い左室リモデリングも抑止され，慢性期の心機能が維持されることから予後が大きく改善する．一方で，早期再灌流療法の施行にもかかわらず，①心筋壊死，②気絶心筋，③再灌流性不整脈，④ no reflow 現象，などの病態が生じることが認識されるようになった．
- 心臓における再灌流障害は，再灌流療法時以外にも，冠動脈の攣縮や血栓性閉塞による一時的な冠動脈血流の途絶解除後，心停止下の心臓手術や心停止の心拍再開時などで発症する．
- 多くの基盤的研究により，再灌流障害は Ca^{2+} 過負荷，酸化ストレス，血管内皮・好中球・血小板の活性化，交感神経活性化などが複雑に関連して生じることが明らかにされている．

1. 再灌流障害の発生機序 (❶)[1]

1 心筋細胞内 Ca^{2+} 過負荷

- 虚血による心筋細胞内アシドーシスを軽減するために，細胞膜上の Na^+-H^+ 交換系と Na^+-HCO_3^- 運搬体の作用により細胞内 Na^+ が増加する．細胞内 Na^+ の増加は，濃度依存性の Na^+-Ca^{2+} 交換系を介して筋小胞体への Ca^{2+} 流入を促進させる．また，筋小胞体 L 型カルシウムチャネル活性亢進と筋小胞体カルシウム ATPase による細胞質から筋小胞体への Ca^{2+} の輸送低下により Ca^{2+} 過負荷はさらに進行する．
- 再灌流により，細胞外アシドーシスの正常化に伴う Na^+-H^+ 交換系に

❶ 再灌流障害の発生機序（文献1を参考に作成）

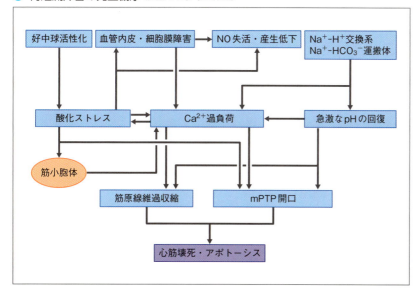

よる濃度依存性のH⁺の汲み出しとNa⁺の流入が急激に起こる．また，細胞外アシドーシスにより抑制されていた濃度依存性Na^+-Ca^{2+}交換系の機能も急激に回復し，流入した細胞内Na⁺を排出する代わりにCa^{2+}を細胞内に多量に取り込む．これは，濃度依存性交換系が通常の機能と逆回転していることから，reverse phase（逆転相）とよばれており，一過性のCa^{2+}過負荷の大きな原因と考えられている．

● 一過性のCa^{2+}過負荷により，中性プロテアーゼであるカルパインやホスホリパーゼが活性化され細胞膜上のイオンポンプやチャネル障害，細胞膜や細胞骨格の障害が惹起される．さらにCa^{2+}過負荷は，mPTP開口を促進させる．mPTPが開口することによりミトコンドリア内膜の透過性が変化し，ミトコンドリアの膨化，膜電位の消失，チトクロームCの放出が惹起され，細胞はアポトーシスや壊死に陥る．

2 酸化ストレス

● 心筋の代謝は他臓器に比し活発であるために活性酸素（ROS）が発生しやすく，心筋虚血後の再灌流下では，キサンチンヒドロキシラーゼがキサンチンオキシダーゼに変化することや，アデノシン三リン酸（ATP）分解で生じたヒポキサンチンによるスーパーオキシドアニオン産生と，さらに活性化好中球のNADPHオキシダーゼによる大量のスーパーオキシドアニオン産生が生じる．好中球は細胞間質にも遊走し，スーパーオキシドアニオンを放出することで心筋障害に働く．

● ミトコンドリアから細胞質に放出されたROSは，ポジティブフィードバック的にROSの放出を促進する現象（ROS-induced ROS release）により心筋細胞を障害することが報告されている．ROSはミトコンドリアの蛋白，DNAおよび膜脂質を障害し，mPTPのCa^{2+}感受性を亢進

mPTP : mitochondrial permeability transition pore（ミトコンドリア膜透過性遷移孔）

ROS : reactive oxygen species

ATP : adenosine triphosphate

NADPHオキシダーゼ : nicotinamide adenine dinucleotide phosphate oxidase

第2章　虚血を診る─虚血性心疾患の診断

させmPTP開口を促進させることで，細胞はアポトーシスや壊死に陥る．

2. 再灌流障害により惹起される病態と診断

●臨床的に，再灌流により新たに障害を生じたのか，先行する心筋虚血によるものかを区別することは困難だが，以下の病態が再灌流障害と考えられている．

1 症状

●再灌流時に胸痛の増強，不安感，自律神経症状，血圧低下，頻脈や徐脈が出現する場合がある．

2 ST上昇

●再灌流時にST再上昇が出現する場合がある．

●再灌流療法によりTIMI血流分類3が得られたにもかかわらず初期のST上昇からの減高が60〜90分後で70％以上残存する症例は，30％未満の症例に比し死亡率が3倍高いという報告がある．

TIMI血流分類；thrombolysis in myocardial infarction flow grade

3 心筋壊死

●再灌流療法によって心筋の壊死が救済され，心筋梗塞サイズは縮小するが，再灌流障害の有無によって，最終的な心筋梗塞サイズは大幅に違ってくる．そのイメージを❷に示す[2]．

●再灌流障害による心筋壊死は，動物モデルでの研究によると最大で心筋梗塞サイズの50％を占めることが明らかにされている[2]．

4 気絶心筋

●再灌流後に心筋収縮不全が数時間〜数日持続する現象で，1982年にBraunwaldらにより"stunned myocardium, stunning myocardium（気絶心筋）"と命名された．気絶心筋と壊死心筋は混在するため，症例により心機能の回復過程に個体差がある．

●気絶心筋の局所酸素消費量は増大しており，エネルギー代謝面でも脂肪酸取り込みが低下し，糖取り込みが亢進しており，非効率的なエネルギー代謝が行われている．

●急性心筋梗塞再灌流療法後だけでなく，PCI後，開心術時の人工心肺離脱時，冠攣縮性狭心症における攣縮解除後，不安定狭心症の発作寛解後などで生じる．心筋シンチグラフィと心エコーにより心筋血流と心収縮性を同時に評価した検討で，運動負荷により虚血が誘発された労作性狭心症例で収縮機能障害が遷延する例などの報告もある．

PCI：percutaneous coronary intervention（経皮的冠動脈インターベンション）

●メカニズムとして，再灌流時に産生される$\cdot O_2^-$や$\cdot OH$による細胞膜，膜上のイオンチャネル障害，一過性Ca^{2+}過負荷による心筋陽性変力作用のCa^{2+}感受性低下などが明らかにされている．

・O_2^-：superoxide anion（スーパーオキシドアニオン）
・$\cdot OH$：hydroxyl radical（ヒドロキシラジカル）

❷ 再灌流障害の有無と最終的な心筋梗塞サイズ[2]

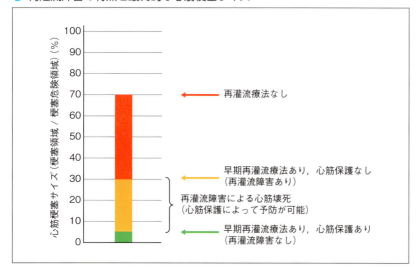

5 再灌流性不整脈（❸）

- 再灌流後一過性に出現する場合があり，その原因として虚血領域で発生した代謝物や乳酸，カリウムやミトコンドリアの機能異常などが考えられている．
- ST上昇が高度な例やPCI施行前の責任冠動脈病変血流がTIMI血流分類0の患者で致死性不整脈が出現しやすい．

6 no reflow 現象

- 再灌流療法によりTIMI血流分類3が得られても，心筋シンチグラフィや心筋コントラストエコー法で血流が回復しない領域が1/3～1/4程度ある症例で確認される現象で，心筋梗塞後の心機能や予後に影響を及ぼす．
- 血管内皮の腫脹，心筋細胞や間質の浮腫，Ca^{2+}過負荷による心筋細胞の過収縮による毛細血管の圧迫，多核白血球や血小板による塞栓などが原因と考えられている．PCI時の機械的なプラークの刺激により，微小血栓，脂質成分，炎症細胞などが塞栓子となる場合がある．
- 再灌流療法直後に血流トレーサとして^{99m}Tc-MAAを冠動脈に注入し，集積低下が高度な症例や，安静時の^{201}Tlの逆再分布像が，心筋コントラストエコー法で得られる心筋灌流状態や左室駆出率の改善とよく相関することが報告されている．
- また，再灌流療法前，再灌流直後と1か月後の計3回，^{99m}Tc-tetrofosmin SPECTを施行すると，no reflow群はreflow群に比し心筋梗塞サイズが大きく，壁運動改善度も小さいことが報告されている．
- sodium [^{18}F] fluoride PET/CTによる実験的検討では，心筋虚血領域の非梗塞部でカルシウム濃度が増加しており，アポトーシスが認められ

❸ 再灌流性不整脈

- 心室細動
- 心室頻拍
- 促進心室固有調律 (AIVR)
- 促進接合部調律
- 心室期外収縮
- 上室性不整脈
- 心房細動
- 心静止
- 無脈性電気活動 (PEA)
- 洞性徐脈
- 房室ブロック　　など

AIVR：accelerated idio-ventricular rhythm
PEA：pulseless electrical activity

^{99m}Tc-MAA：^{99m}Tc-macro-aggregated human serum albumin

SPECT：single photon emission computed tomography
PET：positron emission tomography

る再灌流障害領域で集積することが示され，臨床でも再灌流療法後の症例で同様の効果が認められている．

● 超音波造影剤レボビスト®を用いた心筋コントラストエコー法では，造影剤の微小気泡を十分に心筋組織に充満させ，超音波シグナルで気泡を破壊することにより気泡から発信された心筋組織血流のシグナルが得られ，no reflow 現象の評価に応用される．

● 心臓 MRI では，T2 マッピングにおけるリスクエリア領域に低信号域として，またガドリニウム心筋遅延造影における低信号域として認められる．

● 再灌流療法後，有意狭窄がないにもかかわらず，冠動脈造影において責任冠動脈に造影遅延を呈する症例が存在し，angiographical no reflow とよばれている．再灌流直後の冠動脈造影の際の心筋染影の程度により，0：心筋が染影されないか染影が遷延，1：わずかな染影，2：非梗塞部より軽度の染影，3：非梗塞部と同等の染影，の4段階で評価すると，Grade 0/1 は心筋血流が不良な no reflow あるいは low reflow に相当し，Grade 2/3 に比し心筋梗塞サイズが大きく，左室駆出率改善が不良でさらに生存率も不良とする報告がある．

● 再灌流療法直後に Doppler guidewire による微小循環の評価において，diastolic deceleration time≦600 m 秒でかつ systolic flow reversal が認められる症例では，左室機能回復が不良で，心血管イベントが多いことが明らかにされている．

▌**3. 再灌流障害の予防**

● 急性心筋梗塞症例の再灌流治療時に，再灌流障害を抑止することを目的とした追加療法で保険適用が認められている治療方法は，残念ながら今のところ存在しない．

● しかし，基礎研究で得られた効果が次々と臨床研究で実証され，症例数をさらに多くした臨床研究や治験が世界中で行われていることから，その成果が待ち望まれる（❹）[3,4]．

❹ 再灌流障害を抑制し，予後改善に作用すると考えられる薬剤と手法
（文献 3, 4 を参考に作成）

- 心房性ナトリウム利尿ペプチド
- エクセナチド（GLP-1 アナログ）
- メトプロロール
- ポストコンディショニング
- 遠隔虚血プレコンディショニング

GLP-1：glucagon-like peptide-1

● 引用文献

1) Fröhlich GM, et al. Myocardial reperfusion injury：looking beyond primary PCI. Eur Heart J 2013；34：1714-22.
2) Yellon DM, Hausenloy DJ. Myocardial reperfusion injury. N Engl J Med 2007；357：1121-35.
3) Bulluck H, et al. Reducing myocardial infarct size：challenges and future opportunities. Heart 2016；102：341-8.
4) Kitakaze M, et al. Human atrial natriuretic peptide and nicorandil as adjuncts to reperfusion treatment for acute myocardial infarction（J-WIND）：two randomised trials. Lancet 2007；370：1483-93.

ST 上昇型急性心筋梗塞の心電図

小菅雅美，木村一雄

1. 急性冠症候群の診断・治療における心電図の意義

Point!

- 急性冠症候群では，ST 上昇の有無により急性期治療が異なる．
- ST 上昇の存在は，虚血責任冠動脈の完全閉塞による貫壁性虚血を示唆し，再灌流療法の適応を決定する重要な所見である．

- 急性冠症候群は日常診療で代表的な循環救急疾患であり，迅速かつ的確な診断・治療が求められる．
- 急性冠症候群の分類・治療方針の決定は心電図所見に基づいて行われ，ST 上昇を認めた場合は ST 上昇型急性心筋梗塞，認めない場合は非 ST 上昇型急性冠症候群と診断され，急性期の治療ストラテジーが異なる．前者では発症早期の再灌流療法が予後を改善する確立された治療法であり，後者では早期にリスクを層別化しリスクに応じた治療法を選択する．
- ST 上昇型急性心筋梗塞では，冠動脈の閉塞後，心電図では T 波の尖鋭化・増高，ST 上昇を認め，心筋傷害が進行するにつれて R 波の減高，異常 Q 波を認め，陰性 T 波が出現する．虚血心筋を救済して梗塞サイズを縮小することを主目的とする再灌流療法の意義を考えると，ST 上昇を示す急性期の心電図診断はとくに重要である．
- 本項では ST 上昇型急性心筋梗塞の心電図と冠動脈造影所見について概説する*.

* 非ST上昇型急性冠症候群の心電図診断については本シリーズ『1. 心不全』p.69参照.

2. 急性前壁梗塞

Point!

- LAD 近位部閉塞と遠位部閉塞を判別するには肢誘導の ST 偏位に注目する．

- 左前下行枝（LAD）近位部閉塞と遠位部閉塞では，閉塞部位が距離的にわずかしか違わないため，両者を前胸部誘導の ST 上昇で判別するのは難しい．
- LAD 近位部閉塞と遠位部閉塞の大きな違いは左室基部の貫壁性虚血の

LAD : left anterior descending coronary artery

❶ LAD 近位部閉塞と遠位部閉塞の ST 変化

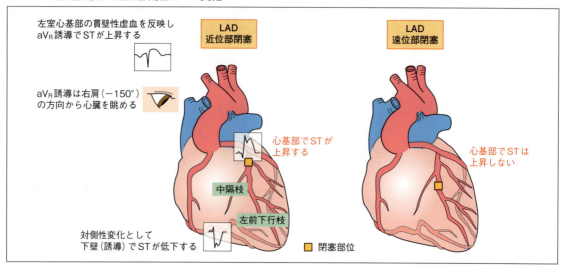

❷ LAD 近位部閉塞と遠位部閉塞の心電図

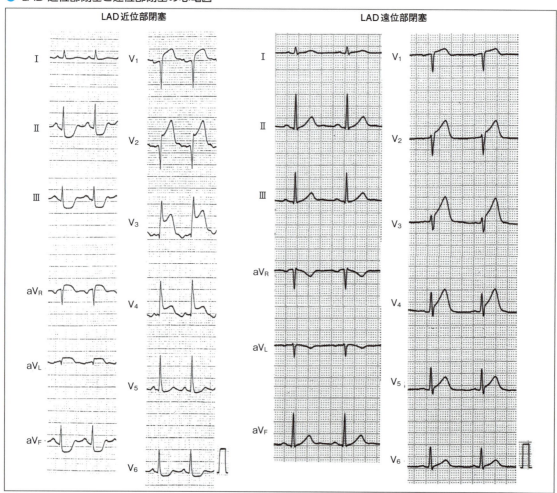

(Kosuge M, et al. ST-segment depression in lead aVR predicts predischarge left ventricular dysfunction in patients with reperfused anterior acute myocardial infarction with ahterolateral ST-segment elevation. Am Heart J 2001 ; 132 : 51-57[1], 小菅雅美. 木村一雄 監. 心電図で見方が変わる急性冠症候群. 文光堂；2015. p.19[2] より)

有無であり，これが両者の判別に役立つ（❶）．
- LAD近位部閉塞例では，
  ① 左室基部の貫壁性虚血によりaV_R誘導でSTが上昇する．
  ② 左室基部のST上昇に対する対側性変化として下壁誘導でSTが低下する（❶，❷）[1,2]．

3. 急性後下壁梗塞

Point!
- V_4R誘導は右室梗塞の診断に有用だが，その有用性は発症早期に限られる．
- RCA近位部閉塞のほうが遠位部閉塞よりも前胸部誘導のST低下は軽度である．
- 下壁誘導でST上昇を認める急性下壁梗塞で，RCA閉塞とLCX閉塞では，下壁誘導のST上昇度・STパターンおよび前胸部誘導のST低下度が異なる．
- 急性純後壁梗塞の診断は難しく，背側部誘導（V_7-V_9誘導）の記録が有用である．

1 右冠動脈（RCA）閉塞の心電図
- RCA閉塞時の傷害電流ベクトルは右下方へと向かう．ST上昇は右下

RCA: right coronary artery

❸ RCA閉塞による急性下壁梗塞の心電図—通常の肢誘導 vs Cabrera配列

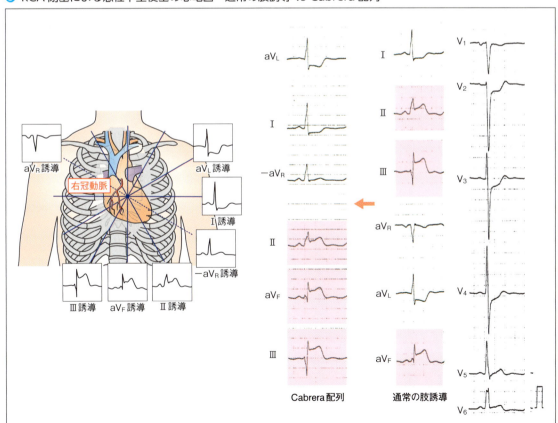

(小菅雅美．木村一雄監．心電図で見方が変わる急性冠症候群．文光堂；2015．p.40[2] より改変)

❹ 右側胸部誘導（V_3-V_4誘導）

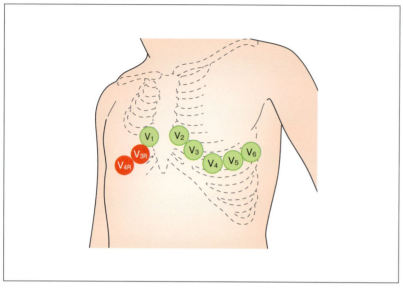

肢誘導は変えずに，前胸部誘導のV_3，V_4誘導の電極を左右対称に右側に移し，V_{3R}，V_{4R}誘導を記録する．

❺ RCA近位部閉塞と遠位部閉塞のST変化

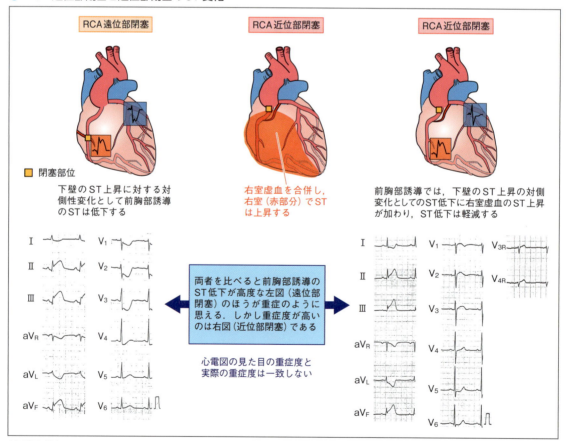

（心電図〈左〉Kosuge M, et al. New electrocardiographic criteria for predicting the site of coronary artery occlusion in inferior wall acute myocardial infarction. Am J Cardiol 1998；82：1318-22[3]），〈右〉小菅雅美．木村一雄監．心電図で見方が変わる急性冠症候群．文光堂；2015．p.42[2]）より）

ST上昇型急性心筋梗塞の心電図

❻ LCX 閉塞による急性下壁梗塞の心電図―通常の肢誘導 vs Cabrera 配列

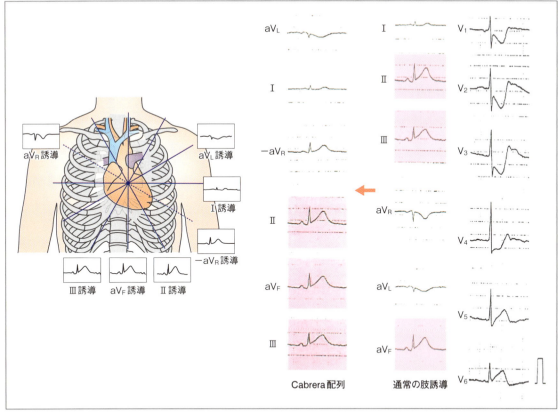

（小菅雅美．木村一雄監．心電図で見方が変わる急性冠症候群．文光堂；2015．p.44[2]）より改変）

❼ LCX 閉塞時の ST 変化

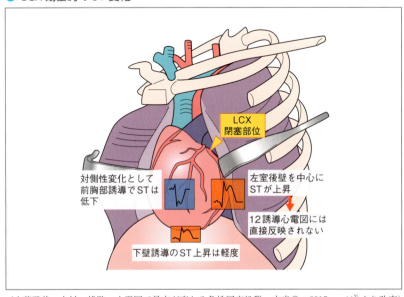

（小菅雅美．木村一雄監．心電図で見方が変わる急性冠症候群．文光堂；2015．p.44[2]）より改変）

❽ 背側部誘導（V_7-V_9 誘導）

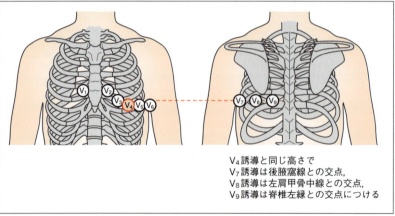

V_4 誘導と同じ高さで
V_7 誘導は後腋窩線との交点,
V_8 誘導は左肩甲骨中線との交点,
V_9 誘導は脊椎左縁との交点につける

（小菅雅美. 木村一雄監. 心電図で見方が変わる急性冠症候群. 文光堂；2015. p.51[2]）より）

❾ LCX 閉塞による急性後壁梗塞の 1 例

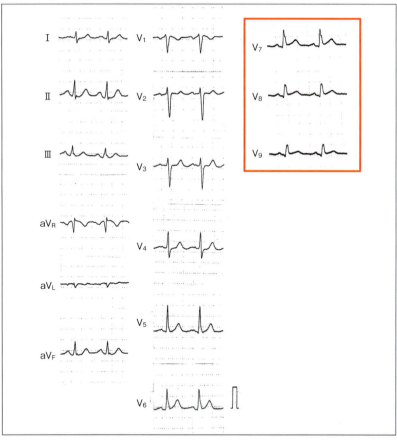

胸部症状出現 2 時間後の救急外来での心電図. 12 誘導心電図で ST 上昇は明らかでないが, V_7-V_9 誘導で ST 上昇を認め, 急性後壁梗塞と診断された. 緊急冠動脈造影では左回旋枝近位部の完全閉塞を認め, 冠動脈インターベンションが行われた. 12 誘導心電図で診断できない場合でも症状から急性心筋梗塞が疑われる場合に背側部誘導の記録が推奨される.

（小菅雅美. 木村一雄監. 心電図で見方が変わる急性冠症候群. 文光堂；2015. p.52[2]）より）

壁に面する III 誘導が最も高度で，次いで aV_F 誘導，そして II 誘導の順になる（❸は肢誘導を心臓に面する順番に並べ替えた Cabrera 配列*で示しており，この配列で考えると ST 偏位が理解しやすい）．

- RCA 近位部閉塞による右室梗塞の診断には，右室に面する右側胸部誘導，とくに V_{4R} 誘導の ST 上昇（1.0 mm 以上）が有用である（❹，❺右）．
- 右室梗塞合併例で発症 10 時間以内に約半数の例は右側胸部誘導の ST 上昇が軽減することが報告されている．右側胸部誘導の右室梗塞診断における有用性は発症早期に限られる．
- RCA 閉塞で下壁誘導の ST が上昇すると，対側性変化により前胸部誘導の ST は低下する（❺左）[3]．しかし右室虚血を合併すると，前胸部誘導では右室に面する V_1 誘導を中心に ST 上昇のベクトルが働くため前胸部誘導の ST 低下は軽減し，右室虚血が高度な場合は V_1 誘導で ST 上昇を認める例もある（❺右）．

❷ 左回旋枝（LCX）閉塞の心電図

- 下壁誘導で ST 上昇を認める LCX 閉塞例は RCA 閉塞例に比べ，
  ① 下壁誘導の ST 上昇度が軽度である．
  ② ST 上昇度は，II，III，aV_F 誘導で同程度か II・aV_F 誘導優位のパターンが多い（LCX の灌流域は個人差が大きく，下壁誘導の ST 上昇パターンは LCX の灌流域により規定される）．
  ③ 前胸部誘導の ST 低下が高度である（LCX 閉塞では左室下壁だけでなく左室後壁の ST 上昇に対する対側性変化を示すため）（❻，❼）．
- 12 誘導心電図には左室後壁に面する誘導がなく急性純後壁梗塞の診断は難しい．左室後壁に面した背側部誘導（V_7–V_9 誘導）の記録が診断に有用である（❽，❾）．

Cabrera 配列：肢誘導を各誘導が面する心臓の解剖学的部位の順に，左方から右方に向かって"aV_L，I，$-aV_R$（aV_R 誘導を上下に反転させた誘導），II，aV_F，III 誘導"と並べ替えた配列．aV_L 誘導は左室の上位側壁，I 誘導は下位側壁，II 誘導は左下壁，III 誘導は右下壁に面し（aV_F 誘導は II 誘導と III 誘導の中間に位置する），aV_R 誘導を上下反転させた "$-aV_R$ 誘導"は心尖部寄りの左室下側壁に面する．

* Cabrera 配列については p.161 も参照．

LCX : left circumflex coronary artery

◉ 引用文献

1) Kosuge M, et al. ST-segment depression in lead aVR predicts predischarge left ventricular dysfunction in patients with reperfused anterior acute myocardial infarction with anterolateral ST-segment elevation. Am Heart J 2001；142：51-7.
2) 小菅雅美．木村一雄監．心電図で見方が変わる急性冠症候群．文光堂；2015.
3) Kosuge M, et al. New electrocardiographic criteria for predicting the site of coronary artery occlusion in inferior wall acute myocardial infarction. Am J Cardiol 1998；82：1318-22.

第2章　虚血を診る─虚血性心疾患の診断

心臓超音波検査

大手信之

Point!

● 梗塞は安静時における左室壁運動異常として評価する.
● 狭心症は運動負荷時あるいはドブタミン負荷時に誘発される左室壁運動異常として評価する.
● 左室壁運動異常の評価は通常目視によるが, ストレインイメージング法を用いて定量評価することができる.

1.　心エコーによって虚血心を診る

● 左室壁運動は ASE/EACVI のガイドラインに示される左室壁の局所区分ごとに評価する（❶）[1].
● 基本は目視による定性評価（normokinesis〈正常収縮〉, hypokinesis〈収縮低下〉, akinesis〈無収縮〉, dyskinesis〈収縮期膨隆〉）であるが, 最近の心エコー装置においては, スペックルトラッキング法の開発により, 局所区分ごとあるいは左室全体を関心領域に設定し, 左室壁運動をストレインの時間変化としてグラフ表示することが可能となった.
● 加えて心臓核医学で汎用されるように, 局所壁運動異常をブルズアイ表示（bull's eye plot）することも可能となった.

ASE/EACVI：American Society of Echocardiography/European Association of Cardiovascular Imaging

スペックルトラッキング法：断層像上の開始フレームに関心領域を設定し, テンプレート画像とする. テンプレート画像上の局所領域が次のフレームでどこに移動したかを, テンプレート画像におけるスペックルパターンと最もマッチする領域を次のフレームで探索することにより推定する. 解析したい関心領域のすべてにわたってこの推定を実施すると, 2つのフレーム間での心筋の動きを追尾することができる. この処理を連続するフレーム間で繰り返していけば, 時間とともに変化する局所の組織の位置を追跡することが可能となる.

2.　心筋梗塞の診断

● ❷に急性冠動脈閉塞が生じた際に生じる虚血のカスケードを示す. これは動物実験において観察できる事象であり, グラフ横軸は秒の単位である. 臨床では冠動脈インターベンション時に冠動脈をバルーンで完全閉塞した際, 近似の時系列所見がみられる.
● 急性心筋梗塞は, 心電図 ST 上昇あるいは Q 波に対応した左室局所壁運動の低下（hypokinesis, akinesis, dyskinesis）により診断できる. 心筋逸脱酵素の上昇がみられない段階での非 ST 上昇型急性心筋梗塞の確定診断は時に困難であるが, 心エコーによる冠動脈の灌流領域に一致した左室局所壁運動異常の視認により急性心筋梗塞の診断に至る. ❸に左室乳頭筋レベルにおける左室壁領域と冠灌流の関係を示す. 壁運動異常を示す左室領域から責任冠動脈が推定できる.

心臓超音波検査

❶ ASE/EACVI ガイドラインに示される左室壁区分法[1]

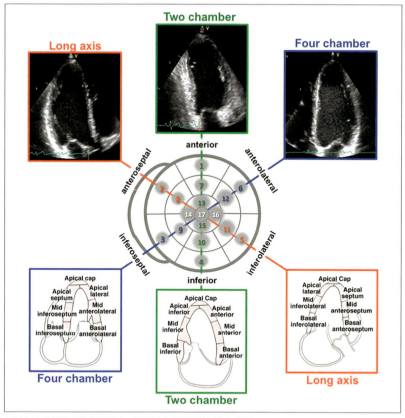

局所左室壁運動異常の評価は，図に示される区分ごとに行う．

ストレイン：ストレインとは2点間の伸び縮みを表す指標である．速度や変位のように心臓全体の動きの影響を受けないため，局所壁運動の評価に適している．二次元スペックルトラッキング法では，基準とするフレームでストレインを計算する方向に2点のペアが設定される．このペアが連続する画像中でどのように動いたかを求め，基準フレームでのペア間の距離で除することによりストレインを求める．通常は左室壁運動を長軸方向，円周方向，短軸（水平）方向の直交3方向に投影した成分の伸び縮みとして評価する．

❷ 虚血のカスケード

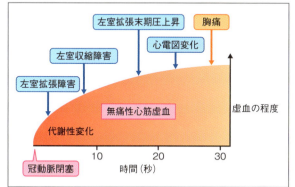

冠動脈閉塞後の虚血の進行と観察しうる現象を示す．

❸ 左室乳頭筋レベルにおける左室壁領域と冠灌流の関係

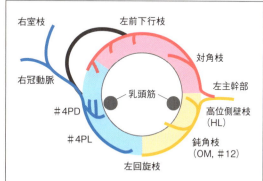

壁運動異常領域から責任冠動脈を同定する．
PD；後下行枝，PL；後側壁枝

● 冠動脈インターベンション，バイパス手術，あるいは自然再灌流によって冠血流が再開されれば慢性期に壁運動は改善する．しかし，よほど梗塞発症早期に再灌流されない限り，あるいは十分な側副血行がない限り normokinesis に戻ることはまれであり，左室局所壁運動異常の存

83

❹ 急性心筋梗塞の合併症

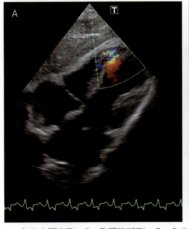
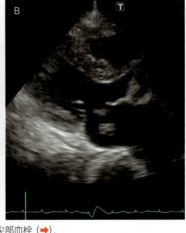
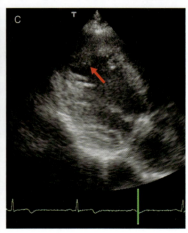

A：心室中隔穿孔，B：乳頭筋断裂，C：心尖部血栓（➡）．

在から陳旧性心筋梗塞の診断が可能となる．バイアビリティーを失った領域の心筋は，慢性期に菲薄化し，線維化によって心筋エコー輝度が上昇する．

■ 急性心筋梗塞の合併症の診断
- 心室中隔穿孔，乳頭筋断裂，心破裂などの直ちに救命のための緊急手術が必要となる病態診断に心エコードプラ法は必須である（❹A, B）．
- 心筋梗塞急性期のほかの重篤な合併症として，心室瘤部における壁在血栓（❹C）や心破裂類似の病態である仮性心室瘤がある．前下行枝領域の梗塞によって真性心室瘤の多くが左室心尖部に形成されるのとは異なり，仮性心室瘤は回旋枝の梗塞によって左室後側壁に形成されることが多く，瘤入口部径が瘤最大径に比べて小さいのが特徴である．

3. 狭心症の診断

- 狭心症においては，非発作時に虚血性心電図ST変化が認められないのと同様に，非発作時に心エコーで目視した局所壁運動は正常である．ただし梗塞領域の残存虚血による労作性狭心症においては，非発作時にも壁運動は低下しており，虚血発作でさらに悪化する．したがって負荷を加えた際の左室局所壁運動異常の出現（悪化）によって労作性狭心症を診断する．
- 不安定狭心症においては，胸痛などの症状が持続していなくても高度の心筋虚血により安静時局所壁運動異常が出現することがある．
- 運動負荷心エコー施行時に，❷に示す虚血カスケードのような一連の経過が起こるか否かは必ずしも定かではないが，虚血発生時に左室壁運動異常が何らかの心電図ST変化を伴って生じることを利用して労作性狭心症の診断を行う．

心臓超音波検査

❺ 運動負荷心エコー法（エルゴメーター負荷），ドブタミン負荷心エコー法の実際

Ａ エルゴメーター負荷　　　　Ｂドブタミン負荷

Ａ：データ収集.
運動負荷は通常 25 watts の負荷を 3 分ごとに増加させる定常負荷法を用いる（各ステップで症状，血圧，心エコー像を記録する）．ドブタミン負荷では，ドブタミンを 5 μg/kg/分で開始し，3～5 分ごとに 10, 20, 30, 40 μg/kg/分まで段階的に増量し，症状，血圧，心エコー像を記録する．年齢から求めた最大心拍数の 85％を負荷のエンドポイントとするが，40 μg/kg/分を負荷してもその心拍数に達しないときには硫酸アトロピンを 0.25 mg ずつ総量 1 mg まで追加する．

■1 負荷心エコー法の実際

● 負荷心エコー法には，主に運動負荷心エコー法とドブタミン負荷心エコー法がある．アメリカでは生理的な運動負荷法が好まれ，非観血的心筋虚血診断のルーチン手法である．日本では，核医学における運動負荷あるいはアデノシン負荷心筋血流イメージング法による虚血診断や冠動脈造影 CT による冠動脈狭窄の形態的診断が好んで実施されるため，負荷心エコー法による虚血診断がルーチンに行われている施設はきわめて少ない．

● ❺に運動負荷心エコー法（エルゴメーター法）とドブタミン負荷心エコー法のプロトコール例を示す．負荷前および低強度（低用量）・中強度（中用量）・高強度（高用量）の負荷時の二次元断層像を 1 組として同一画面上に表示させ，負荷の強度（用量）により壁運動がどのように変化するかを評価する．

● まず負荷前の二次元断層像である左室心尖部長軸像・二腔像・四腔像および左室短軸像をデジタル記録する．記録に最適なエコーウインドウの位置をマーキングしておき，心電図の胸部誘導電極はこれらの部位を避けて装着する．

● 運動負荷時の心尖部アプローチでは，運動中・後の深吸気時に安静時より 1 肋間下で真の心尖部を記録できる場合がある．前下行枝領域の虚血の場合，心尖部にのみ壁運動異常が出現することがあるので心尖部の記録は重要である．

● 負荷時の微妙な壁運動異常を視認するには，かなりの熟練が必要にな

85

⑥ 運動負荷によって誘発された左室壁運動異常

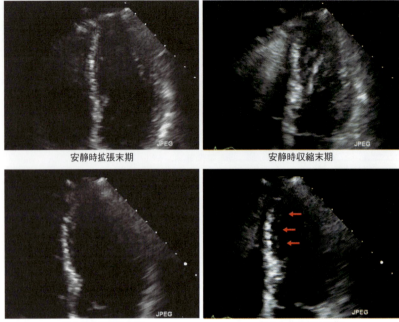

安静時拡張末期　　安静時収縮末期
最大負荷時拡張末期　　最大負荷時収縮末期

運動負荷により心尖部寄りの心室中隔に壁運動低下が出現している（➡）．

（近畿大学 平野豊先生のご厚意による）

るが，冠動脈の灌流域に一致した壁運動異常の出現（対側の負荷により亢進した壁運動と比較するとわかりやすい），局所壁の内方運動のみならず壁厚の増加度などに注目する．左室壁運動異常の出現部位は前述のASE/EACVIの左室壁区分に応じて記述する．
- 負荷によって左室の拡大を認めた場合には，多枝病変や左主幹部病変などの重症冠動脈病変を疑う．
- 最近，左側臥位に体を固定できる臥位エルゴメーターが市販されており，運動負荷心エコー法の実施が容易になった．

2 負荷心エコー法による心筋虚血の判定[2]

- 安静時および負荷時において左室壁運動が正常であるとき，心筋虚血陰性と判定する（負荷心エコー法陰性）．負荷による新たな壁運動異常の出現あるいは壁運動の悪化，負荷による左室腔拡大を認めたときに心筋虚血陽性と判定する（⑥）．固定性の左室壁運動異常を含め負荷心エコー法陽性と判定する．

3 運動負荷，ドブタミン負荷の選択[2]

- 運動負荷が生理的であり，運動が可能な症例においては運動負荷心エコー法にアドバンテージがある．運動負荷による副次的なメリットとして，運動負荷時の血圧低下は多枝病変，左主幹部病変が存在する可能性を示唆し，負荷中の心拍数低下は右冠動脈病変の存在を示唆する．

心臓超音波検査

● 運動ができない例ではドブタミン負荷を選択せざるをえないし，安静時にすでに壁運動異常のある例においてもドブタミン負荷心エコー法の有用性が見いだせる．低用量ドブタミン負荷時に壁運動異常の程度が一過性に改善し，その後高用量負荷に際して再び悪化する二相性変化を検出することによって，心筋はバイアブル（生存）であるが，灌流冠動脈に有意狭窄があることがわかる．低用量ドブタミン負荷により，akinesis あるいは severe hypokinesis の心筋の動きが改善することは冬眠心筋（myocardial hibernation）を意味し，その所見だけでも血行再建の適応を示唆する．

4 負荷心エコーの診断感度，特異度

● 運動負荷あるいは薬物負荷心エコー法とタリウム（^{201}Tl）あるいはテクネチウム（^{99m}Tc）を用いた負荷心筋血流シンチグラムを近接して施行した 18 研究 1,304 人の患者において，冠動脈造影で証明されている有意狭窄（径狭窄＞50％）を検出する感度と特異度が，負荷心エコー法でそれぞれ 80％，86％，負荷心筋血流シンチグラムで 84％，77％であったことが報告されている．負荷心エコー法において負荷心筋血流シンチグラムよりも有意冠狭窄検出の特異度がやや高い[3]．

5 負荷心エコー法による予後評価

● 冠動脈疾患が疑われる患者において，負荷心エコー法が陰性の場合における年ごとの心臓死と非致死性心筋梗塞の発症率は 1％以下で，年齢・性の一致した一般集団と変わらない[2]．

4. ストレインイメージング法による左室壁運動の定量評価

● 梗塞心筋あるいは虚血にさらされている心筋では，収縮性の低下が視認されるが，その低下の程度を局所心筋領域ごとに収縮期ストレインの低下として定量評価することができる．さらに虚血心筋では遅収縮（PSS）が生じる[4]．

PSS：post-systolic shortening

● ❼ に右冠動脈に有意狭窄を有する中等度大動脈弁狭窄例における運動負荷ストレインイメージングを提示する．グラフは左室乳頭筋レベル短軸像上の各領域における円周方向ストレインの変化を示す．収縮にマイナスの符号，伸展にはプラスの符号が付く．最大運動負荷により，後壁領域は円周方向に収縮ではなく伸展を示し，下壁・後中隔では円周方向ストレイン値の低下を示した．加えて，軽度ではあるが収縮ピークへの到達が遅れている．この領域を灌流する右冠動脈の有意狭窄が疑われる．

● Ishii ら[5]は，運動負荷後においても誘発された虚血による心筋代謝異常が残存して拡張障害が遷延することを報告している．労作性狭心症患者において，運動負荷前と負荷終了 5 分後の拡張早期 1/3 時間における水

87

❼ 運動負荷時のストレインイメージング法による左室壁運動定量評価

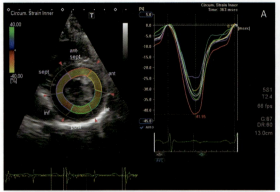
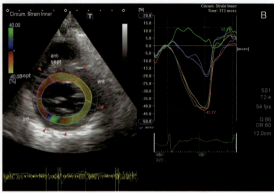
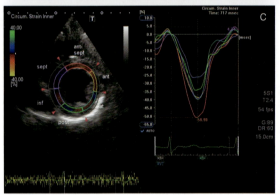

A：負荷前，B：最大負荷時，C：負荷後回復期．
右冠動脈狭窄が疑われる中等度大動脈弁狭窄例（弁口血流速度3.7 m/秒）に運動負荷を行ったところ，後壁にストレイン値の陽性化，下壁・後中隔にストレイン値の低下を認めた．また，これらの領域には軽度であるがストレインピーク時相の遅れもみられる．大動脈弁狭窄により，最大運動負荷時に正常領域のストレインカーブの立ち上がりが緩やかになっている可能性がある．冠動脈造影において右冠動脈 #1 に 90% 狭窄が証明された．

平方向ストレイン値の比を計測し，0.74以下をカットオフとした場合，径70%以上の冠動脈狭窄を高感度・高特異度で検出できることを報告し，post-ischemic diastolic stunning とよんでいる．心臓力学は，収縮と弛緩が表裏一体の事象であることを明確に示しており，この視点からPSSとdiastolic stunningが同一の事象であるのか異なった事象であるのかについては議論があるが，労作性狭心症の診断に寄与しうる定量値であろう．

● 引用文献

1) Lang RM, et al. Recommendations for cardiac chamber quantification by echocardiography in adults：An update from the American Society of Echocardiography and the European Association of Cardiovascular Imaging. J Am Soc Echocardiogr 2015；28：1-39.
2) Pellikka PA, et al. American Society of Echocardiography recommendations for performance, interpretation, and application of stress echocardiography. J Am Soc Echocardiogr 2007；20：1021-41.
3) Schinkel AF, et al. Noninvasive evaluation of ischemic heart disease：myocardial perfusion imaging or stress echocardiography? Eur Heart J 2003；24：789-800.
4) Voigt JU, et al. Strain-rate imaging during dobutamine stress echocardiography provides objective evidence of inducible ischemia. Circulation 2003；107：2120-6.
5) Ishii K, et al. Exercise-induced post-ischemic left ventricular delayed relaxation or diastolic stunning：is it a reliable marker in detecting coronary artery disease? J Am Coll Cardiol 2009；53：698-705.

冠動脈 CT/MRI

皿井正義，尾崎行男

1. 冠動脈 CT

Point!

- 冠動脈 CT とは，冠動脈 CT 血管造影（冠動脈 CTA）のことを指す．
- 非侵襲的な検査であり，1 回の検査で心臓全体の冠動脈を描出可能である．
- 冠動脈狭窄の診断は，高い感度と陰性的中率で，冠動脈狭窄の除外診断に有用である．
- 冠動脈プラークも描出可能で，不安定プラークの診断・予後評価・治療効果判定が可能である．

1 冠動脈 CTA の特徴

- 320 列の多列検出器 CT の出現により，1 回転 0.35 秒で最大 16 cm の範囲の撮影が可能となり，撮影時間の短縮による心拍動の影響の低減，造影剤使用量や被曝量の低減が可能となった．
- 利点としては，①検査時間が短い（撮影は数～十数秒程度，検査全体でも 15 分程度），②検査が比較的簡便，③空間分解能・時間分解能に優れ，冠動脈の形態評価が可能，④一度の検査で心臓全体のプラークを観察可能，などがある．
- 欠点としては，放射線被曝があり，造影剤が必要である．

2 冠動脈石灰化

- 冠動脈石灰化の定量評価は造影剤を必要としないため，冠動脈疾患のスクリーニングのために用いられる．冠動脈石灰化スコアが高い症例では虚血の頻度が高く，予後についても有意な相関が認められる[1]．
- 2010 年に発表された Appropriate Use Criteria[2] によると，無症状の症例においては，検査前確率が軽度から中等度の場合には冠動脈石灰化スコアが推奨されているが，冠動脈 CTA は必ずしも推奨されていない．また，胸痛などの症状のある症例では，検査前確率が軽度から中等度の場合に冠動脈 CTA は適応であるとされており，それ以上の検査前確率に対しては，むしろ侵襲的冠動脈造影が推奨されている．このように，冠動脈石灰化スコアと冠動脈 CTA の使い分けが必要である．

3 冠動脈狭窄

- 冠動脈狭窄の診断には，従来，侵襲的冠動脈造影（ICA）を必要とした．CT による冠動脈狭窄の診断能は，ICA との比較で報告されている．空間分解能の限界から，冠動脈径が 1.5～2.0 mm 以上の血管を対象として

冠動脈石灰化の定量評価：Agatston らによって提唱された方法を用いるのが一般的である．各スライスで CT 値が 130 HU 以上で，かつ 2 ピクセル以上の面積を有する部分を有意な石灰化とし，さらにその石灰化部分の最高の CT 値によってスコア（130～199 HU：1，200～299：2，300～399：3，400 以上：4）を付けて，石灰化の面積にスコアを乗じた数字を算出する．これをすべての石灰化，すべてのスライスで行い，その総和を石灰化スコアとする．

CTA：computed tomography angiography
ICA：invasive coronary angiography

❶ 高リスクプラークを認め，6か月後に急性冠症候群を発症した症例[4]

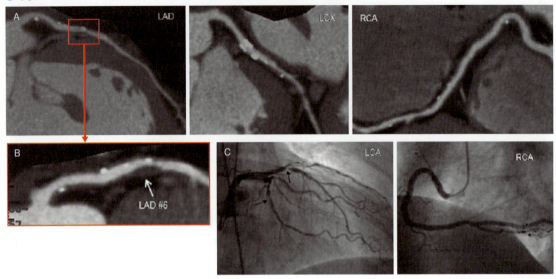

A：冠動脈CT．
B：冠動脈CT（拡大）．LAD#6に陽性リモデリング，低減衰プラーク，斑状石灰化を認めた．
C：冠動脈造影．冠動脈CT検査6か月後に急性冠症候群を発症した．責任病変はLAD#6で，冠動脈CT検査時にプラークを認めた場所であった．
LAD；左前下行枝，LCX；左回旋枝，RCA；右冠動脈

いる研究が多く，それ以下の血管の狭窄度評価は現在のCT装置では困難である．2.0 mm以下の血管は，一般的には経皮的冠動脈インターベンション（PCI）の適応にはならないことを考えると，冠動脈CTAは日常臨床では十分である．

- 64列CTを用いた報告をまとめた結果によると，冠動脈狭窄検出の感度88％，特異度96％，陽性的中率79％，陰性的中率98％であった[3]．すなわち，直径2 mm以上の血管においては，狭窄を98％見逃さない診断能を有し，冠動脈狭窄の除外診断に有用であると考えられる．一方，陽性的中率が低いのが問題点である．原因はモーションアーチファクトや石灰化によるアーチファクトであり，現在のCT装置の限界なので，これを知ったうえで冠動脈CTAを利用しなければならない．

- 判定が困難な場合は，機能的評価である負荷心筋シンチグラフィなどと組み合わせてICAの適応を検討する．日本循環器学会のガイドラインでは胸痛患者で中等度のリスクを有する患者に冠動脈CTAは適していると示唆されている．

4 冠動脈プラーク

- 筆者らは冠動脈プラーク性状と予後の関係を検討した（1,059例，平均追跡期間2.3年）．急性冠症候群と安定狭心症の責任病変の比較結果から陽性リモデリング（PR）または低減衰プラーク（LAP）を認めるプラークを**高リスクプラーク**（HRP）と定義したところ，HRP群は急性冠症候群発症の独立した予測因子であった（ハザード比22.8，$p<0.001$）．❶に

PCI：percutaneous coronary intervention

PR：positive vessel remodeling

LAP：low attenuation plaque

高リスクプラーク：高リスクプラークとは脆弱な破裂しやすいプラークのことを指す．これは急性冠症候群の原因と考えられる．その病理学的特徴は，大きなプラーク量，大きな壊死性コアとそれを覆う薄い線維性被膜がみられ，そこにはしばしばマクロファージが浸潤している．血管径は拡大（陽性リモデリング）して，周辺には小さな石灰化が斑状に分布している．このような形態のプラークをTCFA（thin-cap fibroatheroma）ともいう．

HRP：high risk plaque

❷ 冠動脈 CTA と MRA の比較[6]

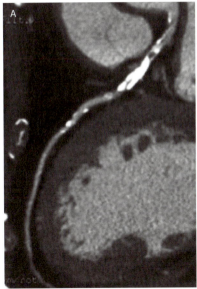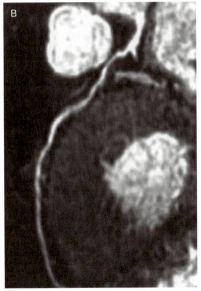

A：冠動脈 CTA，B：冠動脈 MRA．
冠動脈 CTA では，左冠動脈近位部に高度の石灰化を認め，内腔評価が困難であるが，冠動脈 MRA では，石灰化の影響がなく，内腔評価が可能である．

HRP を認めた症例を提示する[4]．
- さらに症例を重ね観察を続けたところ（3,158 例，平均追跡期間 3.9 年，最長追跡期間 10.5 年），急性冠症候群は HRP（＋）群で HRP（－）群と比較して有意に多く発症し（16.3％ vs 1.4％，log-rank $p<0.0001$），HRP は有意狭窄，脂質異常症，肥満，急性冠症候群の既往とともに，イベント発症の予測因子であった[5]．したがって，HRP は短期間のみならず，中・長期的にも急性冠症候群の予測因子になると考えられた．

2. 冠動脈 MRI

Point!
- 冠動脈 MRI とは，冠動脈 MR 血管造影（冠動脈 MRA）のことを指す．
- 放射線被曝の心配がなく，高いコントラストで冠動脈の形態情報が得られ，冠動脈壁に高度石灰化があっても狭窄診断が妨げられない．
- 非造影検査も可能であることから，冠動脈病変のスクリーニングに最適である．

1 冠動脈 MRA の特徴
- 冠動脈 MRA は冠動脈 CTA の欠点を補ういくつかの利点がある．それは，放射線被曝のないこと，石灰化に伴う診断能の低下がないこと（❷），造影剤を必要としないことである．ただし，冠動脈 MRA は，まだエビデンスが少なく，ガイドライン上認められている本検査の適応

MRA：magnetic resonance angiography

は，冠動脈奇形（Class I）と冠動脈バイパスグラフト（Class II）のみである．

② 撮像法

● 冠動脈 MRA の撮像法としては whole heart coronary MRA が一般的に用いられている．whole heart coronary MRA は心臓全体の高分解能3D 画像を撮影する方法である．しかし，3D 画像データ収集速度は冠動脈 CTA に比べ遅いため，1 回の呼吸停止時間内に撮像することが難しい．

● 冠動脈 MRA では，心電図同期法と呼吸同期法を併用して，自由呼吸下に撮影を行う方法が一般的である．呼吸同期には，MR 信号を利用し横隔膜の動きをリアルタイムに検出して，横隔膜が呼気の一定範囲の位置にある場合にデータ収集を行うものである．また，心拍動による冠動脈のぶれを抑えるためには，心電図同期を行って冠動脈の動きが最も少ない心時相にデータ収集を行うことが重要である．

● 高時間分解能のシネ MRI を撮影して，冠動脈の動きの最も少ない時相で冠動脈 MRA データを収集する．冠動脈 MRA では SSFP 法が用いられて，MR 造影剤を投与しなくても冠動脈を描出することができる[6]．

SSFP：steady state free precession

◉ 引用文献

1) Yamamoto H, et al. Coronary calcium score as a predictor for coronary artery disease and cardiac events in Japanese high-risk patients. Circ J 2011；75：2424-31.

2) Taylor AJ, et al. ACCF/SCCT/ACR/AHA/ASE/ASNC/NASCI/SCAI/SCMR 2010 Appropriate Use Criteria for Cardiac Computed Tomography. A Report of the American College of Cardiology Foundation Appropriate Use Criteria Task Force, the Society of Cardiovascular Computed Tomography, the American College of Radiology, the American Heart Association, the American Society of Echocardiography, the American Society of Nuclear Cardiology, the North American Society for Cardiovascular Imaging, the Society for Cardiovascular Angiography and Interventions, and the Society for Cardiovascular Magnetic Resonance. Circulation 2010；122：e525-55.

3) Hamon M, et al. Coronary arteries：diagnostic performance of 16-versus 64-section spiral CT compared with invasive coronary angiography-meta-analysis. Radiology 2007；245：720-31.

4) Motoyama S, et al. Computed tomographic angiography characteristics of atherosclerotic plaques subsequently resulting in acute coronary syndrome. J Am Coll Cardiol 2009；54：49-57.

5) Motoyama S, et al. Plaque Characterization by Coronary Computed Tomography Angiography and the Llikelihood of Acute Coronary Events in Mid-Term Follow-Up. J Am Coll Cardiol 2015；66：337-46.

6) Ishida S, Sakuma H. Magnetic Resonance Coronary Angiography：Present Clinical Applications and Future Perspectives. J Jpn Coll Angiol 2009；49：473-80.

心臓核医学による評価とリスク評価

松本直也

1. 負荷心筋シンチグラムによる虚血診断

Point!

- 心筋シンチグラムの使用目的は「虚血の可視化」である.
- 負荷心筋シンチグラムは慢性腎臓病患者に適応可能である.
- 負荷試験の前準備は確実に患者に伝える.
- 負荷法として近年は血管拡張性負荷が頻用される.

- 日本循環器学会の『冠動脈病変の非侵襲的診断法に関するガイドライン』では,トレッドミル検査にて中等度リスク患者と判定された場合(または判定不能の場合)における次の診断法として,冠動脈CTまたは負荷心筋シンチグラム(SPECT)が推奨される.
- SPECTの利点はアイソトープ検査であるため造影剤を必要としないことである.そのため慢性腎臓病(CKD)に対する検査として適応できる.

1 冠動脈疾患患者検査前確率の推定

- 患者に何らかの検査を実施する前に冠動脈疾患(CAD)が存在する確率

SPECT：single photon emission computed tomography
CKD：chronic kidney disease
CAD：coronary artery disease

コラム 負荷試験の種類と前処置

■種類

運動負荷にはトレッドミル負荷とエルゴメーター負荷があり,薬物負荷は血管拡張性負荷とドブタミン負荷に分けられる.血管拡張性負荷にはアデノシン,アデノシン三リン酸(ATP),ジピリダモールのいずれかが用いられるが,保険適用があるのはアデノシンだけである.いずれもアデノシンによって血管拡張が誘発される.運動負荷とドブタミン負荷は血圧と脈拍を増大させる負荷であり心筋酸素需要と実際に供給される血流差により虚血(ischemia)心筋が誘発される.一方,血管拡張性負荷では有意狭窄冠動脈の末梢心筋と正常心筋間の血流増大量に差が生まれる.この差のある心筋をアメリカではjeopardized(危機にさらされている)な心筋と表

現し前者のischemiaと区別しているが,日本ではまとめて虚血心筋とよぶ.いずれの負荷においても正常心筋と異常心筋に取り込まれるアイソトープ量の差をコントラストの違いとして画像化している.

■前処置

運動負荷であれば目標心拍数達成率を高めるため,検査48時間前からβ遮断薬を中止しておく.血管拡張性負荷時にはカフェイン摂取がアデノシンの作用をブロックするため,検査12時間前からカフェイン摂取を控えてもらう必要がある.また運動負荷にて目標心拍数(通常〈220 − 年齢〉× 85〜90%)に達しない場合には,アイソトープを注射せず血管拡張性負荷またはドブタミン負荷に移行することが肝要である.

❶ 負荷心筋 SPECT 例

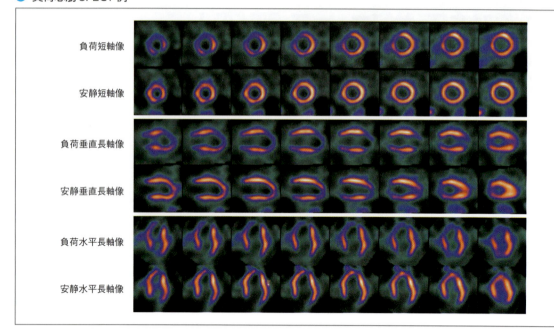

を推定するには，患者の症状から判断するのが簡便である．
● 非心臓性胸痛，非典型的胸痛，典型的胸痛の順に検査前確率は上昇する．これらを決定するために，①胸痛は胸部正中に起こるか，②労作または精神的興奮によって誘発されるか，③胸痛時5～10分の安静または硝酸薬の使用によって軽快するか，の質問を行う．イエスの質問項目が1項目であれば非心臓性，2項目であれば（組み合わせは問わない）非典型的，3項目であれば典型的胸痛と判定される．
● 非典型的胸痛の検査前確率がおよそ50％程度と考えるとよい．

2 虚血の可視化

● 運動負荷試験ではST低下部位と虚血心筋部位との相関が低いためその部位を推定することが難しいが，SPECTでは可能である．
● ❶は安静時 ^{99m}Tc-tetrofosmin，負荷時 ^{201}Tl のSPECT像である．上段から短軸像，垂直長軸像，水平長軸像であり，負荷・安静像の前壁中隔～心尖部に心筋血流差があり，左前下行枝狭窄のある梗塞後狭心症との診断になる．
● ❷は同症例の極座標表示で，前壁～中隔～心尖部に及ぶ血流欠損が一目瞭然である．また負荷時と安静時の血流差が負荷テストによって誘発された虚血心筋量である．
● SPECT検査の特徴は定量性と再現性にある．左室の正常心筋と梗塞や虚血にさらされた異常心筋の境界を認識し，左室全体の何％に異常が及んでいるのかを数値化することが容易である．❷上段は負荷後像で左前下行枝領域の血流欠損が左室の26％に及び，安静像である中段では血

❷ 極座標表示

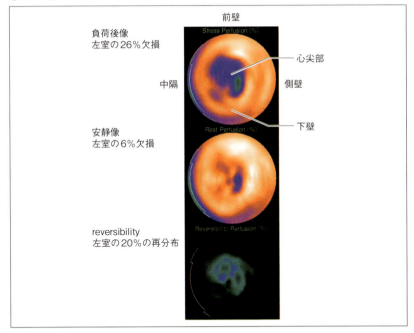

流欠損（梗塞心筋量）が6％である．上段から中段を減じた下段では負荷試験によって誘発された虚血心筋量20％と判定される．これらの数値は日本人の正常値から画像解析ソフトが自動的に算出し，撮像後の画像再構成に人為的な影響が及ばないため再現性が高い．

2. シンチグラムによるリスクの層別化

Point!
- 虚血心筋の診断は定性的ではなく定量的であるべきである．
- 異常心筋の量によるリスクの層別化を行う．
- 心電図同期法による心機能でのリスクの層別化が可能である．
- 心電図同期法によって左室同期不全が可視化できる．

1 SPECTによるリスクの層別化

- アメリカではSPECT検査が正常であれば，その患者の年間心臓死率と年間急性心筋梗塞発症率はどちらも1％未満であることが示されており，低リスク群と分類される．一方SPECT検査の異常度が上昇するにつれて心臓死と急性心筋梗塞症の発症率も上昇する．したがって，SPECT検査から得られる重症度をもとに患者のリスク層別化が可能となる．
- 心筋SPECTの読影法は左室を17セグメントに分割し，それぞれのセグメントにアイソトープの取り込み度合いによって0～4のスコアリン

❸ QGSによる解析

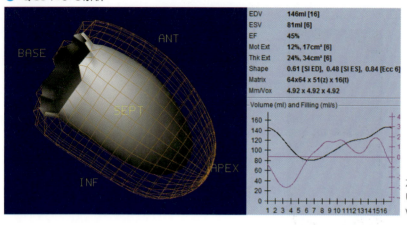

左：心室中隔側から左室を観察している．右：左室容積，EFやtime volumeカーブなどの解析結果．

グをする．負荷後のスコアを合計した数値をSSS，安静時のスコアを合計した数値をSRS，SSSとSRSの差をSDSという．SDSは負荷テストによって誘発された虚血心筋量を示す．

- SPECT検査実施後の予後調査研究ではいずれも負荷SPECT検査によって算出される心筋の異常度を示すSSSにより心事故のリスクを層別化することが可能であった[1, 2]．当院*データでもSSS：0〜3の群では急性冠症候群（ACS）発生率は0.9%/年である．発症率1%未満/年は，低リスク群に合致し，本検査で正常範囲と判定された場合，予後良好な群に分類される．
- 一方SPECT検査の異常度が増大するに従って心事故率は増大する．またCox比例ハザード解析による心事故発症予測因子の検討では，ACS発症の最大独立予測因子は，負荷誘発性の虚血心筋量（SDS）であり，これはアメリカと同様の結果である．

② 心電図同期SPECTから得られる心機能指標

- SPECTの三次元解析ソフト（QGSソフトウェア）からは心電図同期法でのデータ収集による左室容積や心駆出率（EF）を自動的に求めることが可能である（❸）．左室容積や負荷後のEFはSDSと同じく心事故の予測因子であり，これは負荷後のEFが低下している症例ほど心事故を発症しやすいことを表す．左室心機能（左室容積，EF，time volumeカーブ）はQGSソフトウェア起動後数秒間で自動表示される．

SSS：summed stress score
SRS：summed rest score
SDS：summed difference score

*日本大学病院．
ACS：acute coronary syndrome

QGS：quantiative gated SPECT（定量的心電図同期SPECT）

心電図同期法：QGSでは左室容積，EFなどのほかに位相差解析によって左室同期不全（dyssynchrony）も観察可能である．心室再同期療法の適応は左脚ブロックタイプでQRS幅120m秒以上の心電図であるがQGS位相差解析によってバンド幅とSDという2つの指標が得られ左室同期性の把握に有用である．

EF：ejection fraction

コラム　心筋血流予備能

心筋血流PET検査は，放射性同位元素（アイソトープ）を用い負荷試験を併用することによって，冠動脈の有意狭窄の検出のみならず，心筋血流予備能（MFR）の異常を簡便かつ非侵襲的に画像化する放射線診断モダリティである．冠動脈造影による冠動脈の形態的情報とは異なった機能的な狭窄情報を提供する点が特徴である．MFRは虚血心筋量とは独立して患者予後に影響を与える因子とされており，心筋虚血がなくてもMFRが低下している例では心事故が多いと報告されている[3]．

心臓核医学による評価とリスク評価

3. SPECTを用いた冠血行再建術戦略

Point!

- 安定狭心症においては負荷誘発性虚血心筋左室10%が予後改善の指標となる.
- CTとSPECTの融合画像によって虚血領域の詳細な同定が可能である.

1 虚血心筋量の大小と治療法の選択

- SPECTによる虚血心筋量の計測は患者の心事故予後推定につながり, 高リスク群は虚血心筋量>10%, 中リスク群は虚血心筋量1～10%, 低リスク群は虚血心筋なしと定義される[4].

- 虚血心筋量の大小によって将来の心事故が規定されるのであれば, 虚血心筋量と治療法選択のあいだにも関連があると考えられる. Hachamovitchらは負荷誘発性の虚血心筋量が左室の10%を超えるとき, 内科療法よりも冠動脈形成術 (PCI) が患者予後改善に生かされることを明らかにした[5]. 一方, 虚血心筋量10%未満の場合は至適内科療法単独であっても予後を悪化させることはないと考えられている. ESCガイドラインでは患者予後を改善させる指標として虚血心筋量>10%がクラスI, レベルBで推奨されている[4].

PCI: percutaneous coronary intervention (経皮的冠動脈インターベンション)
ESC: European Society of Cardiology (ヨーロッパ心臓病学会)

- この研究における虚血心筋量10%は陳旧性心筋梗塞 (OMI) のない患者群において決定されたものであり, 追加解析によってOMIによる固定性欠損が左室10%以上の群では虚血心筋量の増大が血行再建による心事故の軽減に有意な影響を与えていないことも判明した[6].

OMI: old (previous) myocardial infarction

- 虚血心筋が存在するか否かだけでなくその領域の大きさや重症度, また心筋全体の状態 (OMIを伴っているか, 過去にPCIを受けたことがあるかなど) によってPCIの効果も異なってくる可能性が示されている.

2 融合画像

- SPECTによって虚血心筋の可視化が達成されるが, 熟練読影者でも小範囲の虚血心筋はどの冠血管の灌流域なのか判断に迷う場合がある. 冠動脈CTとSPECTイメージをフュージョンすることによって虚血部位と責任冠動脈との関係が明瞭となる場合がある. 有用なのは冠動脈末梢の枝や小範囲の血管である. 一方, 冠動脈中枢部血管の狭窄病変ではSPECTでも責任血管は明らかである.

コラム 半導体検出器搭載SPECT (D-SPECT)

従来型装置では不可能であった^{123}Iと^{99m}Tcの同時撮像, ^{201}Tlと^{99m}Tcの同時撮像も可能である. これは光子エネルギー分解能の高い半導体SPECTによって初めて可能となった. またD-SPECTと^{99m}Tcを用いてPET検査を模したダイナミックパーフュージョン検査によりMFR比を計測することも可能となった[7]. ❶はD-SPECTによる安静時^{99m}Tc, 負荷時^{201}Tlの同時収集画像である.

97

❹ 冠動脈CTとSPECTの融合画像

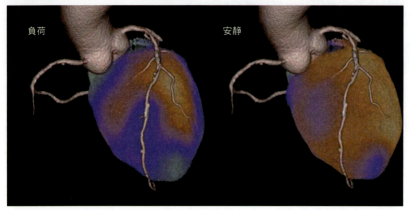

左前下行枝の虚血領域が明らかである．

● 負荷時と安静時の冠動脈CTとSPECT像の融合画像を❹に示す．本例では左前下行枝の虚血領域が明瞭に描出されており，対角枝との支配領域の違いを認識することが可能である．融合画像はPCI施行時の対象血管の確認とその支配領域の確認に最適である．

● 引用文献

1) Nishimura T, et al. Prognostic study of risk stratification among Japanese patients with ischemic heart disease using gated myocardial perfusion SPECT：J-ACCESS study. Eur J Nucl Med Mol Imaging 2008；35：319-28.
2) Matsumoto N, et al. Prognostic value of myocardial perfusion single-photon emission computed tomography for the prediction of future cardiac events in a Japanese population：a middle-term follow-up study. Circ J 2007；71：1580-5.
3) Murthy VL, et al. Improved cardiac risk assessment with noninvasive measures of coronary flow reserve. Circulation 2011；124：2215-24.
4) Montalescot G, et al. 2013 ESC guidelines on the management of stable coronary artery disease：the Task Force on the management of stable coronary artery disease of the European Society of Cardiology. Eur Heart J 2013；34：2949-3003.
5) Hachamovitch R, et al. Comparison of the short-term survival benefit associated with revascularization compared with medical therapy in patients with no prior coronary artery disease undergoing stress myocardial perfusion single photon emission computed tomography. Circulation 2003；107：2900-7.
6) Hachamovitch R, et al. Impact of ischaemia and scar on the therapeutic benefit derived from myocardial revascularization vs. medical therapy among patients undergoing stress-rest myocardial perfusion scintigraphy. Eur Heart J 2011；32：1012-24.
7) Agostini D, et al. First validation of myocardial flow reserve assessed by dynamic ^{99m}Tc-sestamibi CZT-SPECT camera：head to head comparison with ^{15}O-water PET and fractional flow reserve in patients with suspected coronary artery disease. The WATERDAY study. Eur J Nucl Med Mol Imaging 2018；45：1079-90.

冠動脈造影による評価

吉野秀朗

Point!

- 侵襲的 CAG は，CABG や PCI など虚血性心疾患の侵襲的治療を念頭において行われる基本的検査である．
- 機能的冠動脈狭窄の診断法が，非侵襲的検査である CT などでも開発されているが，いまだ完全に代替されるまでに至っていない．
- ACS の診断治療では，その迅速性において CAG が治療に直結する点はほかの検査法の比ではなく，アセチルコリン負荷 CAG などの薬剤負荷 CAG は，診断の確実性・安全性を考慮した場合，冠攣縮性狭心症の診断には必須の検査である．
- 侵襲的 CAG の欠点である動脈硬化壁の観察が，IVUS，OCT の開発によって可能となり，侵襲的検査であるこれらの検査法によって，虚血性心疾患の発生病態の解明に大きな進歩があった．
- 繰り返す検査が困難であるという欠点を非侵襲的検査と組み合わせることによって補い克服して，今後，非侵襲的検査法と侵襲的検査法を総合した評価方法の開発が期待される．

1. 虚血性心疾患診療の目的

- 虚血性心疾患患者を診た場合には，虚血の発生場所を特定することが重要である．虚血性心疾患の診療目的は，生命予後の延長と生活の質（QOL）の改善であり，虚血性心疾患の診断は，この 2 つの診療目的のために行われなければならない．冠動脈造影検査（CAG）は，虚血性心疾患診療，とくに冠動脈バイパス術（CABG），経皮的冠動脈インターベンション（PCI）のための直接的な情報を提供するのみでなく，二次予防の内科的治療の際に，疾患の重症度判定において重要である．

- CAG は，冠動脈病変の解剖学的特徴を把握するために有用であるが，現在，冠動脈 CT 検査法は，機器の進歩とともに高速で撮像が可能となり，かつ高精細画像が得られるようになったため，侵襲的 CAG の役割は，CABG や PCI などの侵襲的治療を念頭においた症例に限定されるようになってきた．しかし，冠動脈 CT 検査法の，現在までの著しい進歩をもってしても，空間分解能に関しては侵襲的 CAG のそれにははるかに及ばない．

- 侵襲的 CAG は，冠動脈の器質的狭窄である動脈硬化性狭窄の判定に重要な検査であるばかりでなく，冠動脈攣縮に代表される機能的冠動脈狭窄の診断では，現在これに代わる検査法がない．冠攣縮性狭心症の診断

CAG：coronary angiography

CABG：coronary artery bypass grafting

PCI：percutaneous coronary intervention

には，エルゴノビンやアセチルコリンを用いた薬剤負荷CAGは，最も重要な最終検査手段である．冠攣縮を直接観察できること，冠攣縮が発生した場合には直ちに硝酸薬を冠動脈内投与することによって冠攣縮を解除できることなど，検査の安全性も確立されている．

● 現在，筆者らは，びまん性冠動脈攣縮に起因したvasospastic heart failureの概念を提唱している[1,2]．一見，拡張型心筋症と診断される正常冠動脈をもつびまん性左室収縮低下症例の約3分の1の症例に，アセチルコリン負荷でびまん性多枝冠動脈攣縮が誘発され，カルシウム拮抗薬で左心機能が改善する症例があることを報告した．この疾患群の診断には，侵襲的CAGが必須である．

2. 心筋虚血の病態生理

● 心筋虚血は，冠動脈狭窄という解剖学的狭窄病変の存在下において，心筋酸素需要が酸素供給を凌駕して増加した際に，狭窄病変以遠の心筋組織の酸素不足によって発生する心筋細胞の障害をいう．

1 虚血の発生速度

● 冠動脈が完全閉塞すると，心筋虚血は心内膜側から発生し心外膜側へ広がる．冠動脈閉塞後約10秒後には心内膜側から内側3分の2くらいまで虚血のフロントラインが達することがラットの実験で証明されている（❶）[3]．虚血のフロントラインは60秒後には完全に心外膜側まで達しており，この結果は，臨床上狭心症患者に対するPCI中にバルーン拡張開始数十秒後にはST上昇が胸壁12誘導心電図で確認される現象をよく説明している．

● PCI用のガイドワイヤーを用いた冠動脈内心電図の観察では，PCIバルーン拡張開始後数秒以内に心電図のST変化が確認できることから，心筋虚血に伴う電気的変化は非常に早期に発生する．

2 壁運動障害の発生病態

● 心エコー上の壁運動変化をPCI中に観察すると，前下行枝のバルーン拡張開始後数心拍以内に壁運動低下と左室心尖部のバルーニングが確認できる．

● イヌを用いた開胸実験で冠動脈結紮後の心筋壁運動を直視下で観察すると，やはり数心拍以内に虚血領域心筋の暗赤色化と壁運動低下・収縮期膨隆が確認できる．

● 高度狭窄病変下で発生する虚血性変化は，急速な完全閉塞発生後の変化とは明らかに異なる時系列変化を示す．冠動脈の完全閉塞下では，心筋細胞の電子伝達系に酸素が到達しないことによるATP産生停止が発生するばかりでなく，嫌気性解糖による乳酸産生と組織におけるwash outの低下が発生し，組織の酸性化が急速に進行する．一方，高度狭窄

ATP：adenosine triphosphate（アデノシン三リン酸）

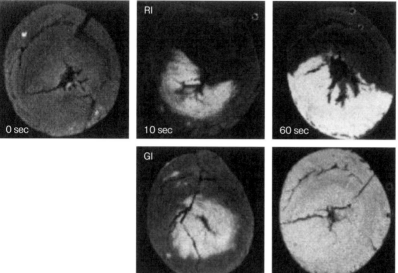

❶ cross-section NADH fluorescence photographs（ラットの実験）[3]

冠動脈閉塞10秒後には心内膜側から内側3分の2まで虚血のフロントラインが達し，60秒後には完全に心外膜側まで達する．

GI：global ischemia．ラットの心臓を丸ごと虚血状態にすると，全周性に心内膜側から外側へと虚血が進行する．

病変の場合は，虚血に陥った心筋領域に少量ではあるが存在する冠動脈血量によってwash outが起こり組織の酸性化が起こりにくい．
- 完全閉塞の場合，心筋温度37℃では20分前後で発生する心筋ミトコンドリアの膨化に始まる病理学的な非可逆的変化が心内膜下心筋で観察されるが，高度狭窄病変では，その発生時間が著しく延長する．
- 完全閉塞発生時は，心筋壁運動が急速に停止することによって，ATP消費の最も多いアクチン・ミオシンのスライディングを停止し，ATPの消費を抑えるという防御的反応が発生する．同様に高度狭窄病変下で心筋虚血が発生すると，心筋は収縮低下（hibernation）を発生させ，ATPの消費を抑える．冠動脈高度狭窄病変の存在化で心内膜側に限局した心筋虚血が発生するが，心外膜側は心筋虚血には陥っていない．
- 心筋壁は，内膜側3分の1が虚血に陥ると収縮期の壁厚増加が消失し，左室の収縮に寄与しなくなる．したがって，3枝高度狭窄病変例においてその1本の領域の心筋がひとたび虚血に陥ると，ほかの冠動脈領域の心筋も代償性に収縮増強を強いられ，これにより狭窄下流領域に虚血が引き起こされ壁運動障害が発生し，急速に左室全体の収縮低下，ついには心原性ショック状態に陥る．

3. 冠動脈の解剖学的重症度評価

1 従来の狭窄度判定法

- 冠動脈狭窄の程度については，1975年に報告されたAHA分類がある．冠動脈の狭窄度は，キャリパー法による計測で51〜75%狭窄を75%狭

AHA：American Heart Association（アメリカ心臓協会）

❷ Gensini スコア

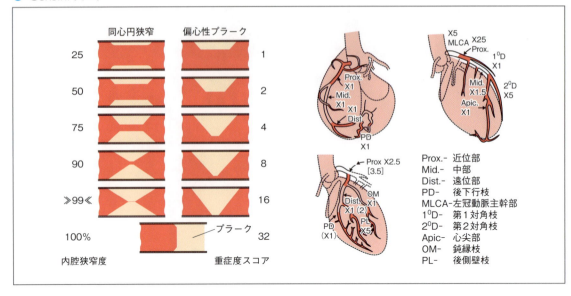

窄としているが，75％狭窄以上を有意狭窄としている．この狭窄度判定は，CAG 画像上の計測を用いて行われ，かつ狭窄病変が同心円でないことを考えれば，一方向からの画像では，不正確であることは明らかである．このような曖昧さを前提に，2 方向以上の画像を用いて，より高度の狭窄度をその病変の狭窄度とするという約束のもとに長年にわたって狭窄の半定量化が施行されてきた．

2 FFR，iFR による機能的狭窄度評価法

- この方法の欠点を補うべく，現在は，FFR，iFR や造影画像を用いたコンピュータ解析による機能的狭窄度の評価が一般的となった．
- FFR，iFR は，圧センサーカテーテルを冠動脈内に挿入留置し，狭窄病変前後の圧変化から機能的狭窄度を算出する方法であり，冠動脈内の病変部位に極細のワイヤーを通過させるという作業が必要で，これによる合併症は皆無ではない．
- CAG 画像の造影剤 wash out のスピードを計算し，機能的狭窄度を算出するソフトが開発され報告されている．これは通常の CAG のみでよく，病変そのものに検査中には影響しない．

FFR：fractional flow reserve（血流予備量比）
iFR：instantaneous wave-free ratio（瞬時血流予備量比）

3 重症度スコア

- 冠動脈狭窄の重症度は，局所の病変狭窄度のみならず，心臓全体を覆う冠動脈全体の総合的狭窄度の重症度評価が重要である．古くは狭窄度と狭窄部位とを考慮した Gensini スコア（❷）が用いられた．現在は，SYNTAX score*が普及している．

＊SYNTAX score については p.187 参照．

4. CAG と冠動脈壁の画像検査

● 侵襲的 CAG の最大の欠点は，冠動脈内腔の観察には優れていても，冠動脈壁の観察には不向きな点であった．IVUS や OCT，血管内視鏡の開発によって，冠動脈壁の観察が著しく向上した．冠動脈の動脈硬化病変の変化を生体内で観察したいという欲求のもと，病理解剖所見との対比によって，冠動脈壁の性状が正確に推測されるようになり，急性冠症候群（ACS）の発症機転の解明や慢性期の治療戦略決定に寄与するようになった．これらの侵襲的画像診断は，侵襲的 CAG と一体となって施行されている．

IVUS：intravascular ultrasound（血管内超音波法）
OCT：optical coherence tomography（光干渉断層法）

ACS：acute coronary syndrome

● 侵襲的検査であるこれらの検査法によって，虚血性心疾患の発生病態の解明に大きな進歩があったが，繰り返す検査が困難であるという欠点を非侵襲的検査と組み合わせることによって補い克服し，今後，非侵襲的検査法と侵襲的検査法を総合した評価方法の開発が期待される．

5. 治療効果判定に関する問題点

● そもそも虚血性心疾患の治療目標は，生命予後と QOL の改善である．ステントを用いた PCI がカテーテル治療の標準となった現在，完全血行再建という概念や PCI 施行の緩急（多枝病変例で，安定狭心症や ACS でどの病変をどの順序でいつ行うか）が変化しつつある．現在，治療戦略の可否は，多くの多施設ランダム化試験によって評価されている．問題は，多くは短期の生命予後—心臓死やメジャーな合併症の有無が長くても 5 年の観察期間での判定と短期間であること，STEMI の院内率が Killip 分類 I は 1〜2% である現在，PCI の治療効果が結果に著しく影響しており，その治療効果判定のマーカーの選択が容易ではないことであり，これらを十分考慮した研究計画を立案することが重要である．

STEMI：ST-segment elevation myocardial infarction（ST 上昇型心筋梗塞）

● 冠動脈病変の部位の記載方法は，日本では，AHA 分類が用いられている．病変の存在部位は，冠動脈の近位部ほどその意味が重要であることは誰も疑問をもたない．しかし，急性前壁中隔心筋梗塞一枝病変例を，第一中隔枝の前後で分類する AHA 分類で分けた場合と，第一対角枝前後で分類する CASS 分類（❸）で分けた場合を比較すると，明らかに CASS 分類のほうが，心筋梗塞後の左心機能の重症度をよく分類していることが判明した（❹）[4].

● 筆者らの施設*では，急性前壁中隔心筋梗塞の責任病変部位は AHA 分類と CASS 分類を併用して使用していた．CASS 分類は，CABG を念頭においた分類であり，その分類方法をみると，AHA 分類に比べ，心筋サルベージを評価するのにより適していることが理解できる．分類法

＊杏林大学医学部付属病院.

CASS：Coronary Artery Surgery Study

❸ 冠動脈の CASS 分類

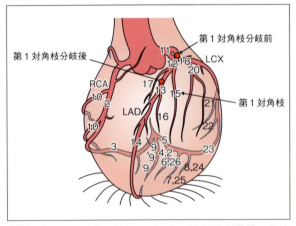

CASS：Coronary Artery Surgery Study，RCA；右冠動脈，LCX；左回旋枝，LAD；左前下行枝

❹ 左心機能と梗塞責任病変部位— AHA 分類と CASS 分類の比較[4]

	CASS#12	CASS#13	p
LVEF	46±12	60±13	<0.0001
SD/Chds*	−3.0±0.6	−2.3±1.2	0.0008
CPK	5,821±3114	4,149±3,028	0.0466

	AHA #6	AHA #7	p
LVEF	50±14	59±13	0.0024
SD/Chds*	−2.8±0.8	−2.4±1.2	n.s.
CPK	5,406±2,877	4,354±3,465	n.s.

＊：左室造影法によって得られた画像から壁運動異常を造影化する．マイナスが大きいほど壁運動障害が大きい．
LVEF；左室駆出分画率，CPK；クレアチンフォスフォキナーゼ

は，ものの見方を変える可能性があり，適切な分類法を選択採用することが重要である．
● 冠動脈病変の位置と程度の左室心筋全体に及ぼす影響を考慮した重症度判定法は，むしろ非侵襲的検査法の得意とするところであり，今後，AI などを用いた多変量指数を解析した，左室機能変化の予測をも考慮した予後予測能力をもつ総合的検査法が開発されるであろう．

AI：artificial intelligence

◉ 引用文献

1) Sakata K, et al. Diffuse and severe left ventricular dysfunction induced by epicardial coronary artery spasm. Angiology 2000；51：837-47.
2) Inami T, et al. Left ventricular dysfunction due to diffuse multiple vessel coronary artery spasm can be concealed in dilated cardiomyopathy. Eur J Heart Fail 2012；14：1130-8.
3) Kaneide H, et al. Transmural anoxic wave front and regional dysfunction during early ischemia. Am J Physiol 1987；253：H240-7.
4) Yoshino H, et al. Asynergy of the noninfarcted left ventricular inferior wall in anterior wall acute myocardial infarction secondary to isolated occlusion of the left anterior descending artery. Am J Cardiol 1998；81：828-33.

機能的冠動脈狭窄評価

田中信大

1. 冠血流予備能（CFR）

Point!
- 冠血流調節機構として，自己調節能が存在する．自己調節能は抵抗血管がつかさどる．
- CFRは50％狭窄程度より低下してくる．CFRの正常値は3.0～5.0であるが，2.0以下を示せば，狭窄が機能的有意狭窄であることを意味する．
- CFRは微小血管障害，糖尿病，左室肥大，心筋梗塞，計測時の血行動態の変化などにも影響を受ける．

- 冠血流は，安静時は一定であるが，心筋酸素需要に応じて増大する．この冠血流の最大限に増えうる程度を冠血流予備能（CFR）とよぶ．
- 安静時の冠血流は，冠動脈（心筋外血管）に中等度狭窄が存在しても抵抗血管が拡張することにより一定に保たれ，狭窄率が90％以上になると低下し始める．しかし血流調節のため抵抗血管が安静時に拡張することにより，抵抗血管拡張により得られる冠血流の最大量は50％狭窄程度より低下する（❶）[1]．
- 正常では，CFRは3.0～5.0であるが，2.0以下を示せば心筋外血管の狭窄が有意であることを意味する[2]．
- CFRの実際の計測は，心臓カテーテルの際にDopplerガイドワイヤーを用いて行われる．Dopplerガイドワイヤーは，0.014インチ・ガイドワイヤーの先端にDopplerセンサーが装着されたもので，Doppler法に

CFR：coronary flow reserve

❶ 冠血流予備能

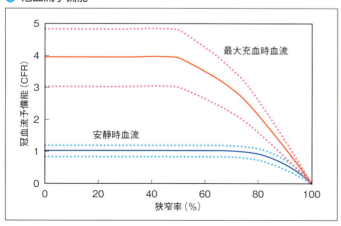

安静時血流は90％以上の高度狭窄となるまで保たれるのに対し，最大充血時血流は50％狭窄程度より低下する．

❷ 経胸壁心エコー法によるCFR計測

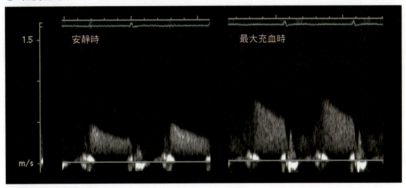

良好な血流速波形を記録することが可能である．末梢静脈からATPを投与し最大充血を惹起することにより，CFRを計測する．

よって冠血流速度を計測することが可能である．計測部位の血管径が一定であれば血流速度の比は血流量の比となる．あらかじめ亜硝酸薬を投与しておくことによって計測部の血管を拡張し，血管径を一定にすることにより，安静時，最大充血時の血流速度の比をもってCFRを求めることが可能である．

- 侵襲的な手法以外にも，経胸壁心エコー法，PET，心筋血流SPECTなどによってCFRの計測が可能である．中でも高周波プローブを用いた経胸壁心エコー法によるCFRの計測は，繰り返し行うことが可能なため，冠動脈狭窄の診断のみならず，さまざまな非虚血性心疾患における冠循環動態評価，経時的な経過観察が可能であり，その臨床的有用性は高い[3]（❷）．
- CFRは冠動脈狭窄以外にも，いわゆる微小血管障害，糖尿病，左室肥大，心筋梗塞などにも影響を受け低下する．
- CFRは安静時血流の変動（計測時の血行動態）の影響を受けることに加え，Dopplerガイドワイヤーを用いた計測は，計測自体の安定性の問題があり，実臨床においては使用が困難な場合も少なくない．

PET：positron emission tomography
SPECT：single photon emission computed tomography

コラム　冠循環の特徴

　心筋酸素需要が増大した際の酸素は，冠血流量の増加によって供給される．これは心筋の代謝が好気性代謝主体であり，血液からの酸素摂取率が高く，しかも心筋が余剰酸素を保管しておく能力を有さないためである．通常の正常心筋では，心筋の酸素需要の変化に対応し急速に冠血流量を調節するため，十分な供給を行うことが可能である．すなわち心筋酸素需要と冠血流量とのあいだには直線的な関係を認め，（正常心筋では）冠血流量が2倍に増えた状態は，心筋の酸素需要が2倍に増えていることを意味する．この冠血流量の調節（自己調節能 auto-regulation）は抵抗血管がつかさどっている．抵抗血管は通常の冠動脈造影では描出不可能な150μm以下の細小動脈が主体である．

機能的冠動脈狭窄評価

2. 冠血流予備量比（FFR）

Point!

● FFR の正常値は 1.0 である．虚血の閾値は 0.75 であり，0.75〜0.80 はグレーゾーン（虚血を示す病変の可能性がある）として扱われる．

● FFR は安静時血流変動の影響は受けない．

● FFR 計測には，確実な最大充血を惹起することが重要である．

● リバースミスマッチは左主幹部病変，左前下行枝，潰瘍性病変などに生じることがある．

● 冠内圧引き抜き記録により，圧較差の局在を確認する作業が重要である．

● CFR が計測時の血行動態の影響を受けるのに対し，冠血流予備量比（FFR）はその影響を受けない指標として Pijls により考案された．最大充血時の大動脈圧（Pa）と冠動脈遠位部圧（Pd）の比 Pd/Pa を求めることにより，冠血流の阻害されている程度を評価するものであり，FFR 0.75 とは，その血管が正常であった場合に得られる最大血流量の 75% の血液を供給しうるということを意味する[4,5]．

● 圧計測用ガイドワイヤーを関心冠動脈・病変の可及的遠位部に留置し，最大充血を惹起したのちに計測する．最大充血を惹起する薬剤には，末梢静脈より投与するものと冠動脈内に投与するものがある（❸）．

● FFR は非侵襲的負荷試験の結果とよく相関し，FFR 0.75 が虚血を示す閾値とされている．FFR 0.75〜0.80 はグレーゾーンと考えられるため，DES 時代となり，その良好な成績から DES 治療の適応としては FFR 0.80 が用いられている．

● 枝・病変ごとの虚血の存在を評価することが可能である．とくに病変が多枝に渡る場合には，心筋シンチグラムと比べても枝ごとの評価が容易である．

● 心筋虚血を惹起しない病変の予後は非常に良好である[6-9]．すなわち FFR が良好な病変はステント治療の適応とならない．

FFR : fractional flow reserve

❸ 最大充血を惹起する薬剤

末梢静脈投与
ATP：140 μg/kg/分にて投与する

冠動脈内投与
塩酸パパベリン：右冠動脈 8 mg，左冠動脈 12 mg を 15 秒程度かけて投与する
ニコランジル：左右冠動脈とも 2 mg を 10〜30 秒程度かけて投与する
ATP：右冠動脈 30 μg，左冠動脈 50 μg をボーラス投与するが，最大充血となるまで量を増やし投与する

DES : drug eluting stent（薬剤溶出ステント）

コラム FFR の概念

　狭窄のない正常冠動脈では心筋外血管に抵抗（圧較差）は存在しないため，心筋に対する灌流圧は Pa−Pv（Pa：大動脈圧，Pv：中心静脈圧）となり，微小血管抵抗を R とすると，正常最大心筋灌流流量 QN, max ＝（Pa−Pv）/R となる．狭窄が存在すると狭窄遠位部圧（Pd）は低下し，その際の心筋灌流圧は Pd−Pv となるため，狭窄存在下の最大心筋灌流流量 QS, max ＝（Pd−Pv）/R となる．微小血管を最大拡張の状態とするとその抵抗値 R は最小となり，また一定となる．ここで Pa，Pd に対し Pv が十分低いと仮定すると，

$$FFR = QS,max/QN,max$$
$$= (Pd-Pv)/(Pa-Pv) \fallingdotseq Pd/Pa$$

となる．

107

❹ 左主幹部病変の中等度狭窄

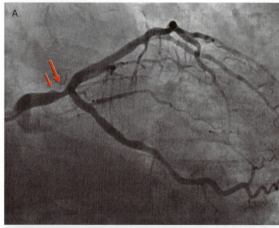

A：冠動脈造影では左主幹部（LMT）遠位部に50％狭窄を認める（長い➡）．またその近位側に潰瘍性病変を認めている（短い➡）．
B：LADおよびLCXにおいてFFRを計測したところ，LMT狭窄部に有意な圧較差を認めた．狭窄率が50％程度であっても，本症例のように灌流領域の広い左主幹部病変，冠血流の乱流を生じうる潰瘍性病変においては，圧較差が大きくなる．造影所見とFFRのリバースミスマッチといわれている．

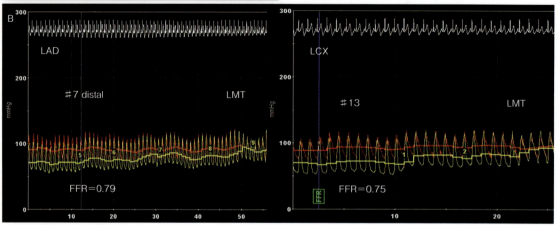

- 狭窄が軽度〜中等度であるにもかかわらず，FFRが有意に低下する，いわゆるリバースミスマッチを呈する病変が存在する．左主幹部（LMT）病変，左前下行枝（LAD）病変，潰瘍性病変などに生じることが知られている（❹）．
- FFRは，PCIの適応決定においてのみならず，PCI手技の経過，終了時点の評価においても有用である[10]．
- tandem病変，びまん性病変，ステント留置後などにおいては，圧引き抜き記録が重要である．最も血流を妨げる狭窄において，大きな圧較差がみられる．
- ステント留置後の圧引き抜き曲線においては，ステントの拡張不良・圧着不全・ステント端解離などに起因するステント内の圧較差と，ステント外の残存病変に起因するステント外圧較差に注目する（❺）．

LMT：left main trunk
LAD：left anterior descending artery

⑤ びまん性石灰化病変に対するステント留置後のFFR

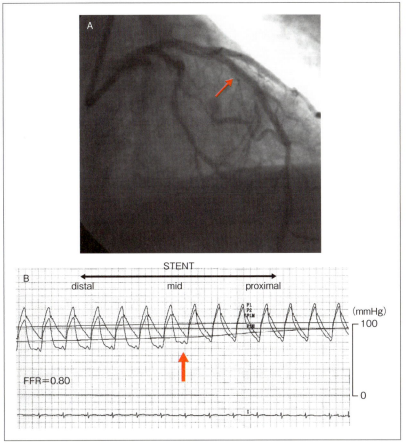

びまん性石灰化病変に対しRota＋ステント留置を行い，造影上は良好な拡張を得た（A）．しかしステント留置後のFFRは0.80と改善が不良であり，圧引き抜き曲線において，その残存圧較差の主体はステント中央部（➡）にあることが観察された（B）．同部のステント不十分拡張と判断し，高圧拡張を追加した．
Rota；ロータブレータ

3. 安静時狭窄重症度指標（iFR）

Point!

- iFRの正常値は1.0である．iFRによるPCI適応の閾値として0.89が提唱されている．
- hybrid approachとして，アデノシンゾーン（iFR 0.86〜0.93）であればFFR計測を行う方法もある（iFR≦0.85は虚血陽性，0.94≦iFRは虚血陰性として扱う）．

- 最大充血の惹起を必要としない安静時血流下における狭窄重症度指標（iFR）が，イギリスのDaviesらによって提唱された[11, 12]．
- アデノシンは末梢静脈より投与するとその効果が発現するまで90〜120秒かかるため，多枝の計測を予定している場合には，計測に要する時間が術者にストレスを与えうる．さらに末梢投与では約20％の症例で十分な最大充血に至らないこと，時に効果が不安定で圧較差に変動がみら

iFR：instantaneous wave-free ratio

コラム　wave free period（WFP）

　冠動脈には，冠血流と冠内圧の2つの波が伝播している．正常では，冠血流は約20〜40cm/秒，冠内圧は10〜12m/秒とその速度はまったく異なる．冠動脈の全長は短いため，圧波は，1心周期のあいだに冠動脈末梢に到達，瞬時に反射し，冠動脈を中枢側に逆向きに伝搬する．この反射した圧波は，冠血流に阻害的に働く．これらの冠血流と冠内圧の波を合わせた強さを表す指標としてwave intensityがある．このwave intensityの解析をみると，拡張早期にも，心筋の弛緩（relaxation）に伴う波が複雑に存在するが，拡張中期以降心房収縮が始まる前までの時相において，波の影響がほとんどみられない時相が存在する．この時相をwave free period（WFP）と名付けた[11]．

　WFPにおいては，微小血管抵抗が低いレベルで一定となることから，同時相における大動脈圧と冠動脈狭窄遠位部圧の瞬時の圧比は一定となる．この圧比をiFRと定義した．当初は，この時相の微小血管抵抗は，最大充血時の全心周期における微小血管抵抗とほぼ等しいと考えていたが（すなわちFFR ＝ iFRとなる），後にWFPの微小血管抵抗は，心周期の中では最も低く安定した値となり，全心周期の抵抗とはまったく異なることが報告された[12]．

　WFPの微小血管抵抗が一定であるということは，瞬時冠血流-冠内圧関係曲線においてその関係は直線的な関係となることを意味する．すなわち冠内圧の比は，冠血流の低下の程度を示していることになる．安静時冠血流は，高度狭窄となるまでは一定であると考えられており，その条件下においてはこのiFRが狭窄の定量的な指標となりうると考えられる．

れることなど，最大充血を惹起する手技自体が不確実な部分がある．

- 上記に加え，欧米ではアデノシンが高価であることもあり，FFR計測普及の障壁となっていた．
- FFRとiFRの診断一致率は80%程度と良好であるが，さらに一致率を上げるために，hybrid approachが提唱された．これは，まずiFRを計測し，iFR値が0.86〜0.93であればアデノシンゾーンとしてFFRを計測する，それ以上・それ以下であれば，それぞれ虚血陰性・陽性としてその結果を採用するというものである．この手法を採用することにより，診断一致率は94%となり，またアデノシンの使用は61%減らすことが可能となる．
- iFRに独自の虚血域値を設定した場合の臨床的有用性を明らかにする目的でDEFINE-FLAIR studyが行われた．iFR 0.89を閾値としてiFR guide PCIは，FFR guide PCIに対しnon-inferiorityを示した[13]．

引用文献

1) Gould KL, et al. Physiologic basis for assessing critical coronary stenosis：Instantaneous flow response and regional distribution during coronary hyperemia as measures of coronary flow reserve. Am J Cardiol 1974；33：87-94.

2) Miller DD, et al. Correlation of pharmacological 99 mTc-sestamibi myocardial perfusion imaging with poststenotic coronary flow reserve in patients with angiographically intermediate coronary artery stenoses. Circulation 1994；89：2150-60.

3) Daimon M, et al. Physiologic assessment of coronary artery stenosis by coronary flow reserve measurements with transthoracic Doppler echocardiography：comparison with exercise thallium-201 single piston emission computed tomography. J Am Coll Cardiol 2001；37：1310-5.

4) Pijls NH, et al. Experimental basis of determining maximum coronary, myocardial, and collateral blood flow by pressure measurements for assessing functional stenosis severity before and after percutaneous transluminal coronary angioplasty. Circulation 1993；87：1354-67.

5) Pijls NH, et al. Measurement of fractional flow reserve to assess the functional severity of coronary artery stenoses. N Engl J Med 1996；334：1703-8.

6) Pijls NH, et al. Percutaneous coronary intervention of functionally nonsignificant stenosis：5 year follow-up of the DEFER Study. J Am Coll Cardiol 2007；49：2105-11.

7) Tonino PA, et al. Fractional flow reserve versus angiography for guiding percutaneous coronary intervention. N Engl J Med 2009；360：213-24.

8) Zimmermann FM, et al. Deferral vs. performance of percutaneous coronary intervention of functionally non-significant coronary stenosis：15-year follow-up of the DEFER trial. Eur Heart J 2015；36：3182-8.

9) Tanaka N, et al. One-Year Outcome of Fractional Flow Reserve-Based Coronary Intervention in Japanese Daily Practice-CVIT-DEFER Registry. Circ J 2017；81：1301-6.

10) Tanaka N, et al. Analysis of suboptimal stent deployment using intravascular ultrasound and coronary pressure pullback measurement. J Cardiol 2017；69：613-8.

11) Davies JE, et al. Evidence of a dominant backward-propagating "suction" wave responsible for diastolic coronary filling in humans, attenuated in left ventricular hypertrophy. Circulation 2006；113：1768-78.

12) Sen S, et al. Development and validation of a new adenosine-independent index of stenosis severity from coronary wave-intensity analysis：results of the ADVISE（ADenosine Vasodilator Independent Stenosis Evaluation）study. J Am Coll Cardiol 2012；59：1392-402.

13) Davies JE, et al. Use of the Instantaneous Wave-free Ratio or Fractional Flow Reserve in PCI. N Engl J Med 2017；376：1824-34.

第2章　虚血を診る─虚血性心疾患の診断

IVUS/OCT による病変評価

江守裕紀，赤阪隆史

▌1. IVUS（血管内超音波）による病変評価

Point!

- IVUS は，冠動脈病変の組織性状評価に優れている．
- IVUS は，血管径や病変長の正確な計測が可能であるため，PCI の治療方針やエンドポイントの決定に有用である．
- 最新の IVUS（NIRS-IVUS，高解像度 IVUS）の登場により，従来の IVUS では困難であった病変をより詳細に評価できる可能性がある．

1 IVUS の原理と手技

- 1990 年代に臨床応用された IVUS（血管内超音波）は，3Fr 前後の小径のカテーテルの先端に超音波探触子を有し，血管内側から血管断面像を描出する観血的画像診断法である．IVUS は，冠動脈の血管壁構造やプラーク性状・大きさ・分布を評価することができる．

IVUS：intravascular ultrasound

- 近年，臨床応用され始めている高解像度 IVUS（high resolution IVUS）は，60 MHz という従来の IVUS（20〜40 MHz）よりも高い解像度を有し，また，従来の IVUS に比べ最大で 20 倍の速度（10 mm/秒）でのプルバックが可能である（❶）．

- 日本において，IVUS は PCI の補助デバイスとして最も信頼され使用されている血管内イメージングデバイスである．

PCI：percutaneous coronary intervention（経皮的冠動脈インターベンション）

2 IVUS によるプラーク組織性状評価

- 冠動脈の血管壁は内膜，中膜，外膜の3層構造からなる．内膜と外膜のエコー輝度は高く，一方で平滑筋細胞からなる中膜のエコー輝度は低

❶ 高解像度 IVUS と IVUS，OCT の比較

	高解像度 IVUS		IVUS	OCT
	TERUMO/AltaView	ACIST HDi/Kodama	Boston/Opticross	Abbott/OCT
周波数/波長	60 MHz	60 MHz	40 MHz	1.3 μm
エネルギーの性質	ultrasound	ultrasound	ultrasound	optical
距離分解能	<30 μm	40 μm	38 μm	15 μm
方位分解能	<100 μm	90 μm	80〜200 μm	40 μm
深達度	>3.0 mm	>2.5 mm	6 mm	0.8〜1.2 mm
プルバック速度（mm/秒）	0.5, 1.0, 2.0, 3.0, 6.0, 9.0	0.5, 1.0, 2.5, 5.0, 10	0.5. 1.0	20, 36
最大プルバック長（mm）	150	130	100	54, 75

112

❷ 冠動脈プラークのIVUS像

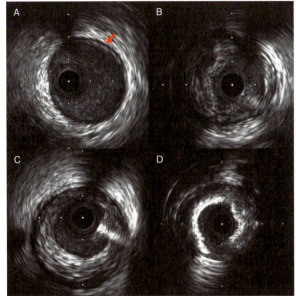

A：正常血管，B：ソフトプラーク，C：線維性プラーク，
D：石灰化プラーク．
➡：外弾性板．

い．IVUSの解像度は100〜200μmであり，内膜と中膜の境界判別は困難であることが多いが，中膜と外膜の境界には外弾性板が存在し，境界の判別は可能である（❷A）．

- IVUSによるプラークの組織性状評価は，外弾性板より外側のエコー輝度とプラークとの相対的関係を目視で判定し，下記のように分類する．

■ ソフトプラーク（soft plaque）（❷B）

比較的均一な低いエコー輝度を示す像で石灰化を伴わず，脂質成分を多く含むとされている．

最新のイメージングデバイスであるNIRS-IVUSは，プラーク全体の形態を把握しながら，脂質成分の検出に優れている．脂質成分の富むプラークであれば黄色で表示され，黄色の密度を示す指標としてLCBIがある．Goldsteinらの報告によると，PCI時のNIRSのLCBIとPCIに伴う心筋梗塞の関連を検討し，連続4mmの長さにおけるLCBIが500以上の病変ではその半数が周術期心筋梗塞を発症したのに対し，LCBIが500未満の病変では，わずか4.2％の発症率であった[1]．そのため，周術期心筋梗塞の予測として，NIRSで計測されるLCBIが有用である可能性がある．

■ 線維性プラーク（fibrous plaque）（❷C）

石灰化を認めず，内膜が外膜のエコー輝度と同等，またはより高度であり，音響陰影（acoustic shadow）を伴わないものである．

■ 石灰化プラーク（calcified plaque）（❷D）

IVUS上，最も高輝度に描出され，後方にacoustic shadowや多重エコーがみられる．存在部位により浅在性と深在性に分類され，さらに，

NIRS-IVUS（near infrared spectroscopy intravascular ultrasound）：NIRS（近赤外線スペクトロスコピー）ではトランスデューサーから出た近赤外線成分と，組織に反射して返ってきた成分とを引き算することで血管組織の吸収パターンを検出し，粥腫成分を同定する．脂質成分は黄色で表示され，線維成分は赤色で表示される．

LCBI（lipid-core burden index）：特定範囲内の黄色ピクセル数を全有効ピクセルで割り1,000をかけたもの．

第2章　虚血を診る─虚血性心疾患の診断

内腔中心から計測した石灰化の角度による分類もある.

　180°以上の偏心性で浅在性の石灰化プラークを有する病変に対するPCIの際は，冠動脈穿孔のリスクがあるため注意を要する.

■ 混合性プラーク（mixed plaque）

　複数の輝度を示すプラークで，なかには acoustic shadow を伴うものも含まれる．線維石灰化や線維脂肪性などさまざまに表現される.

2. OCT（光干渉断層法）による病変評価

Point!

- OCTは，高解像度の血管内画像診断装置である.
- IVUSと比較して，脆弱性プラークの検出，ステント治療直後や慢性期のステント不全，また新生内膜の評価に優れている.
- IVUSと比較して，大血管，入口部病変，高度狭窄病変の評価が困難である.
- OCT画像取得にあたり赤血球除去のためのフラッシュが必要である.

1 OCTの原理と手技

- OCT（光干渉断層法）は，近赤外線を用いた$10～20\mu m$という高解像度を有する血管内画像診断装置である．OCTの画像解像度はIVUSの約10倍に達し，微細な血管壁構造や動脈硬化の進展過程を生体内で直接観察することが可能であり，脆弱性プラークの検出，冠動脈ステント留置直後のステント圧着不良などの描出やDES（薬剤溶出性ステント）留置後慢性期の薄い新生内膜の描出に優れている.

OCT：optical coherence tomography

- 180 frames/秒に達する高いフレームレートは最速40 mm/秒での高速プルバックを可能にし，虚血を誘発せずに，短時間で冠動脈病変を観察することが可能である.

- しかし，IVUSと比較してOCT特有の欠点を有する．壁深達度が比較的浅いため，4 mm以上の大血管の観察には不向きである．また，OCT画像取得のために血球除去が必要であり，入口部病変，高度狭窄病変の評価は困難である.

DES：drug eluting stent

- 一般的には，造影剤によりフラッシュし血球除去を行うが，腎機能低下症例ではさらなる腎機能の悪化に注意を要する．しかし，造影剤の代わりに低分子デキストランを使用しても良好なOCT画像を取得できるため，腎機能低下症例にも適応できる．また，造影剤使用量を減らす目的で，guide extension カテーテルを選択的に標的血管に挿入することで，鮮明な画像を得ることができる.

2 OCTによるプラーク組織性状評価

- OCTを用いて正常血管を観察した場合，冠動脈の3層構造（内膜，中膜，外膜）を明瞭に描出でき（❸ A），病理組織所見とも良好な相関を示す.

guide extension カテーテル：GuideLiner（Japan Lifeline社製）やGuidezilla（Boston社製）のようなguide extensionカテーテルは，モノレールタイプの子カテーテルとして，主にガイディングカテーテルのサポート性を高めるために使用される．guide extensionカテーテルを併用してOCTを施行することで，造影剤量の削減（サイドホール付きカテーテルを使用していても効果あり）が可能である．実際，autoinjectorを使用して，左右冠動脈とも1.5 mL/秒，計6 mLの設定量（通常量の半分以下）で病変の観察が可能である.

IVUS/OCTによる病変評価

❸ 冠動脈プラーク の OCT 像

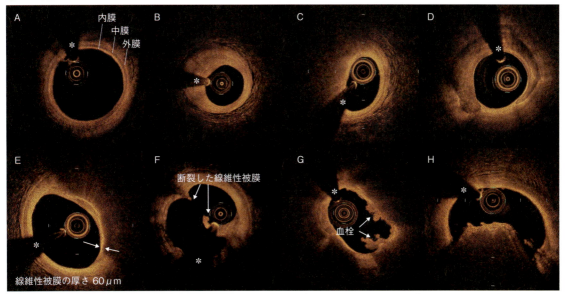

A：正常血管，B：線維性プラーク，C：脂質性プラーク，D：石灰化プラーク，E：TCFA，F：プラーク破裂，G：プラークびらん，H：石灰化結節．
＊：ガイドワイヤーアーチファクト．

■ 線維性プラーク（❸ B）
　線維性プラークはシグナルに富んだ均一な組織として描出され，境界は不明瞭である．

■ 脂質性プラーク（❸ C）
　脂質性プラークは辺縁不明瞭な低シグナル域として観察される．しかし，組織による減衰のため血管全体の描出が困難である．そのため，OCT による脂質性プラークの観察においては脂質の大きさは分布している角度により半定量的に評価される．

■ 石灰化プラーク（❸ D）
　石灰化プラークは，低シグナル域で内部は不均一であるが，境界は明瞭である．IVUS と比較して OCT のほうが，石灰化組織の深層まで観察することが可能である．

■ TCFA（❸ E）
　65μm 未満の薄い線維性被膜と大きな脂質コアを有する不安定プラークである．プラーク破裂を引き起こしやすく，ACS の前駆病変と考えられている．

■ プラーク破裂（plaque rupture）（❸ F）
　血管内腔と交通を有する，破綻した線維性被膜を伴った空洞性病変であり，ACS の責任病変において約 70％ に認められる．

■ プラークびらん（plaque erosion）（❸ G）
　冠動脈の内膜に認め，血管内皮障害による内膜の壁不整と浸食像を呈

TCFA：thin-cap fibroatheroma
ACS：acute coronary syndrome（急性冠症候群）

115

第2章　虚血を診る―虚血性心疾患の診断

する．血栓形成をきたし，ACS 発症の要因となりうる．

　プラーク破裂と比較して，プラークびらんは脂質性プラークの割合が低く，線維性被膜は厚く，非 ST 上昇型 ACS 患者と若年の患者で高頻度に認められる．

　また，プラークびらんを原因とする ACS の中には，保存的治療戦略（抗血栓療法）により安定化させることで，ステント留置を回避できる症例が存在する（EROSION 試験）[2]．

■石灰化結節（calcified nodule）（❸ H）

　病理学的検討から，ACS を引き起こす主な機序として，プラーク破裂，プラークびらん，石灰化結節がある．剖検例の検討では，心臓突然死の約5%が石灰化結節によると考えられている．OCT を用いた検討によると，ACS の約8%は石灰化結節が原因であったと報告されている．

　OCT による石灰化結節の定義は，①病変の前後に表層性の石灰化病変があること，②内腔に突出する石灰化プラークの存在，③線維性被膜が破綻し表層に血栓が付着していること，の3点があげられる．しかし，OCT 画像上は内腔に突出した大きな赤色血栓と見間違えることも少なくないため，一断面で評価することなく長軸方向での評価を加味するなどの注意が必要である．

> EROSION 試験：OCT でプラークびらんと診断され，冠動脈造影上残存狭窄が70%未満であった60例を対象に，ステント留置を回避しチカグレロルとアスピリンによる2剤抗血小板療法の有効性と安全性を前向きに検討した試験である．1か月と短期間の観察期間であるが，この保存的治療戦略がプラークびらんを原因とする ACS 患者の一つの選択肢になりえることが報告され注目されている．

3.　おわりに

● 冠動脈病変の評価に関して，冠動脈造影による狭窄度評価のみでは不十分であり，プラーク性状の詳細な評価が重要である．現在，さまざまな侵襲的・非侵襲的冠動脈画像診断装置が臨床応用され，プラーク性状評価が可能となってきており，本項で IVUS と OCT について概説した．IVUS と OCT それぞれの長所と短所を十分に理解し，患者の病態に合わせて使い分けることが重要である．

◉ 引用文献

1) Goldstein JA, et al. Detection of lipid-core plaques by intracoronary near-infrared spectroscopy identifies high risk of periprocedural myocardial infarction. Circ Cardiovasc Interv 2011；4：429-37.
2) Jia H, et al. Effective anti-thrombotic therapy without stenting：intravascular optical coherence tomography-based management in plaque erosion（the EROSION study）. Eur Heart J 2017；38：792-800.

心血管バイオマーカー (生化学的指標)

心血管バイオマーカー (生化学的指標)

清野精彦

- 冠動脈疾患進展と急性冠症候群の病態は，冠動脈 MDCT，血管内視鏡，血管内超音波 (VH-IVUS)，光干渉断層法 (OCT) などの最新画像解析により詳細に分析されている.

- 冠動脈血管内視鏡はプラークの色調 (黄色プラーク，白色プラーク)，プラーク破裂・びらん，血栓性状などを可視化し，血管内超音波はプラーク組織性状，陽性リモデリングなどの評価を可能にした. さらにOCT は，プラークの広がりや量，線維性被膜の厚さ，ステント留置状況，ステント内皮化，新生血管などの精緻な画像解析を可能にした.

- これらの病態を反映すると考えられる各種不安定プラーク関連バイオマーカーに関する検討も集積されている. 心筋虚血・壊死のバイオマーカーに関しては，2007 年に ESC/ACCF/AHA/WHF から "Universal definition of myocardial infarction" が発表された.

- 本稿では，不安定プラーク関連バイオマーカー，心筋虚血・壊死バイオマーカーによる虚血性心疾患の評価と，ESC/ACC/AHA が提示した心筋梗塞の診断基準改訂について概説したい.

MDCT：multidetector-row computed tomography
VH-IVUS：virtual histology-intravascular ultrasound
OCT：optical coherence tomography

ESC：European Society of Cardiology
ACCF：American College of Cardiology Foundation
AHA：American Heart Association
WHF：World Heart Federation
ACC：American College of Cardiology

1. 不安定プラーク関連バイオマーカー

Point!

- 冠動脈内画像解析とともに不安定プラーク関連バイオマーカーによる急性冠症候群の病態解析が注目されている.

- 血中 MDA-LDL の上昇は，冠動脈内視鏡による高輝度黄色プラーク (不安定プラーク) 形成所見の独立した推定因子である.

- 血中 sLOX-1 および MMP-9 の上昇は，それぞれ OCT による不安定プラーク破裂所見の独立した推定因子である.

- 冠動脈疾患進展の病態を分析し，早期リスク層別化に活用されるバイオマーカーとして，プラーク形成マーカー，不安定プラークマーカー，プラーク破裂マーカー，血栓性亢進マーカーなどの不安定プラーク関連バイオマーカー，そして心筋虚血マーカー，心筋壊死マーカー，左室リモデリングマーカーが列挙される (❶).

第2章　虚血を診る—虚血性心疾患の診断

❶ 冠動脈疾患の進展と関連する心血管バイオマーカー

冠動脈疾患の進展	プラーク形成	不安定プラーク	プラーク破裂	血栓性亢進	心筋虚血	心筋壊死	左室リモデリング
バイオマーカー	LDL-Ch ox LDL MDA-LDL hs-CRP PTX3	sLOX-1 MMP-9 MPO	sCD40L sLOX-1 MMP-9 PAPP-A PlGF	sCD40L D-dimer vWF PAI-1	H-FABP BNP NT-proBNP	TnT TnI H-FABP CK-MB ミオグロビン	BNP NT-proBNP MMPs ST2 GDF-15 ガレクチン-3

vWF：von Willebrand factor, PAI-1：plasminogen activator inhibitor-1, GDF-15：growth and differentiation factor-15, その他の略語はサイドノート参照

1 酸化LDL (ox LDL，MDA-LDL)

■ ox LDL

●LDL は酸化修飾されることにより，マクロファージのスカベンジャー受容体によって取り込まれ，マクロファージの泡沫化を形成する．このことが，初期の動脈硬化病変形成の重要な契機となっている．

●血中の ox LDL 値は，LDL や Lp (a) など脂質マーカーに比べ冠動脈疾患重症度との有意な相関が示され，急性冠症候群（ACS）ではとくに高値を示すことも報告されている[1]．

LDL：low density lipoprotein (低比重リポ蛋白)

ox LDL：oxidative LDL

ACS：acute coronary syndrome

■ MDA-LDL

●MDA-LDL は，血中の ox LDL が微量であるのに対し量が豊富で測定が比較的容易である．

●筆者らは，ACS および労作性狭心症で PCI を施行する前に，標的病変について血管内視鏡によりプラークの黄色調を定量的に評価し，高輝度黄色プラーク（VH-IVUS，OCT による TCFA に一致），MDA-LDL 測定値とプラーク不安定性の関係を分析した．

●多変量解析により，MDA-LDL が各種冠危険因子や脂質プロファイルとは独立して TCFA を規定する唯一の独立因子であることが明らかにされた[2]．

MDA-LDL：malonyldialdehyde LDL

PCI：percutaneous coronary intervention (経皮的冠動脈インターベンション)

TCFA：thin-cap fibroatheroma

2 sLOX-1

●LOX-1 受容体は ox LDL を取り込み，プラークの不安定化と ACS の病態形成に重要な役割を果たす．動物実験では線維性被膜が $100\,\mu m$ 未満の不安定プラークで強い LOX-1 の発現を認め，さらに LOX-1 は血小板を活性化する．

●Hayashida ら[3]は，ACS 症例では sLOX-1 はトロポニン T (TnT) よりも早期から上昇し，とくに非 ST 上昇型の場合，TnT の感度が 48%（カットオフ値 0.03 ng/mL）であるのに対し，sLOX-1 の感度は 91%（カットオフ値 1.0 ng/mL）と高い診断精度であったことを報告した．

●筆者らの検討でも，血漿中濃度 91.0 pg/mL がカットオフ値として算出され（AMI 診断感度 89.6%，特異度 82.4%），sLOX-1 は受診時（胸痛発症後平均 89 分）からすでに上昇していたのに対し，H-FABP，CK-MB

LOX-1：lectin-like oxidized LDL receptor-1

sLOX-1：soluble LOX-1
TnT：troponin T
AMI：acute myocardial infarction (急性心筋梗塞)
H-FABP：heart-type fatty acid-binding protein (ヒト心臓型脂肪酸結合蛋白)
CK-MB：creatine kinase-MB (クレアチンキナーゼMB分画)

心血管バイオマーカー（生化学的指標）

などの心筋虚血・壊死マーカーは約2時間遅れて上昇を示した．さらに ACS を対象に OCT により責任冠動脈病変の TCFA およびプラーク破裂所見と対比分析し，sLOX-1 のみがこれらを識別でき，高感度（hs-）TnT や高感度（hs-）CRP ではかなわないこと[4]を示した．

hs-TnT：high sensitive TnT

hs-CRP：high sensitive C-reactive protein

3 MMP-9

- 進行したプラークでは，平滑筋細胞によって産生されたコラーゲン線維やプロテオグリカン，エラスチンなどの細胞外基質が蓄積し，平滑筋細胞とともにプラークの構成成分となる．これらの細胞外基質は，平滑筋からの産生と分解によって調節されている．MMP はこれらの細胞外基質を分解する酵素であり，血管径や血管の細胞外器質構造を変化させ，プラーク不安定化や破裂に重要な役割を担う．

MMP：matrix metalloproteinase（細胞外基質分解酵素）

- Park ら[5]は，VH-IVUS を用いて検討した成績（MMP-2，MMP-9，TIMP-1，アディポネクチン，macrophage migration inhibitory factor と対比）を報告しており，プラーク破裂が認められた症例では MMP-9 のみが高値を示すことを報告している．

TIMP：tissue inhibitor of matrix metalloproteinase（組織マトリックスメタロプロテイナーゼ阻害因子）

- 筆者らは，ACS を対象に OCT によりプラーク破裂について対比分析し，MMP-9 がこれを識別し重要な予後規定因子であることを明らかにした．

4 その他

- PTX 3（血管炎症），MPO（プラーク炎症部位における酸化ストレス），PlGF（マクロファージ集積），PAPP-A（vasa vasorum 血管新生），sCD40L（プラーク破裂，血栓形成）なども，それぞれの過程のプラーク不安定化の病態を反映していると考えられる．

PTX 3：pentraxin 3
MPO：myeloperoxidase
PlGF：placental growth factor
PAPP-A：pregnancy-associated plasma protein-A
sCD40L：soluble CD40 ligand

2. 心筋虚血・壊死のバイオマーカー

Point!

- 心筋細胞質可溶性マーカー（H-FABP，ミオグロビン，CK-MB）と筋原線維マーカー（TnT，TnI）の遊出動態と，時間帯に応じた診断精度の特徴が重要である．
- universal definition による高感度トロポニン導入は，発症早期からの心筋梗塞診断とともに，重症心血管疾患に伴う微小心筋傷害を検出する．
- 心筋虚血マーカーとしての H-FABP の意義にも注目したい．

1 心筋バイオマーカー

- 心筋細胞の虚血・傷害・壊死を診断するための心筋バイオマーカーは，細胞質可溶性分画に存在する CK-MB，ミオグロビン，H-FABP と，筋原線維を構成する TnT，TnI，ミオシン軽鎖，心筋ストレスにより心筋から分泌される BNP，NT-proBNP などが活用されている（❷）．
- 虚血性心筋細胞傷害が発症すると，まず心筋細胞膜が傷害されて

TnI：troponin I
BNP：brain（B-type）natriuretic peptide（脳性（B型）ナトリウム利尿ペプチド）

119

❷ 心筋バイオマーカー

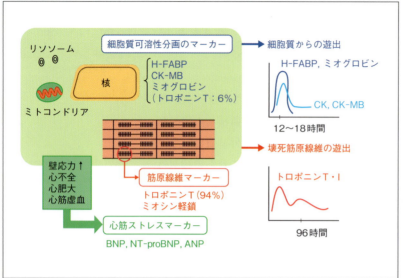

❸ 心筋バイオマーカーの遊出と診断時間帯

	<2 時間	2〜4 時間	4〜6 時間	6〜12 時間	12〜24 時間	24 時間以降	72 時間
H-FABP	○〜◎	○〜◎	○〜◎	○〜◎	○〜◎	△〜×	×
ミオグロビン	△	△	△	△	△	△〜×	×
CK-MB	×	△	◎	◎	◎	△	×
従来 TnT, TnI	×	△	○	◎	◎	◎	◎
hs-TnT, hs-TnI	△〜○	◎	◎	◎	◎	◎	◎

略語はサイドノート参照

　H-FABP，ミオグロビン，CK-MB などの細胞質可溶性分画のマーカーが循環血中に遊出する．虚血が軽度で短時間のうちに解除されればマーカーの上昇は軽微かつ短時間であり，心筋細胞傷害は可逆的である可能性が考えられる．しかし ST 上昇型心筋梗塞のように虚血が高度かつ長時間に及んだ場合には，さらに筋原線維が分解され TnT，TnI，ミオシン軽鎖などの収縮蛋白が循環血中に遊出する．この過程ではすでに心筋細胞は不可逆的壊死に陥ったものと判断される．

● それぞれの血中遊出指標を❸に示す．また，心筋ストレスマーカーは，心不全以外でも心筋虚血，高血圧性心疾患，心肥大，心筋壁ストレス上昇などで高値を示し，それぞれについて重症度や予後評価に有用である．

❷ "Universal definition of myocardial infarction"
● 2000 年の redefinition に続き，2007 年に ESC/ACCF/AHA/WHF から universal definition が発表され，あらためて TnT および TnI が CK-MB に代わって AMI 診断バイオマーカーの第一選択として示され，カットオフ値にも言及された[6]．

心血管バイオマーカー（生化学的指標）

- カットオフ値は，TnT では hs-TnT 測定系による 0.014 ng/mL（14 ng/L）が諸条件を満たす．hs-TnI の場合には測定アッセイが数種類ありカットオフ値が異なっていることに注意を要する．

- hs-TnT，hs-TnI の AMI 診断精度を検討した報告によると，発症 3 時間以内であっても，その診断感度は 80％以上を示し，従来アッセイに比べ大幅に改善されたが，一方で AMI 以外の微小心筋傷害も検出してしまうことにより心筋梗塞診断という点からの特異度低下の問題が指摘されている．Newby ら[7]の ACC expert documents が臨床的解釈の多様性に言及しているので参照されたい．

- 筆者らは，前向き多施設共同研究として HsTnT-iNET*において，各種心筋バイオマーカーの AMI 早期診断能について検討した[8]．来院時の従来アッセイ TnT 値が 0.1 ng/mL 未満（POCT-TnT 陰性）の症例を対象に，各種心筋マーカーの AMI 早期診断能を経時的に分析した．

- hs-TnT は，発症から 2 時間以降では全 AMI 症例がカットオフ値の 14 ng/L を超え，診断感度 100％，陰性予測値 100％を示した．一方，H-FABP は発症 2 時間以内の超急性期に優れた診断能を発揮した．冠動脈造影責任病変と対比分析した続報も報告しており[9]，参照されたい．

- より実践的な診断法として hs-TnT，hs-TnI，H-FABP の quantitative POCT の導入が急がれている．

hs-TnI：high sensitive troponin I

*Hs-TnT for earlier diagnosis of AMI in patients with initially negative TnT test-Comparison between cardiac markers.

POCT：point of care testing（全血迅速定量診断法）

● 引用文献

1) Ehara S, et al. Elevated levels of oxidized low density lipoprotein show a positive relationship with the severity of acute coronary syndromes. Circulation 2001；103：1955-60.
2) Tajika K, et al. Malondialdehyde-modified low-density lipoprotein is a useful marker to identify patients with vulnerable plaque. Circ J 2012；76：2211-7.
3) Hayashida K, et al. Serum soluble lectin-like oxidized low-density lipoprotein receptor-1 levels are elevated in acute coronary syndrome：a novel marker for early diagnosis. Circulation 2005；112：812-8.
4) Kobayashi A, et al. Soluble lectin-like oxidized LDL receptor-1（sLOX-1）as a valuable diagnostic marker for rupture of thin-cap fibroatheroma：verification by optical coherence tomography. Int J Cardiol 2013；168：3217-23.
5) Park JP, et al. Relationship between multiple plasma biomarkers and vulnerable plaque determined by virtual histology intravascular ultrasound. Circ J 2010；74：332-6.
6) Thygesen K, et al. Universal definition of myocardial infarction. Eur Heart J 2007；28：2525-38.
7) Newby LK, et al. ACCF 2012 expert consensus document on practical clinical considerations in the interpretation of troponin elevations：a report of the American College of Cardiology Foundation task force on Clinical Expert Consensus Documents. J Am Coll Cardiol 2012；60：2427-63.
8) Kitamura M, et al. High-sensitivity cardiac troponin T for earlier diagnosis of acute myocardial infarction in patients with initially negative troponin T test-Comparison between cardiac markers. J Cardiol 2013；62：336-42.
9) Kitamura M, et al. Different characteristics of cardiac biomarkers to decide and predict the culprit lesions in patients with suspicious acute coronary syndrome. Heart Vessels 2016；31：907-17.

第2章　虚血を診る─虚血性心疾患の診断

冠攣縮の評価

小川崇之，吉村道博

Point!

- 冠攣縮とは冠動脈が一過性に異常収縮をきたす状態であり，これにより心筋虚血を生じる.
- 冠攣縮の発症機序には，内皮細胞障害による NO の産生低下，平滑筋の異常収縮がある.
- 冠攣縮は一過性の発作だけでなく急性冠症候群，労作性狭心症，器質的狭窄病変への進行，多枝冠攣縮による左心機能低下，無症候性心筋虚血など，さまざまな病態に関与している.
- 症状は深夜から早朝の安静時に多く，無症状のことも多い．顎への放散痛，即効性硝酸薬が著効するなど，特徴的な点も多いため問診が重要である.
- 非典型的な症状であったり，若年者や女性，冠危険因子を有していなくても，冠攣縮を疑うことを忘れてはいけない.
- 発作時と非発作時の心電図変化は重要であり，ST 変化はもちろんのこと，軽微な変化も見逃さないようにする.
- 非侵襲的検査にて診断がなされない場合には冠動脈造影による薬物負荷試験がよい適応となるが，冠攣縮により重篤な合併症が予測される症例には十分な注意と安全性を考慮する必要がある.

1. 冠攣縮の概念

- 冠攣縮とは，心臓の表面を走行する比較的太い冠動脈が一過性に異常収縮をきたす状態と定義される．この冠攣縮によって冠動脈の血流が低下し心筋虚血を引き起こすものが冠攣縮性狭心症（CSA）である.

CSA：coronary spastic angina

- 古くは Prinzmetal が提唱した ST 上昇を特徴とする異型狭心症（variant angina）も本疾患の一つである.
- 冠攣縮は一過性の狭心症発作だけでなく，急性冠症候群の発症にも大きく関与しており[1]，冠攣縮による冠動脈プラークの破綻の可能性や血管内皮細胞障害，冠攣縮により惹起された血小板活性化に起因する血液凝固能の亢進・線溶能の低下などが報告されている.
- その他，安静時のみならず労作性狭心症，多枝冠攣縮による左心機能低下，あるいは冠攣縮部位に一致して新生内膜の肥厚を認め，器質的狭窄病変への進展など，さまざまな病態に関与している．その点において，器質的狭窄病変を認めないからと決して軽視してはいけない.
- 本稿では，とくに CSA 診断のための評価方法について概説する.

① 冠攣縮性狭心症の診断アルゴリズム[2]

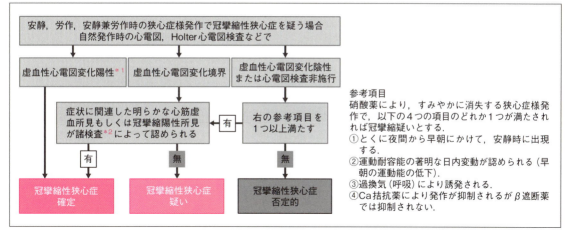

*1：明らかな虚血性変化とは，12誘導心電図で，関連する2誘導以上における一過性の0.1mV以上のST上昇または0.1mV以上のST下降か陰性U波の新規出現が記録された場合とする．虚血性心電図変化が遷延する場合は急性冠症候群のガイドラインに準じ対処する．

*2：心臓カテーテル検査における冠攣縮薬物誘発試験，過換気負荷試験などをさす．なお，アセチルコリンやエルゴノビンを用いた冠攣縮薬物誘発試験における冠動脈造影上の冠攣縮陽性所見を「心筋虚血の徴候（狭心痛および虚血性心電図変化）を伴う冠動脈の一過性の完全または亜完全閉塞（＞90％狭窄）」と定義する．

2. CSA診断のための評価方法

- 『冠攣縮性狭心症の診断と治療に関するガイドライン（2013年改訂版）』[2]では参考項目を設定し，「冠攣縮性狭心症確定」「冠攣縮性狭心症疑い」「冠攣縮性狭心症否定的」の3段階に分けて診断基準を作成している．その診断アルゴリズムを（❶）に示す．

1 自覚症状

- CSAの胸痛発作は夜間から早朝にかけての安静時に発現することが多い．発作発現の時間帯は夜間から早朝にかけてピークを有する明らかな日内変動が認められる（❷）[2]．症状の持続時間は15分程度であるが，持続時間の長いこともあり冷感などを伴うこともある．
- 胸痛症状は胸部圧迫感や胸がつまる，絞めつけられるような感じと表現され，時に頸部，顎や左肩上腕への違和感を訴えることもある．CSA発作は，早朝は軽労作でも容易に誘発されるが午後からは激しい労作でも誘発されず，過呼吸や飲酒によって誘発されるなどの特徴を有する．
- これらの発作は即効性の硝酸薬が著効するものであり，カルシウム拮抗薬によって抑制される．
- 冠攣縮発作は毎日数回，頻発することもあれば，数か月に1回，数年に1回と，症状の発現頻度もさまざまである．
- 67％が自覚症状の明らかでない無症候性の心筋虚血発作との報告もあり，無症状のことも多い．
- 発作に伴う不整脈（心室頻拍・心室細動，完全房室ブロック）の合併に

❷ 異型狭心症患者71例における冠攣縮発作の日内変動[2]

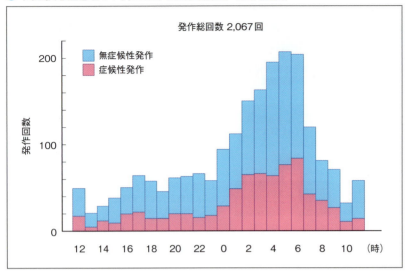

よって意識消失発作を認めることもある．
- CSAの年齢分布については，高齢者に比し，比較的若年者に多い傾向が認められ，難治性例は，非難治性例に比べて年齢が低く，喫煙者および正常血圧者の割合が高いという特徴を有している．

2 非侵襲的検査

■ 12誘導心電図，ホルター心電図

CSAの診断において，発作時と非発作時の12誘導心電図の記録による比較は重要である．また，夜間から早朝の無症候性発作を多く認めることから，発作時を記録することは難しいため，睡眠時も含め長時間記録可能なホルター心電図検査が有用といえる．

■ 運動負荷試験

一般的に運動負荷試験は，冠動脈に器質的狭窄を有する安定労作性狭心症の検出に有用といえるが，器質的狭窄が否定されたうえで運動誘発性冠攣縮を診断できる可能性がある．

■ 過換気負荷試験

冠攣縮は過換気によって生じる呼吸性アルカローシスにより誘発されると考えられているが，その詳細な発症機序はいまだ明らかではない．同負荷試験により冠攣縮は生じうるため，冠攣縮の活動性の高い症例において，その実施には十分注意を要する．

3 侵襲的検査（心臓カテーテル検査）

- 薬物による冠攣縮誘発試験には，エルゴノビンあるいはアセチルコリンを冠動脈内に投与することで，冠攣縮を誘発する侵襲的検査法がある．非侵襲的検査にて診断がなされない場合には冠動脈造影による薬物負荷試験がよい適応となるが，冠攣縮部位（左主幹部攣縮，多枝攣縮），

❸ 冠動脈 CT にて冠攣縮をとらえた 1 例

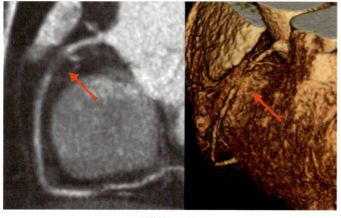
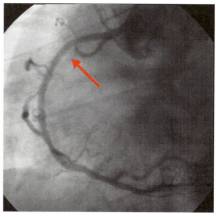

冠動脈CT所見　　　　　　　　　　　　　　　　　冠動脈造影所見

41 歳男性．冠動脈 CT にて右冠動脈中枢側に完全閉塞を疑う高度狭窄所見を認める（左➡）が，後日施行の冠動脈造影所見では，同部位に高度狭窄所見を認めない（右）．なお，本例はすでに 5 年前にアセチルコリン負荷試験陽性にて冠攣縮の診断がなされている．

閉塞血管の存在，左心機能低下例など，冠攣縮による重篤な合併症が予測される症例には十分な注意と安全性を考慮する必要があり，その実施については十分なインフォームドコンセントを得る必要がある．

- 冠攣縮薬物誘発試験における陽性基準として，『冠攣縮性狭心症の診断と治療に関するガイドライン（2013年改訂版）』[2] では，アセチルコリン，エルゴノビンを用いた冠攣縮薬物誘発試験における冠動脈造影上の冠攣縮陽性所見として「心筋虚血の徴候（狭心痛および虚血性心電図変化）を伴う冠動脈の一過性の完全または亜完全閉塞（＞90％狭窄）」と定義している．
- 日本人の冠攣縮の特徴として，局所的な冠攣縮だけではなく びまん性の冠攣縮例も多く認めるため，診断基準はあっても臨床経過も含めて症例ごとに検討が必要といえる．

4 評価の実際

- 安静時主体の不定愁訴様の胸部症状であっても，若年者，女性であっても冠攣縮は常に念頭においておく必要がある．
- アセチルコリン負荷試験による診断法はリスクも存在し，患者が希望しないこともある．ホルター心電図など一般的な検査を行うが，発作が年 1，2 回など少ない場合は，ニトログリセリン屯用などにて対応する場合や，発作回数が多く，高血圧などを合併している場合は，診断的治療もかねてカルシウム拮抗薬の服用にて経過観察する場合もある．その際，冠危険因子を認める例などでは，冠動脈 CT にて器質的狭窄を否定しておくのがよいと考える．逆に冠動脈 CT で器質的狭窄を否定しえても，冠攣縮の否定には決してならない．
- 当院[*]で経験した冠動脈 CT にて冠攣縮をとらえた症例を（❸）に示す．

＊東京慈恵会医科大学附属病院．

❹ アセチルコリン負荷試験陽性所見（27歳女性）（上段：左冠動脈，下段：右冠動脈）

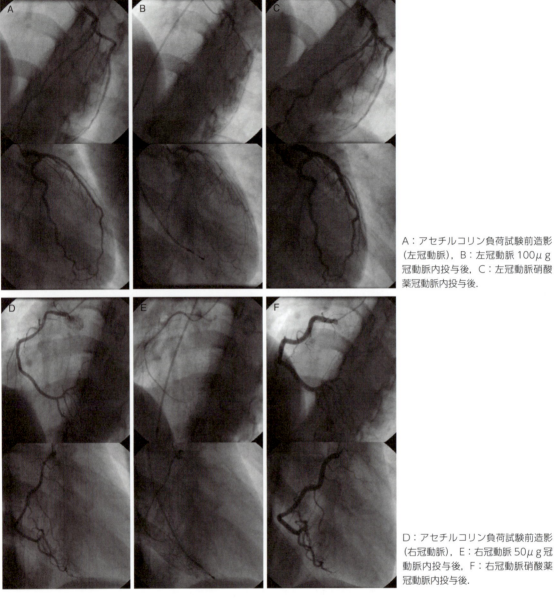

A：アセチルコリン負荷試験前造影（左冠動脈），B：左冠動脈 100μg 冠動脈内投与後，C：左冠動脈硝酸薬冠動脈内投与後．

D：アセチルコリン負荷試験前造影（右冠動脈），E：右冠動脈 50μg 冠動脈内投与後，F：右冠動脈硝酸薬冠動脈内投与後．

- 冠動脈CTにて右冠動脈中枢側に完全閉塞を疑う高度狭窄所見を認めた（➡）が，後日施行の冠動脈造影所見では，同部位に高度狭窄所見を認めなかった．なお，本例はすでに5年前にアセチルコリン負荷試験陽性にて冠攣縮の診断がなされている．
- アセチルコリン負荷試験にて冠攣縮が誘発された27歳女性の冠動脈造影所見を（❹）に示す．本症例は右冠動脈の冠攣縮誘発時，心室細動を合併している（❺）．
- アセチルコリン負荷試験未施行であっても，ニトログリセリンに対する血管の拡張反応をみることで冠攣縮の要素を推測可能である．通常，

冠攣縮の評価

❺ アセチルコリン負荷試験時，冠攣縮誘発陽性例（❹と同症例）の心電図変化

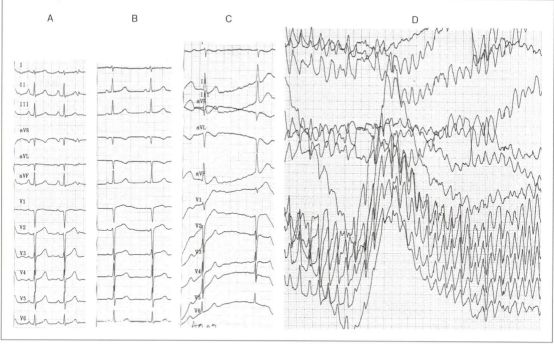

A：アセチルコリン負荷試験前心電図，B：右冠動脈 20μg 冠動脈内投与後，C：右冠動脈 50μg 冠動脈内投与後，D：心室細動．

❻ 冠動脈造影（コントロール造影と亜硝酸薬投与後）

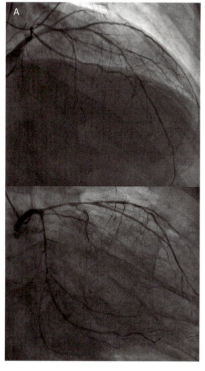
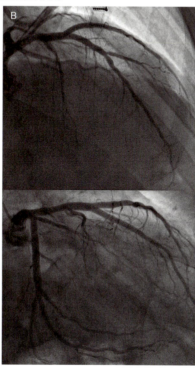

同一症例の左冠動脈造影．コントロール造影（A）に比し亜硝酸薬投与後（B）では著明な血管拡張を認めている．
A：コントロール造影，B：亜硝酸薬投与後．

冠攣縮例は内皮細胞からの NO 産生が低下しているため，ニトログリセリンの投与に対して著明に拡張して反応するからである．❻に安静時胸

NO：nitric oxide（一酸化窒素）

第2章　虚血を診る―虚血性心疾患の診断

痛の精査目的にて施行した冠動脈造影所見を示す．本例ではアセチルコリン負荷試験は未施行であるが，コントロール造影と亜硝酸薬投与後での血管拡張が顕著であり，臨床所見もあわせて冠攣縮と診断した．

● アセチルコリン負荷試験施行においては，基本的に服用薬剤はなしあるいは中止下で施行すべきであり，そのため検査前の冠攣縮の発現には十分注意を要する．筆者の経験でも，薬物非投与により，症状は判然としないものの薬物誘発前の冠動脈造影にて，すでに冠攣縮による高度狭窄ないしは閉塞を確認した症例を何例か経験している．

◉ 引用文献

1) Yasue H, Kugiyama K. Coronary spasm: clinical features and pathogenesis. Intern Med 1997；36：760-5.

2) 日本循環器学会．循環器病の診断と治療に関するガイドライン（2012年度合同研究班報告）：冠攣縮性狭心症の診断と治療に関するガイドライン（2013年改訂版）．
http://www.j-circ.or.jp/guideline/pdf/JCS2013_ogawah_h.pdf

第**3**章

虚血を治す
薬物治療と非薬物治療

プレホスピタルケア

明石嘉浩

Point!

- プレホスピタル（病院前）12誘導心電図記録が強く推奨されている．
- プレホスピタルでの早期診断が救急施設への早期搬入を可能とし，早期再灌流により死亡率減少に寄与している．
- これまでdoor-to-balloon timeという概念が，door（病院の入口）からballoon（PCI実施）までという意味で使われてきたが，2017年のESCにおいてこれが削除され，最初に心筋梗塞と診断した時点を重要視することとなった．
- 「最初に接触する医療従事者（FMC）」が急性心筋梗塞と診断するまで10分以内を目指すよう勧告されている．
- 高齢患者では非典型的な症状発現によりプレホスピタルケアが遅れる．

- "Chain of Survival"という概念が広く知られている．欧米で古くから根付いた概念であり，市民による市民のための救命行為がその後の予後を改善させるという考えである（❶）[1]．現在の自動体外式除細動器（AED）はその進化した形であり，一般に普及するに至る＊．AEDの整備により，日本におけるプレホスピタルケアはおおいに発展した．プレホスピタルケアは和訳すると「病院（到着）前救護」のことであり，病院外での救急活動の総称をいう．当然，外傷なども含まれるが，本稿においては循環器疾患について述べる．
- 急性冠症候群（ACS）における院内死亡率は，再還流療法の普及により大幅に減少した．しかしながら，救急隊が再還流療法を適切な時間内に施行できる施設へ搬送することが必須となる．

AED：automated external defibrillator

＊AEDが届くまで：STEMI患者の約2割が発症後間もなく，病院到着前に心室細動により死亡することが知られている．AEDは一般市民でも使用でき，蘇生が遅れた場合1分ごとに1割ずつ脳機能回復が難しくなることを，直ちに止めることができる治療機器である．心肺停止後AEDが届くまでは，人工呼吸をせずとも心臓マッサージを100回/分の速さで行うことが重要である．その後の除細動は"Chain of Survival"の一つであり，きわめて重要である．

ACS：acute coronary syndrome

❶ Chain of Survival（文献1より改変）

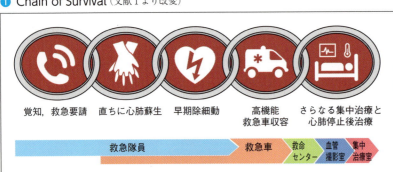

プレホスピタルケア

> **コラム** **ナースプラクティショナーの役割**
>
> ナースプラクティショナー (nurse practitioner：NP) とは，アメリカやカナダにおいて，医師の指示を待たずともある一定の医療行為ができる特定看護師のことである．「NP」も「特定看護師」も日本においては仮称であるが，2017年に日本看護協会がこのNP制度化に向けて本格的に動き始めた．救命救急士が救急車に乗って現場に向かうのと同様に，ACS疑いの患者が発生した現場へ，病院が保有するドクターカーにNPが同乗し，現地でプレホスピタルケアを実践することも可能となるであろう．比較的侵襲性の高い医療行為が実施できる可能性があり，プレホスピタルケアの重要部分をカバーしてくれる職種となりうる．今後の国の動向に期待したい．

● 「最初に接触する医療従事者 (FMC)」が急性心筋梗塞と診断するまで10分以内を目指すよう勧告されている．

FMC：first medical contact

● 治療の遅れや院外での心肺停止に対する早急な対応こそが，プレホスピタルケアに要求されており，この診療体制の確立が全国的に急務である．

1. 救命救急士の役割

● 救命救急士は20世紀中に国家資格となり，医師の指示のもとに救急救命処置を行うことが許されるようになった．

● 救命救急処置とは「生命が危険な状態にある重度傷病者が病院へ搬送されるまでのあいだに症状悪化を防止，またはその生命の危険を回避するために緊急に必要なもの」と定義されている．多くは気道確保，静脈確保，心肺停止状態の患者に対するAEDの操作やエピネフリンの投与などが含まれる．

● 前述の行為は，AED以外がメディカルコントロール医師からの指示に従って行われる特定行為と区分される．AEDの使用に関しては，現在は医師の指示は不要となり，一般市民が操作可能となったことから1秒を争う致死性不整脈からの回復に大きく貢献している．

● プレホスピタルケアには長い歴史があり，乗り越えるべき法案作成，法整備があって実現された．現在では全国で十分な数の救命救急士が育成され，活躍の場が確保されている．

2. 病院到着前診断

1 プレホスピタル12誘導心電図

● ST上昇型心筋梗塞 (STEMI) の診断において，プレホスピタルにおける救急隊員が12誘導心電図を記録すること，それを受入施設へ事前伝送することが重要とされている．早期診断と治療により，死亡率と合併症の発生を減らすことができるからである[2]．日本循環器学会『ST上昇

STEMI：ST elevation myocardial infarction

131

第3章　虚血を治す—薬物治療と非薬物治療

❷ STEMI 治療システム[4]

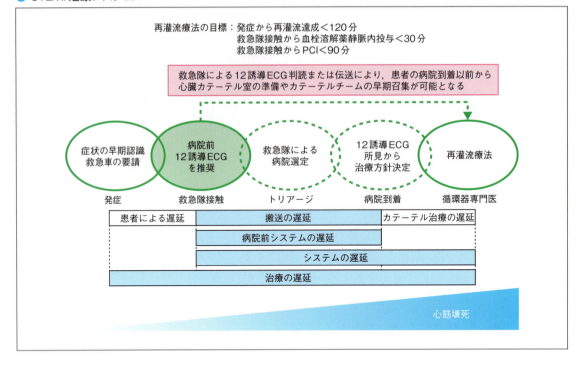

型急性心筋梗塞の診療に関するガイドライン（2013年改訂版）』[3]，および日本蘇生協議会『JRC 蘇生ガイドライン2015』[4] の中で，ともに搬送前の12誘導心電図の記録と伝送を強く推奨している（❷）．
- 横浜市では全国に先駆け，市内すべての救急車に伝送装置を配備し，プレホスピタル12誘導心電図をいち早く実現しており，また ACS 患者を最寄りの PCI 可能な施設へ直ちに収容することを目指している．プレホスピタル12誘導心電図伝送が横浜市では搬送患者の約40％で実施されており，事前情報のために前壁の STEMI に対して door-to-balloon time が約40分短縮したと報告されいる[5]．

❷ 薬剤の使用—自治体の介入について
- 以前よりプレホスピタルを重要視していたイギリスでは，ASCQI core group より心筋梗塞や脳卒中に対するプレホスピタルケアの質が著しく改善しているとの報告があった[6]．アスピリンやニトログリセリンのみならず，痛みのスケールを発症から PCI 施行前まで記録し，鎮痛薬を用いることを，国をあげて推奨している．前述の横浜市同様，地域ぐるみ，州や県単位，そして国の介入が重要と考える．

❸ 高齢者におけるプレホスピタル
- 多くの研究や現場で door-to-balloon time を遅らせない戦略のために努力が重ねられているが，総虚血時間は症状出現から医療施設にたどり着くまでの時間であり，プレホスピタルもその時間の一部を担っている．アメリカにおける研究において，このプレホスピタルが遅れる要因とし

PCI : percutaneous coronary intervention（経皮的冠動脈インターベンション）

プレホスピタルケア

> **コラム　12 誘導心電図の自動診断について**
>
> 　STEMI に対する 12 誘導心電図自動解析については，アルゴリズムの特異度が高い場合にのみ補助的に用いることをガイドラインでは推奨している．感度が低く，偽陰性の可能性が増えるといわれているため，やはり医師もしくは判読に精通している医療従事者の所見があって初めて自動診断を指示でき
>
> る．やはり STEMI が疑われる成人患者では，プレホスピタル 12 誘導心電図を記録し，事前に搬送先へ伝送しておくことが望ましい．人工知能（artificial intelligence：AI）の発達とともに，正確な判読ができる技術革新に期待したい．

て，女性であることや糖尿病があること，白人でないことなどがあげられていたが，年齢に関しての報告はなく，高齢者の現状がわかっていなかった．

● 最近になり，プレホスピタルにおける遅延がとくに高齢の急性心筋梗塞（AMI）患者にどのように影響を及ぼすかをテーマに，SILVER-AMI 研究が行われた[7]．2,500 人の 75 歳以上の AMI 患者（平均 81.6 歳）において，プレホスピタルケア 6 時間以上の遅れに関連する指標は，胸痛ではない非典型的な症状（息切れ，倦怠感，腕や肩の痛み，消化器症状，悪心）を訴えたこと，心不全の存在，白人でないことであった．

AMI：acute myocardial infarction

● 高齢者を対象とする場合，認知機能の良し悪しがプレホスピタルの遅延につながる可能性が高いが，今回の研究では認知機能に関しては検討されていない．

● 循環器専門医にとっては非典型的な症状を常に念頭におくが，患者および介護者には上記のような症状が AMI に直結しているとは理解されていない．

3.　病院到着前通知

● 救急隊が患者を救急車内へ収容したにもかかわらず，PCI 可能な病院への搬送に想像以上に時間を要することがある．これによるプレホスピタルケアの遅れを改善するためには，前述の横浜市におけるプレホスピタル 12 誘導心電図伝送システムの導入が有効である．

● 搬送先が明確であれば STEMI 患者の予後が改善するとするオーストリアでの報告がある[8]．搬送先の PCI 施設における搬入体制の確立が重要であり，搬送予定施設では，PCI チームの招集を 1 回の連絡で手配し術者を待機させること，20 分以内に血管撮影室を準備することが時間短縮因子となりうる．

● ❸ に示すとおり，直接 PCI 可能な治療施設へ搬送した場合は，door-to-balloon time が 90 分以内の患者は約 80％であるのに対し，ほかの救

❸ 再灌流療法までの時間[9]

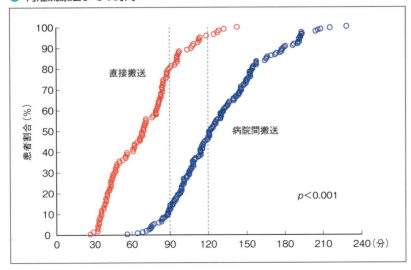

急病院を経由すると約10％程度まで低下してしまうことから，地域医療機関と救急隊との連携がその後を左右することが明白となっている[9]．
- プレホスピタル12誘導心電図とPCI施設の連動こそがdoor-to-balloon timeを短縮させるとの報告もあり[10]，搬送予定の患者がSTEMIであることを施設内で共有し，PCIの準備を事前に始められるか否かが予後を左右することを示唆している[10]．

4. 病院到着前初期治療

- イギリスではプレホスピタルでも可能となった投薬が，日本ではまだ難しい．外出先などで医師が偶然に心肺停止の現場に遭遇することはありえるが，その場合，ニトログリセリンやモルヒネなどを直ちに使えるよう，点滴ルートの確保が重要となる．primary PCIを行う予定であれば，未分画ヘパリン投与は病院到着前でも可能である．
- ルーチンの酸素投与に関して近年否定的な意見もあり，低酸素合併例でないかぎり投与しなくてよいというデータがある[11]．
- 血栓溶解療法については，AHA/ACCガイドライン2004より提唱されたstep 1から3までのチェックリストを用いることで，投与適応の有無がチェックできる．日本循環器学会『ST上昇型急性心筋梗塞の診療に関するガイドライン（2013年改訂版）』[3]に日本語訳が掲載されているので参考にされたい．最も新しいESCのガイドラインからは，血栓溶解療法の適応がある場合は，かつては30分以内であったものが，2017年からはFMCによる診断から投薬開始まで10分以内にするよう勧告が出された．

AHA/ACC：American Heart Association/American College of Cardiology
ESC：European Society of Cardiology

5. おわりに

●プレホスピタルケアの重要性についてレビューした.

●2017年のESCでは，STEMI患者に対するdoor（病院の入口）-to-balloon（PCI実施）timeという概念が拭い去られ，最初に心筋梗塞と診断した時点が重要視されるに至った．プレホスピタルケアが治療後におおいに影響することがわかっているからこそ，どのように取り組むべきなのか，いまだ途上段階である．横浜市と同様の12誘導心電図伝送システムの構築は，ACS診療において急務と考え，エビデンスの構築を果たさなければならない.

●いずれにせよ，プレホスピタルケアも例外なく，院内外の多職種で形作られたハートチームで取り組むべきである．よりよいプレホスピタルケア実現のためには，ACSに関する啓蒙活動が今以上に必要と考えられ，日本における循環器病対策基本法の制定は是非とも達成したい案件である.

◉引用文献

1) American Heart Association. American Heart Association 心肺蘇生と救急心血管治療のためのガイドラインアップデート2015ハイライト. p.4. https://eccguidelines.heart.org/wp-content/uploads/2015/10/2015-AHA-Guidelines-Highlights-Japanese.pdf

2) Canto JG, et al；National Registry of Myocardial Infarction 2 Investigators. Use of emergency medical services in acute myocardial infarction and subsequent quality of care：observations from the National Registry of Myocardial Infarction 2. Circulation 2002；106：3018-23.

3) 日本循環器学会. 循環器病の診断と治療に関するガイドライン（2012年度合同研究班報告）：ST上昇型急性心筋梗塞の診療に関するガイドライン（2013年改訂版）. http://www.j-circ.or.jp/guideline/pdf/JCS2013_kimura_h.pdf

4) 日本蘇生協議会. 急性管症候群（ACS）. JRC蘇生ガイドライン2015オンライン版. http://www.japanresuscitationcouncil.org/wp-content/uploads/2016/04/4f63e3aa0fcd083d92435f391d343f16.pdf.

5) 田原良雄，木村一雄. 急性冠症候群に対するプレホスピタル12誘導心電図を含む循環器救急診療システムの重要性. 冠疾患誌 2012；18：84-8.

6) Siriwardena AN, et al. The effect of a national quality improvement collaborative on prehospital care for acute myocardial infarction and stroke in England. Implement Sci 2014；9：17.

7) Ouellet GM, et al. Prehospital Delay in Older Adults with Acute Myocardial Infarction：The ComprehenSIVe Evaluation of Risk Factors in Older Patients with Acute Myocardial Infarction Study. J Am Geriatr Soc 2017；65：2391-6.

8) Le May MR, et al. Comparison of early mortality of paramedic-diagnosed ST-segment elevation myocardial infarction with immediate transport to a designated primary percutaneous coronary intervention center to that of similar patients transported to the nearest hospital. Am J Cardiol 2006；98：1329-33.

9) Le May MR, et al. A citywide protocol for primary PCI in ST-segment elevation myocardial infarction. N Engl J Med 2008；358：231-40.

10) Brown JP, et al. Effect of prehospital 12-lead dlectrocardiogram on activation of the cardiac catheterization laboratory and door-to-balloon time in ST-segment elevation acute myocardial infarction. Am J Cardiol 2008；101：158-61.

11) Hofmann R, et al. Oxygen Therapy in Suspected Acute Myocardial Infarction. N Engl J Med 2017；377：1240-9.

第3章　虚血を治す―薬物治療と非薬物治療

ACS のトリアージと初期治療

中山尚貴, 木村一雄

1. 急性冠症候群 (ACS) のトリアージ

Point!

- ACS では迅速な診断と初期治療が重要である.
- 胸痛を訴える患者にはできるだけ早期 (10 分以内) に 12 誘導心電図を記録し判読する.
- STEMI では適応があればすみやかに再灌流療法を行う.
- NSTE-ACS ではリスク層別化を行い, 初期の治療方針を決定する.
- ACS が疑われるものの初回の 12 誘導心電図や心筋マーカーに明らかな異常がない場合には, 胸部症状, 心筋マーカー, 12 誘導心電図を経時的に観察し, 入院や追加検査の必要性を判断する.

1 ACS の初期診療

- ACS の初期診療で重要な点は, 迅速な診断と初期治療である. 虚血を示唆する胸部症状を訴える患者には, すみやかに病歴聴取と診察を行い緊急度と重症度を評価する. 同時に, ACS 以外の生命を脅かす疾患 (急性大動脈解離, 急性肺血栓塞栓症, 緊張性気胸, 食道破裂など) を除外する.
- 救急外来へ到着してから 10 分以内にバイタルサインのチェック, 連続心電図モニターを行い, 簡潔かつ的確な病歴聴取, 身体診察とともに 12 誘導心電図を記録し, 心筋バイオマーカーを含む血液検査を行う.
- 胃の痛み, 消化不良のような症状, 呼吸困難のみを訴えるなど非典型的な症状を呈することもまれではなく, 症状の程度と ACS の重症度は必ずしも一致しないため, 症状の性状や程度のみを根拠に ACS を除外してはならない. とくに高齢者, 女性, 糖尿病, 慢性腎臓病, 認知症合併例などでは非典型的な症状を呈しやすい.
- 意識・気道・呼吸・循環 (ABCD) を評価し, 蘇生の必要性を評価する. 胸部聴診では, 左室機能不全を反映する III 音の有無や Killip 分類 (❶) の評価を行い, 収縮期雑音が出現した場合は腱索や乳頭筋断裂による急性僧帽弁逆流や心室中隔穿孔を考える.
- 12 誘導心電図は初期トリアージで中心的役割を有しており, できるだけ早く心電図を記録し判読する. STEMI (ST 上昇型心筋梗塞) では原則として迅速な再灌流療法が必要であり, NSTE-ACS (非 ST 上昇型急性冠症候群) では心電図所見やトロポニンなどの心筋バイオマーカーなどによりリスクの層別化を行い, 初期の治療方針を決定する.

ACS : acute coronary syndrome

❶ Killip 分類―身体所見に基づいた重症度分類

クラスⅠ ポンプ失調なし
肺野にラ音なく, Ⅲ音を聴取しない
クラスⅡ 軽度～中等度の心不全
全肺野の 50% 未満の範囲でラ音を聴取あるいはⅢ音を聴取する
クラスⅢ 重症心不全, 肺水腫
全肺野の 50% 以上の範囲でラ音を聴取する
クラスⅣ 心原性ショック
血圧 90 mmHg 未満, 尿量減少, チアノーゼ, 冷たく湿った皮膚, 意識障害を伴う

STEMI : ST-segment elevation myocardial infarction
NSTE-ACS : non-ST-segment elevation ACS

❷ ACS の初期評価項目のチェックリスト[1]

問診	簡潔かつ的確な病歴聴取	胸部症状，関連する徴候と症状，冠危険因子，**急性大動脈解離・急性肺血栓塞栓症の可能性**，**出血リスク**，脳血管障害・狭心症・心筋梗塞・冠血行再建の既往
身体所見	**バイタルサイン**（大動脈解離を疑う場合は四肢の血圧も）	
	聴診	**心音，心雑音，呼吸音**（湿性ラ音の有無とその聴取範囲），心膜摩擦音，血管雑音（頸動脈，腹部大動脈，大腿動脈）
	眼瞼所見	貧血
	頸部所見	頸静脈怒張
	腹部所見	圧痛，腹部大動脈瘤，肝腫大
	下腿所見	浮腫
	神経学的所見	
心電図	**12 誘導心電図**	T 波の先鋭，増高（hyperacute T），T 波の陰転化，R 波の減高，ST 上昇／下降，異常 Q 波
	右側胸部誘導（V_{4R} 誘導）	右室梗塞の合併
採血（血液生化学検査）	**心筋バイオマーカー**	心筋トロポニン，CK，CK-MB，ミオグロビン，心臓型脂肪酸結合蛋白（H-FABP）
	血算，生化学，電解質	
心エコー	**局所壁運動異常**（左室壁運動，下壁梗塞の場合は右室壁運動も）	
	左室機能	
	機械的合併症	左室自由壁破裂（心膜液貯留，右室拡張期の虚脱），心室中隔穿孔（シャント血流），乳頭筋断裂（僧帽弁逆流）
	左室壁在血栓	
	他の疾患との鑑別	急性大動脈解離（上行大動脈や腹部大動脈の intimal flap，大動脈弁逆流，心膜液貯留），急性肺血栓塞栓症（右房および右室の拡大，左室の圧排像），急性心膜炎（局所壁運動異常のない心膜液貯留）など
胸部 X 線写真	心陰影	拡大
	肺野	**肺うっ血，肺水腫**，胸水
	肋骨，胸膜，縦隔陰影	

太字の項目はとくに優先度が高いもの.

- 自然に，あるいはニトログリセリン投与後に改善する一過性の ST 上昇は冠攣縮を示唆するが，救急外来で NSTE-ACS と診断された症例でも冠攣縮が原因であることがまれではないため，とくに病歴から冠攣縮が疑われる症例では慎重なモニタリングとともにその予防にはカルシウム拮抗薬や硝酸薬などの血管拡張薬を投与する.
- NSTE-ACS は診断に苦慮することもまれではなく，来院時の心電図上虚血所見が明らかでない場合やトロポニンが陰性であっても ACS を除外することはできない. 各施設の胸痛観察プロトコールに従い，心電図や心筋トロポニンなどの心筋マーカーを経時的に観察する. 過去に記録された心電図が入手可能な場合には比較することで診断精度が上昇する. 硝酸薬投与前後の心電図を比較することも有用である. なお，硝酸薬投与後の胸痛の軽減は ACS の有無と関連するとはいえないため，診断根拠としては推奨されない.
- 初期評価で確認すべき項目を❷[1]に示す.

2 ACS診断のための検査

■ 12誘導心電図

ACSの診断において，12誘導心電図は最も普遍的かつ簡便で診断的価値が高い検査である．ACSが疑われる患者に最初に接した医療従事者が，できるだけ早く心電図を記録し判読する．

救急隊によるプレホスピタルでの心電図記録はより早期の診断とトリアージを可能とし，STEMI患者では心臓カテーテル治療が可能な病院への適切な搬送や，病院への事前通知により早期の心臓カテーテル室の準備とカテーテルチームの招集を行うことができ，再灌流時間の短縮および死亡率の低下が示されている．プレホスピタル12誘導心電図が現場で判読できない場合には心電図伝送が推奨される．

現在日本で救急隊によるプレホスピタル12誘導心電図記録・伝送が行われているのは一部の地域に限定されるが，今後の活用が期待される．

■ 心筋マーカー

急性心筋梗塞の診断に用いる心筋マーカーには心筋傷害に対する感度，特異度の高い心筋トロポニンが推奨され，基準値の99パーセンタイルを超える上昇に加え，心筋虚血を示唆する胸部症状，心電図変化または画像所見を認める場合に急性心筋梗塞と診断される．心筋トロポニンはACSの診断のみならず，リスク評価や治療方針の決定にも有用であり，ACSを疑う患者では全例で心筋マーカーの測定を行うが，STEMIでは検査結果を待つことなく再灌流療法を行う．

最近では高感度心筋トロポニンが測定可能となり，より早期の診断およびリスク評価が可能となった．ESCガイドライン2015では，0h/3h rule-out algorithmとして，高感度心筋トロポニンを用いたNSTE-ACSの早期の診断または除外を推奨している（**❸**）[2]．このアルゴリズムによる心筋梗塞に対する陰性的中率は98％以上であると報告されており，病歴および心電図所見と組み合わせて早期の退院や外来での評価などの方針を決定する根拠となりうる．

しかし，日本人に多い冠攣縮性狭心症では，病歴や心電図所見からは不安定な病態が推測される場合にも高感度心筋トロポニンは陰性のことを経験することが多く，注意が必要である．

一方で陽性的中率は75〜80％とされている．高感度心筋トロポニンはACS以外の多くの疾患で上昇することが知られており，ほかの所見とあわせて評価する必要がある．

ESC：European Society of Cardiology（ヨーロッパ心臓病学会）

■ 心エコー

心エコーは，局所壁運動異常による急性心筋梗塞の診断，責任冠動脈病変および虚血領域の推定，左心機能，機械的合併症の評価や，ほかの疾患（急性大動脈解離，急性肺血栓塞栓症，急性心膜炎など）との鑑別

❸ 高感度心筋トロポニンを用いた NSTE-ACS の 0h/3h rule-out algorithm[2]

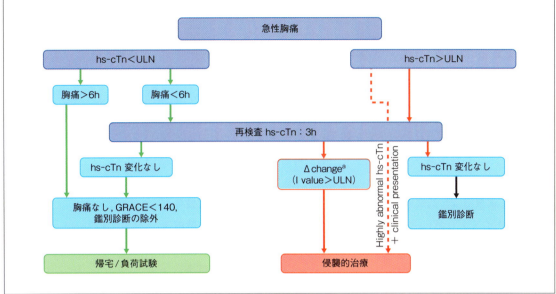

GRACE：Gloval Registry of Acute Coronary Events score, hs-cTn；高感度心筋トロポニン，ULN；正常上限，健常集団の 99 パーセンタイル．[a]Δ change，測定法に依拠．高感度心筋トロポニンの高度異常は正常上限の 5 倍を超えるものと定義する．

に有用である．また，心電図診断が難しい後側壁梗塞の診断は局所壁運動異常の認識により可能となることもあり，また重症度の評価も有用である．しかし，STEMI の診断が明らかな患者では心エコー施行のために再灌流療法が遅れてはならない．

2. 初期治療

Point!

- ACS 患者に対するルーチンの酸素投与は推奨されず，低酸素血症（SaO_2 90％未満）を認める例に酸素投与を行う．
- 心筋虚血による胸部症状の寛解を目的として硝酸薬を投与する．
- 硝酸薬投与後にも持続する胸痛にはモルヒネを投与する．
- アスピリンアレルギーの既往がある患者を除き，全例でできるだけ早期にアスピリン 162～325 mg を噛み砕いて服用させる．

- ACS に対する初期治療は心筋虚血に対する治療と冠動脈血栓に対する治療に大別される．
- 降圧薬や鎮痛薬により血圧，心拍数をコントロールし心筋酸素需要を減少させ，血管拡張薬や酸素投与により心筋への酸素供給を増加させることで心筋虚血を軽減させる．
- 抗血小板薬，抗凝固薬により血栓の増大を抑制する．

第3章　虚血を治す─薬物治療と非薬物治療

- 初期治療後にも虚血症状や徴候が改善しない場合には早期の冠動脈造影を行うべきである.

1 酸素

- 酸素投与により虚血心筋に対する酸素供給を増加させることで虚血心筋傷害の軽減が期待され, これまでACS急性期には全例で酸素投与が推奨されていた.
- しかし, 心筋梗塞患者において高濃度酸素が心筋障害を助長する可能性があることが報告された. 正常を超える血中の酸素レベルは冠動脈攣縮を誘発し, 活性酸素産生を増加させ, 虚血再灌流障害に関与する可能性がある.
- AVOID試験では, 低酸素血症のないSTEMI患者において酸素投与群で梗塞サイズが有意に大きかったが, DETO2X-AMI試験では低酸素血症のないACSが疑われる患者に対する酸素投与は予後に影響しなかった. 少なくともこれまでに低酸素血症のない患者に対する酸素投与の有効性は示されていない.
- このためACS患者に対するルーチンの酸素投与は推奨されず, 低酸素血症（SaO$_2$ 90%未満）を認める例や, 呼吸困難, 心不全やショックの徴候がある場合に酸素投与を行う.
- 肺水腫により低酸素血症が高度な場合には気管挿管を行い, 人工呼吸管理とする. 非侵襲的陽圧換気療法は, 急性心筋梗塞に対しての安全性と有効性について一定した見解は得られていない.

2 硝酸薬

- ニトログリセリンには冠動脈や末梢の動静脈の拡張作用があるため, 冠血流増加により虚血心筋の血流を改善させ, 左室前負荷および後負荷を軽減することで心筋酸素消費量を減少させる.
- 心筋虚血による胸部症状がある場合に, 禁忌がなければ舌下またはスプレーの口腔内噴霧による投与を3～5分ごとに計3回まで行う. 舌下または口腔内噴霧投与にもかかわらず胸痛が持続する場合や高血圧, 肺うっ血を呈している場合にはニトログリセリンの静脈内投与を行う. 血圧や副作用のモニタリング下に, 胸痛が消失するか, 高血圧患者では血圧が正常化するまで増量する.
- 低血圧や高度の徐脈や頻脈, 右室梗塞合併例では投与を避ける. ホスホジエステラーゼ5（PDE5）阻害薬や可溶性グアニル酸シクラーゼ（sGC）刺激薬を内服中の患者では過度な血圧低下から心筋虚血やショックを誘発する可能性があり硝酸薬は禁忌である. 肺高血圧症治療薬以外にも, 勃起不全治療薬（バイアグラ®, シアリス®, レビトラ®）, 前立腺肥大症治療薬（ザルティア®）の内服有無の確認を行う.

PDE5：phosphodiesterase 5
sGC：soluble guanylate cyclase

3 鎮痛薬

- 胸痛が持続すると交感神経系の亢進から心筋酸素消費量が増加し, 梗

塞巣の拡大や不整脈を誘発するためすみやかに鎮痛，鎮静を行う．

■ モルヒネ

STEMI 患者で硝酸薬投与後にも持続する疼痛にはモルヒネの静脈内投与が有効である．モルヒネは血管拡張作用も有するため肺うっ血にも有効であるが，右室梗塞合併例や循環血液量が減少している場合には投与すべきではない．

モルヒネは 2～4 mg を静脈内投与し，効果が不十分であれば 5～15 分ごとに 2～8 mg ずつ追加投与する．

副作用として，呼吸状態，血圧変動や嘔吐などに注意する．またモルヒネは抗血小板薬の吸収を遅らせ，効果発現の遅延と効果減弱を引き起こす可能性を指摘されているため注意が必要である．

NSTEMI（非 ST 上昇型心筋梗塞）患者に対してはモルヒネの投与は慎重に行う．

NSTEMI：non-ST-segment elevation myocardial infarction

■ NSAIDs

アスピリンを除く非ステロイド抗炎症薬（NSAIDs）は心血管イベントを増加させることが報告されており使用するべきではない．NSAIDs を服用中の場合には，可能であれば服用を中断させる．

NSAIDs：non-steroidal anti-inflammatory drugs

4 アスピリン

● アスピリンは抗血小板作用を有し，ACS の死亡率や再梗塞率を減少させる．アスピリンアレルギーの既往がある患者を除き，全患者にできるだけ早期にアスピリンを投与する．

● 初回投与ではアスピリン 162～325 mg を噛み砕いて服用させる．アスピリンアレルギーがある場合にはチエノピリジン系薬剤で代用する．

◉ 引用文献

1) 日本循環器学会．循環器病の診断と治療に関するガイドライン（2012 年度合同研究班報告）：ST 上昇型急性心筋梗塞の診療に関するガイドライン（2013 年改訂版）．http://www.j-circ.or.jp/guideline/pdf/JCS2013_kimura_h.pdf

2) Roffi M, et al. 2015 ESC Guidelines for the management of acute coronary syndromes in patients presenting without persistent ST-segment elevation：Task Force for the Management of Acute Coronary Syndromes in Patients Presenting without Persistent ST-Segment Elevation of the European Society of Cardiology (ESC). Eur Heart J 2016；37：267-315.

第3章　虚血を治す―薬物治療と非薬物治療

STEMIに対する再灌流療法
a. 再灌流療法 up date

谷仲厚治，石原正治

Point!

- ● PCIのアプローチ部位は経橈骨動脈アプローチが推奨されている.
- ● PCI時のルーチンの血栓吸引療法は推奨されない.
- ● PCIにおける治療法としてDESの使用が推奨されている.
- ● PCI後1年間のDAPTが推奨されている.

● ST上昇型心筋梗塞（STEMI）は破綻プラークおよび血栓が冠動脈を閉塞し，発症する. 短時間の虚血であれば心筋気絶となり心機能低下が可逆的であるが，時間が経過すると心筋ダメージは非可逆的なものとなり，早期の再灌流療法が梗塞サイズを減少させる. STEMIの再灌流療法として通常は経皮的冠動脈インターベンション（PCI）が行われている.

STEMI：ST-segment elevation myocardial infarction

PCI：percutaneous coronary intervention

1. PCI up date

1 primary PCI

● STEMIにおいて最も重要なことは，いかに発症から再灌流までの時間を短くするかということである. 可及的すみやかにprimary PCIを行い，再灌流を得ることが必要である. primary PCIはSTEMI発症から12時間以内の症例で施行すべきである. 発症から12時間以上経過していた場合でも進行性の心筋虚血が存在する症例に対してPCIは推奨される.

● 発症が24時間以上経過し，症状が消失している患者については primary PCIの必要性は乏しいとされていた. しかし，発症12〜48時間のprimary PCIの有効性を検討したBRAVE-2試験ではprimary PCI群は保存的加療群と比較して4年予後を改善させた.

● ESCガイドライン2017年版ではprimary PCIは発症48時間以内に拡大（Class IIa）されている[1]. 48時間以降で症状が落ち着いている場合のprimary PCIはClass IIIであり，血行再建に関しては待機的PCIの適応に準ずる.

ESC：European Society of Cardiology（ヨーロッパ心臓病学会）

2 穿刺部位

● PCIのアプローチ部位として主に経大腿動脈アプローチ（TFA）と経橈骨動脈アプローチ（TRA）がある. 大腿動脈は穿刺などの手技が行いや

TFA：transfemoral approach

TRA：transradial approach

❶ MATRIX 試験[2)]

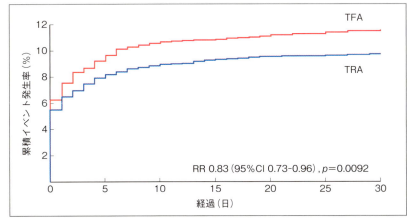

STEMI を含む ACS において TRA は TFA と比較して死亡率・出血性合併症が有意に低値であった．

すく，太いカテーテルを挿入でき，デバイスの制限がないという利点がある．TRA は TFA と比較して穿刺が難しく，血管径が細いためカテーテルの太さの制限のデメリットがある一方で，出血性合併症が少なく，術後の患者負担を軽減するというメリットがある．

● 近年ではデバイスが改良され，橈骨動脈の穿刺が習熟されてきており，TRA の割合が増加してきている．しかし，とくに緊急性のある STEMI に対しては TFA で PCI が施行されていた．STEMI では PCI 時に DAPT や抗凝固薬を併用することにより再梗塞率は低下する反面，出血率は増加し，大出血の発生が臨床的に予後不良になる．出血性合併症のリスクが少ない TRA は TFA に比べて有効であると期待され，STEMI に対しても TRA による PCI が行われるようになった．

● STEMI に対する PCI において，TRA の有効性が大規模試験（MATRIX 試験，RIVAL 試験，RILFE-STEACS など）で報告されている．MATRIX 試験では STEMI を含む ACS 約 8,000 例を対象に TRA と TFA をランダムに比較した．熟練した術者による PCI において TRA は 30 日以内の出血性合併症・術後死亡率が TFA よりも有意に低値であった（❶）[2)]．

● 熟練者であれば橈骨動脈からのアプローチが望ましく，最新のガイドラインでは STEMI に対しても TRA による PCI が推奨されている（Class I）．

3 血栓吸引療法

● STEMI では責任血管を再疎通しても，細動脈レベル以下の微小冠循環が障害され，十分な心筋灌流を得ることができないことがあり（no reflow 現象），予後不良である．

● 末梢へ飛散するプラーク破片や血栓の量を減らすことは no reflow 現象の軽減や予後改善に寄与する可能性があり，primary PCI 時に血栓吸引

DAPT : dual antiplatelet therapy

ACS : acute coronary syndrome（急性冠症候群）

❷ TOTAL 試験[3]

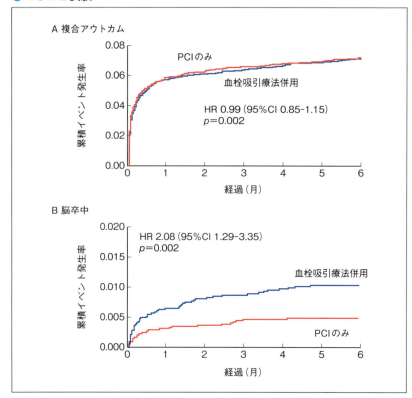

primary PCI 時に血栓吸引療法の有効性（心血管死・再梗塞の減少）は示せず（A），術後脳卒中の発症率が増加した（B）．

療法が併用されていた．2008 年に報告された TAPAS 試験で血栓吸引療法を併用することにより死亡率の低下が示され，過去のガイドラインでは血栓吸引療法はルーチンで併用されることが推奨されていた．しかし，最近の 2 つの大規模試験（TASTE 試験，TOTAL 試験[3]）では血栓吸引療法の有効性が示されなかった．

- 約 10,000 例の STEMI を対象にした TOTAL 試験では primary PCI のみの群と血栓吸引療法併用群を比較した．primary PCI のみの群と血栓吸引療法併用群は 180 日以内の心血管イベントに関して有意差を認めず，むしろ血栓吸引療法併用群で有意に脳卒中が多かった（❷）[3]．これらの結果より，ルーチンの血栓吸引療法は最新のガイドラインでは推奨されていない（Class III）．

4 ステント

- primary PCI は再閉塞・再狭窄予防のため通常は冠動脈ステントが使用される．第一世代薬剤溶出ステント（DES）が発売された当初はステント血栓症が懸念され，血栓性病変である STEMI に対してはベアメタルステント（BMS）が使用されていた．しかし，第一世代 DES で安定狭心症（SAP）と STEMI において血管内視鏡で検討すると，慢性期の血管治癒に変わりがない．実際に第一世代 DES（TAXUS®）と BMS

DES：drug eluting stent

BMS：bare metal stent

SAP：stable angina pectoris

❸ EXAMINATION試験[4)]

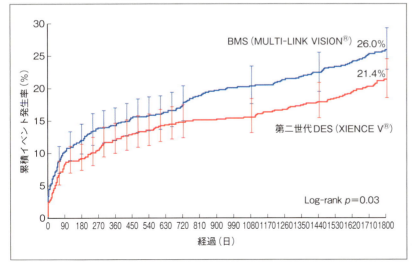

STEMIに対して第二世代DESの有効性を示した.

（Express®）を比較したHORIZONS-AMI試験では治療1年後のステント血栓症は両群で有意差はなく，DES群で再血行再建率を低下させた．
- その後第二世代DESが発売され，さらに良好な使用成績が報告されるようになった．血管内視鏡でも第一世代と第二世代DESを比較した際には，第二世代DESで内皮化の改善とともに血栓形成の軽減を認めた．1,500人のSTEMIを対象とし，第二世代DES（XIENCE V®）とBMS（MULTI-LINK VISION®）を比較したEXAMINATION試験では，発症5年後においても第二世代DESはステント血栓症や標的血管心筋梗塞を増加させずに，死亡率や再血行再建は優位に少なかった（❸）[4)].
- ESCガイドライン2017年版では，STEMIでもBMSよりも第二世代以降のDESの使用が推奨されている（Class I）．

5 deferred stent

- primary PCI時にステント留置をする際には，プラークや血栓を飛散させ，no reflow現象を生じる危険性があるため，バルーンでの十分な拡張が必要である．その一方でイメージングデバイスの進化によりバルーン拡張（POBA）後の解離などの評価が可能になり，no reflow現象を防ぐためprimary PCI時にはステント留置はせずに小径のバルーンのみで治療し，病状が安定してから必要時にステント留置（deferred stent）を行う方法が提唱された．
- 2016年にdeferred stentの有効性を検討したDANAMI3-DEFER試験が報告された．約1,200例のSTEMIに対し，deferred stent群のprimary PCIではPOBAのみを行い，2日後に必要時ステント留置を行った．しかし，標準ステント群と比較し，死亡・心不全・心筋梗塞の再発率の低下は認められず，予定外の再血行再建術の頻度が多かった

POBA：percutaneous old balloon angioplasty（経皮的古典的バルーン血管形成術）

❹ DANAMI3-DEFER 試験[5]

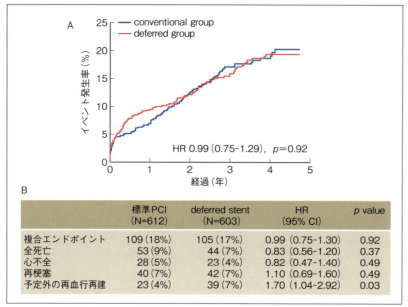

STEMI において deferred stent による有効性（全死亡・心不全・再梗塞の減少）は示せず (A)，予定外の再血行再建率が増加した (B)．

- ESC ガイドライン 2017 年版で STEMI に対する deferred stent は推奨されていない (Class III)．

6 抗血小板薬

- 各国のガイドラインでは，再灌流治療の内容や実施の有無にかかわらず，すべての STEMI 患者に対して，アスピリンおよび P2Y12 阻害薬（プラスグレル，チカグレロルあるいはクロピドグレル）の 2 剤抗血小板療法 (DAPT) が推奨されている．
- 投与期間については，SAP では PCI 後の DAPT 期間は短縮される傾向にある．しかし，STEMI では責任病変以外にも内視鏡で黄色プラークや破綻プラークが観察されるように，臨床的にも発症後 1 年間はとくに心血管イベントを生じやすい．実際に日本での J-MINUET 研究においても STEMI 発症 1 年以内の心血管イベント発生率は高い結果であった．心血管イベントを防ぐために，ガイドラインでは PCI の有無にかかわらず原則として 1 年間の DAPT が推奨されている．
- 1 年間の DAPT 忍容性が確認された ACS で 30 か月までの DAPT を延長した DAPT 試験では，1 年以降の DAPT の有効性が報告されたが，同時に出血性合併症も増加していた．そのため DAPT 期間は少なくとも 1 年間は推奨されるが，1 年以降の DAPT は症例ごとにリスク・ベネフィットを考慮して，判断すべきである．

7 非責任病変に対する PCI

- （「c. 非責任病変に対する治療戦略」(p.153) 参照）．

8 再灌流障害の予防

● 再灌流障害は梗塞サイズの増大や左室機能の低下をきたし，予後に関与するため，その対策は重要な問題である．再灌流時に ischemic preconditioning, ischemic postconditioning や remote ischemic conditioning が梗塞サイズを減少させ，心筋保護に有用である．

● 上記に類似した効果があるとされている薬物としてカルペリチドや ニコランジル，シクロスポリンや Na^+/H^+ 交換系阻害薬などが臨床試験で検討された．しかし，2016 年の CIRCUS 試験でもシクロスポリンの有用性は示せなかったように，現段階で有効な薬剤に乏しい．現在も再灌流時に追加する補助療法としての薬物やデバイスなどのさらなる研究が進行中である．

ischemic preconditioning：長い虚血の前に短時間の虚血を経験すると心筋傷害が軽減する現象である．臨床的には心筋梗塞発症前に狭心症発作を認めた患者は，認めなかった患者に比べ長期予後が良好であることが示されている．

ischemic postconditioning：再灌流直後に短時間の虚血を繰り返すことで梗塞サイズが縮小する現象である．

remote ischemic conditioning：心筋に長い虚血を生じる前に他臓器で短時間の虚血・再灌流することで虚血プレコンディションと同様な心筋保護作用が得られる現象である．

2. おわりに

● STEMI に対する再灌流療法の中心は PCI であり，死亡率を低下させてきた．

● さらに第二世代 DES の登場により STEMI の急性期・慢性期予後は改善されてきた．しかしながら，PCI に伴う再灌流障害など克服しなければならない課題は依然として残っており，今後もさらなる研究・発展が必要である．

● 引用文献

1) Ibanez B, et al. 2017 ESC Guidelines for the management of acute myocardial infarction in patients presenting with ST-segment elevation：The Task Force for the management of acute myocardial infarction in patients presenting with ST-segment elevation of the European Society of Cardiology (ESC). Eur Heart J 2018；39：119-77.

2) Valgimigli M, et al. Radial versus femoral access in patients with acute coronary syndromes undergoing invasive management：a randomised multicentre trial. Lancet 2015；385：2465-76.

3) Jolly SS, et al. Randomized trial of primary PCI with or without routine manual thrombectomy. N Engl J Med 2015；372：1389-98.

4) Sabate M, et al. Clinical outcomes in patients with ST-segment elevation myocardial infarction treated with everolimus-eluting stents versus bare-metal stents (EXAMINATION)：5-year results of a randomised trial. Lancet 2016；387：357-66.

5) Kelbaek H, et al. Deferred versus conventional stent implantation in patients with ST-segment elevation myocardial infarction (DANAMI 3-DEFER)：an open-label, randomised controlled trial. Lancet 2016；387：2199-206.

STEMIに対する再灌流療法
b. door-to-balloon timeとtotal ischemic timeの意義と重要性

中川義久

Point!
- door-to-balloon timeを短縮することは大切であるが，これのみではSTEMI患者の死亡率は改善しない．
- さらなる予後改善のためには総虚血時間であるtotal ischemic timeの短縮が鍵である．
- total ischemic timeの短縮のためには医療機関内部での努力のみでは限界があり，地域の救急医療システムを向上させることが鍵である．

- ST上昇型心筋梗塞（STEMI）に代表される急性冠症候群（ACS）においては，冠血行再建が最も本質的な治療である．とくにSTEMIに対しては，冠動脈の早期再開通が予後改善に重要であり，一刻も早く確実に血行再建することが鍵となる．
- STEMIの急性期に閉塞した梗塞責任血管を再開通させる方法は，tPAなどの血栓溶解薬による血栓溶解療法とPCIがあるが，2003年に報告された無作為化比較試験のメタ解析で，PCIのほうが血栓溶解療法より予後を改善することが報告された[1]．STEMIへの再開通療法の手段としてはPCIが標準的な治療法となっている．
- このようにSTEMI急性期に再開通療法としてPCIを行うことをprimary PCIという．STEMI患者の発症から再開通までの時間的な指標としてdoor-to-balloon timeと，total ischemic timeがある（❶）．本稿では，STEMIへのprimary PCIにおけるdoor-to-balloon timeと，total ischemic timeの意義とその時間を短縮する方策について解説する．

STEMI：ST-segment elevation myocardial infarction
ACS：acute coronary syndrome

tPA：tissue plasminogen activator（組織プラスミノゲン活性化因子）
PCI：percutaneous coronary intervention（経皮的冠動脈インターベンション）

door-to-balloon time：直訳すれば，STEMIの患者が病院に到着し救急外来のドアを開けてから，カテーテル室に運ばれて梗塞責任血管の閉塞した病変をバルーンで最初に拡張し再開通を達成するまでの時間である．

total ischemic time：STEMIを発症してから，primary PCI施行医療機関のカテーテル室で梗塞責任血管の閉塞した病変をバルーンで最初に拡張し，再開通を達成するまでの総虚血時間である．病院到着前の虚血時間も含めている．発症から再開通までという意味でonset-to-balloon timeと表現される場合もある．

❶ STEMI患者の発症から再開通達成までの時間指標

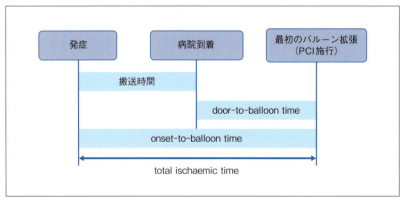

1. door-to-balloon time 短縮化とその意義

- STEMI への primary PCI において，door-to-balloon time が早期再開通の指標として普及している（❶）．door-to-balloon time が遷延すれば死亡率が上昇するというデータに基づくものである[2]．このため，診療ガイドラインにおいても door-to-balloon time を 90 分以内とすることが primary PCI 施行医療機関の目標とされた．
- 日本循環器学会の『ST 上昇型急性心筋梗塞の診療に関するガイドライン（2013 年改訂版）』でも，発症 12 時間以内で来院後 90 分以内に病変をバルーン拡張できる場合の primary PCI を，クラス I（レベル A）としている[3]．
- しかし，アメリカにおいて door-to-balloon time を 90 分以内にするという目標は 2002 年の時点で約 3 分の 1 の症例でしか達成されていないことが報告された．これを受けて door-to-balloon time 短縮化のための取り組みが積極的になされた．そのなかで Bradley らは，door-to-balloon time 短縮のために有効な方法を調査し，❷のような方策を報告している[4]．

❷ Bradley らの提唱する door-to-balloon time 短縮のための方策[4]

1. 救急医がカテーテル検査室を稼働態勢にする
2. 中央オペレーターへの 1 回の連絡でカテーテル検査室を稼働態勢にする
3. 患者の搬送中に救急部がカテーテル検査室を稼働態勢にする
4. 呼び出し後 20 分以内にカテーテル検査室スタッフが病院に到着する
5. 循環器内科医が 24 時間常駐する体制をとる
6. 救急部とカテーテル検査室のスタッフにリアルタイム door-to-balloon time のデータをフィードバックする

日本における PCI 施行医療機関で現在においても参考になる方策が示されている．

2. total ischemic time の重要性

- アメリカではこうした取り組みによって，その後の約 10 年間で door-to-balloon time を 90 分以内にするという目標の達成率は 90％を超えた[5]．この成果によって急性心筋梗塞患者の死亡率が低減することが期待されたことは当然であるが，実際には door-to-balloon time の短縮は期待された死亡率の改善につながらなかった[6]．これは，医療機関到着後の虚血時間を表した door-to-balloon time の短縮だけではなく，発症から病院到着前の虚血時間も含めた総虚血時間，すなわち total ischemic time の短縮が STEMI 患者の治療成績改善のために重要であることを示している．
- primary PCI 施行医が，その医療機関に患者が到着してからの時点で可能な総虚血時間短縮のための努力は door-to-balloon time 短縮しかない．door-to-balloon time 短縮に加えて total ischemic time を短縮するためには病院という枠組みを超えた取り組みが必要であることを示している．

■1 日本人におけるデータ

- 日本における急性心筋梗塞の大規模観察研究である CREDO-Kyoto AMI Registry から総虚血時間を示す total ischemic time と長期予後の関連が報告されている[7]．その結果では，total ischemic time が 3 時間

❸ CREDO-Kyoto AMI Registry における総虚血時間（total ischemic time）と長期予後との関係[7]

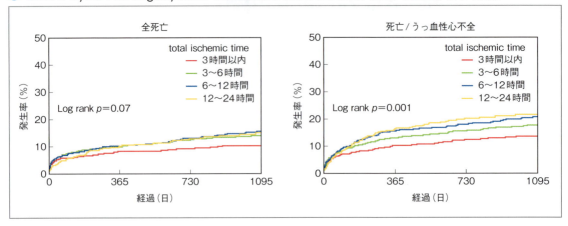

❹ CREDO-Kyoto AMI Registry における総虚血時間，door-to-balloon time と長期予後との関係[7]

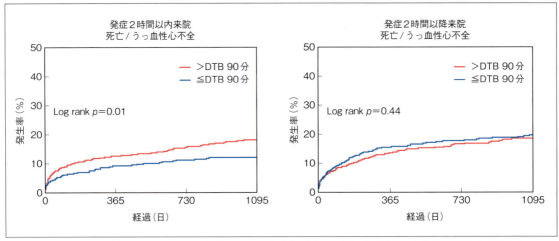

発症2時間以内の早期来院例において door-to-balloon time (DTP) 90分以内を達成した場合の予後改善効果が有意である．

以内の早期に再開通できた症例では良好な成績が得られているのに対して，総虚血時間が長くなるにつれて治療成績が悪化している（❸）．
- ガイドラインで推奨されている door-to-balloon time を90分以内にすることを達成した症例と達成できなかった症例では，長期臨床成績に有意差はなかった．しかし，発症2時間以内の早期来院例で door-to-balloon time を90分以内にすることを達成した症例では，長期臨床成績は有意に良好であった（❹）．この結果も，door-to-balloon time 短縮だけでなく，総虚血時間である total ischemic time を短縮することの重要性を示している．

2 total ischemic time 短縮化への方策
- STEMI 患者の予後改善のためには total ischemic time を短縮することが鍵となることが明らかとなった．実際に短縮するための方策を考えてみたい．total ischemic time の遅延は，発症から医療機関受診あるいは

救急要請までの時間の遅延（**patients delay**）と，医療機関受診あるいは救急隊到着からprimary PCIによる再開通までの時間の遅延（**system delay**）の2つに分けられる[8].

- patients delay を短縮するには，患者自身が急性心筋梗塞を発症したときに遅延なく救急要請または医療機関を受診する必要がある．広く一般市民に対して心筋梗塞の知識を知らせる啓蒙活動が重要になる．これによって急性冠症候群が疑われるような強い胸痛を自覚した場合に早期に救急要請を行うことができるようになる．

- system delay を短縮するには，医療機関を超えた社会的な診療体制の向上が求められる．system delay は，救急隊到着から primary PCI 施行医療機関到着までの時間と，primary PCI 施行医療機関到着から再開通達成までの時間（door-to-balloon time）に分けられる．door-to-balloon time の短縮がかなり達成できている現状から考えて，さらに system delay を短縮するためには，救急隊到着から primary PCI 施行医療機関到着までの時間を短縮することが不可欠である．このためには，救急搬送システムの整備など地域ぐるみの診療体制の向上が望まれる．具体的には，救急車内 12 誘導心電図伝送と door-in door-out time（DIDO time）の短縮があげられる*.

❸ DIDO time 短縮の重要性

- 患者が非専門医療機関を受診してから急性心筋梗塞の診断がなされ primary PCI 施行医療機関に搬送されるまでの時間が DIDO time である．日本では諸外国に比べ PCI 施行医療機関が多いことから急性心筋梗塞患者が非専門医療機関を最初に受診し，その後に専門医療機関に転院搬送されること，つまり医療機関間搬送は少ないと考えられていた．

- CREDO-Kyoto AMI Registry では，約 45％の患者が何らかの医療機関間搬送を受けていることが示された．さらに，このような医療機関間搬送を受けた患者では，total ischemic time は延長し，長期予後も不良であることが示されている[9].

- door-to-balloon time 短縮を目指す診療体制が整ってきている現状では，この total ischemic time 遅延の大きな理由は primary PCI 施行医療機関に到着するまでの時間の遅れである．その短縮に向けてのいっそうの改善が求められる．

3. おわりに

- STEMI 患者への早期再開通療法において，今後さらに total ischemic time を短くするには従来の primary PCI 施行医療機関での door-to-balloon time 短縮への取り組みだけでは不十分であり，12 誘導心電図伝送を含む循環器専門施設到着前の時間短縮が必須である．医療機関を超

---

patients delay：患者による遅延．発症から医療機関受診あるいは救急要請までの時間の遅延を示す用語である．患者への教育・啓蒙が遅延時間短縮に大切である．

system delay：病院前システムの遅延．医療機関受診あるいは救急隊到着からprimary PCI施行可能医療機関における再開通までの時間の遅延を示す用語である．社会的な診療システムの構築が遅延時間短縮に大切である．

＊STEMI患者に対する再灌流までの時間目標については p.132の❷参照．

第3章 虚血を治す—薬物治療と非薬物治療

えて社会的に考えて地域での医療システムを構築していく活動が求めら
れる.

◉ 引用文献

1) Keeley EC, et al. Primary angioplasty versus intravenous thrombolytic therapy for acute myocardial infarction：a quantitative review of 23 randomized trials. Lancet 2003；361：13-20.

2) Nallamothu BK, et al. Time to treatment in primary percutaneous coronary intervention. N Engl J Med 2007；357：1631-8.

3) 日本循環器学会. 循環器病の診断と治療に関するガイドライン (2012年度合同研究班報告)：ST上昇型急性心筋梗塞の診療に関するガイドライン (2013年改訂版). http://www.j-circ.or.jp/guideline/pdf/JCS2013_kimura_h.pdf

4) Bradley EH, et al. Strategies for reducing the door-to-balloon time in acute myocardial infarction. N Engl J Med 2006；355：2308-20.

5) Krumholz HM, et al. Improvements in door-to-balloon time in the United States, 2005 to 2010. Circulation 2011；124：1038-45.

6) Menees DS, et al. Door-to-balloon time and mortality among patients undergoing primary PCI. N Engl J Med 2013；369：901-9.

7) Shiomi H, et al. CREDO-Kyoto AMI investigators. Association of onset to balloon and door to balloon time with long term clinical outcome in patients with ST elevation acute myocardial infarction having primary percutaneous coronary intervention：observational study. BMJ 2012；344：e3257.

8) 日本蘇生協議会, 日本救急医療財団監修. JRC蘇生ガイドライン2010. 東京：へるす出版；2011.

9) Nakatsuma K, et al. Inter-Facility Transfer vs. Direct Admission of Patients With ST-Segment Elevation Acute Myocardial Infarction Undergoing Primary Percutaneous Coronary Intervention. Circ J 2016；80：1764-72.

STEMIに対する再灌流療法
c. 非責任病変に対する治療戦略

石田 大

Point!

- 多枝病変を有するSTEMI症例では，責任病変のみの治療よりも一期的血行再建が優れているとの報告が相次いでいる．
- 一方で，ショックを伴うSTEMI症例では，責任病変のみの治療がよいとの報告が近年あり，一期的血行再建には依然議論がある．

- 多枝病変を有する心筋梗塞はST上昇型心筋梗塞（STEMI）の40〜65％を占めるとされ，予後も不良である．したがって残存する非責任病変に対しての治療は重要であるが，「いつ」「どのような方法」で血行再建を行うかは依然として議論がある．

- 2013年版の日本循環器学会およびAHA/ACCガイドラインでは，多枝病変合併STEMIの一期的完全血行再建は推奨されていなかった．しかしながら，最近発表された2017年版のESCガイドラインでは，退院までに非責任病変の血行再建を行うことを考慮すべきとなり（クラスIIa，エビデンスレベルA ❶）[1]，まさに現在進行形で治療戦略が変わりつつある．

- 本稿では非責任病変の血行再建について，最新の国内外のエビデンスをふまえて述べたい．

STEMI：ST-segment elevation myocardial infarction

AHA/ACC：American Heart Association/American College of Cardiology
ESC：European Society of Cardiology

1. 非責任病変の自然歴

- 冠危険因子を多数有する症例において，STEMI発症後に別の病変（非責任病変）でイベントが生じることがしばしば認められる．このような

❶ STEMIの非責任病変への血行再建の指針（文献1より改変）

	クラス	レベル
退院前までに残存する非責任病変の血行再建を考慮すべきである	IIa	A
心原性ショックを有する症例で，初回PCI時に残存する非責任病変の血行再建を考慮すべきである	IIa	C
現在虚血を有するも，PCIが不適と考えられる場合にCABGを考慮すべきである	IIa	C

PCI：percutaneous coronary intervention（経皮的冠動脈インターベンション），CABG：coronary artery bypass grafting（冠動脈バイパス術）

❷ Compare-Acute 試験[3]

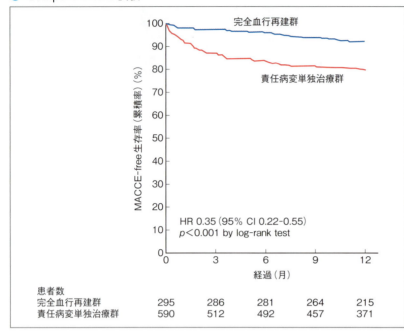

FFR で評価した非責任病変を血行再建した群（完全血行再建群）は，責任病変単独治療群に比べ，MACCE（主要心・脳血管イベント；死亡，非致死性心筋梗塞，再血行再建，脳卒中）が少なく予後が良好であった．

非責任病変のイベントついては，血管内超音波法（IVUS）や冠血流予備能比（FFR）評価による観察研究で明らかになっている．

- 非責任病変のイベント発生について，有名な PROSPECT 試験では STEMI が約 30％含まれており，約 3 年の期間に 11.4％の非責任病変でイベントが生じていた[2]．同試験では VH-IVUS を用いた非責任病変の評価を行っており，plaque burden 70％以上，細小血管面積が 4 mm^2 以下，VH-IVUS での thin-cap fibroatheroma（TCFA）が存在すれば，高率にイベントが起こることが報告されている．本試験の結果をふまえると，TCFA に代表される脆弱なプラークを含む病変は厳格なリスク管理が必要であり，注意深く経過観察をする必要があるといえる．
- また，あらかじめ冠動脈造影で診断されている STEMI の非責任病変（径 2 mm 以上で狭窄度 50％以上）に対して FFR と冠動脈造影のどちらで治療適応決定するのが有効かを比較した Compare-Acute 試験では，非責任病変の約半数が FFR 0.8 未満であり，非責任病変を治療しなかった場合のイベントは 1 年で 20.5％の発生であった（❷）[3]．血行再建可能な虚血を呈する非責任病変は，FFR を評価しできるだけ完全血行再建を行うことが望ましいと考えられる．

IVUS：intravascular ultrasound
FFR：fractional flow reserve

VH-IVUS：virtual histology IVUS

❸ CvLPRIT 試験[7]

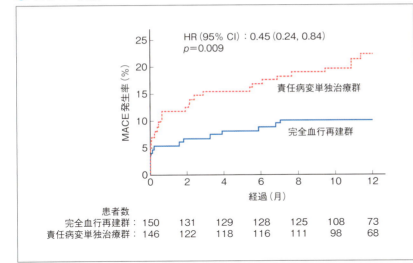

STEMI 症例において，責任病変と同時に非責任病変を治療した群（完全血行再建群）のほうが，責任病変単独治療群に比して MACE（主要心血管イベント）が少なく予後が良好であった．

2. 血行動態が安定している STEMI の残存病変への評価と治療戦略

- bare metal stent（BMS）や第一世代の薬剤溶出性ステント（DES）による血行再建を行っていた時代は，急性期に一期的 PCI による完全血行再建を行うことの有用性は認められていなかった[4, 5]．ところが，STEMI への DES 使用が一般的になってくるにつれ，一期的な血行再建を行うことの有用性を示す報告が相次いで発表されるようになった．

DES : drug eluting stent

1 一期的な完全血行再建の有用性

- 責任病変への PCI の 2 日後に残存する FFR で虚血陽性の非責任病変に対して PCI を行うかどうかを無作為に振り分けた DANAMI-3-PRIMULTI では，非責任病変を残すよりも完全血行再建したほうが予後は良好であった[6]．
- 同様に，初回の責任病変への治療時に FFR 評価を行って無作為に振り分けた Compare-Acute 試験でも，FFR ガイドで完全血行再建した群が予後良好であった（❷）[3]．
- また，冠動脈造影所見のみで非責任病変を治療することの是非を判断した CvLPRIT 試験でも，前述の試験同様に一期的治療群で予後良好であった（❸）[7]．MRI で梗塞巣を評価した CvLPRIT 試験のサブ解析でも，非責任病変を一期的に治療しても責任病変単独治療群に比して梗塞範囲に有意差はなかったことが示されており[8]，血行動態が安定している症例において一期的治療の安全性が示されたと考えられる．
- とはいえ，緊急冠動脈造影時に瞬時に治療戦略を考えることはしばしば難しい場合がある．STEMI 直後の緊急時には非責任病変の造影が誇

❹ CULPRIT-SHOCK 試験[12]

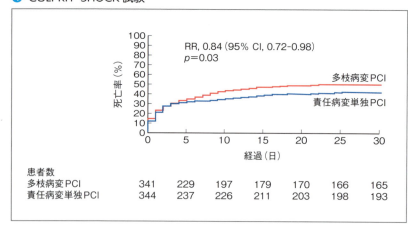

ショックを伴う多枝STEMIのPCI施行症例において、一期的血行再建群に比して責任病変単独治療群のほうが死亡率が低く予後が良好であった．

張してみられるとの報告[9]もあり，緊急時には残存狭窄の客観的な判断が難しい場合もある．また，Compare-Acute試験では，造影上血管径2mm以上でかつ狭窄度50%以上の残存狭窄病変のうち，約半数がFFR 0.8以上の虚血陰性であった．以上から，急性期の冠動脈造影のみの診断に限界があることを示しているといえる．少なくとも退院までに虚血評価を行い，かつ虚血領域を残さず血行再建することが重要であるといえよう．

- 国内においてこのような比較をした報告はないが，CREDO-Kyoto AMI registry データで，90日以内の非責任病変の血行再建は責任病変のみの治療に比し有効であったとの報告がある[10]．今後前述のようなデータが蓄積されれば，日本のガイドラインも改訂されるであろう．

2 ショックを伴う多枝STEMI症例の治療戦略

- ショックを伴う多枝STEMI症例の治療戦略については依然として議論がある．韓国のレジストリー試験は，ショックの合併例であっても一期的PCIによる血行再建が有用であると報告している[11]．しかしながら，本稿執筆中に発表されたCULPRIT-SHOCK試験では，ショック時のPCI施行症例に対して一期的血行再建か責任病変単独かを無作為に振り分け検討した結果，一期的血行再建群のほうが責任病変単独群に比べて死亡率が高いという結果であった（❹）[12]．
- 現状では，ショック状態の多枝STEMI症例の非責任病変に対する一期的血行再建は，慎重に検討する必要があると考えられる．

3. 残存病変への治療戦略 — PCI vs CABG

- STEMIで一期的血行再建が得られなかった場合でかつ複雑な残存病変

を有する場合は，CABGを考慮することも多い．しかしながら，解剖学的な所見からPCIとCABGの適応を考察しているSYNTAX試験は直近の心筋梗塞症例を除外しており，心筋梗塞後の血行再建を検討するうえでSYNTAX scoreは必ずしも適切ではない．韓国で行われたSTEMI症例を約半数含む心筋梗塞の研究結果において，CABGはやや心血管イベントが少ないものの，DESで治療した群も遜色ない結果が示されていた[13]ことから，複雑病変を残すSTEMI後の症例でもPCI適応の判断材料となるエビデンスが待たれるところである．

● 多枝病変を合併したSTEMI症例で梗塞巣が広範囲である場合に，心機能の低下が残存病変の治療決定で問題となることがある．血行再建が必要な低心機能症例において，PCIよりもCABGのほうが長期の治療成績が良好であるとの報告がある[14]．初回のSTEMIによって低心機能に至った症例の残存病変が複雑かつPCIが困難である場合は，CABGを考慮すべきかもしれない．

● ショック状態のSTEMI症例にCABGを施行した症例の予後調査をした論文では，多臓器不全の徴候である乳酸高値（＞4 mmol/L）が強い予後不良因子であった[15]．前述のCULPRIT-SHOCK試験の結果も加味すると，多臓器不全がある症例ではCABGを試みるべきではないといえる．

4. 今後の課題

● ショックを合併する多枝STEMIの治療方針を検討したCULPRIT-SHOCK試験では，2割の症例で完全閉塞病変が合併し，同病変の一期的再建が困難であった．このことから，非責任病変治療に完全閉塞病変を伴うSTEMIをどのように血行再建するかが今後の明らかにすべき課題になると思われる．

● また，近年発表されたEXCEL試験では，左主幹部病変に対するPCIのCABGに対する非劣勢が示されている[16]ため，左主幹部の治療方針が変わりつつある．そのため，非責任病変に完全閉塞病変や左主幹部病変を含む複雑多枝STEMI症例に対する治療方針も大きく変わる可能性がある．

● 日本ではこの分野のエビデンスに乏しく，ガイドラインも確立していないのが現状である．現段階では患者背景，血行動態，治療までの時間経過，術者や施設の治療水準などを考慮したうえで，総合的に治療戦略を判断すべきであろう．

第3章 虚血を治す—薬物治療と非薬物治療

● 引用文献

1) Ibanez BJ, et al. 2017 ESC Guidelines for the management of acute myocardial infarction in patients presenting with ST-segment elevation : The Task Force for the management of acute myocardial infarction in patients presenting with ST-segment elevation of the European Society of Cardiology (ESC). Eur Heart J 2018 ; 39 : 119-77.

2) Stone GW, et al. A prospective natural-history study of coronary atherosclerosis. N Engl J Med 2011 ; 364 : 226-35.

3) Smits PC, et al. Fractional Flow Reserve-Guided Multivessel Angioplasty in Myocardial Infarction. N Engl J Med 2017 ; 376 : 1234-44.

4) Kornowski R, et al. Prognostic impact of staged versus "one-time" multivessel percutaneous intervention in acute myocardial infarction : analysis from the HORIZONS-AMI (harmonizing outcomes with revascularization and stents in acute myocardial infarction) trial. J Am Coll Cardiol 2011 ; 58 : 704-11.

5) Vlaar PJ, et al. Culprit vessel only versus multivessel and staged percutaneous coronary intervention for multivessel disease in patients presenting with ST-segment elevation myocardial infarction : a pairwise and network meta-analysis. J Am Coll Cardiol 2011 ; 58 : 692-703.

6) Engstrom T, et al. Complete revascularisation versus treatment of the culprit lesion only in patients with ST-segment elevation myocardial infarction and multivessel disease (DANAMI-3-PRIMULTI) : an open-label, randomised controlled trial. Lancet 2015 ; 386 : 665-71.

7) Gershlick AH, et al. Randomized trial of complete versus lesion-only revascularization in patients undergoing primary percutaneous coronary intervention for STEMI and multivessel disease : the CvLPRIT trial. J Am Coll Cardiol 2015 ; 65 : 963-72.

8) McCann GP, et al. Complete Versus Lesion-Only Primary PCI : The Randomized Cardiovascular MR CvLPRIT Substudy. J Am Coll Cardiol 2015 ; 66 : 2713-24.

9) Hanratty CG, et al. Exaggeration of nonculprit stenosis severity during acute myocardial infarction : implications for immediate multivessel revascularization. J Am Coll Cardiol 2002 ; 40 : 911-6.

10) Toyota T, et al. Culprit Vessel-Only vs. Staged Multivessel Percutaneous Coronary Intervention Strategies in Patients With Multivessel Coronary Artery Disease Undergoing Primary Percutaneous Coronary Intervention for ST-Segment Elevation Myocardial Infarction. Circ J 2016 ; 80 : 371-8.

11) Park JS, et al. Culprit or multivessel revascularisation in ST-elevation myocardial infarction with cardiogenic shock. Heart 2015 ; 101 : 1225-32.

12) Thiele H, et al. PCI Strategies in Patients with Acute Myocardial Infarction and Cardiogenic Shock. N Engl J Med 2017 ; 377 : 2419-32.

13) Ahmed K, et al. Percutaneous coronary intervention with drug-eluting stent implantation vs. coronary artery bypass grafting for multivessel coronary artery disease in metabolic syndrome patients with acute myocardial infarction. Circ J 2012 ; 76 : 721-8.

14) Marui A, et al. Comparison of five-year outcomes of coronary artery bypass grafting versus percutaneous coronary intervention in patients with left ventricular ejection fractions</=50% versus >50% (from the CREDO-Kyoto PCI/CABG Registry Cohort-2). Am J Caldiol 2014 ; 114 : 988-96.

15) Davierwala PM, et al. Temporal Trends in Predictors of Early and Late Mortality After Emergency Coronary Artery Bypass Grafting for Cardiogenic Shock Complicating Acute Myocardial Infarction. Circulation 2016 ; 134 : 1224-37.

16) Stone GW, et al. Everolimus-Eluting Stents or Bypass Surgery for Left Main Coronary Artery Disease. N Engl J Med 2016 ; 375 : 2223-35.

NSTEMIに対するリスク評価と治療戦略

上田友哉，大倉宏之

Point!

- 呼吸困難，意識消失および冷汗を伴う胸痛ではACSの可能性が高い．
- 心電図は経時的な変化，ニトログリセリン投与前後や過去との比較が大切である．
- 身体所見や心エコー図，胸部X線検査は合併症の早期発見や他疾患の鑑別に重要である．
- 早期リスク評価にはTIMIリスクスコアやGRACEスコアが有用である．
- リスクスコアが高度であれば禁忌事項がない限り，基本的には早期のCAGが望ましい．

- 急性心筋梗塞は心電図におけるST上昇の有無により，ST上昇型心筋梗塞（STEMI）と非ST上昇型心筋梗塞（NSTEMI）に分類される．

- STEMIでは冠動脈が完全に閉塞し，貫壁性の心筋虚血をきたしている状態である．

- NSTEMIは心電図にてSTの持続的上昇を認めない急性心筋梗塞であり，冠動脈は部分閉塞しているか，完全に閉塞した後に自然に再灌流した状態である．この病態における心筋虚血は，破綻した粥腫と非閉塞性血栓による冠動脈狭窄が酸素供給減少の主因であり，また冠動脈トーヌスの亢進も酸素供給の減少の一因となりうる．

- 急性冠症候群（ACS）にはSTEMIおよびNSTEMIに加え，不安定狭心症（UAP）も含まれる．NSTEMIとUAPでは心筋壊死をきたしているか，そうでないかの違いがある．ただし心筋トロポニンやCK-MBをはじめとする心筋逸脱酵素は上昇するまでに発症から数時間を要するため，初診時には両者の判別が困難であることが多い．このため診断時における対応については，日本循環器学会のガイドライン[1]では非ST上昇型急性冠症候群，AHA/ACCのガイドライン[2]ではNSTE-ACSと，いずれもNSTEMIとUAPをまとめて記載している．本稿においても初期対応に関しては，NSTEMIとUAPの両疾患をあわせた対応として記載する．

STEMI：ST elevation myocardial infarction
NSTEMI：non-ST elevation myocardial infarction

ACS：acute coronary syndrome
UAP：unstable angina pectoris
CK-MB：creatine kinase-MB（クレアチンキナーゼMB分画）

AHA/ACC：American Heart Association/American College of Cardiology

1. リスク評価

① 病歴

■ 胸痛

部位：前胸部，胸骨後部が多いが，放散痛として下顎，頸部，左肩な

いし両肩，左腕，心窩部でもみられるため注意が必要である．

持続時間：数分程度が多く，長くても15〜20分である．胸痛が安静およびニトログリセリンの投与にて1〜5分で消失する場合は狭心症のことが多いが，症状の消失に10分以上かかる場合には非心臓性胸痛か，逆に重症のACSを考慮する必要がある．なお胸痛の持続が20秒以下のときは狭心痛の可能性は低くなる．

誘因：労作時のみでなく，安静時にも出現し，精神的興奮や食事でも起こる．とくに冠攣縮性狭心症では夜間睡眠中に起こることも多い．

随伴症状：呼吸困難，めまい，意識消失，嘔吐や冷汗を伴うときは重症のACSの可能性が高い．発熱を伴うときは肺炎，胸膜炎や心膜炎などを考慮する．なお心窩部痛では胃潰瘍や胆嚢炎の鑑別も必要である．その他，大動脈解離や大動脈瘤切迫破裂などの鑑別も必要である．

■ 既往歴

過去に同様の症状がないか，心筋梗塞の既往や冠動脈造影を受けたことはないかを確認する．虚血性心疾患の明らかな既往があれば，その症状に類似するか，より症状が強い場合はACSの可能性が高い．ただし事前に胸痛の自覚がない心筋梗塞も約半数あるため，これまでに胸部症状の自覚がなかったからといって，NSTEMIを否定することはできない．なお，ほかの動脈硬化性疾患との合併も多いため，脳血管障害や末梢血管疾患の有無も確認する．

■ 家族歴

家系内に心臓病疾患，突然死および急死，若年発症の冠動脈疾患の既往がないか確認する．

■ 冠危険因子

3つ以上の危険因子（年齢，男性，喫煙，脂質異常症，糖尿病，高血圧）がある場合は虚血性心疾患の可能性が高くなる．

2 身体所見

● NSTEMIの身体所見には，胸部所見，聴診所見，脈拍数や血圧などを含めても特異的なものはない．しかしながら注意深い診察により，虚血性心疾患に伴う合併症の早期発見，胸痛をきたす他疾患との鑑別や動脈硬化性疾患のリスク評価につながることがあるため，身体所見の取得は重要である．

■ 心音・心雑音

胸痛がおさまると消失するIII音・IV音または奔馬調律，両肺野のラ音などは発作中の左室収縮能の低下を反映する．また消長する僧帽弁逆流雑音は乳頭筋機能不全を示唆している．

収縮期雑音を聴取した際は，胸痛が大動脈弁狭窄症による症状である可能性もある．

■血圧

収縮期血圧の低下を伴う患者は入院72時間以内の致死的合併症の発生率が高く，十分に注意する必要がある．

過度の血圧上昇を伴う患者においてはニトログリセリンの投与を考慮する．

血圧の左右差を認めた場合は，胸痛の原因が大動脈解離である可能性を考慮する．

■呼吸

肺野に湿性ラ音のある患者では，SpO_2の低下を合併することが多い．このため酸素投与が必要となるだけでなく，致死的合併症の発生率も高く，十分に注意する必要がある．

SpO_2が低値なわりに肺雑音を聴取しない場合は，胸痛の原因疾患として気胸や肺塞栓を鑑別する必要がある．

■その他

黄色腫，アキレス腱の肥厚などは冠動脈疾患の危険因子の存在を示唆している．

頸動脈や大腿動脈の雑音，足背動脈の脈拍減弱などは非冠動脈性ではあるが粥状硬化症の存在を示唆している．また心臓カテーテルの際のアプローチサイトとなる橈骨動脈，上腕動脈および大腿動脈で雑音を聴取した際には狭窄を合併している可能性もあり，穿刺困難や合併症をきたすリスクとなりうるため，注意する必要がある．

3 初期検査

■心電図

ACSが疑われる患者では，医療機関到着後10分以内に12誘導心電図を施行し，虚血性変化（ST-T変化，Q波あるいは陰性U波の有無など）につき評価する．

ACS患者において前胸部誘導に陰性T波を認める例は高率に左前下行枝病変を有する．とくに陰性T波が持続する例ではPCI後に左室前壁の壁運動異常が改善することが報告されており，気絶心筋や交感神経の除神経との関連が示唆されている．

ACSが強く疑われるが，心電図で虚血性変化がみられない場合は，急性後壁梗塞を除外するために背側部誘導（V_7-V_9誘導），Cabrera 配列[*]の評価が有用なことがある．

初回の心電図で虚血性変化がみられなくとも，症状が持続しており，ACSの疑いが強ければ，15〜30分ごとに連続して12誘導心電図を施行し，経時的に比較する．また過去の心電図や，ニトログリセリン投与前後で比較することも大切である．

一般的に，ST下降は虚血責任冠動脈にかかわらずV_{4-6}誘導を中心に認めるため，ST上昇とは異なりST下降から虚血の部位診断をするの

背側部誘導（V_7-V_9誘導）：V_7-V_9誘導はV_4誘導と同じ高さで，V_7誘導は後腋下線との交点，V_8誘導は左肩甲骨中線との交点，V_9誘導は脊椎左縁との交点に付ける．

Cabrera 配列：肢誘導と心臓との位置関係は，通常の肢誘導では理解しにくいが，心臓に面する順，すなわち，aV_L誘導，I誘導，$-aVR$誘導，II誘導，aV_F誘導，III誘導の順に配列しなおすと心臓との位置関係を反映し理解しやすくなる．この順をCabrera sequenceという．aV_L誘導は上位側壁，I誘導は下位側壁，II誘導は左側寄りの下壁，III誘導は右側寄りの下壁に面する．aV_R誘導は上下反転させると，I誘導とII誘導とのあいだ，つまり左室心尖部領域に面する誘導（$-aV_R$誘導）となる．またaV_R誘導は心臓と特殊な位置関係にあり，非ST上昇型急性冠症候群の場合には右肩の方向から左室内腔をのぞき込む誘導であり，左室心内膜側の虚血を反映するとされている．

[*] Cabrera 配列についてはp.81も参照．

第3章　虚血を治す─薬物治療と非薬物治療

は難しい．しかしST下降が高度なほど，ST下降を認める誘導数が多いほど，高度な虚血を反映し予後は不良である．また，症状出現および薬物治療開始後6時間以上経過してもST下降が遷延する例は高率に重症冠動脈病変を有し，予後不良であるとの報告もある．このためST下降の有無だけでなく，その程度・範囲・時間的な変化の観察もリスク評価のうえで重要である．

■ 心エコー図

ACSが疑われる患者の診断とリスクの層別化に有用であり，繰り返し施行でき，しかもその場で診断できる利点がある．心エコー図により梗塞部位，梗塞範囲，心機能評価が可能であるが，NSTEMIでは左室の壁運動異常を検出できないこともあるため注意を要する．また心筋虚血以外の胸痛疾患，すなわち，①急性解離性大動脈瘤，②急性肺血栓塞栓症，③心外膜炎，④大動脈弁狭窄症，⑤肥大型心筋症，などの鑑別にも有用である．

■ 胸部X線検査

NSTEMI患者における特徴的な所見はないが，肺うっ血を合併している症例では予後が不良であり注意が必要である．

また胸痛の原因として，気胸，大動脈解離，大動脈瘤切迫破裂および肺塞栓症などの鑑別を行うのに役立つ．

■ 血液検査

心筋トロポニン上昇の程度は，短期および長期の予後予測に有用である．このため，

・ACSが疑われる患者においては，上昇もしくは低下の評価のため，心筋トロポニンIやTは病院到着時および症状発生から3～6時間後に測定すべきである*．

・ACSの疑いが強く，心電図や臨床所見が変化しているものの心筋トロポニンが正常範囲である患者では，症状発生から6時間以上経過した後に再度，心筋トロポニンを測定すべきである．

4 早期リスク評価

● 早期リスク評価で用いられるスコアとして，TIMIリスクスコアやGRACEスコアがある．

■ TIMIリスクスコア

TIMIリスクスコアは，7つの危険因子の有無によって，それぞれ1点ずつ加算する仕組みである．スコアが増加するごとに2週間以内の主要心血管合併症発生頻度（総死亡，心筋梗塞，直ちに再灌流を必要とするような重症再発性の心筋虚血の割合）が相乗的に高くなる（❶）[3]．

■ GRACEスコア

GRACEスコアは8個のリスクファクターにそれぞれ重み付けを行い，入院時および6か月後の予測される死亡率と死亡あるいは心筋梗塞発症

---

* CK-MBやミオグロビンはACSの診断には有用であるが，上昇するまでに一定時間を要するため，早期診断としての有用性は低い．

TIMI：thrombolysis in myocardial infarction
GRACE：global registry of acute coronary events

NSTEMIに対するリスク評価と治療戦略

❶ TIMI リスクスコア[3]

項目	スコア
年齢（65歳以上）	1
3つ以上の冠危険因子 （家族歴，高血圧症，糖尿病，喫煙）	1
既知の冠動脈有意狭窄（>50%）	1
心電図における0.5mm以上のST変異の存在	1
24時間以内に2回以上の狭心症症状の存在	1
7日間以内のアスピリンの服用	1
心筋障害マーカーの上昇	1

主要心血管合併症発症頻度 (%)

スコア	0/1	2	3	4	5	6/7
主要心血管合併症発症頻度(%)	4.7	8.3	13.2	19.9	26.2	40.9
No.	85	339	627	573	267	66
(%)	(4.3)	(17.3)	(32.0)	(29.3)	(13.6)	(3.4)

No. of risk factors

❷ GRACE スコア—各予測因子の点数[4]

Killip分類*	点	収縮期血圧 (mm Hg)	点	心拍数/分	点	年齢	点	初期血清 クレアチニン (mg/dL)	点
I	0	≦80	58	≦50	0	≦30	0	0-0.39	1
II	20	80-99	53	50-69	3	30-39	8	0.40-0.79	4
III	39	100-119	43	70-89	9	40-49	25	0.80-1.19	7
IV	59	120-139	34	90-109	15	50-59	41	1.20-1.59	10
		140-159	24	110-149	24	60-69	58	1.60-1.99	13
		160-199	10	150-199	38	70-79	75	2.00-3.99	21
		≧200	0	≧200	46	80-89	91	>4.0	28
						≧90	100		

その他のリスクファクター	点
心停止による入院	39
ST部分の偏位	28
心筋マーカーの上昇	14

率が算出されるしくみとなっている（❷）[4]．なお，2007年 AHA/ACC ガイドラインと，それを引用した2012年の日本循環器学会のガイドラインでは，リスクを高リスク，中等度リスク，低リスクの3段階に分けている．❸[1,2]はそのうち高リスクと中等度リスクの部分に GRACE スコアを追記したものである．注意すべきは「夜間狭心症」や「20分以内の安静時狭心症」は中等度リスクに分類されている点である．日本では，このような症例は冠攣縮性狭心症として精査加療を受けている場合が多いと思われる．

＊Killip分類についてはp.136の❶参照．

163

第3章 虚血を治す―薬物治療と非薬物治療

❸ 急性冠症候群における短期リスク評価（文献1, 2をもとに作成）

項目	高リスク	中等度リスク
病歴	・先行する48時間以内に急速に進行	・心筋梗塞・末梢血管疾患・脳血管疾患・冠動脈バイパス術の既往 ・アスピリン服用歴
胸痛の特徴	・安静時胸痛が遷延し持続（>20分）	・遷延する安静時胸痛（>20分）があったが，現在は消退しており，冠動脈疾患の可能性が中等度～高度であるもの ・安静時胸痛（<20分）または安静やニトログリセリン投与で軽快した胸痛 ・夜間狭心症 ・過去2週間に新規発症もしくはCCS class III/IVの進行性狭心症で，冠動脈の可能性が中等度～高度であるもの
臨床所見	・おそらく虚血と関連する肺水腫 ・新規もしくは増悪する僧帽弁逆流雑音 ・III音もしくは新規または増悪する肺ラ音 ・低血圧，徐脈，頻脈 ・年齢>75歳	・年齢>70歳
心電図	・一過性のST変化（>0.5 mm）を伴う安静時狭心症 ・新規の脚ブロック ・持続性心室頻拍	・T波の変化 ・異常Q波または安静時心電図で複数の誘導（前胸部，下壁，側壁誘導）にST下降（<1 mm）を認めるもの
心筋マーカー	・心筋トロポニンT，I（>0.1 ng/mL）またはCK-MBの上昇	・心筋トロポニンT，I（>0.01 ng/mL，<0.1 ng/mL）またはCK-MBのわずかな上昇
リスクスコア	・GRACEスコア>140	・GRACEスコア 109～140

CK-MB：クレアチンキナーゼMB分画，CCS：カナダ心臓血管学会

2. 治療戦略

● NSTEMI が疑われ，持続する胸痛，重度の呼吸困難，意識消失や動悸の自覚がある患者はすぐに救急対応可能な医療機関へ搬送し，身体所見や検査所見をもとに，リスクスコアを用いて予後を予測し治療方針を決定する．

● NSTEMI の際，最初に悩む点は，CAG を行うタイミングであろう．2012 年に発表された日本循環器学会のガイドライン（❹）[1]，および2014年版の AHA/ACC のガイドラインのいずれにおいても治療抵抗性，症状の再燃，不安定な血行動態などを認めるか，リスクスコアが高度である際は，即時の CAG が推奨されている．

CAG：coronary angiography（冠動脈造影）

● 最近では，
　・GRACE スコアが 140 以上の NSTEMI 患者 4,071 人において，入院後 12 時間以内に CAG が施行された群は，12～24 時間および 24 時間後に CAG が施行された群に比べ，180 日後の虚血性イベント（全死亡もしくは MI の発症）のリスクが有意に低かった，なお 12～24 時間後に CAG が施行された群と，24 時間以内に CAG が施行された群とでは有意差はみられなかった[5]，

MI：myocardial infarction（心筋梗塞）

❹ 短期リスクに基づいた治療戦略[1]

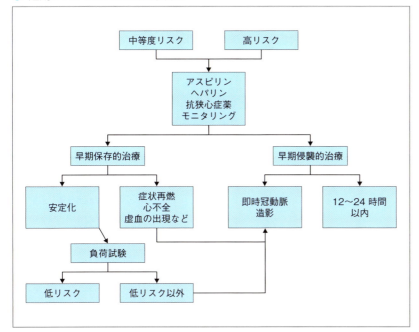

- NSTEMI 患者 323 人において，到着後 2 時間以内に CAG が施行された群は，2〜72 時間以内に CAG が施行された群に比べ，30 日以内の死亡もしくは MI の発症リスクが低かった[6]，

などのように，できるだけ早期の CAG 施行が望ましいとの報告も多い．
- このため，日本では心臓カテーテルを安全に行える環境が整っていることもあり，禁忌事項がない限り，基本的には早期の CAG が望ましいと思われる．
- ただし，消化管出血や脳出血などの出血性疾患の合併が疑われる場合は，まず出血の有無の評価を優先する．また慢性腎不全の合併例では，造影剤腎症による腎機能増悪のリスクもあることから，ハイドレーションを行った後に CAG を行うことも，全身状態や症状をみながら考慮する必要がある．

1 緊急 PCI を選択した場合

- 抗血小板薬の 2 剤併用を行うが，とくにチエノピリジン系薬剤は loading dose での投与により，急速に抗血小板作用を発揮させることができる．クロピドグレルは loading dose として 300 mg をできれば 6 時間以上前に投与開始し，その後は維持量（75 mg）を継続する．プラスグレルは日本では loading dose として 20 mg を投与し，その後は維持量（3.75 mg）を継続する．ただし，プラスグレルは NSTEMI においては CAG 前に投与しても，CAG 後に投与しても心血管イベントには差がなく，CAG 前に投与することによって出血性合併症の頻度が増加する[7]ため，STEMI と異なり，NSTEMI での前投与のタイミングには注

意が必要である．また，脳梗塞や TIA 既往例では脳出血の頻度が増加したとの海外の報告があり，AHA/ACC のガイドラインでは脳梗塞や TIA 既往例に対するプラスグレル投与は Class III となっており，日本の臨床治験（PRASFIT-ACS）の対象からも除外されている[8]．

- PCI 施行時においては，イメージングモダリティー（IVUS や OCT/OFDI）を使用することで，血栓やプラークの評価が可能であり有用である．NSTEMI 患者のうち，25.5％では完全閉塞が認められ，完全閉塞がみられた群はそうでなかった群に比べ，MACE や死亡のリスクが高かったとの報告があり，IVUS や OCT にて多量の血栓を確認した際には STEMI と同様に，ELCA や末梢保護デバイスの併用も検討する．

2 保存的加療が選択された場合

- ACS を疑わせる症状があるが，心電図で虚血性変化を認めず，心筋トロポニンも正常範囲である患者において，持続的な心電図のチェックや，3 時間もしくは 6 時間ごとの心筋トロポニンのチェックは有用である．
- ACS の可能性があるが，持続的な心電図や心筋トロポニンが正常範囲内である患者において，トレッドミル運動負荷心電図や負荷心筋シンチグラフィーや負荷心エコーを退院前に行うことは有用である．
- 低リスクの患者においては，活動度の指導に加え，薬剤（アスピリンや短時間作用型のニトログリセリンおよび，可能であれば β 遮断薬）の服用が有用である．

3 入院後の加療

■酸素投与

SpO$_2$ が 90％以下の患者および呼吸困難や低酸素をきたす疾患を合併する患者に行う．

■抗血小板薬

禁忌がない限り，できる限り早期にアスピリンの投与を行う．

過敏症や重度の消化管出血のためアスピリンが使用できない場合は，クロピドグレルもしくはプラスグレルを loading dose で投与し，以降は通常量で継続する．

■ニトログリセリン

虚血に伴う胸痛が持続している場合に，5 分ごと，最大 3 回までのニトログリセリンの舌下投与を行い，その後，経静脈投与の必要性を考慮する．

虚血所見，心不全および高血圧を伴う患者ではニトログリセリンの静注を行う．

ホスホジエステラーゼ阻害薬の直近での使用歴（シルデナフィルおよびバルデナフィルは 24 時間以内，タダラフィルは 48 時間以内）がある患者では，ニトログリセリンの使用は控える．

TIA：transient ischemic attack（一過性脳虚血発作）

IVUS：intravascular ultrasound（血管内超音波法）
OCT：optical coherence tomography（光干渉断層法）
OFDI：optical frequency domain imaging
MACE：（major adverse cardiovascular event）：主要心血管イベント（心血管死，非致死性心筋梗塞，非致死性脳卒中）．

ELCA：エキシマレーザー冠動脈形成術（excimer laser coronary angioplasty）．エキシマレーザーとはキセノンを媒質として発生するレーザー光で，このレーザー光をカテーテルの先端から照射することにより，冠動脈治療を行う．エキシマレーザーは「フォトケミカル作用」「フォトサーマル作用」「フォトメカニカル作用」の 3 つの作用で，病変組織を水やガス，赤血球と同程度の大きさの微細片に分解し，安全・有効に組織をアブレーションすることができる．急性心筋梗塞などの血栓性病変，ステント再閉塞および石灰化病変にも有効である．

コラム　Wellens 症候群

　Wellens 症候群とは，1982 年に Wellens らによって報告された，胸痛を訴える患者の胸痛消失後の心電図に特徴的な T 波がみられる症候群である．この所見は左前下行枝（LAD）近位部の高度狭窄を示唆するものであり，未治療の場合には 75％が数週間以内に前壁梗塞に進展するとしている報告もある[9, 10]．このため胸痛時の心電図で明らかな虚血性変化がみられなかったとしても，胸痛消失時にも心電図検査を行い，$V_{2,3}$ における陰性 T 波の出現には注意する必要がある．表に Wellens 症候群の診断基準を示す．

　当科（奈良県立医科大学附属病院循環器内科）でも最近，Wellens 症候群として典型的な心電図変化を認めた症例を経験したため提示する．

症例 1：76 歳女性，主訴：胸痛

　糖尿病のため近医にて加療されていた．
　以前からウォーキングを行っていたが，ある時期からウォーキング中に胸部絞扼感が出現するようになった．症状は安静により容易に消失するが，同様のエピソードが繰り返し起こるようになり，徐々に頻度が増していた．このため，初めて症状を自覚してから，およそ 1 か月後に当科を受診した．運動負荷心電図が予定されたが，近医からとりよせた過去の 12 誘導心電図と来院時の 12 誘導心電図を比較（図1）したところ，リスクが高いと判断され検査は中止され，緊急 CAG が施行された．その結果，LAD に高度狭窄を認め（図2），同部に対して PCI が施行された．

症例 2：75 歳男性，主訴：胸痛

　高血圧症および脂質異常症のため近医にて加療されていた．
　1 月に山登りをした際に 10 分程度持続する胸部絞扼感を自覚した．安静にて改善し，その後は胸痛を自覚しなかった．しかし，それ以降は階段歩行時などに胸部絞扼感を自覚し，徐々に平地歩行でも胸部絞扼感を自覚するようになったため，2 月末に近医を受診した．狭心症が疑われ，3 日後に心臓 CT が予約された．しかし 2 日後に畑仕事中に 30〜40 分程度持続する，これまでで最も強い胸部絞扼感を自覚した．その後安静にて症状が消失したため，翌日に予定通り心臓 CT が施行された．その結果，LAD に高度狭窄を認め，12 誘導心電図でも胸部誘導で新たに陰性 T 波が認められた（図3）．このた

表　Wellens 症候群の診断基準

① V_{2-3} 誘導（時に V_{1-6} 誘導まで及ぶ）に深い陰性 T 波か 2 相性 T 波が存在すること
② ST 上昇は認めないか最小限にとどまること（1 mm 以下）
③ 前胸部誘導に Q 波がないこと
④ 前胸部誘導で R 波が維持されていること
⑤ 最近の胸痛が存在すること
⑥ 胸痛を一度自覚した後の症状が消失した時間帯に心電図変化があること
⑦ 心筋逸脱酵素は正常かわずかな上昇

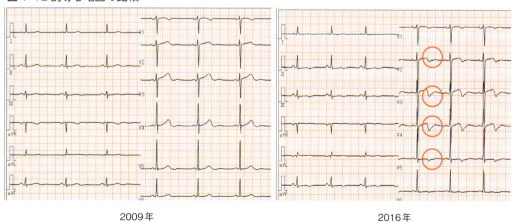

図1　12 誘導心電図の比較

2009 年　　　　　　　　　　　　2016 年

め当科に搬送され，CAGが施行された結果，LADに高度狭窄を認め（図4），同部に対してPCIが施行された．

このように，Wellens症候群を呈する心電図変化を認めた際には，左前下行枝に高度狭窄を合併する可能性を考慮し，対応する必要がある．

図2 冠動脈造影

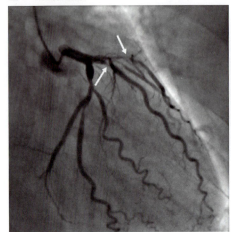
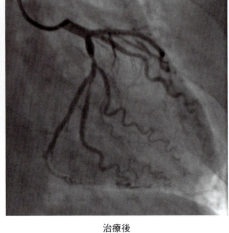

治療前　　　　　　　　　　治療後

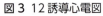

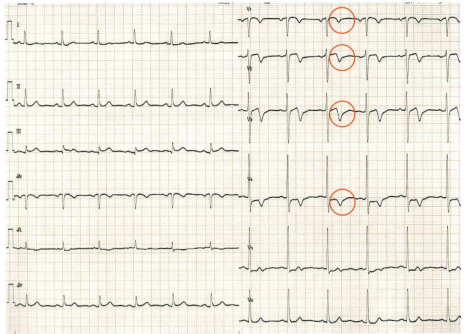

図4 冠動脈造影

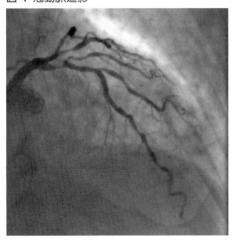
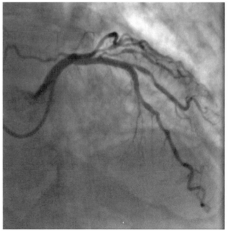

治療前　　　　　　　　　　治療後

■ 鎮痛薬

　胸痛が持続している際にはモルヒネの静注を考慮する．

　アスピリンを除くNSAIDsは，使用に伴うMACEを増大させる可能性があるため，使用は控える．

■ β遮断薬

　心不全，低心拍出状態，心原性ショックのリスクや，β遮断薬使用の禁忌事項がなく，特に収縮能が低下している患者においては，ビソプロロールもしくはカルベジロールによるβ遮断薬治療が推奨される．

　最初にβ遮断薬の投与が禁忌であったとしても，継時的に再評価を行い，投与を検討する．

■ カルシウム拮抗薬

　頻回に虚血症状を繰り返したり，β遮断薬が禁忌である患者においては，非ジヒドロピリジン系のカルシウム拮抗薬（ベラパミルもしくはジルチアゼム）が有用である．ただし左心機能低下，心原性ショックのリスク，心電図でPR間隔が240m秒以上，2度もしくは3度房室ブロックがみられる際には，投与は控えるべきである．

　冠攣縮性狭心症では，長時間作用型のカルシウム拮抗薬の投与を考慮する．

■ スタチン製剤

　これまでにスタチン製剤投与により，脂質プラークの性状の安定化やfibrous cap thicknessの増大の報告がある．またスタチン製剤そのものによる抗炎症作用も報告されており，NSTEMI患者においては禁忌が

NSAIDs：non-steroidal anti-inflammatory drugs（非ステロイド系抗炎症薬）

第3章　虚血を治す―薬物治療と非薬物治療

ない限り，スタチン製剤投与を開始および継続する．

■レニン・アンジオテンシン・アルドステロン系 (RAAS) 阻害薬

ACE 阻害薬：LVEF 40%以下であるか，高血圧，糖尿病および CKD を伴う場合，禁忌がない限り，開始もしくは継続する．

ARB：ACE 阻害薬が不適応で，心不全や EF が 40%以下である場合に投与する．

MR blocker：ACE 阻害薬や β 遮断薬の治療下で，EF 40%以下，糖尿病および心不全のある患者では投与する．

ACE：angiotensin converting enzyme (アンジオテンシン変換酵素)

LVEF：left ventricular ejection fraction (左室駆出分画)

CKD：chronic kidney disease (慢性腎臓病)

ARB：angiotensin II receptor blocker (アンジオテンシン II 受容体拮抗薬)

EF：ejection fraction (駆出分画)

MR blocker：mineralocorticoid receptor blocker (鉱質コルチコイド受容体拮抗薬)

◉引用文献

1) 日本循環器学会. 循環器病の診断と治療に関するガイドライン（2011 年度合同研究班報告）：非 ST 上昇型急性冠症候群の診療に関するガイドライン（2012 年改訂版）. http://www.j-circ.or.jp/guideline/pdf/JCS2012_kimura_h.pdf

2) Amsterdam EA, et al. 2014 AHA/ACC guideline for the management of patients with non-ST-elevation acute coronary syndromes：executive summary：a report of the American College of Cardiology/American Heart Association Task Force on Practice Guidelines. Circulation 2014；130：2354-94.

3) Antman EM, et al. The TIMI risk score for unstable angina/non-ST elevation MI：A method for prognostication and therapeutic decision making. JAMA 2000；284：835-42.

4) Granger CB, et al. Predictors of hospital mortality in the global registry of acute coronary events. Arch Intern Med 2003；163：2345-53.

5) Deharo P, et al. Timing of Angiography and Outcomes in High-Risk Patients With Non-ST-Segment-Elevation Myocardial Infarction Managed Invasively：Insights From the TAO Trial (Treatment of Acute Coronary Syndrome With Otamixaban). Circulation 2017；136：1895-907.

6) Aleksandra M, et al. Immediate Versus Delayed Invasive Intervention for Non-STEMI Patients. The RIDDLE-NSTEMI Study. JACC Cardiovasc Interv 2016；9：541-9.

7) Montalescot G, et al. Pretreatment with prasugrel in non-ST-segment elevation acute coronary syndromes. N Engl J Med 2013；369：999-1010.

8) Saito S, et al. Efficacy and safety of adjusted-dose prasugrel compared with clopidogrel in Japanese patients with acute coronary syndrome：the PRASFIT-ACS study. Circ J 2014；78：1684-92.

9) de Zwaan C, et al. Characteristic electrocardiographic pattern indicating a critical stenosis high in left anterior descending coronary artery in patients admitted because of impending myocardial infarction. Am Heart J 1982；103：730-6.

10) de Zwaan C, et al. Angiographic and clinical characteristics of patients with unstable angina showing an ECG pattern indicating critical narrowing of the proximal LAD coronary artery. Am Heart J 1989；117：657-65.

ACS 急性期の薬物治療と投薬のタイミング

中村正人

1. 急性冠症候群（ACS）急性期の薬物治療

Point!

- ACS 急性期の薬物治療は抗血栓療法，プラークの安定化，心筋酸素消費の減少の 3 つに分けられる．
- 抗血栓療法の中心は抗血小板療法であり，P2Y12 受容体阻害薬の loading が重要である．
- PCI における抗凝固療法は，用いる薬剤によって出血性合併症のリスクが異なる．
- プラークの安定化のために，高用量の HMG-CoA 還元酵素阻害薬を可及的早期に投与する．
- 心筋酸素消費量を軽減させる β遮断薬使用時には，カルシウム拮抗薬，硝酸薬の併用が推奨される．
- 高リスク例では，β遮断薬の二次予防効果が明白である．

● 急性冠症候群（ACS）はプラークの破綻と血栓を共通の基盤とする病態であり，動脈血管壁の損傷による内皮下組織の露出は血小板の活性化を促進させ，凝固能を賦活化しトロンビン産生を亢進させる．このため，予後を改善するうえで抗血栓薬はとくに重要な役割を担っている．

● 急性期における薬物治療法は役割によって大きく 3 つに分けることができる（❶）．

1 ACS における抗血栓療法

■ 抗血小板療法—アスピリン

ACS の成績改善における抗血小板療法は，アスピリンにより示されたエビデンスに始まる．非 ST 上昇型心筋梗塞（NSTEMI）に対するアスピリンの有効性は 1985 年に示され，血栓溶解療法にアスピリンを併用することによる急性心筋梗塞の死亡率低減は 1988 年に示された．

その後，アスピリンの適切な容量に関する議論が行われて，CURRENT OASIS ではクロピドグレル 2 用量，アスピリン 2 用量の 2×2 臨床試験が実施され，325 mg のアスピリンと 81 mg のアスピリンが 2 群間で比較された．結果は，両群間に差がないというものであり，それ以後は低用量が標準となっている．

救急の現場ではアスピリンが咀嚼投与される．

■ 抗血小板療法—経口血小板 P2Y12 受容体阻害薬

ステント血栓症の防止にチクロピジンとアスピリンの併用，いわゆる DAPT が有用であることが STARS 試験で示された後，チクロピジンが有する肝障害など副作用の問題を克服した第二世代のチエノピリジン

ACS : acute coronary syndrome

❶ ACS 急性期の薬物治療

抗血栓療法
（血栓に対する薬物治療）

抗血小板薬：アスピリン，血小板 P2Y12 受容体阻害薬など

抗凝固薬：未分画ヘパリン，低分子ヘパリン，アルガトロバン，ワルファリン，DOAC

血栓溶解薬：ウロキナーゼ，t-PA

プラークの安定化
（不安定プラークの安定化を期待する薬物治療）

脂質異常改善薬

酸素消費の減少
（心筋酸素需要供給バランスを改善させる薬物治療）

β遮断薬

降圧薬

NSTEMI : non ST elevated myocardial infarction

DAPT : dual antiplatelet therapy

❷ P2Y12受容体阻害薬の代謝経路[1]

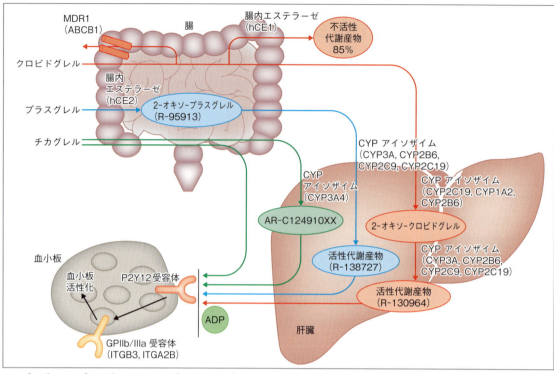

クロピドグレル，プラスグレルはチエノピリジン系のプロドラックであり，活性代謝産物となり薬効を示す．この際，クロピドグレルは85%が不活性代謝産物となり残りの15%が肝臓で2回，プラスグレルは1回のCYP代謝を受ける．チカグレロルの抗血小板作用は薬剤による直接の可逆的阻害作用が60%，肝臓での代謝を経た活性代謝産物による阻害作用が40%程度を占める．
CYP；チトクロムP450

系製剤クロピドグレルが開発され，ACSに対する治療戦略は大きく変化した．loadingという戦略が確立したからで，急速に抗血小板作用を発揮させるという概念が臨床で定着した．

さらにその後，より強力な抗血小板作用を有する薬剤の開発がすすめられ，第三世代のチエノピリジン系薬剤プラスグレルと非チエノピリジン系の血小板P2Y12受容体拮抗薬チカグレルが誕生した．前者はクロピドグレルと活性代謝産物の力価はほぼ同等であるが，代謝経路が異なっているため，より早期に大量の活性代謝産物が産生され確実な抗血小板作用を発揮する．CYP2C19遺伝子多型の影響も受けにくい．後者はチエノピリジン系の薬剤のようなプロドラッグではなく，血小板P2Y12受容体に対する可逆的阻害作用が6割程度，残りの4割は肝臓にて代謝を受けた活性代謝産物による抗血小板作用を発揮する（❷）[1]．

いずれの薬剤もloadingにより強力にまた早期に抗血小板作用を発揮させることが可能であり，TRITON-TIMI38試験，PLATO試験で，それぞれクロピドグレル300 mg loadingにまさる有効性を示している．

この結果を受けてヨーロッパのガイドラインではこの2つの薬剤が第1選択となっており，クロピドグレルはこの2つの薬剤が禁忌などで望ましくないときに考慮される薬剤といった位置づけになっている．単剤

---

loading：1回に維持量の4倍から6倍の用量を投与し，急速に抗血小板効果を発現させる治療戦略．

CYP2C19遺伝子多型：肝臓の薬物代謝酵素活性の中心を担っているCYPには遺伝的多型が存在する．この多型による代謝活性欠損者（poor metabolizer：PM）は日本人で約20%の頻度といわれ，クロピドグレルの抗血小板作用が減少することが知られている．

P2Y12受容体：ADPを内因性リガンドとする細胞表面受容体で，主に巨核球・血小板でその発現がみられ，血小板凝集作用を示す．

ACS急性期の薬物治療と投薬のタイミング

コラム　抗トロンビン作用を狙った新たな戦略

　抗血栓療法においては DAPT が中心的な役割を担っているが，DAPT では血小板の ADP，TxA2 を介した抗血小板作用であるため，トロンビンなどほかの経路を介した血小板活性は抑制されていない．ACS ではトロンビン活性が亢進しており，トロンビンは強力な血小板活性化因子であるため，抗トロンビン作用を狙った抗血栓療法として，2 つの異なるアプローチが検討されている．一つはトロンビンによる血小板 PRA1 受容体を介した血小板活性化を抑制する抗血小板薬 (Vorapaxar)，もう一つは少量の直接経口抗凝固薬 (DOAC) 併用である．

　両者とも当初，有効性を上回る出血性合併症が報告され，Vorapaxar では有効性の高い症例が，DOAC では少量併用の可能性が模索された．結果，欧米では出血リスクが高くない末梢動脈疾患と陳旧性心筋梗塞例で Vorapaxar が保険収載された．

　DOAC を用いた ATLAS TIMI 51 試験では，通常の DAPT に加えてリバーロキサバン 5 mg，10 mg が投薬され 3 剤の有効性，安全性が検証された．両用量ともに虚血性イベント抑制効果が認められたが，頭蓋内出血を含む出血性合併症は用量依存性であったためヨーロッパではリバーロキサバン 5 mg (2.5 mg×2 回) の臨床使用が可能となっている．

ではなく，アスピリンとの併用による DAPT が基本である．

■静注用抗凝固薬

　PCI 施行時の血栓性合併症を減らすうえで抗凝固薬は必須である (❸)．個々の薬剤で作用機序，薬理作用，半減期，血小板への作用，HIT 合併リスクなどが異なっている．未分画ヘパリンが世界的に最も汎用されているが，効果の個体差がこの薬剤の最大の弱点であり，PCI 施行時には ACT が 250～300 秒となるように用量を調整する．

　低分子ヘパリンは未分画ヘパリンの約 1/3 の重量で，半減期が長く，蛋白や細胞への付着が少なく安定した抗凝固作用を発揮する．このため，ACT などによるチェックを必要としない．腎排泄であるため腎機能障害例では出血リスクが増大する．STEMI 例で未分画ヘパリンと低分子ヘパリンを比較した研究によると，一次複合エンドポイントにおいて，低分子ヘパリンの優位性は示されていない．

　ビバリルジン (未承認) もモニタリングの必要はなく，用量依存性にすみやかに効果が発現し中断で消失する．腎排泄は 20％のみで腎機能障害例でも排泄の遅延は大きくない．ビバリルジンは出血性合併症の面において未分画ヘパリンよりもまさっていることがいくつかの試験で示されているが，有効性における優位性は明らかではない．効果消失が速いため手技後も 4 時間程度の持続投与が推奨されている．

　フォンダパリヌクスは，PCI 時にむしろ血栓性イベントが多いことが報告されており PCI 時には推奨されていない．

■血栓溶解薬

　STEMI における血栓溶解薬の有効性は確立されているが，primary PCI が再灌流療法の主体となっているため，用いられる機会は非常に少ない．日本循環器学会ガイドラインでの推奨は発症 3 時間以内で 90 分

PCI : perculaneous coronary intervention (経皮的冠動脈インターベンション)

❸ 静注用抗凝固薬の分類
- 未分画ヘパリン：保険収載上使用可能な薬剤は未分画ヘパリンのみ
- 低分子ヘパリン：エノキサパリン，ダルテパリン
- トロンビン直接阻害薬：ビバリルジン (未承認)，アルガトロバン
- 合成 Xa 因子阻害薬：フォンダパリヌクス

HIT : heparin-induced thrombocytopenia (ヘパリン起因性血小板減少症)

ACT (activated clotting time)：活性化全凝固時間のことで，内因系凝固経路を検査する血液凝固能の測定法の一つ．正常値は約 100 秒で，PCI 施行時には 200～300 秒，体外循環時には 300 秒以上を目標にする．

STEMI : ST elevated myocardial infarction (上昇型心筋梗塞)

173

第3章 虚血を治す—薬物治療と非薬物治療

以内に PCI が施行不可能な症例，発症3〜12時間で PCI まで長時間待機を要する症例，または広範囲梗塞などに限定される[2]*.

2 プラークの安定化

● ACS 急性期にスタチンを投与することのメリットが示されている. MIRACL 試験ではアトルバスタチン 80 mg の投与で死亡率が 16% 減少した. 日本で実施された MUSASHI-AMI では発症後 96 時間以内の急性心筋梗塞例が2群に割り付けられ，スタチン投与群は複合エンドポイントを有意に減らすことを報告した*.

● アメリカでは退院前に，ヨーロッパでは入院後 1〜4 日のあいだに，日本では可及的早期にスタチンを開始することが推奨されている.

3 β遮断薬

● 急性期不安定狭心症において β 遮断薬は，陰性変時作用による心拍数の減少と陰性変力作用による心筋収縮力抑制によって，心筋酸素消費量を軽減させて抗狭心症効果を発揮する.

● 梗塞サイズが小さく当初心機能が保たれていても，高血圧や体液量過剰といった負荷が持続すると左室全体の遠心性拡大が生じうるため，理論的にはすべての心筋梗塞のリモデリング予防に，レニン・アンジオテンシン・アルドステロン系阻害薬，β 遮断薬が適応になりうる. しかし，心筋梗塞例における β 遮断薬の二次予防効果が明白なのは高リスク例（左室駆出率＜40%例，心不全合併例，再灌流療法未施行例）のみである*.

* 血栓溶解薬の NSTEMI に対する有効性は，実証されていない.

* 高用量の HMG-CoA 還元酵素阻害薬（スタチン）は，PCI に伴う周術期合併症のみならず，造影剤腎症のリスクも低下させる可能性があることが報告されている. また，HMG-CoA 還元酵素阻害薬は，LDL 値に関係なく一定の効果があることが示されている.

* β遮断薬は冠攣縮を増悪させる可能性があるため，日本ではカルシウム拮抗薬，硝酸薬の併用が推奨されている. 脂溶性の β 遮断薬（メインテート®，アーチスト®）を低用量から始め，副作用に留意しながら高用量まで増量する.

2. 投薬のタイミング

Point!

● 病態によって loading のタイミングの考え方が異なる.

● 薬剤の吸収が STEMI では遅延する可能性があり，すりつぶすこと，砕くことが提案されている.

1 どのタイミングで loading を実施するのがよいのか

● CREDO 試験でクロピドグレルが有効性を発揮するためには PCI より 6 時間以上早期の loading が必要であることが示されている. それ以来 loading のタイミングは非常に重要な課題と認識されてきた. 最近実施された研究によって NSTEMI と STEMI では基本的な考え方が異なることが示されている.

■ NSTEMI

NSTEMI を対象とした ACCOST 試験では，入院前にプラスグレルを半量 30 mg loading し，冠動脈造影で病変の確認後にさらに半量 30 mg loading する方法と，冠動脈造影後に一括して 60 mg を loading する方法が比較された. 結果は，心血管イベントは同等であったが入院前の preload は出血性合併症*を有意に増加させた. したがって，

* 穿刺部出血が最も多い出血性合併症であり，大腿動脈アプローチは出血性合併症に関係する独立した危険因子であった. このことは，緊急症例においても橈骨動脈アプローチを考慮すべきであることを示唆している.

❺ CRUSH Study[3]

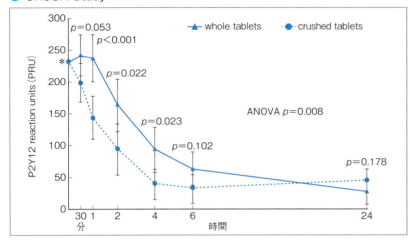

錠剤をすりつぶすことによって，吸収が促進される．

NSTEMI では確認造影後に loading を行う戦略が妥当とされる．

■ STEMI

　STEMI を対象とした ATLANTIC 試験では，病院到着前にチカグレルを preload することで冠動脈造影時の心筋灌流が改善するのではないかと期待されたが，ランダム化から冠動脈造影までの時間が 31 分と短く，効果に差を見いだせなかった．

　しかし，その後の 24 時間以内に限定したアウトカムを評価したサブ解析では，たとえ 31 分の差であっても preload 群はステント血栓症，複合エンドポイントを減少させることを示した．また，STEMI において通常の loading で抗血小板作用が有効域となるためには PCI 後 1～2 時間を要することが示された．STEMI では，一刻も早く確実に抗血小板機能を発現させることが重要である．

2 効果発現のスピードに関与する因子と対策

- loading のタイミングは重要であるが，薬剤の吸収に関与する因子（❹）も考慮する必要がある．代表例はモルヒネで，腸管の運動を抑制し薬剤の吸収を遅延させる．このように STEMI 症例，心不全症例では loading しても薬効が早期に十分発揮されない可能性がある．
- すりつぶすこと，砕くことで薬剤の吸収が促進され抗血小板作用の効果発現が加速されることが報告されている（❺）[3]．この方法は日本でも実践可能な有効な手段である*．

❹ 吸収に関与する因子
- 血行動態の不安定
- 交感神経の活性化
- 全身の血管収縮
- 薬理学的作用（モルヒネなど）
- 嘔吐，嘔気など上部消化管の平滑筋トーヌスの異常
- その他

＊欧米では即効性を考慮し，静注薬の P2Y12 受容体阻害薬カングレロール，血小板凝集のファイナルパスウエイである血小板 IIb IIIa 受容体の阻害薬アブシキシマブ，チロフィバンなどが認可されている（いずれも日本未承認）．

● 引用文献

1) Levine GN, et al. Expert consensus document：World Heart Federation expert consensus statement on antiplatelet therapy in East Asian patients with ACS or undergoing PCI. Nat Rev Cardiol 2014；11：597-606.
2) 日本循環器学会．循環器病の診断と治療に関するガイドライン（2012 年度合同研究班報告）：ST 上昇型急性心筋梗塞の診療に関するガイドライン（2013 年改訂版）．http://www.j-circ.or.jp/guideline/pdf/JCS2013_kimura_h.pdf
3) Rollini F, et al. Crushed Prasugrel Tablets in Patients With STEMI Undergoing Primary Percutaneous Coronary Intervention：The CRUSH Study. JACC 2016；67：1994-2004.

第3章　虚血を治す—薬物治療と非薬物治療

安定狭心症
a.　薬物治療

西垣和彦

Point!

● 狭心症の治療の目的は，狭心症症状と虚血発生を軽減することと，ACSへの進展を防止して生命予後を改善することである．

● 狭心症症状と虚血発生を軽減する薬剤は，主に心筋酸素消費量の減少と冠血流増加をもたらす薬剤を選択する．

● ACSへの進展防止は，予後改善につながる最善の方法である．

● 狭心症は千差万別なため，個別に適切な薬剤を組み合わせるようにする．

● 虚血が証明された病変は，PCI/CABGの適応をハートチームでよく検討し，適切に対応する．

1.　安定狭心症の概念と治療方針

1 概念

● 安定狭心症とは，虚血性心疾患を臨床経過に基づき分類したもののうち，症状が安定している*狭心症で，冠動脈に有意狭窄があり，坂道歩行や階段昇降などの労作によって前胸部痛や前胸部圧迫感などの狭心症症状が出現する安定労作性狭心症であり，早朝や夜間などの安静時に冠攣縮によって心筋虚血が生じる冠攣縮性狭心症を除外した疾患である．

＊発作の発現様式や狭心症状が少なくとも3週間以上同じ状態．

2 診断

● 診断には，狭心痛の性状，持続時間，誘因，硝酸薬の効果などの問診が重要である．

● 検査で最も簡便なものは心電図で，発作時・運動負荷心電図が有用である．さらにドブタミン負荷心エコーや，運動・薬物負荷心筋シンチグラフィーも有用である．冠動脈3D-CT血管造影も簡便に診断できるが，高度石灰化病変や冠攣縮性狭心症には不適である．

● 心臓カテーテル法による冠動脈造影は確定診断の唯一の方法で，器質的病変の詳細，治療の選択には必要不可欠である．経皮的冠動脈インターベンション（PCI）などの血行再建術が必要であれば，薬物治療を徹底したうえで血管内超音波法などを適切に用いて着実に施行する．

PCI : percutaneous coronary intervention

● 冠攣縮性狭心症の診断には，アセチルコリンやエルゴノビンを冠動脈に注入し冠攣縮を証明する．

176

安定狭心症　a. 薬物治療

❶ 慢性安定狭心症治療の ABCDE

A：アスピリンと抗狭心療法 (Aspirin and Antianginal therapy)
B：β遮断薬と血圧 (β-blocker and Blood pressure)
C：喫煙とコレステロール (Cigarette smoking and Cholesterol)
D：食事と糖尿病 (Diet and Diabetes)
E：教育と運動 (Education and Exercise)

❷ 狭心症治療薬の目的と効果

	狭心症症状と虚血発生の軽減	生命予後の改善
カルシウム拮抗薬	＋	－＊
硝酸薬	＋	－
β遮断薬	＋＊＊	＋
ニコランジル	＋	＋
抗血小板薬	－	＋
RAS系抑制薬	－	＋
スタチン	－	＋
高純度EPA製剤	－	＋

＊：一部のカルシウム拮抗薬に，心血管イベント抑制効果の報告がある.
＊＊：冠攣縮を伴う安定狭心症では，冠攣縮を誘発し，かえって症状の増悪を認めることがあり，β遮断薬の投与には注意が必要である.

❸ 治療方針

● 狭心症の治療の目的は，狭心症症状と虚血発生を軽減することに加えて，急性冠症候群（ACS）＊への進展を防止して生命予後を改善することである．この目的を達成するためには，冠動脈病変の修復が決して治療のすべてではなく，1999年のACC/AHA/ACP-ASIMの慢性安定狭心症の管理に関するガイドライン[1]以降提唱されている生活習慣の改善の必須化と強力な薬物治療の処方がその決め手となる（❶）.

● 安定狭心症に対する薬剤の選択において重要な点は，上記狭心症の治療の2つの目的を達成するために，狭心症症状と虚血発生を軽減する薬剤，ACSへの進展を防止して生命予後を改善する薬剤を併用することである（❷）.

● さらに，器質的狭窄が高度で動脈硬化の程度が強い冠動脈疾患患者では，わずかな冠攣縮でも虚血発作が生じる可能性があることから，必ず冠攣縮性狭心症に対する薬剤も併用することを念頭におくべきである.

ACS：acute coronary syndrome
＊不安定狭心症，急性心筋梗塞，心臓突然死.
ACC/AHA/ACP-ASIM：American College of Cardiology/American Heart Association/American College of Physicians-American Society of Internal Medicine

2. 狭心症症状と虚血発生を軽減する薬剤

● 主に，心筋酸素消費量の減少と冠血流増加をもたらす薬剤を選択する.

1 カルシウム拮抗薬

● 薬物治療の中でもカルシウム拮抗薬は強い冠動脈拡張作用をもち，冠血管抵抗を低下させ，冠血流を増加させる．また，体血管抵抗の低下と動脈圧の低下により心筋の酸素受容も減少させる.

● 長時間作用型カルシウム拮抗薬アムロジピンを用いたPREVENT試験[2]では，冠動脈疾患患者の不安定狭心症や心不全による入院，冠血行再建発症リスクの抑制が確認されたほか，頸動脈内膜中膜肥厚の進展抑制・退縮作用を認めた.

177

❸ 冠動脈疾患における冠攣縮関与のイメージ図

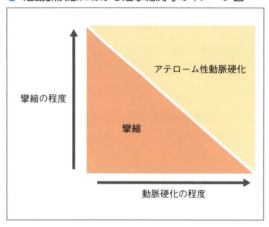

多かれ少なかれ，冠動脈の硬化度にかかわらず，日本人では冠攣縮が関与する．したがって，安定狭心症であっても，必ず冠攣縮の関与を念頭におくことが必要である．

- CAMELOT試験[3]では，正常血圧の冠動脈疾患患者に対する心血管イベント抑制効果をアムロジピンとエナラプリルで比較したところ，アムロジピンにのみ心血管イベント抑制効果を認めた．
- 高血圧の冠動脈疾患患者において短時間作用型カルシウム拮抗薬は心筋梗塞のリスク増加と関連しているとの報告が1990年代になされたが，長時間作用型ニフェジピンを用いたACTION試験[4]では，狭心症の悪化，冠動脈バイパス術（CABG），心不全の新規発症が有意に抑制され，長時間作用型カルシウム拮抗薬は症状改善と心血管イベントの発症リスク低下に有効であることが示された．
- 日本で行われたJBCMI試験[5]では，急性心筋梗塞の二次予防において長時間作用型カルシウム拮抗薬とβ遮断薬を無作為に割り付け，長期予後を検討したところ，心血管死亡や非致死性心筋梗塞の発症，不安定狭心症の発症，非致死性脳卒中の発症には有意差を認めなかったが，カルシウム拮抗薬は心不全による入院や冠攣縮による不安定狭心症の発症を有意に抑制した．
- また，日本で行われた高血圧合併狭心症患者において，長時間作用型カルシウム拮抗薬ニフェジピンとアンジオテンシン変換酵素（ACE）阻害薬の長期予後を比較したJMIC-B試験[6]では，両薬剤ともに同等であることが示された．
- 器質的狭窄が高度で動脈硬化の程度が強い冠動脈疾患患者であっても，日本人においては冠攣縮の関与が多かれ少なかれあり，すべての冠動脈疾患患者に対するカルシウム拮抗薬の投与を考慮すべきである（❸）．とくに重症例では，心筋梗塞の発症や致死性不整脈へと移行する切迫攣縮性狭心症がしばしば問題となり，その予防が重要である（コラム参照）．
- この冠攣縮の発症予防に対してカルシウム拮抗薬は一般的に有用であ

CABG：coronary artery bypass grafting

ACE：angiotensin converting enzyme

安定狭心症　a. 薬物治療

> **コラム** **切迫冠攣縮性狭心症**
>
> 　冠攣縮とは，心臓の表面を走行する比較的太い冠動脈が異常に収縮して心筋の虚血をきたした場合と定義される．冠動脈が攣縮により完全に閉塞されると，その灌流領域に貫壁性の虚血を生じ，その結果，心電図上 ST 上昇を伴った狭心症が起こる．この冠攣縮は，以前は冠動脈狭窄病変がないか，あるいは比較的軽度の冠動脈狭窄病変で生じる病態と考えられていたが，日本人においては全身の動脈硬化の程度が強く，高度な器質的狭窄を有する冠動脈疾患患者であっても，冠攣縮の関与が多かれ少なかれ
>
> あることがわかっており（労作性兼安静時狭心症），すべての冠動脈疾患患者に対するカルシウム拮抗薬の投与を考慮すべきである（❸）．とくに，冠攣縮の程度が重症な症例では，心筋梗塞の発症や致死性不整脈へと移行する切迫冠攣縮性狭心症がしばしば問題となり，徹底した冠攣縮の予防が重要となる．さらに，冠攣縮のコントロールが不十分な患者では，その後 8〜10 年くらい経過すると有意な冠動脈病変を有する労作性狭心症に進行する例があり，注意が必要である．

るが，その種類により冠攣縮抑制効果や予後改善効果に差があることを筆者らは報告した（❹）[7]．とくにベニジピンは，ほかのアムロジピン，ニフェジピン，ジルチアゼムと比較し，高い冠血管選択性や抗酸化作用，NO 産生促進作用が報告されており，安定狭心症で考慮すべき薬剤である．

NO：nitric oxide（一酸化窒素）

2 硝酸薬

● 硝酸薬は，内皮依存性血管拡張薬であり，心筋の酸素需要を減らし，心筋灌流を改善することにより，現在でも狭心症発作の寛解には最も頻用される第一選択薬である．硝酸薬は運動耐用能を改善し，狭心症発症までの時間を延長し，トレッドミル運動負荷試験中の ST 低下を減少させる．

● 硝酸薬は，その作用発現のためには SH 化合物により活性化され，S-ニトロソチオールを産生することが必要であるが，硝酸薬の長期使用によりこの細胞内の SH 化合物が減少し，そのため S-ニトロソチオールも減少することで cGMP レベルが低下して硝酸薬耐性が発現すると考えられている．この硝酸薬耐性発現は，硝酸薬を使わない期間（8〜12 時間）を十分にとることで予防可能である．

cGMP：cyclic guanosine monophosphate, cyclic GMP

● 硝酸薬は増量しても副作用は悪化せず，臨床効果は増量すればするほど高くなるため，かなりの用量まで増量可能である．また，頻回に投与しても体内蓄積性も認められず安全に使用できる．

3 β 遮断薬

● β 遮断薬は，心筋酸素消費を軽減し，拡張期時間を延長させることにより冠血流の増加をもたらす．また，運動中の心拍数と血圧の積を低下し虚血域値を上昇させるため，運動中の狭心症の発症を回避することで，抗虚血作用を発揮して狭心症症状を軽減する．

● また，インスリン抵抗性の結果生じる高インスリン血症や内臓脂肪の

179

❹ カルシウム拮抗薬の差による冠攣縮性狭心症の予後の違い（文献7より改変）

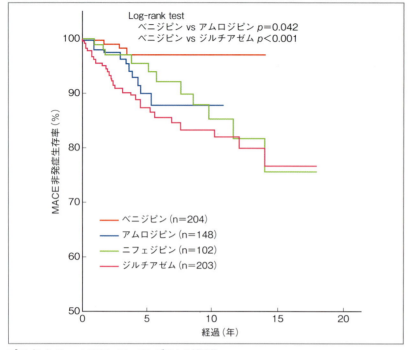

プロペンシティ・スコア・マッチングによる補正後.
MACE；主要心事故

蓄積により放出されるレプチンによる交感神経活性の亢進を抑制し，動脈血管壁の炎症，血管内皮機能障害，凝固カスケード活性を抑制することでACSへの進展を防止して生命予後を改善する．
● 梗塞後安定狭心症や血行再建術後の狭心症患者に対しても症候性，無症候性虚血発作のコントロールに有効であり，さらに，CAPRICORN試験[8]では，左室駆出率40%以下の低心機能を合併した心筋梗塞後患者に対し，ACE阻害薬に加えてβ遮断薬のカルベジロールを追加投与することで長期予後が改善することが示された．
● 梗塞後慢性期に生じる可能性がある心室性致死性不整脈に対しても，β遮断薬は有効である．前述のCAPRICORN試験のサブ解析において，カルベジロールは，心臓突然死，心室性不整脈，さらに心房細動の出現も抑制した．また，メタ解析においても，β遮断薬は致死性不整脈を15%減少させると報告されている．
● 一方，β遮断薬は冠攣縮を誘発することがあるため，冠攣縮を伴う安定狭心症に対する投与には十分な注意が必要である．冠攣縮が薬剤誘発試験で証明された症例や，狭心症発作が早朝や就眠時，寒冷時に起こるなど特徴的な症状を呈する場合には，β遮断薬の処方は避けたほうが無難である．

安定狭心症　a. 薬物治療

4 ニコランジル

● ニコランジルは，ニコチン酸アミドの誘導体であり，硝酸薬作用（NO産生作用）と ATP 感受性 K チャネル（K-ATP）開口作用を併せもつハイブリッド薬である．

● 抵抗血管に対する拡張作用が強く，血圧を下げずに冠動脈をより選択的に拡張させて冠血流量を増加することで，すべてのタイプの狭心症の発症予防に有効である抗狭心症作用をもつ．その有効率は 71％と報告され，また硝酸薬に比しニコランジルの持続静脈内投与でも効果の減弱が認められず，耐性も示さないことが示されている．

● 長期投与で狭心症患者の予後を改善させる心保護作用が IONA 試験[9]で報告されている．このことは，細胞内ミトコンドリアの K-ATP チャネルに対するニコランジルの開口作用が関与していると考えられており，虚血プレコンディショニング（心筋虚血耐性）の中でも，特定の薬剤でもたらされることから薬理学的心筋プレコンディショニング作用とよばれている[10]．

● ニコランジル服用で頭痛を訴えることがあるが，服用継続で軽減することが多い．

ATP：adenosine triphosphate（アデノシン三リン酸）

3. ACS への進展を防止して生命予後を改善する薬剤

● ACS への進展を防止することが，患者の予後改善につながる最善の方法である．

1 抗血小板薬

● 現在，抗血小板薬は安定狭心症に対する PCI で冠動脈ステントを留置した際には必要不可欠な薬剤である．とくにアスピリンは，シクロオキシゲナーゼの阻害および血小板トロンボキサン A2 の合成阻害により抗血栓効果を発揮し，有害心血管イベントのリスクを減少させる．

● アスピリンには抗血小板作用以外にも，抗動脈硬化作用，抗酸化作用，抗炎症作用など多面的効果が報告されており，とくに日本で行われた JAMIS 試験[11]の結果では，心血管死には有意差を認めなかったが，心筋梗塞の再発においては有意にその発症を抑制した．

● 動脈硬化性疾患の既往のない 2 型糖尿病患者に対する JPAD 試験[12]では，アスピリンは全体としては心血管イベントの発症を抑制しなかったが，65 歳以上に限定するとその発症率は有意に抑制され，高齢者の一次予防には有効であると考えられている．

● アスピリン 75〜162 mg の服用は，副作用がない限り冠動脈疾患患者全例に投与が推奨される（クラス 1, エビデンスレベル A）．一方，クロピドグレルは，アスピリンの不耐性症例の代替治療として推奨される（ク

181

第3章 虚血を治す—薬物治療と非薬物治療

ラス1,エビデンスレベルB).

● ACS後は,アスピリン(75〜100 mg)に加えてクロピドグレルあるいはチカグレロルの少なくとも12か月投与が推奨される(クラス1,エビデンスレベルB).

❷ RAS系抑制薬

● レニン・アンジオテンシン系(RAS)抑制薬には,ACE阻害薬とアンジオテンシンⅡ受容体拮抗薬(ARB)があり,血管内皮障害を予防・改善することで冠動脈疾患の発症を抑制し,心血管イベントに対する高リスク症例の予後を改善する.

● ACE阻害薬は,アンジオテンシンⅠからⅡへの変換阻害により降圧作用を示すだけでなく,ブラジキニン分解を抑制してNO増加による血管拡張作用やリモデリング抑制作用を示す.

● このためACE阻害薬には,SAVE試験[13]をはじめとした心筋梗塞の二次予防を目的とする多くの大規模試験があり,死亡率減少や予後改善効果が証明されている.

● さらに,HOPE試験[14]では,正常心機能であるが心血管イベントリスクの高い患者において,心血管死,心筋梗塞,脳卒中の発症を抑制することが示され,EUROPA試験[15]では心不全のない安定した冠動脈疾患においても心血管イベントの発症を抑制することが示されている.

● ACE阻害薬服用は,左室駆出率が40%以下,高血圧症,糖尿病,あるいは慢性腎臓病の全患者に推奨される(クラス1,エビデンスレベルA).

● ARBは,アンジオテンシンⅡのAT1受容体の拮抗薬であり,OPTIMAAL試験[16]やELITE Ⅱ試験[17]で心筋梗塞の二次予防に関してACE阻害薬を上回る予後改善効果は証明できなかったものの,ACE阻害薬に対する非劣性は証明されている.このことは,ONTARGET試験[18]で正常心機能であるが心血管イベントリスクの高い患者においても同様であることが報告されている.

● ARBは空咳などの副作用は有意に少なく,忍容性に関するエビデンスは確立されているため,何らかの理由によりACE阻害薬が投与できない場合に代替治療として使用する.

● ARBの中でも,とくにテルミサルタンは,AT1受容体に対する親和性が最も高く,長時間作用型で強力な持続的降圧効果より,強い心・腎保護作用を認める.

❸ HMG-CoA還元酵素阻害薬(スタチン)

● スタチンは,冠動脈疾患患者の心血管イベントを減少させることが示されている.日本で行われたMUSASHI-AMI試験[19]でACSに対するスタチン療法の効果を検討した結果,心血管系死,非致死性心筋梗塞および脳卒中の発生率は有意差を認めなかったが,症候性心筋虚血の発生は有意に低下した.

RAS : renin-angiotensin system
ARB : angiotensin Ⅱ receptor blocker

安定狭心症 a. 薬物治療

❺ 高純度 EPA 製剤の効果― JELIS 試験（文献 21 より改変）

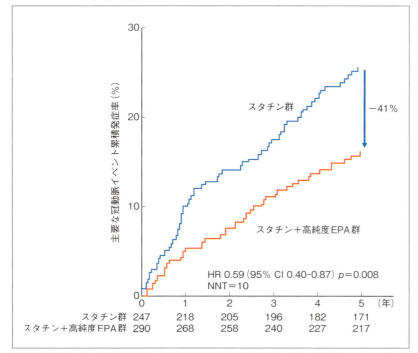

心筋梗塞既往あり＋PCI 施行症例の主要冠動脈イベント累積発症率（二次予防）で，スタチン群とスタチン＋高純度 EPA 群との比較で，有意に冠動脈イベントの発症までの時間を約 2 倍に延長させた．

- また，MUSASHI-PCI 試験で，安定狭心症に対して PCI を行った患者では，65 歳未満でスタチンのイベント抑制効果が有意に認められた．

4 高純度 EPA 製剤

- 多価不飽和脂肪酸のうち n-3 不飽和脂肪酸である EPA は，虚血性心疾患の一次予防や二次予防に対して有効であることが示されている．
- 高純度 EPA を用いた JELIS 試験[20]では，高純度 EPA 製剤の投与により日本人の高コレステロール血症患者における主要冠動脈イベントの発症を強力に抑制することが認められた．しかも，冠危険因子が多い患者ほど，スタチンのみに比し高純度 EPA の上乗せ効果が有意に高いことが示されている．
- 高 TG 血症＋低 HDL-C 血症はコレステロールの濃度とは独立した危険因子であることが示されており，スタチンに高純度 EPA を追加投与すると，主要冠動脈イベントの累積発症率を半減させることが報告されている（HR 0.47，95% CI 0.23-0.98，p = 0.043）．
- さらに，心筋梗塞の既往や PCI 施行例など冠動脈疾患の二次予防においても，スタチンに高純度 EPA を追加投与すると主要冠動脈イベントの累積発症率を著しく強力に低下させ，イベント発症までの時間を 2 倍に延長させることが示されている（HR 0.59，95% CI 0.40-0.87，p = 0.008，NNT = 10）（❺）[21]．

EPA：eicosapentaenoic acid（エイコサペンタエン酸）

TG：triglycerid（トリグリセリド）
HDL-C：high density lipoprotein cholesterol（高比重リポ蛋白コレステロール）

NNT：number needed to treat（治療必要数）

❻ 安定狭心症に対する具体的な治療戦略

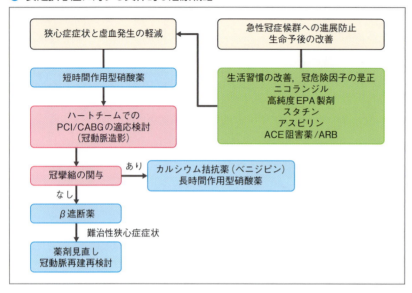

- JELIS試験の結果から，スタチンに高純度EPAを追加投与すると，全症例，心血管イベント（一次予防，糖代謝異常，二次予防）だけでなく，脳血管イベントの発症も強力に抑制することが示されている．
- 最新の『動脈硬化性疾患予防ガイドライン2017年版』[22)]では，高TG血症あるいは低HDL-C血症を合併する脂質異常症患者に対して，EPA＋DHA製剤ではなく，高純度EPA製剤のスタチンへの併用療法が動脈硬化性疾患発症抑制に有効であると記載されている（エビデンスレベル2，推奨レベルB）．したがって，安定狭心症患者にはスタチンに加えて高純度EPA製剤を投与することが求められる．

DHA：docosahexaenoic acid（ドコサヘキサエン酸）

4. 具体的な治療戦略

- 安定狭心症に対する薬物治療（❻）は，前述のように，狭心症の治療の2つの目的を達成するために，狭心症症状・虚血発生を軽減する薬剤と，ACSへの進展を防止して生命予後を改善する薬剤を併用することであるが，ここでは個別の狭心症のタイプに応じてどのように組み合わせたらよいのかに関して概説する．
- 安定狭心症に対する治療で必要なことは，現時点での冠動脈病変の程度を十分に把握しておくことである．症状がとれればそれで安定狭心症の治療が完結したわけでは決してなく，時にその病変の進行が致死的となる場合もあることを念頭におくべきである．
- したがって，腎機能障害の程度をよく勘案し，できれば冠動脈3D-CT血管造影かあるいは心臓カテーテル法による冠動脈造影で適切に冠動脈

を評価しておくことが必要となる．その際，虚血が証明された病変に関しては，PCI あるいは CABG の適応をハートチーム[*]でよく検討し，適切に対応する．

1 すべての安定狭心症患者に投与を検討すべき薬剤

●薬理学的心筋プレコンディショニング作用を期待し，心血管イベントの発症を減らし，たとえ ACS を発症してもその心筋梗塞サイズを減少させることを目的として，禁忌，副作用がない限りニコランジルを投与する．

●高 TG，低 HDL-C 患者には必須，さらに冠危険因子が多い患者ほど，EPA＋DHA 製剤ではなく高純度 EPA 製剤をスタチンに追加投与することを検討する．

●高血圧症，糖尿病，高尿酸血症など，冠危険因子を十分にコントロールする．高血圧症に対しては ACE 阻害薬や ARB，カルシウム拮抗薬を投与する．

2 頻回に狭心症発作がある症例

●**1** に加え，心筋の酸素需要を減らし心筋灌流を改善させて運動耐用能を改善，狭心症発症までの時間を延ばす目的で，内皮依存性血管拡張薬である短時間作用型硝酸薬の投与を検討する．

3 労作性狭心症発作に冠攣縮を疑わせる安静時狭心症の病歴が認められる症例

●**1** に加え，カルシウム拮抗薬であるベニジピンと長時間作用型硝酸薬の投与を検討する．

●冠攣縮が証明されている場合で，とくに薬剤誘発試験で完全閉塞をきたした症例には，ベニジピンを 8 mg 分 2 まで増量する．

●安静時狭心症が朝方の発作の場合には，夕食後の服用分を眠前に変更する．

4 冠攣縮を疑わせる安静時狭心症の病歴がなく，上記薬剤を投与しても狭心症発作を認める症例

●**1** に加え，硝酸薬，カルシウム拮抗薬を投与しても症状の改善がない場合，再度冠動脈病変の程度を勘案し，PCI・CABG の適応を再検討したうえで，冠攣縮を疑わせる病歴がない場合にのみ β 遮断薬の適応を検討する．とくに，心筋梗塞の既往のある症例，心不全のある症例には適応となる．

5 心筋梗塞後狭心症が認められる場合

●**1** に加え，硝酸薬，カルシウム拮抗薬のほか，ACE 阻害薬や ARB の投与を検討する．

6 上記4 で症状の改善がない症例，β遮断薬が禁忌の症例

●カルシウム拮抗薬を変更あるいは追加する．

[*] ハートチームについては p.338参照．

第3章　虚血を治す―薬物治療と非薬物治療

◉ 引用文献

1) Gibbons RJ, et al. ACC/AHA/ACP-ASIM guidelines for the management of patients with chronic stable angina : a report of the American College of Cardiology/American Heart Association Task Force on Practice Guidelines (Committee on Management of Patients With Chronic Stable Angina). J Am Coll Cardiol 1999 ; 33 : 2092-197.

2) Pitt B, et al. Effect of amlodipine on the progression of atherosclerosis and the occurrence of clinical events. PREVENT Investigators. Circulation 2000 ; 102 : 1503-10.

3) Nissen SE, et al. Effect of antihypertensive agents on cardiovascular events in patients with coronary disease and normal blood pressure : the CAMELOT study : a randomized controlled trial. JAMA 2004 ; 292 : 2217-25.

4) Lubsen J, et al. Effect of long-acting nifedipine on mortality and cardiovascular morbidity in patients with symptomatic stable angina and hypertension : the ACTION trial. J Hypertens 2005 ; 23 : 641-8.

5) Japanese beta-Blockers and Calcium Antagonists Myocardial Infarction (JBCMI) Investigators. Comparison of the effects of beta blockers and calcium antagonists on cardiovascular events after acute myocardial infarction in Japanese subjects. Am J Cardiol 2004 ; 93 : 969-73.

6) Yui Y, et al. Comparison of nifedipine retard with angiotensin converting enzyme inhibitors in Japanese hypertensive patients with coronary artery disease : the Japan Multicenter Investigation for Cardiovascular Diseases-B (JMIC-B) randomized trial. Hypertens Res 2004 ; 27 : 181-91.

7) Nishigaki K, et al. Prognostic effects of calcium channel blockers in patients with vasospastic angina-a meta-analysis. Circ J 2010 ; 74 : 1943-50.

8) Dargie HJ. Effect of carvedilol on outcome after myocardial infarction in patients with left-ventricular dysfunction : the CAPRICORN randomised trial. Lancet 2001 ; 357 : 1385-90.

9) IONA Study Group. Effect of nicorandil on coronary events in patients with stable angina : the Impact Of Nicorandil in Angina (IONA) randomised trial. Lancet 2002 ; 359 : 1269-75.

10) Matsubara T, et al. Three minute, but not one minute, ischemia and nicorandil have a preconditioning effect in patients with coronary artery disease. J Am Coll Cardiol 2000 ; 35 : 345-51.

11) Yasue H, et al. Effects of aspirin and trapidil on cardiovascular events after acute myocardial infarction. Japanese Antiplatelets Myocardial Infarction Study (JAMIS) Investigators. Am J Cardiol 1999 ; 83 : 1308-13.

12) Ogawa H, et al. Low-dose aspirin for primary prevention of atherosclerotic events in patients with type 2 diabetes : a randomized controlled trial. JAMA 2008 ; 300 : 2134-41.

13) Pfeffer MA, et al. Effect of captopril on mortality and morbidity in patients with left ventricular dysfunction after myocardial infarction. Results of the survival and ventricular enlargement trial. The SAVE Investigators. N Engl J Med 1992 ; 327 : 669-77.

14) Heart Outcomes Prevention Evaluation Study Investigators, Yusuf S, et al. Effects of an angiotensin-converting-enzyme inhibitor, ramipril, on cardiovascular events in high-risk patients. N Engl J Med 2000 ; 342 : 145-53.

15) Fox KM, et al. Efficacy of perindopril in reduction of cardiovascular events among patients with stable coronary artery disease : randomised, double-blind, placebo-controlled, multicentre trial (the EUROPA study). Lancet 2003 ; 362 : 782-8.

16) Dickstein K, et al. Effects of losartan and captopril on mortality and morbidity in high-risk patients after acute myocardial infarction : the OPTIMAAL randomised trial. Optimal Trial in Myocardial Infarction with Angiotensin II Antagonist Losartan. Lancet 2002 ; 360 : 752-60.

17) Pitt B, et al. Effect of losartan compared with captopril on mortality in patients with symptomatic heart failure : randomised trial-the Losartan Heart Failure Survival Study ELITE II. Lancet 2000 ; 355 : 1582-7.

18) ONTARGET Investigators, Yusuf S, et al. Telmisartan, ramipril, or both in patients at high risk for vascular events. N Engl J Med 2008 ; 358 : 1547-59.

19) Sakamoto T, et al. Usefulness of hydrophilic vs lipophilic statins after acute myocardial infarction : subanalysis of MUSASHI-AMI. Circ J 2007 ; 71 : 1348-53.

20) Yokoyama M, et al. Effects of eicosapentaenoic acid on major coronary events in hypercholesterolaemic patients (JELIS) : a randomised open-label, blinded endpoint analysis. Lancet 2007 ; 369 : 1090-8.

21) Matsuzaki M, et al. Incremental effects of eicosapentaenoic acid on cardiovascular events in statin-treated patients with coronary artery disease. Circ J 2009 ; 73 : 1283-90.

22) 日本動脈硬化学会編. 動脈硬化性疾患予防ガイドライン 2017 年版. 日本動脈硬化学会；2017.

安定狭心症　b. 重症度評価と血行再建術

安定狭心症
b. 重症度評価と血行再建術

中村正人

Point!

- 短期予後指標の PCI における有用性は低い.
- 解剖学的な病変重症度の指標として SYNTAX score があり, 最も汎用されている.
- SYNTAX score は中〜長期の予後推測に有益であるが, SYNTAX score の弱点を補う応用版リスク指標も考案されている.
- SYNTAX score では重症度は 3 段階に分類され, PCI の成績はリスクが高い (SYNTAX score が高値) ほど不良である. 一方, CABG の成績はリスク重症度に影響されず一定である.
- SYNTAX score に患者背景を加味した指標は予後推測に利用され, logistic clinical SYNTAX score や SYNTAX score II が代表である.
- FFR による病変評価に基づいた SYNTAX score は, 解剖学的な SYNTAX score にまさる可能性がある.
- residual SYNTAX は残存病変から予後の推測を行う.

1. なぜリスク評価が必要か

- 冠動脈疾患に対し PCI を行う場合, 短期的ならびに長期的な臨床的メリットを勘案することが重要となる. たとえば, 再狭窄に伴い再血行再建をたびたび必要とされるような症例はほかの治療戦略を考慮すべきであろうし, 施行にあたっては客観的なエビデンスに基づいた PCI の臨床的意義を明確に提示することが必要となる.

- この点において PCI のリスク評価は有益なツールとなると考えられるが, 実はこの領域に関する研究の歴史は浅い. リスクモデルやスコアが提唱されるようになったのは最近のことである.

PCI：percutaneous coronary intervention (経皮的冠動脈インターベンション)

2. PCI におけるリスクスコアの考え方

- これまでにさまざまなリスク評価が提唱されており, これらのリスク評価は短期予後のリスク評価と長期予後のリスク評価に大別される (❶).

- 30 日の短期予後の指標としては EuroSCORE II, ACEF, NCDR などが有名であるが, ヨーロッパ心臓病学会 (ESC) ガイドラインにおける推奨レベルは決して高くない. その理由としては, 検証試験が少なく

ESC：European Society of Cardiology

第3章　虚血を治す─薬物治療と非薬物治療

❶ リスク指標と ESC ガイドライン推奨レベル

短期予後リスク指標	対象	アウトカム	CABG推奨レベル	PCI推奨レベル
STS	100% CABG	入院または30日死亡および罹患率	I	
EuroSCORE II	47% CABG	院内死亡	IIa	IIb
ACEF		院内または30日死亡	IIb	IIb
NCDR CathPCI	100% PCI	院内死亡		IIb
EuroSCORE	64% CABG	術死亡	III	III

長期予後リスク指標	評価対象	アウトカム	CABG推奨レベル	PCI推奨レベル
SYNTAX		MACCE	I	I
SYNTAX II	50% CABG	4年死亡率	IIa	IIa
ASCERT CABG	100% CABG	＞2年死亡率	IIa	
ASCERT PCI	100% PCI	＞1年死亡率		IIa
logistic clinical SYNATX	100% PCI	1年主要心血管事故，死亡率		IIa

PCI の短期死亡率予想における有用性も示されていないことによる.

- それに対して，中期，長期予後に基づいたリスク評価指標 SYNTAX score は ESC ガイドラインにおいてクラス I の推奨レベルであり，logistic clinical SYNTAX score，SYNTAX score II はクラス IIa のレベルで推奨されている.

- PCI の初期成績が著しく改善した今日，中期，長期予後に基づいたリスク評価のほうが目的にかなっていることを示している. この点は CABG におけるリスク評価の位置づけとはまったく異なっている. CABG では長期的な予後改善といった有益性よりも周術期リスクにウエイトがおかれるため，短期リスクスコアが汎用され，推奨レベルも高い.

SYNTAX：Synergy between Percutaneous Coronary Intervention with Taxus and Cardiac Surgery

CABG：coronary artery bypass grafting（冠動脈バイパス術）

3. SYNTAX score

- 最も検証されているリスク指標である. 左右冠動脈の優位性評価，冠動脈病変の部位評価，病変形態評価の3ステップからなり，血管径2 mm 以上で50%以上の狭窄病変はすべてが評価対象となる*.

- この評価指標は CABG と PCI の比較試験である SYNTAX 試験の割り付けに利用するために作成されたものであったが，SYNTAX 試験で予後におけるリスク層別化指標としての有益性が明らかになった（❷）[1].

- その後多くの研究で3枝病変例や主幹部病変例における臨床的有用性が検証され，急性冠症候群における有益性や，最近では TAVI 症例における有益性も報告されている.

- 一方 CABG においては，周術期成績ならびに長期成績における解剖学的な複雑性の臨床的意義は小さい.

- SYNTAX score は個々の病変の複雑性を総合的に評価する指標であり，

＊SYNTAX試験の成績に基づいて重症度は，低リスク（0〜22），中等度リスク（23〜32），高リスク（≧33）の3段階に分類される.

TAVI：transcatheter aortic valve implantation（経カテーテル的大動脈弁留置術）

❷ SYNTAX 試験 5 年成績[1]

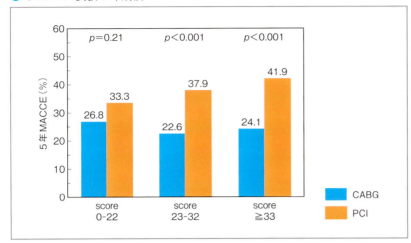

PCI 群は SYNTAX score において成績は不良となるが，CABG 群の成績は SYNTAX score によらず一定である．
MACCE：major adverse cardiac and cerebrovascular events（主要心・脳血管イベント）

❸ SYNTAX score からの応用

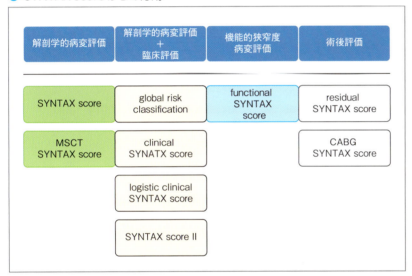

　従来の 1 枝，2 枝，3 枝病変といった病変枝数の分類からの大きな転換といえる．同じ 3 枝病変であっても個々の病変が単純である症例と 2 枝完全閉塞を含む 3 枝病変例では冠動脈病変としての重症度が大きく異なるのは当然のことであるが，これを具体的に数字として算出し，差異を具現化したことは慧眼である．
● その後，SYNTAX score の弱点を補う，または新たな臨床的エビデンスを組み入れた新しいリスク評価指標が報告されている（❸）．

4. 解剖学的指標と患者背景因子を統合したリスク指標

● SYNTAX score は解剖学的な病変の複雑性，広がりを示唆する指標で

❹ global SYNTAX score

EuroSCORE	SYNTAX score		
	1st	2nd	3rd
0-2	Low	Low	Intermediate
3-6	Low	Low	Intermediate
>6	Intermediate	Intermediate	High

EuroSCORE を加味した指標であるが，EuroSCORE は周術期死亡を過大評価することが指摘されている．3 段階のクラスに分類されるが研究によってカットオフ値は異なっている．

❺ logistic clinical SYNTAX score

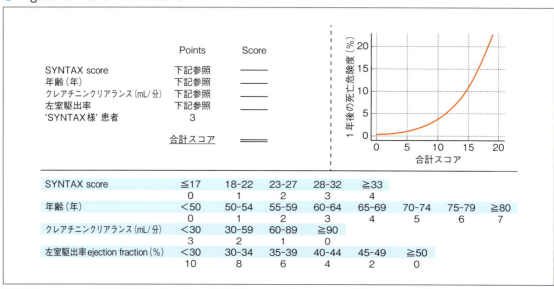

SYNTAX score と ACEF で採用されている 3 つの因子を用い，ノモグラムによって死亡率の算出を可能とした指標．

ありリスク評価として有益であることが示されたが，長期予後は病変によってのみ規定されるものではなく，さまざまな患者背景によっても規定される．このため，患者背景を組み入れたいくつかのリスク評価が提唱されてきた（❸）．

- 最初に考案されたのは global SYNTAX score である．SYNTAX score と EuroSCORE を組み合わせることによって患者のリスクを層別化できるとした指標である（❹）．
- 次いで考案されたのは clinical SYNTAX score である．これは，ACEF*と SYNTAX score を組み合わせた指標である．この指標はノモグラムを用い 1 年・3 年予後を予測可能とした logistic clinical SYNTAX score へと発展した（❺）．
- 最後に報告された SYNTAX score II は，SYNTAX 試験において重要であった患者背景因子を加味したリスク指標である（後述）．

＊ACEF は年齢，クレアチニンクリアランス，左室駆出率の 3 因子から算出される単純な短期予後指標である．

5. 機能的冠動脈狭窄評価に基づいた SYNTAX score

- FFR を用いた研究から判明した2つの知見として，①中等度狭窄の解剖学的な評価と機能的狭窄度評価には不一致が多く，解剖学的な評価では過大評価になりやすいこと，②FFR による虚血ガイドの血行再建施行は有害事象を減少させる有益な戦略であること，があげられる．これらの知見を SYNTAX score に組み入れたものが functional SYNTAX score である（コラム参照）．
- 実際，functional SYNTAX score を用いると 39％の症例が SYNTAX

> FFR：FFR ガイドワイヤーを用いて侵襲的に虚血の有無を評価する方法．FAME 試験，DEFER 試験で FFR ガイド PCI の有用性が示されている．
>
> FFR：fractional fow reserve （冠血流予備量比）

コラム functional SYNTAX score

functional SYNTAX score を用いたアウトカム試験の報告はなく，この概念が臨床的に本当に有益であるかどうかは明らかではなかった．このような中，2017 年に多施設臨床試験 SYNTAX II 試験が報告された[2]．708 例の 3 枝病変がスクリーニングされ 557 例（78.7％）は CABG，PCI いずれの治療も可能とハートチームで判断された．そして，この中の 454 例に PCI が施行された．FFR による虚血ガイドで病変が選択され IVUS（intravascular ultrasound；血管内超音波法）ガイドで新世代の DES（drug eluting stent；薬剤溶出性ステント）が留置された．また，標準的な CTO（chronic total occlusion；慢性完全閉塞）に対する PCI が実施された．SYNTAX II 試験における 1 年主要エンドポイント（全死亡，脳心血管事故，心筋梗塞，再血行再建）は 10.6％であり，ヒストリカルコントロールとされた SYNTAX 試験 PCI 群の 17.4％よりも有意に低率であった（HR 0.58，95％ CI 0.39-0.85，p=0.006）（図）．内訳は，心筋梗塞，再血行再建実施率，ステント血栓症が有意に低率であり，脳血管障害，全死亡においては差を認めなかった．この成績は SYNTAX 試験の CABG 群に匹敵するものであり，FFR ガイド，IVUS ガイド PCI という概念的に有益と推測される PCI 手法の有効性が示されたことになる．さらなる長期成績の報告が待たれる．

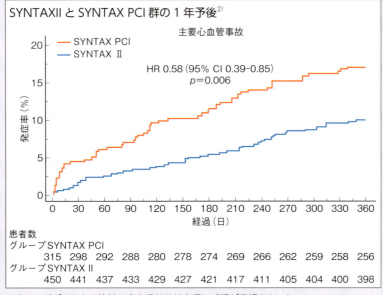

一次エンドポイントの比較で SYNTAXII は有意に成績が良好であった．

⑥ 残存病変の評価[3]

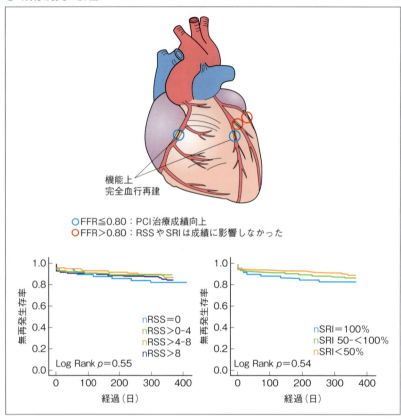

PCI 後多くの残存病変は機能的に有意な狭窄ではなく，この場合 RSS によって追跡データに差はなかった．
RSS：residual SYNTAX score，
SRI：SYNTAX revascularization index

score による重症度クラスよりも低いクラスに分類されると報告されている．しかし，実際のアウトカムに関するエビデンスがないこと，評価に時間を要することなどから臨床的には汎用されていない．

6. PCI 後の指標としての SYNTAX score

- residual SYNTAX score は PCI 後に残存する病変の SYNTAX score である．カットオフ値は報告によって異なり＜5，＜8 などがある．residual SYNTAX score が高い場合は追跡中に心血管イベントが高率であり，逆に低いと成績が良好であったと報告されている．
- この指標は，完全血行再建の臨床的意義に立脚したものであるが*，この場合においても機能的狭窄度評価を加味した残余リスク評価のほうが，より PCI 後の予後推測には有益であると報告されている（⑥）[3]．

＊すべての病変を残さず治療する完全血行再建は成績改善に寄与すると推測されているが，不必要な治療はステント血栓症のリスクをむしろ高めるのみである．このため，残余病変の評価が臨床的に重要となっている．

7. SYNTAX score II

- 従来の SYNTAX score に加えて年齢，クレアチニンクリアランス，左

❼ SYNTAX score II[4)]

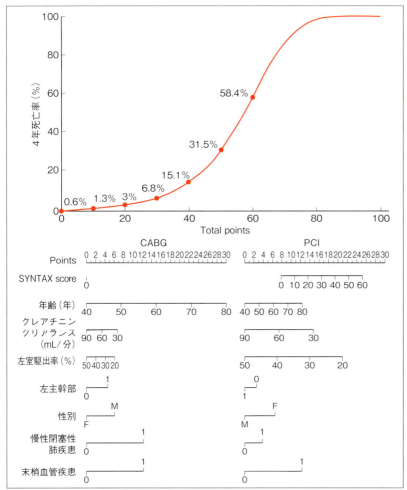

室駆出率，非保護左主幹部病変，末梢動脈疾患，女性，慢性閉塞性肺疾患を組み入れた最も新しい指標である（❼）[4)]．5年後の予後を推測する．最近実施された EXCEL 試験，SYNTAX II 試験においては SYNTAX score II が患者のリクルートに利用されている．

8. リスク指標の問題点

● 指摘されているこれらのリスク指標の問題点を以下に示す．
①個々のリスク指標を比較した検討はなく，個別の対象で異なったアウトカムがそれぞれのモデルで検証されている．
②多くの研究は一つの血行再建手技に限定されている．
③高齢化を迎え重要な指標，フレイル，porcelain aorta などは加味されていない．
④PCI の短期ベネフィットと CABG の長期ベネフィットを統合考慮した指標はない．

コラム　EXCEL 試験

SYNTAX score 32 以下の LMT (left main coronary trunk；左主幹部) 病変例 1,905 例が CABG と PCI に割りつけられ，3 年間の成績が比較された．主要エンドポイントは全死亡，心筋梗塞，脳卒中で，PCI 群の成績 15.4％に対し CABG 群は 14.7％であり非劣性が示された (**図**)[5]．SYNTAX 試験で示されたリスク分類の可能性が前向きの臨床研究 EXCEL で追認されたことになる．LMT 病変の戦略決定におけるカットオフ値としての SYNTAX<33 の臨床的意義が高いものとなった．

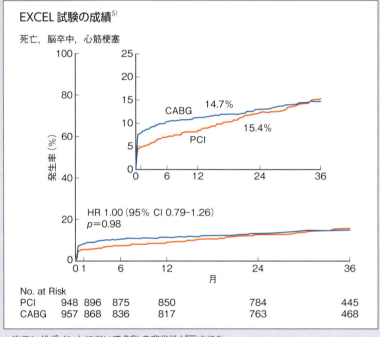

一次エンドポイントにおいて PCI の非劣性が示された．

⑤ QOL 指標を予測するものではない．
⑥ 日本のデータが不十分である．

引用文献

1) Head SJ, et al. Coronary artery bypass grafting vs. percutaneous coronary intervention for patients with three-vessel disease；final five-year follow-up of the SYNTAX trial. Eur Heart J 2014；35：2821-30.
2) Escaned J, et al. Clinical outcomes of state-of-the-art percutaneous coronary revascularization in patients with de novo three vessel disease：1-year results of the SYNTAX II study. Eur Heart J 2017；38：3124-34.
3) Kobayashi Y, et al. The Prognostic Value of Residual Coronary Stenoses After Functionally Complete Revascularization. J Am Coll Cardiol 2016；67：1701-11.
4) Farooq V, et al. Anatomical and clinical characteristics to guide decision making between coronary artery bypass surgery and percutaneous coronary intervention for individual patients：development and validation of SYNTAX score II. Lancet 2013；381：639-50.
5) Stone GW, et al. Everolimus-Eluting Stents or Bypass Surgery for Left Main Coronary Artery Disease. N Engl J Med 2016；375：2223-35.

安定狭心症　c. CABG手術リスク評価

安定狭心症
c. CABG 手術リスク評価

沼田　智, 夜久　均

Point!

● データベースに基づいたリスク解析スコアが有用である.

● 主にヘパリン化した際に出血する部位がないか, 循環の変動により血流障害に陥る部位がないか, 活動性の感染はないかを検討する.

● リスク解析機能に含まれない因子（肝機能, フレイルなど）も重要である.

● 手術手技に直接影響する因子（血管の径や性状）も手術成績に影響する.

● 個々の患者について, これらを総合的に判断することが重要である.

1. リスク解析スコア

● CABG（冠動脈バイパス術）術前リスク評価の方法としてまず念頭におくのは Japan SCORE, STS score, EuroSCORE II などのリスク解析機能である. これらは各データベースをもとに各種術前因子から手術リスクを計算する. すなわち各ウェブサイト*において術前因子, たとえば年齢, 性別, 腎機能, 心機能, 呼吸機能などを入力すると, 予想される手術死亡率や合併症発生率を表出してくれる（❶）. これらは大変有用であり, 患者説明の際にも非常に重宝する.

● 同じ目的で作られた各スコアであるが, それぞれに特徴がある. まず入力項目については, 一般的な手術前リスクを入力する点は共通しているが, 細部ではそれぞれに特徴がある. STS score は手術死亡率を計算するだけでなく, 種々の合併症率*も計算されるため, 入力項目が細部にわたる. EuroSCORE II では脳血管障害の入力項目がないが, 肺高血圧を入力する項目がある. また手術死亡率のみが計算され, 合併症率は示されない.

● 以前は1999年に発表された EuroSCORE のみが使われていたが, 人種間の格差や手術適応の違いなどから, 日本の現状に合っていないのではないかとの懸念があった[1]. 欧米諸国と日本では CABG と経皮的冠動脈インターベンション（PCI）の比率がまったく異なっているし, off-pump CABG（OPCAB）の比率も日本では60％以上であるのに対し, 欧米では20％前後に留まる. このようにデータベースの基礎となる情報が異なっているため, 欧米のスコアをそのまま日本での実臨床に当てはめる

CABG : coronary artery bypass grafting

* Japan SCORE : https:// jcvsd.org/JapanSCORE/
STS score : http://www. sts.org/resources/risk- calculators
EuroSCORE II : http:// www.euroscore.org/calc. html

* 脳梗塞, 長期人工呼吸, 腎不全, 深部胸骨感染, 腎不全など.

PCI : percutaneous coronary intervention
OPCAB : off-pump coronary artery bypass

第3章　虚血を治す―薬物治療と非薬物治療

❶ Japan SCORE の入力例

Japan SCORE

結果	
30 Days Operative Mortality	0.6%
30 Days Operative Mortality + 主要合併症	7.6%

項目名称	値
性別	◉ Male ○ Female
手術時年齢	57　歳
Procedure	◉ CABG Only ○ Valve ○ Aorta

以下に術前リスクが表示されますので,入力後Submitボタンを押してください.
※ missingの選択が多い場合は結果が不正確になります.

術前リスク	
身長(Valveの場合必須)	175.0　cm
体重(Valveの場合必須)	76.0　kg
BMI and BSA (cf)	BMI = 　　　　　BSA =
過去一ヶ月以内の喫煙	○ Yes ◉ No ○ missing
糖尿病の既往	◉ Yes ○ No ○ missing
術前クレアチニン	1.2　mg/dl
脳血管障害	○ Yes ◉ No ○ missing
慢性呼吸障害	○ No ◉ Mild ○ Moderate ○ Severe ○ missing
心臓外の血管病変	○ Yes ◉ No ○ missing
うっ血性心不全	○ Yes ◉ No ○ missing
狭心症	◉ Yes ○ No ○ missing
心原性ショック	○ Yes ◉ No ○ missing
不整脈	○ Yes ○ No ◉ missing
NYHA	○ N/A ◉ I ○ II ○ III ○ IV ○ missing
Digitalis	○ Yes ◉ No ○ missing
Inotropic Agents	○ Yes ◉ No ○ missing
LV function	◉ good ○ medium ○ bad ○ missing
Aortic Stenosis	○ Yes ◉ No ○ missing
再手術	○ Yes ◉ No ○ missing
緊急度	◉ Elective ○ Urgent ○ Emergent ○ Salvage ○ missing

Submit

安定狭心症　c．CABG 手術リスク評価

のには問題があるかもしれない．2007 年に JCVSD（日本心臓血管外科手術データベース）に基づいた Japan SCORE が確立されてからはそのような懸念はなくなった．

● このようなスコアリングは非常に有用であるが，現実に予想死亡率が実際の死亡率とマッチしているのであろうか．STS score で単独 CABG の予想死亡率と実際の死亡率が比較検討されている[2]．それによると on-pump 冠動脈バイパス術（on-pump CABG）（ONCAB）の予想死亡率と観察された死亡率はよくマッチしていたが，OPCAB では観察された死亡率は予測死亡率より低い傾向があり，その傾向はリスクが高い症例でより顕著にみられた*．

● これはすなわち，OPCAB において STS score は死亡率を高めに評価してしまう傾向があるということになる．また，OPCAB は STS score の高い症例でより利益があるということをも示している．元来 STS score のリスクモデルが on-pump CABG で作られたため，観察された死亡率と予想死亡率が一致するのはリスクモデルが優れている証拠であるが，OPCAB に適応する場合には注意が必要である．

● また患者のすべての情報を網羅した評価でないことに留意が必要である．当然，各患者によって特有のリスクがあり，それらについては症例ごとに評価していくほかはない．たとえば，術前の肝機能障害についてはこれらのスコアでは加味されていない．また，フレイル，栄養状態などの要素は術後成績に密接にかかわっていると思われるが，これらの因子も含まれていない．患者を診察した際の見た目の「壮健度」のようなものは，経験的には手術成績に関与するように思われるが，これらは数値化したり，スコア化したりするのはそもそも難しい．

● 加えて，手術手技の難易度に直接関与する因子も手術リスクの決定において考慮すべきである．たとえば，上行大動脈に石灰化や不安定なプラークがあり人工心肺の適応が困難，あるいは大伏在静脈の中枢側吻合が困難である症例，冠動脈の筋肉内走行や吻合困難例，再手術時の強度の癒着がある症例，胸部の放射線治療後の症例などでは手術リスクは上昇するものと思われる．

JCVSD：Japan Cardiovascular Surgery Database

* OPCAB と ONCAB における予測死亡率と実際の死亡率については p.235 の ❸ 参照．

2．術前リスク評価の実際

● 各施設において術前検査の方針は異なると思われるが，当院*での一般的な精査方針を示しておく．心臓については心機能評価，冠動脈病変以外の疾患の評価などを行う必要がある．ほかの臓器に関してはヘパリン化に伴う出血をきたすような病変がないか，活動性の高い感染症はないか，循環の変動に伴う臓器障害の可能性がないかなどを評価する必要がある．

* 京都府立医科大学附属病院．

197

第3章 虚血を治す―薬物治療と非薬物治療

1 既往歴

● 以下のような点に留意して聴取する.

①喫煙, アルコール.

②神経学的疾患.

③下肢静脈手術, 下肢動脈手術：静脈瘤手術の既往がある場合, 大伏在静脈の使用が制限される可能性がある.

④呼吸器疾患（喘息, 慢性閉塞性肺疾患）：慢性閉塞性肺疾患は呼吸器検査にて分類可能であり, 重度の症例では手術リスクが高く, 入院期間の延長, 胸骨治癒遅延と関連する. また, アミオダロンの長期内服者では間質性肺炎の合併に注意が必要である.

⑤出血性疾患（血液疾患, 消化管出血）：消化管出血の既往がある場合, 上部下部消化管内視鏡の施行を考慮する. 便潜血検査は全例に行う.

⑥感染性疾患, 現在活動性感染：特に尿路感染症, 皮膚感染症, 呼吸器感染症などに留意が必要である.

2 内服歴

■抗血小板薬

　術中の止血の観点からはアスピリン, クロピドグレルなどの抗血小板薬は手術7日前（血小板の寿命がおよそ7日）に中止することが望ましい. 中止した後はヘパリンの持続投与を行い, 術当日の朝まで継続する. しかし, ヘパリンが抗血小板薬の機能を代替するわけではないので注意が必要である. OPCAB予定の症例であれば, 狭窄の高度な症例や左主幹部病変ではアスピリンを継続したまま手術を行うことも多いが, 臨床的に出血はあまり問題にならない. アスピリンを当日まで継続した場合, 周術期心筋梗塞の発症率が低下するという研究もあり, 議論を要する.

■抗凝固薬

　ワルファリンは休薬後3日程で効能が消失するといわれるが, 個人差がみられることもあり手術7日前に中止し, ヘパリン置換している. 術直前にPT-INRを確認し, 必要に応じてビタミンKにて中和している. 直接経口抗凝固薬（DOAC）は各薬剤で術前休薬時期が示されているが, おおむね48時間とされているようである. しかし, 実際の臨床経験上は48時間では十分でない印象をもっており, ワルファリンと同様に扱っている. DOACを内服したままでの緊急手術を施行した場合, 中和することができないために止血には非常に難渋する.

PT-INR：prothrombin time-international normalized ratio（プロトロンビン時間国際標準比）

DOAC：direct oral anticoagulant

■副腎皮質ステロイドホルモン薬

　慢性的に内服をしている場合, 胸骨治癒遅延をきたすリスクが高くなる. 臨床的に可能ならなるべく減量できているほうが理想的である.

3 身体所見

①頸部血管雑音.

②前胸部の皮膚の状態（感染，発赤の有無），胸郭の形状.

③胸部聴診.

④血圧左右差，上下肢の差.

⑤下肢静脈瘤の有無：静脈瘤の有無は必ず立位で観察し，大腿，下腿ともに行う．皮下脂肪の多い場合，静脈瘤は観察しにくいこともある．血管エコーを行い，伏在大腿静脈接合部の逆流を観察したり，直接大伏在静脈の径を計測したりすることで良好な大伏在静脈採取につながる.

4 臨床検査

■ 採血，尿検査

腎機能障害が認められる場合は腎血管エコーを行い，腎動脈狭窄の評価をする.

肝機能障害が疑われる場合はChild-Pugh分類を行う．分類Aであれば人工心肺を使用した手術に耐えうるが，分類B, Cでは人工心肺の使用を行った場合，死亡率が非常に高くなる．またMELD scoreを術前肝機能の評価に使用する場合もあり，Child-Pugh分類より病院死亡との関連性が高いという報告もある．進行した肝疾患でありCABGを行わなければ生命の危機がある場合はOPCABを選択することで，手術成績が良好になる可能性がある.

活動性の炎症がないか，白血球数やCRPで評価する.

血小板数の低下がみられる場合は，血液疾患の除外も重要であるが，もしヘパリン使用の既往があればHIT（ヘパリン起因性血小板減少症）の可能性を念頭におかなければならない．HITと診断された場合，術中にヘパリンを使用することができないため，抗トロンビン薬を使用しての手術が必要になる.

■ 胸部X線写真

術前に対応すべき感染性肺疾患の除外を行う．また，胸水，心嚢液貯留などの評価も必要である.

■ 心電図

術前の心電図は術後心電図との比較という点で重要である．術後に新たな虚血所見や心筋梗塞所見がみられる場合は，術後早期の冠動脈造影を考慮する．心房細動症例であったり，洞調律であったりしても発作性心房細動のある症例では適応を検討のうえ，手術時に肺静脈隔離術やメイズ手術を追加することを考慮する.

■ 心エコー

陳旧性心筋梗塞の既往があり，左心機能低下，壁運動異常がみられる症例では，左室の壁運動の評価を詳細に行い，左室形成術の適応について検討する．また虚血性心疾患による僧帽弁閉鎖不全症は，中等度であっても心不全既往があれば形成術の適応を検討すべきであり，経食道

CRP：C-reactive protein（C反応性蛋白）

HIT：heparin-induced thrombocytopenia

エコーを用いて詳細に逆流の機序を評価する．僧帽弁の tethering の程度や乳頭筋間距離などで僧帽弁形成術や僧帽弁置換術の適応を決定する．大動脈弁狭窄症については moderate であっても冠動脈手術時には弁置換の適応となる．

■ 血圧脈波

上肢の左右の血圧差は鎖骨下動脈狭窄の存在を示唆し，内胸動脈の有用性にかかわるため必ず評価する．ABI の低下があれば狭窄の部位を同定しておくことが望ましい．IABP や PCPS が必要になった場合に情報として必要である．また，下肢血流の良好な側から静脈採取を行うほうが，創傷治癒がよい．

橈骨動脈をグラフトとして考慮する場合は同側の尺側動脈と手掌動脈弓の状態をアレンテストやドップラー血流量計で評価する．

ABI : ankle brachial index（足関節上腕血圧比）
IABP : intra-aortic balloon pumping（大動脈内バルーンパンピング）
PCPS : percutaneous cardio-pulmonary support（経皮的心肺補助装置）

■ 頭部 MRI，MRA

頸動脈狭窄，脳動脈瘤，脳出血，脳梗塞の有無を評価しておく．人工心肺を使用する手術では血流が非生理的な層状流になるため，狭窄病変がある場合は人工心肺の灌流圧に留意が必要となる．また，OPCAB の場合でも，心臓脱転時に血圧の低下が起こることがあり，頭部血管の評価をしておくことは重要である．そのため，術中の血圧の変動により術中脳梗塞を発症するリスクがあると判断されるケースでは吻合時の灌流圧低下を予防するため，IABP の挿入を考慮する．もし，先行して頸動脈ステント留置術（CAS）が適応である症例で，CABG 中の脳梗塞のリスクが高いと評価されれば，緊急度の評価をしたうえで CAS を先行する必要があるかもしれない．

脳梗塞は発症時期を同定する必要がある．術中に全身ヘパリン化を行う（OPCAB であれば ACT 300 以上，CABG であれば ACT 500 以上）ため出血性梗塞に移行する場合があり，脳梗塞の発症からは 4 週間ほど待って手術できるのが理想である．

CAS : carotid artery stenting

ACT : activated coagulation time（活性凝固時間）

■ 胸部・腹部 CT

単純 CT 像を頸部から鼠径部まで撮像し動脈硬化性病変の精査を行うことをルーチンとしている．上行-弓部大動脈の石灰化病変は密接に術式にかかわってくるので非常に重要である．石灰化の部位により，大伏在静脈の中枢吻合部が確保できなかったり，人工心肺のための送血管の挿入が困難であったりする．

再手術症例では胸骨と心嚢，大血管との距離や，以前に冠動脈バイパス手術を施行されていればバイパスの走行などを評価する．組織が胸骨に癒着している場合は，再開胸が高リスクになることがあり，下肢からの人工心肺を導入してからの再開胸が必要になる場合がある．

造影冠動脈 CT があればより現実的にバイパスデザインが考えられるし，冠動脈の筋肉内走行などのチェックもできる．内胸動脈の状態も確

安定狭心症　c．CABG手術リスク評価

❷ 術前冠動脈 CT を用いたコンピューターシミュレーションによるバイパスグラフトパターンの比較

ACバイパス　両側内胸動脈　Y字グラフト

流速，流量

90.5mL/分

28.0mL/分

22.6mL/分

30.1mL/分　30.3mL/分　27.9mL/分

血圧

80 mmHg

50 mmHg

左冠動脈の二枝病変に対し考えうるグラフトパターンを術前にコンピューターシミュレーションにて比較検討．術前冠動脈造影 CT から流体力学シミュレーション用のモデルを作成し，流体力学解析ソフトウェアを使用してコンピューターシミュレーションを行う．一心拍の動画として血流速，流量，せん断応力の変化を観察する．

認が可能である．右胃大網動脈の術前評価としても有用である．

■ 心臓 MRI

　陳旧性心筋梗塞症例で，左心機能低下があり，左室拡大がある場合に行う．cine MRI で左室の壁運動異常の部位や，左室収縮末期容積，拡張末期容積を評価する．遅延造影像にて心筋バイアビリティの局在を明確にする．これらの情報を総合して，左室形成術を追加するかどうかを判断する．

■ 流体力学的解析

　近年，流体力学的解析による心臓血管病変の評価が目覚ましく進歩している[3]．患者 CT データから血流解析モデルを作成し，流体力学解析ソフトウェアによって解析すると，血流によるせん断応力やその三次元的変化率，血流速などが三次元的な一心拍の動画として検討しうるようになった．たとえば，大動脈弓部の血流解析を行い，大動脈解離の発生を予知する試みなどもなされている[4]．同様に冠動脈の血流を解析することも可能である．さらに術前の CT 画像にバイパスグラフトを仮想的に加えて，バイパスグラフトの血流を評価することも可能になっている（❷）．さらにはバイパスグラフトのデザインの決定にも寄与しうる．従

201

来はどの枝にどのグラフトをどのように吻合するかは，術者の経験など
の主観的な因子が占める割合が多かった．術前にコンピューターシミュ
レーションを行うことで，より完全なグラフトデザインを決定しうる．

3. おわりに

● CABG の術前リスク評価について述べた．詳細な問診，丁寧な診察，
各画像の細部にわたる検討を行うことで手術成績を向上できるものと考
える．

● 引用文献

1) 梅原伸大ほか．JapanSCORE の有用性の検討— Logistic EuroSCORE との比較を含めて．
日心外会誌 2013；42：94-102．
2) Puskas JD, et al. Off-pump coronary artery bypass disproportionately benefits high-risk
patients. Ann Thorac Surg 2009；88：1142-7.
3) Itatani K. Advance in Hemodynamic Research. New York：Nova Science；2015.
4) Numata S, et al. Blood flow analysis of the aortic arch using computational fluid dynamics.
Eur J Cardiothorac Surg 2016；49：1578-85.

冠攣縮性狭心症（CSA）

小川崇之，吉村道博

Point!

- カルシウム拮抗薬が第一選択となり，一般的には予後は良好であるが，難治性冠攣縮症例も決して少なくはない．
- 冠攣縮では器質的狭窄病変を認めないからと決して軽視してはいけない．

1. 冠危険因子の是正

- 『冠攣縮性狭心症の診断と治療に関するガイドライン（2013年改訂版）』[1] では生活習慣の管理・改善をあげており，禁煙，血圧管理，適正体重の維持，耐糖能障害の是正，脂質異常症の是正，過労・精神的ストレスの回避，節酒のすべてをクラス I として推奨している．
- 難治性冠攣縮性狭心症（CSA）においては，薬剤でのコントロールが困難であり，徹底した危険因子の是正が必要となる．とくに CSA に特徴的な危険因子は喫煙のリスクが突出しており，喫煙患者に対しては厳格な対応が必要である．

CSA : coronary spastic angina

2. 薬物治療

1 カルシウム拮抗薬（クラス I）

- カルシウム拮抗薬はガイドライン上クラス I の CSA 治療の第一選択薬である．血管平滑筋細胞内 Ca^{2+} 流入を抑制するため，冠攣縮予防にきわめて有効である．
- カルシウム拮抗薬を投与しても必ずしも症状の発現を抑制することにはならない．筆者の検討でも，カルシウム拮抗薬にて治療されている患者において，診断後1年以内に37％で胸痛が認められ，その後も年々増加している（❶）[2]．

2 硝酸薬（発作時：クラス I，予防のための長期作用型硝酸薬投与：クラス IIa）

- 硝酸薬の NO を介した Rho キナーゼの抑制による平滑筋弛緩作用はカルシウム拮抗薬には認められない異なる作用機序であり，冠攣縮治療に有効である．カルシウム拮抗薬との併用など，症例により使い分けることが望ましい．

NO : nitric oxide（一酸化窒素）

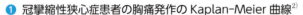

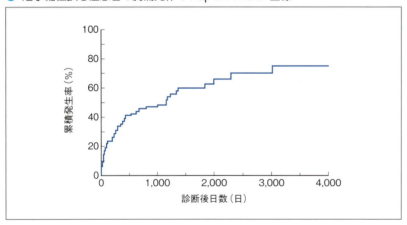

3 ニコランジル（クラス IIa）
- 硝酸薬作用に加え，カルシウム拮抗薬とも異なる薬理作用を有するため，カルシウム拮抗薬などに抵抗性を有する CSA 例での効果が期待できる．

3. その他の難治性 CSA に対する薬物治療

- 難治性 CSA では，カルシウム拮抗薬や硝酸薬では症状発現抑制の管理が困難であり，追加の薬剤などが必要となる．ガイドラインでは冠動脈に有意狭窄を有する CSA に対しての β 遮断薬の併用時に限りクラス IIa であるが，ビタミン，抗酸化薬，エストロゲン，ステロイドなどはクラス IIb となっており，現時点で有効な治療法には至っていない．
- Rho キナーゼ阻害薬であるファスジルもガイドラインではクラス IIb である．難治性冠攣縮に対する有効性については症例報告の域を越えないものの，今後難治性冠攣縮に対する有用な治療薬となりうる可能性は有している．
- 高脂血症治療薬であるスタチンには，Rho キナーゼを抑制して内皮由来の NO の発現や活性を高め抗炎症作用を発現し，血管内皮細胞機能改善作用を介して冠攣縮や動脈硬化の原因に直接関与することが考えられる．SCAST[3] では，フルバスタチンが冠攣縮の抑制に有効との報告から，脂質異常症を伴う場合はその併用が望ましいように思われる．
- ほかにも RAA 系抑制薬をはじめいくつかの薬剤に期待が込められているが，十分な証明はまだされておらず，さらなる研究が必要である．

SCAST：Statin and Coronary Spasm Trial

RAA：renin-angiotensin-aldosterone

コラム　PCI後冠攣縮

　冠攣縮における特異な難治性冠攣縮問題症例として，CABG後冠攣縮，PCI後冠攣縮，非心臓手術の周術期に発症する冠攣縮例などが存在する．難治性冠攣縮症例は時にその活動性の亢進により薬剤耐性が生じることがあり，臨床の場で問題となることがある．PCI後冠攣縮は第一世代の薬剤溶出性ステント（DES）時代に大きな問題としてあげられたが，現在は第二，第三世代の薬剤溶出性ステント時代であり，DES留置後の冠攣縮が周知されたこともあり，いったん収束している印象である．

　図にPCI後冠攣縮例のアセチルコリン負荷試験所見を示す．72歳男性，CABG後5年で左回旋枝に新規病変あり，同部位にPCI施行，DES（PES＋SES）*を留置した．しかし，DES留置後より安静時胸痛が出現するようになり，アセチルコリン負荷試験を施行したところ，20μgにて左回旋枝のDES留置部位末梢に冠攣縮を認めている．

＊PES：パクリタキセル溶出性ステント，SES：シロリムス溶出性ステント．

PCI治療後症例に対するアセチルコリン負荷試験（左冠動脈）

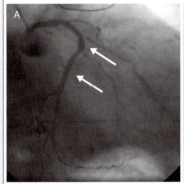
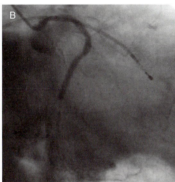
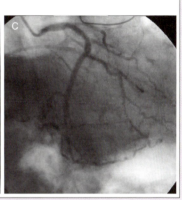

A：アセチルコリン負荷試験前造影，B：20μg冠動脈内投与後，C：硝酸薬冠動脈内投与後．

4. 非薬物治療

- 非薬物治療として，経皮的冠動脈インターベンション（PCI）治療があるが，高度な器質的狭窄を伴うCSAに関しては，十分な冠拡張薬を併用して施行すべきである．高度な器質的狭窄を伴わないCSAに対して，PCIは施行すべきではない．PCIにおける薬剤溶出性ステント（DES）留置が，逆に冠攣縮を誘発することが知られており注意を要する．

PCI：percutaneous coronary intervention

DES：drug eluting stent

5. おわりに

- 日本人の狭心症におけるCSAの割合は我々の認識よりも非常に高く，難治性CSAも決してまれな疾患ではない．一般的に生命予後は良好とされているが，急性心筋梗塞や突然死との関連も知られており，器質的狭窄を有しないからと軽視してはいけない．生活習慣の改善や内服加療による十分な管理が必要である．

第3章　虚血を治す―薬物治療と非薬物治療

● 引用文献

1) 日本循環器学会. 循環器病の診断と治療に関するガイドライン（2012年度合同研究班報告）：冠攣縮性狭心症の診断と治療に関するガイドライン（2013年改訂版）. http://www.j-circ.or.jp/guideline/pdf/JCS2013_ogawah_h.pdf

2) Ogawa T, et al. High incidence of repeat anginal attacks despite treatment with calcium-channel blockers in patients with coronary spastic angina. Circ J 2009；73：512-5.

3) Yasue H, et al. SCAST (Statin and Coronary Artery Spasm Trial) Investigators. Effect of a 3-hydroxy-3-methylglutaryl coenzyme A reductase inhibitor, fluvastatin, on coronary spasm after withdrawal of calcium-channel blockers. J Am Coll Cardiol 2008；51：1742-8.

無症候性心筋虚血

岩永善高，宮崎俊一

Point!

● 無症候性心筋虚血は，「冠動脈疾患において，客観的な心筋虚血所見は認めるものの，狭心痛ないしはそれに相当する症状を伴わない状態」と定義される．

● 心筋虚血発作の多くの部分を占め，突然死を含むすべての虚血性心疾患に関与している．

● 高齢者および糖尿病患者において高頻度で認められるが，とくに糖尿病患者では 20～35％の患者で認められるという報告があり，有効な患者スクリーニング法の検討が課題となっている．

● 診断においては，心筋虚血の存在を疑うことが最初のステップである．虚血の存在および程度の診断のためにホルター心電図検査あるいは各種運動・薬物負荷検査の施行が中心となる．

● 予後改善を目的として（痛みではなく）虚血を治療するということが，重要である．

● 狭心症と同様の薬物治療および血行再建術による治療が行われる．薬物治療より血行再建術がまさるという報告が多い．

1. 臨床病態

● 無症候性心筋虚血は，「冠動脈疾患において，客観的な心筋虚血所見は認めるものの，狭心痛ないしはそれに相当する症状を伴わない状態」と定義される．

● 本症は心筋虚血発作の多くの部分を占め，突然死を含むすべての虚血性心疾患に関与しており，その存在は予後不良のサインであることが多くの研究において示されている．

1 疫学

● Cohn は無症候性心筋虚血を type 1～3 に分類している（❶）．

● 狭心症の自覚症状がなく健康と思われている人の中にも 2～3％にみられる．すでに狭心症がある場合に，安定狭心症では 20～40％の頻度で一過性の無症状の心筋虚血が起こっていると推定されている．不安定狭心症だとこの割合はさらに増大し 50～80％になるという報告がある．

● 虚血の最も高度なものである心筋梗塞においても，30％前後は無症候性に起こっていることがフラミンガム研究で報告されている．

● 虚血性心疾患に関連した突然死の中で，自覚症状を伴っていなかったと推定される症例が半数以上にのぼるという報告もあり，突然死における関与も大きいと考えられる．

❶ Cohn 分類

type 1：心筋虚血はあるが，まったく無症状で心筋梗塞や狭心症の既往のないもの

type 2：心筋梗塞後の胸痛を伴わない心筋虚血

type 3：明らかな狭心症を有し，同時に無症状の心筋虚血を示すもの

第3章　虚血を治す―薬物治療と非薬物治療

● 高齢者および糖尿病患者において高頻度で認められるが，とくに糖尿病患者では20〜35％の患者で認められるという報告があり，有効な患者スクリーニング法の検討が課題となっている（コラムおよびp.241参照）．

2 病因

● 無症候性心筋虚血の発症には2つの機序が考えられている．一つは，心筋虚血の程度と疼痛閾値の関係であり，虚血が軽度あるいは持続時間が短いため痛覚閾値に達しない，というものである．もう一つは，痛覚閾値自体が変化することによる機序である．疼痛の神経伝導路障害による痛覚閾値の上昇と機能的な閾値上昇が推定されている．

● 痛みを感じるのは痛み受容体，求心線維，中枢神経が関与するが，これらの伝達路のいずれかで感受性，刺激伝達の異常があれば無痛となりえる．糖尿病や心筋梗塞，心臓移植後などではこの経路における障害が推定されている．

コラム　糖尿病と無症候性心筋虚血

糖尿病患者では，動脈硬化性疾患すなわち冠動脈疾患合併頻度が高く，生命予後改善のうえで重要な予防・治療の対象である．中でも無症候性心筋虚血の合併頻度は高く糖尿病患者の20〜35％に合併するとの報告や，UKPDS 79研究では新規診断糖尿病患者の6人に1人は無症候性の心筋梗塞を合併していたと報告されている．おそらくこれらには糖尿病自体による自律神経障害が大きく関与していると考えられている．2型糖尿病の安定冠動脈疾患患者を対象として治療法の検討を行ったBARI 2D研究のサブ解析によると，狭心痛の有無はその後の生命予後に影響を与えないことが示されている．

糖尿病患者における無症候性心筋虚血のスクリーニング法の検討，あるいはそれにより予後改善がもたらされるかが検討されてきた．2009年に発表されたDIAD研究では，1,123人の無症状の2型糖尿病患者を負荷心筋シンチグラフィー検査により冠動脈疾患の有無をスクリーニングする群としない群に割り付け，平均4.8年間，心イベント発症を追跡したが，両群で差を認めなかった．また，2014年発表のFACTOR-64研究では，900人の無症状の糖尿病患者に冠動脈CTを施行し冠動脈疾患をスクリーニングする群としない群に割り付け，平均4年間追跡したが，同様に両群で予後に差は認めなかった．両研究ともにスクリーニング後の心イベント発症率が低く，また血行再建術施行割合も低いことが

その結果に大きく影響したと考えられるが，現状では無症候の糖尿病患者におけるルーチンでの冠動脈疾患スクリーニングは推奨されない．しかしながら，糖尿病患者において負荷心筋シンチグラフィー検査で無症候性心筋虚血が存在すること，あるいはその程度が高度であることは，予後不良のサインであることは明らかになっている[1]．したがって，個々の患者に対する診療の中でいかにハイリスク患者を拾い上げ，負荷心筋シンチグラフィー検査などを施行し，より有効な治療を行っていくかという工夫が求められる．

治療においては冠危険因子に対する包括的な薬物治療および生活療法が基本である[2]．BARI 2D研究では，COURAGE研究同様，至適薬物治療単独とCABGを含む血行再建術を追加した群とのあいだに予後の差を認めていない．また症候の有無はこの結果に影響を与えていなかった．少なくとも高度冠動脈病変がない糖尿病患者では，まず薬物治療単独で治療を開始することは妥当であることを示唆する．至適血行再建術の方法に関しては，糖尿病合併安定冠動脈疾患患者においてはCABGがより有効であるという研究が多く報告されており，FREEDOM研究などにて冠動脈病変が高度（あるいはSYNTAX score大）であるほどその有用性は高いと示されている[3]．

無症候性心筋虚血

3 治療のための診断と検査

● 狭心症の診断においては，問診をはじめとした自覚所見が重要な診断のきっかけ・根拠となるが，無症候性心筋虚血では，虚血の存在診断が必須でありホルター心電図検査あるいは各種運動・薬物負荷検査，さらには冠動脈造影検査などの侵襲的な検査が必要となる．

● まず重要なのは，心筋虚血の存在を疑うことである．高リスクの糖尿病患者，高齢者ではホルター心電図や各種負荷検査でスクリーニングを行う．非糖尿病患者においても，冠危険因子の集積した症例では無症候性心筋虚血の存在を念頭におく必要がある．とくに末梢動脈疾患，頸動脈閉塞性疾患症例や虚血性心電図変化を認める場合には，心筋虚血の存在を確かめる必要がある．

● ただし，糖尿病患者や血行再建術後の患者を対象にルーチンにて虚血検査を行うことにより予後改善を示した研究はなく，ルーチンでの虚血検査は行うべきではなく，患者個別に対応すべきである．

■ ホルター心電図検査

高リスクの患者において無症候性の心筋虚血の検出に用いられる．治療効果のモニタリングにも用いられるが，予後予測に有用であるかという点に関しては議論がある．

■ 運動負荷心電図検査

ホルター心電図検査と相補的な役割が認められている．ベースラインで心電図異常が認められる症例や，女性，PCI既往患者などでは，心電図変化において疑陽性を生じやすく，心筋シンチグラフィー検査や心エコー検査の併用追加が望ましい．

■ 負荷心筋シンチグラフィー検査

運動負荷あるいは薬物負荷と組み合わせて用いられる．冠動脈疾患全般において，定量された虚血の領域が大きいほど心事故が多いということが示されている（❷）[4]．

■ 冠動脈CT検査

無症状の糖尿病患者において冠動脈CTによるスクリーニングの施行により予後改善は認めなかったなどの研究が報告されており，現状ではルーチンでの使用は勧められない．しかしながら個々の患者のリスクを的確に判断したうえで，あるいはほかの検査との組み合わせにおいて有用な検査であると考えられる．96～99％ときわめて高い陰性的中率を念頭においた使用が望ましい．

PCI：percutaneous coronary intervention（経皮的冠動脈インターベンション）

2. 治療

1 予後と治療の一般方針

● 冠動脈疾患においては，症候性あるいは無症候性にかかわらず，虚血

❷ 安定冠動脈疾患における負荷心筋シンチグラフィー検査による総虚血領域面積と心血管イベント予後の関係[4]

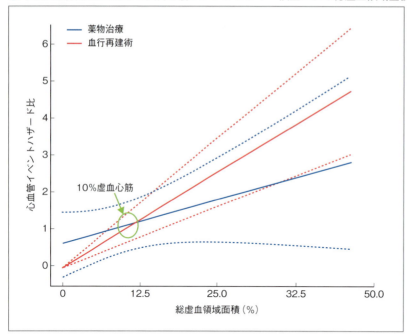

虚血領域の面積が大きい症例ほど心血管イベントリスクは高く，薬物治療に比べて血行再建術により得られる長期予後改善効果は大きくなる．

の存在の有無が予後に大きな影響を及ぼすと考えられる．そのことはCohn 分類の type 1～3 のいずれの無症候性心筋虚血においても示されている．また，安定冠動脈疾患のみならず，不安定狭心症や PCI, CABG 後といった病態においても，無症候性心筋虚血の存在は短期および長期の予後を悪化させる．

- たとえば ACIP 研究によると，ホルター心電図検査やトレッドミル検査による虚血の検出は心アウトカムと関連しているということが示されている．CASS 研究では，心筋梗塞後の薬物治療を受けている患者をフォロー（7 年）したところ，運動負荷にて ST 低下を認めた症例では，症状の有無にかかわらず予後は不良であったと報告されている．
- 心筋虚血を認める症例では，有症候性に比べて無症候性のほうが予後不良であるということを示した研究もあるが，そこでは無症候性心筋虚血では十分な治療がなされていない患者が多いことが原因である可能性が示唆されている．ただし，最近の大規模レジストリー研究（CLARIFY Registry）によると，安定した冠動脈疾患患者の中での解析では，ベースラインでの無症候性心筋虚血は狭心症（狭心痛＋虚血所見あり）と比較して予後は良好であるということが示されている．
- 症候性心筋虚血でも同様であるが，無症候性心筋虚血の予後においては，虚血の存在のみならず，その範囲，程度，重症度といった指標が予後に影響を及ぼすことが示唆されている[1]．前述の無症候性虚血のほうが予後良好であったという報告では，虚血の程度が，無症候性よりも症

CABG：coronary artery bypass grafting（冠動脈バイパス術）

候性のほうが大きかったことが原因であった可能性も示唆されている.

● リスク評価のためには，負荷心筋シンチグラフィー検査や負荷心エコー検査あるいは冠動脈造影検査による詳細な虚血評価が望ましいということであるが，従来のホルター心電図による評価でもこのような虚血の重症度はある程度その結果に反映されているものと考えられる.

● したがって治療においては，痛みではなく虚血を治療するという観点が予後改善のうえで最も重要である．治療法としては，狭心症と同様の薬物治療および血行再建術が行われる．現在までにいくつかの割り付け研究，あるいはそのサブ解析研究などから最適な治療法の検討がされており，十分な虚血発作の抑制という点から薬物治療より血行再建術治療がまさるという報告が多い．しかしながら，現在の治療水準を考慮した至適な治療法検討のためにはさらなる大規模研究が必要である[5].

2 薬物治療

● 症候性の虚血治療薬つまり抗狭心症薬は，無症候性心筋虚血の治療においても有効である．β遮断薬，硝酸薬，カルシウム拮抗薬などが虚血イベントを減らすのに用いられる．SWISSI I 試験では，type 1の無症候性心筋虚血に対する抗狭心症薬投与の有用性が示されている．また，ASIST 試験などβ遮断薬の有用性をホルター心電図検査により検証した研究が多く報告されており，心拍数の減少を指標として投与を行う.

● 冠攣縮性狭心症においても，無症候性の虚血発作は多いことが示されている（type 3）．泰江らの報告では[6]，67％は自覚症状のない，いわゆる無症候性の心筋虚血発作であった．したがってこのような無症候性心筋虚血ではカルシウム拮抗薬の投与が有効であることを念頭におかなければならない．もちろんアスピリンおよび積極的な脂質管理（LDL コレステロール低下など）をはじめとした冠危険因子コントロールのための薬物治療を忘れてはならない.

LDL：low density lipoprotein
（低比重リポ蛋白）

3 血行再建術

● 基本的には通常の狭心症のときと同様の治療方針が適応される．ACIP 研究においては，558人の虚血所見を呈する安定冠動脈疾患患者を3つの治療法—狭心痛ガイド薬物治療，虚血ガイド薬物治療，血行再建術に割り付け，予後を検討した．薬物治療群と比較し血行再建術群では，より大きな虚血発作の抑制と心血管イベントの抑制が示されている（❸ A）[7].

● SWISSI II 研究は，心筋梗塞後の無症候性心筋虚血（type 2）の201人を薬物治療とPCI治療に割り付けた研究である．平均10.2年のフォローにてPCI群では心血管イベントが年6.3％抑制された．効果的な虚血発作抑制をもたらす血行再建術がまさることが示唆されている（❸ B）[8].

● ただし，2007年の安定冠動脈疾患を対象としたCOURAGE研究では至適薬物治療単独とPCIを追加した群とのあいだに予後の差を認めていない．本試験では無症候性心筋虚血の評価を行っていない点を考慮する

❸ 無症候性心筋虚血に対する治療の検討[7, 8]

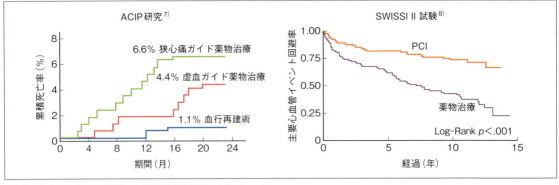

薬物治療に比して血行再建術は長期予後改善効果は大きい.

必要はあるが，ACIP や SWISSI II 研究と比較して，薬物治療が進歩しよりアグレッシブに用いられている結果，PCI 治療との差がなくなってきているということを示唆しているのかもしれない．

- 一方で，COURAGE 研究では高リスク（虚血中等度以上）の患者は少なかった．やはり虚血の範囲・程度が高度であるほど血行再建術のメリットが大きい，という点は血行再建術の適応を考えるうえで重要なポイントであろう（❷）[4]．

- また，近年 FAME 研究や FAME2 研究において，冠動脈造影ガイド治療や至適薬物治療と比較して FFR ガイド PCI 治療の有用性が示され，臨床現場でも FFR ガイド PCI が実施されるようになってきている．FAME2 研究では無症候性心筋虚血が 16％程度含まれているものの，それを対象にした研究ではない点に留意する必要はある．しかし，無症候性心筋虚血を含む安定冠動脈疾患において，虚血に対する積極的な PCI 治療の重要性を認識させる結果であろう．

FFR：fractional flow reserve（冠血流予備量比）

● 引用文献

1) Zellweger MJ, et al. Predictors and prognostic impact of silent coronary artery disease in asymptomatic high-risk patients with diabetes mellitus. Int J Cardiol 2017；244：37-42.
2) Beckman JA, et al. Diabetes and atherosclerosis：epidemiology, pathophysiology, and management. JAMA 2002；287：2570-81.
3) Armstrong EJ, et al. Coronary artery revascularization in patients with diabetes mellitus. Circulation 2013；128：1675-85.
4) Pfisterer ME, et al. Management of stable coronary artery disease. Lancet 2010；375：763-72.
5) Gosselin G, et al. Effectiveness of percutaneous coronary intervention in patients with silent myocardial ischemia（post hoc analysis of the COURAGE trial）. Am J Cardiol 2012；109：954-9.
6) Yasue H, Kugiyama K. Coronary spasm：clinical features and pathogenesis. Intern Med 1997；36：760-5.
7) Davies RF, et al. Asymptomatic Cardiac Ischemia Pilot（ACIP）study two-year follow-up：outcomes of patients randomized to initial strategies of medical therapy versus revascularization. Circulation 1997；95：2037-43.
8) Erne P, et al. Effects of percutaneous coronary interventions in silent ischemia after myocardial infarction：the SWISSI II randomized controlled trial. JAMA 2007；297：1985-91.

虚血性心筋症と虚血性(収縮性)心不全

虚血性心筋症と虚血性(収縮性)心不全

安達裕助, 和田　浩, 百村伸一

1. 虚血性心筋症とは

Point!

- 虚血性心筋症という概念は冠動脈疾患の結果, 心機能の低下した状態に対して用いられる. 狭義には, 過去の心筋梗塞の領域や進行する冠動脈病変では説明できない程度・範囲にまで心筋障害や左室拡大が進行し, 拡張型心筋症様病像を呈するものを指す.
- 多くの clinical study では「冠動脈疾患の結果, 心機能の低下した状態(LVEF≦35～40%)」という広義の解釈で虚血性心筋症を扱っている.

- 冠動脈疾患による心筋症という概念は比較的新しく, 1969年に初めて提唱された[1]. 虚血性心筋症(ischemic cardiomyopathy)という用語は1970年に Burch らによって最初に用いられた[2].
- 現在使用されている虚血性心筋症という概念には狭義と広義の解釈が存在している.
- 狭義には心筋梗塞の既往もしくは冠動脈に有意狭窄病変を有する患者において, 過去の心筋梗塞の領域や進行する冠動脈病変では説明できない程度・範囲にまで心筋障害や左室拡大が進行し, 拡張型心筋症様病像を呈するもの」と定義されている[3].
- ただし多くの clinical study では「冠動脈疾患の結果, 心機能の低下した状態(LVEF≦35～40%)」という広義の解釈で虚血性心筋症を扱っている[4]. Felker らは clinical research において,「1枝病変を除く冠動脈疾患の結果, 心機能の低下した状態(LVEF≦40%)」として虚血性心筋症を定義することの妥当性を報告している[5]*.
- 本稿でもこれまでの多くの clinical study にならい,「冠動脈疾患の結果, 心機能の低下した状態(LVEF≦35～40%)」として虚血性心筋症を扱い, それに伴う虚血性(収縮性)心不全*の治療法について述べる.

LVEF : left ventricular ejection fraction(左室駆出分画)

*ここでいう1枝病変には左主幹部や左前下行枝近位部病変は含まれない.

*心不全は左室収縮能の低下した心不全(収縮性心不全)と左室収縮能の保たれた心不全(拡張性心不全)に分けられるが, 収縮性心不全の原因の3分の2は冠動脈疾患であると報告されている[6].

第3章　虚血を治す—薬物治療と非薬物治療

2. 薬物治療

Point!

● 虚血性心筋症の治療はまず禁煙・減量を含む生活習慣の是正と薬物治療を行い，必要に応じてデバイス治療や血行再建を検討する．

● 虚血性心筋症・心不全に用いられる薬物治療は ACE 阻害薬，ARB，β 遮断薬，利尿薬など一般的な収縮性心不全に用いられる薬物治療と基本的には同じである．それに加えて冠動脈疾患の二次予防としてスタチン，抗血小板薬を併用する．

● 虚血性心筋症の治療はまず禁煙・減量を含む生活習慣の是正と薬物治療を行い，必要に応じてデバイス治療や血行再建が検討される．以下に薬物治療について詳細を述べる．

● 虚血性心筋症・心不全の患者に用いられる薬物治療は一般的な収縮性心不全患者に使用する薬剤と基本的には同一で，加えて冠動脈疾患の二次予防薬が必要となる．

1 ACE 阻害薬，ARB

● LVEF 低下例に対する治療として ACE 阻害薬は確立されたエビデンスを有している．LVEF 低下例に対する ACE 阻害薬のエビデンスとして最初に確立されたのは 1987 年の CONSENSUS 試験[7] である．NYHA IV 度，LVEF≦35％の重症心不全患者 253 人を対象にエナラプリルの効果が多施設二重盲検試験で検討された．平均 188 日間の追跡で死亡率はエナラプリル群で 26％，プラセボ群で 44％と約 40％の有意な低下が示された．なお，CONSENSUS 試験では冠動脈疾患患者はプラセボ群に 74％，エナラプリル群に 72％含まれていた．また，心筋梗塞の既往のある患者はプラセボ群に 48％，エナラプリル群に 47％含まれていた．

ACE：angiotensin converting enzyme (アンジオテンシン変換酵素)
NYHA：New York Heart Association (ニューヨーク心臓協会)

● 続いて行われた SOLVD 試験*でもエナラプリルの予後改善効果（平均 41.4 か月の追跡で死亡率 16％減）が示され[8]，SAVE 試験（1992 年，カプトプリル），AIRE 試験（1993 年，ラミプリル），TRACE 試験（1995 年，トランドラプリル）では心筋梗塞後の左室収縮機能低下例における ACE 阻害薬の有効性が示された．

＊1991年，エナラプリル群に虚血性心疾患70.2％，心筋梗塞の既往のある患者66.3％を含む．

● 以上のように LVEF 低下症例において ACE 阻害薬の予後改善効果は確立されている．

● また，ARB については ACE 阻害薬に忍容性のない左室収縮機能障害に基づく心不全患者を対象とした 2003 年の CHARM-alternative 試験では，ARB（カンデサルタン）が心血管死亡または心不全による入院を有意に減少させることが示されている[9]．さらに心筋梗塞後の左心機能障害または心不全を有する患者を対象とした VALIANT 試験では ACE 阻害薬であるカプトプリルと ARB であるバルサルタン，そして両者の併用の 3 群の比較がなされた．その結果，一次エンドポイントである総

ARB：angiotensin II receptor blocker (アンジオテンシンII受容体拮抗薬)

214

死亡には3群間で有意差はなかったが，低血圧などの有害事象はACE阻害薬・ARB併用群で多かった．VALIANT試験では少なくとも心筋梗塞後患者においてACE阻害薬とARBは同等であることが証明された[10]．

2 β遮断薬

● 1970年代半ばごろからβ遮断薬の慢性心不全に対する有効性が報告されており[11-13]，1996年のU.S. Carvedilol Heart Failure Study*では，カルベジロールが心不全の治療薬として生命予後改善効果を示すことが証明された[14]．2001年のCOPERNICUS Studyでは，LVEFが25%以下のNYHA IIIB-IV度の重症心不全患者*においてカルベジロール投与により35%の死亡率低下が得られることが示され，虚血性に限った解析でも死亡率の低下が示されている[15]．現在ではβ遮断薬は虚血性，非虚血性ともに収縮性心不全に対して標準的に使用される薬剤となっている．

● 慢性心不全に対するエビデンスを有するβ遮断薬はカルベジロール，ビソプロロール，メトプロロールであり，日本ではカルベジロールおよびビソプロロールが保険適用となっている．

3 鉱質（ミネラル）コルチコイド受容体拮抗薬

● ACE阻害薬あるいはARBを長期間投与すると低下していた血中アルドステロン濃度が再上昇すること（アルドステロンブレイクスルー現象）が知られており，直接アルドステロンの作用を抑制するミネラルコルチコイド受容体拮抗薬の心不全への効果が注目された．1999年のRALESでは，NYHA III度以上，LVEF≦35%の重症心不全患者*を対象とし，スピロノラクトンの使用が全死亡率，心不全死亡率，突然死のいずれをも減少させることが明らかとなった[16]．

● 一方で，2003年のEPHESUSでは虚血による心不全患者*にエプレレノンを併用すると，死亡および心血管イベントの発生リスクが抑制されることが示された[17]．

4 利尿薬

● 利尿薬自体には生命予後改善効果は証明されていないが，心不全症状を軽減する目的で体液過剰所見のある患者には塩分制限とともに利尿薬投与を行う．

5 スタチン，アスピリン

● 詳細は他項に譲るが，冠動脈疾患の二次予防として心筋梗塞の既往のある患者，血行再建歴のある患者に処方する．

---

*冠動脈疾患患者の割合はプラセボ群で47.5%，カルベジロール群で47.7%．
COPERNICUS：Carvedilol Prospective Randomaized Cumulative Survival
*虚血性の割合はプラセボ，カルベジロール群ともに67%．

RALES：Randomized Aldactone Evaluation Study
*虚血性の割合はプラセボ群で54%，スピロノラクトン群で55%．
EPHESUS：Eplerenone Post-Acute Myocardial Infarction Heart Failure Efficacy and Survival Study
*急性心筋梗塞後に左心機能不全および心不全を合併した患者．

第3章　虚血を治す─薬物治療と非薬物治療

> **コラム　アンジオテンシン受容体ネプリライシン阻害薬**
>
> 　2014年にアンジオテンシン受容体ネプリライシン阻害薬（ARNI）＊であるLCZ696に関するPARADIGM-HFの結果が発表された[18]．ネプリライシンはペプチド内部加水分解酵素の一つで，ナトリウム利尿ペプチドやブラジキニン，アドレノメデュリンなどの内因性血管作動性ペプチドを分解する作用をもつ．ネプリライシンを阻害することでこのような血管作動性ペプチドの濃度を増加させ，血管収縮やナトリウム貯留，リモデリングの抑制に働くとされている．ネプリライシン阻害薬とACE阻害薬の組み合わせは基礎的実験では良好な結果が得られているものの，ヒトを対象とした臨床試験では重篤な血管浮腫が認められており，血管浮腫の副作用を少なくするためにネプリライシン阻害薬とARB（バルサルタン）の合剤であるLCZ696（バルサルタン／サクビトリル＊）が開発された．
>
> 　PARADIGM-HF試験は，NYHA II-IV度，LVEF≦40％の心不全患者を対象とし，従来の慢性心不全に推奨されている治療に加えて，LCZ696（ネプリライシン400 mg/日＋バルサルタン320 mg/日）またはエナラプリル（20 mg/日）を内服するよう患者を無作為に割り付けている．一次評価項目は，心血管死と心不全入院の複合エンドポイントと
>
> された．また，虚血性心筋症の割合はエナラプリル群で60.1％，LCZ696群で59.9％であった．追跡期間中央値27か月でLCZ696の圧倒的な有益性が明らかとなったため試験は早期に中断されたが，試験終了時点における一次評価項目の発生はLCZ696群914例（21.8％），エナラプリル群1,117例（26.5％）とLCZ696群で有意な低下が認められた（HR 0.80，95％ CI 0.73-0.87，p＜0.001）．また，LCZ696群で総死亡，心血管死は有意に低下し，心不全による入院リスクも抑制された．LCZ696群では低血圧の頻度と非重篤血管浮腫の頻度はエナラプリル群より多く認められたが，腎機能障害，高カリウム血症，咳嗽の頻度はエナラプリル群より少なかった．
>
> 　日本でも2017年に国内第III相臨床試験であるPARALLEL-HF試験の結果が発表され，NYHA II-IV度かつLVEF≦35％の日本人の収縮性心不全患者に対してもLCZ696はPARADIGM-HFと同様の結果をもたらすことが確認され，LCZ696の有効性と安全性が証明された[19]．
>
> ＊ ARNI，サクビトリルは日本未発売．ARNIについては本シリーズ『1．心不全』p.332参照．

3．非薬物治療

Point!

● 薬物治療に加えてICDやCRTなどのデバイス治療が検討される．

● 2016年に発表されたSTICHESの結果からは，LVEF≦35％の冠動脈疾患に対しては薬物治療単独よりも薬物治療＋CABGが推奨される．

● 虚血性心筋症に対するPCIの有効性については現時点では証明されていない．薬物治療＋PCIと薬物治療単独を比較したランダム化試験が現在行われている．

1 デバイス治療

● 詳細は他項に譲るが，非虚血性の心筋症患者と同じく，2種類のデバイス治療が虚血性心筋症・心不全患者に考慮される．

■ ICD

　現在までのICDのエビデンスは虚血性心筋症に対するものが大部分を占めており，心臓突然死の一次予防のため，次の患者で適応となる[20]．

① LVEF≦35％かつ最適薬物治療にもかかわらず NYHA II/III 度の心不全症状を有する患者

② LVEF≦30％かつ NYHA I 度の患者

①②ともに心筋梗塞から少なくとも 40 日間かつ血行再建から 3 か月以上経過しており，ICD 植込みから 1 年以上の予後が期待されることが条件となる．

なお，治療抵抗性の NYHA IV 度心不全で，心臓移植登録の対象とならない場合には ICD の適応はない．

ICD：implantable cardio-verter defibrillator（植込み型除細動器）

■ CRT

CRT の適応の詳細に関しては他項に譲るが，虚血性心筋症においては CRT による左室収縮能の改善および逆リモデリング作用は非虚血性の心筋症と比べて乏しいとの報告[21]もあり，適応に関しては慎重な検討を要する．

CRT：cardiac resynchro-nization therapy（心臓再同期療法）

2 外科的血行再建

● 心不全を有する冠動脈疾患患者に対する CABG の有用性はこれまで明らかではなかった．薬物治療よりも CABG の有用性を示した 1970 年代の大規模臨床試験では心不全例を除外しており，さらに 1990 年代から 2000 年代初頭に心不全に対する薬物治療の大規模臨床試験の結果が発表され β 遮断薬をはじめとした薬物治療の有用性が改めて認識されたからである．

CABG：coronary artery bypass grafting（冠動脈バイパス術）

● 2011 年に発表された STICH trial は虚血性心不全（LVEF≦35％）患者を対象に薬物治療と CABG を比較した初めてのランダム化比較試験である[22]．STICH trial では 1,212 人の患者が薬物治療＋CABG 群および薬物治療単独群に無作為に割り付けされ，総死亡を一次評価項目として評価された．平均 56 か月のフォローアップで，総死亡に有意差を認めなかったが，心血管死と心血管病による入院は薬物治療＋CABG 群で有意に減少（58％ vs 68％，$p < 0.001$）することが報告された．STICH trial では，薬物治療＋CABG 群に割り付けられた患者のうち 9％が CABG を施行されず，薬物治療単独群に割り付けられた患者のうち 17％が試験期間中に CABG を施行された．このクロスオーバーによって CABG の総死亡率における有用性がマスクされた可能性もある．

STICH：Surgical Treatment for Ischemic Heart Failure

● 2016 年に STICH trial の追跡期間を中央値 9.8 年まで延長した STICHES が発表された[4]．一次評価項目（総死亡）は薬物治療単独群と比して CABG 群で有意に低かった．CABG 群では二次評価項目の心血管死亡および総死亡＋心血管病による入院も有意に低減された．この長期フォロー結果に基づくと，LVEF≦35％の冠動脈疾患患者に対しては薬物治療単独よりも薬物治療＋CABG が推奨される．

STICHES：STICH Extension Study

3 PCI

● 虚血性心筋症に対する血行再建術に関してこれまでにランダム化比較

第3章　虚血を治す―薬物治療と非薬物治療

> ### コラム　viability の有無が血行再建の結果に与える影響
>
> 　心筋 viability の有無が血行再建の結果に与える影響は長らく議論されてきた．これまでの複数の観察研究では viability のあるハイバネーション（冬眠）心筋の血行再建によって患者の生存率および左室機能を改善できる可能性が示唆されてきたが[23-25]，ランダム化試験でないため，とくに CABG のセレクションバイアスが問題となっていた．
>
> 　左室収縮不全を有する冠動脈疾患患者の血行再建前の viability 評価に関して，2002 年に 24 の非ランダム化試験のメタアナリシス（平均 LVEF ＝ 32％，計 3,088 人）が発表された[26]．この研究によると心筋 viability を有する患者においては，薬物治療と比較して血行再建によって年間死亡率が 80％低減されたが，viability のない患者では血行再建を行っても年間死亡率に有意な改善は認められなかった．

試験が施行されているのは外科的血行再建に関してのみであり，PCI の有効性に関して現在トライアル（REVIVED）が進行中である．REVIVED では，虚血性心不全（LVEF≦35％）患者の薬物治療単独と PCI の効果を比較しており，2019 年ごろに完了予定である（NCT01920048）．虚血性心筋症において，PCI と CABG を直接比較している前向き試験は現在のところ存在していない．

PCI：percutaneous coronary intervention（経皮的冠動脈インターベンション）

REVIVED：REVascularisation for Ischaemic VEntricular Dysfunction

- 虚血性心筋症に対する PCI と CABG の効果を比較した最も大きな観察研究としては New York State registry があり，LVEF≦35％の患者 4,616 人（everolimus-eluting stent での PCI 1,351 人，CABG 3,265 人）のうち，傾向スコアマッチングを行った 2,126 人が解析に含まれている[27]．中央値 2.9 年のフォローアップ期間において，PCI と CABG のあいだで死亡率に有意差は認められなかった．PCI のほうがフォロー中に心筋梗塞をきたす割合，再血行再建を要する割合が高かった一方で，脳卒中リスクは CABG のほうが高かった．

4 虚血性僧帽弁閉鎖不全症への介入

- 虚血性僧帽弁閉鎖不全症（ischemic MR）は心筋梗塞後のリモデリングに伴い，乳頭筋の偏移による tethering や弁輪拡大に起因して生じると報告されている[28]．

MR：mitral regurgitation

- 虚血性心筋症でしばしば認められ，外科的血行再建時には同時に修復術（多くの場合，僧帽弁形成術）が考慮される．ただしその有益性に関しては現時点で明確な結論づけは行われていない．

- CABG と同時に僧帽弁修復を行っても症状・死亡率ともに有意な改善は認められなかったとする報告[29, 30]がある一方で，死亡率の改善は得られないものの症状を改善させるとの報告[31]もある．

- 前者は 301 人を対象としたランダム化試験であり，中等度以上の虚血性僧帽弁閉鎖不全症を CABG ＋僧帽弁修復術群と CABG 単独群に無作為に割り付けし比較している[29, 30]．1 年間および 2 年間のフォローアップの結果，僧帽弁修復術の追加は死亡率，再入院率，逆リモデリングの

218

程度（左室収縮末期容量係数＝LVESVI），心不全症状の改善度に有意差は認めず，むしろ神経学的イベントと上室性不整脈を増やすことが報告された[29, 30]．

- 後者は73人を対象としたランダム化試験であり，中等度以上の虚血性僧帽弁閉鎖不全症をCABG＋僧帽弁修復術群とCABG単独群に無作為に割り付けし比較している[31]．1年間のフォローアップで死亡率に有意差は認められないものの，僧帽弁修復術群で有意に運動耐用能（最大酸素摂取量），リモデリング（LVESVI）の改善を認めることが報告された[31]．

- 虚血性僧帽弁閉鎖不全症に対して僧帽弁手術単独の効果はエビデンスに乏しく，現在までにランダム化試験は行われていない．

5 左室形成術

- 虚血性心筋症では梗塞と虚血によって左室の無収縮および奇異性収縮領域をしばしば認め，その結果，左室は球体に近くなり心室壁応力は上昇する．左室形成術はこのような無収縮あるいは奇異性収縮領域を切除し，機能的に有効な楕円体に戻すことを目標に，外科的血行再建と同時に施行される．ただしその生存率や症状改善における臨床的利益は現在のところ明らかではない．

- CABG＋左室形成術とCABG単独を比較したランダム化比較試験（STICH trial Hypothesis 2）では，前壁に切除可能な無収縮あるいは奇異性収縮領域をもつ虚血性心筋症患者1,000人を無作為に割り付け，平均48か月フォローアップしている[32]．その結果，CABGに左室形成術を追加してもCABG単独と比較して総死亡および心疾患による入院を減らすことはできなかった．現時点では外科的血行再建時にルーチンでの左室形成術は推奨されていない．

6 VAD，心臓移植

- 虚血性心筋症に対する心臓移植は，薬物治療・非薬物治療を含めた上記治療を行った後も心機能の改善が得られず，標準的治療の限界と判断された場合に適応が検討される．

- 詳細は他項に譲るが，日本では脳死ドナーからの臓器提供に限りがあり，移植待機中にVADを必要とする場合は少なくない．LVADが主な適応となり，LVADには対外設置型LVADと植込み型LVADが存在する．2017年10月現在，日本の植込み型LVADの適応は心臓移植までの橋渡し（BTT）に限られている．必ずしも心臓移植を目的としない植込み型LVADの長期在宅治療（DT）に向けた治験が現在進行中である．

LVESVI：left ventricular end-systolic volume index

VAD：ventricular assist device（補助人工心臓）

LVAD：left ventricular assist device（左室補助人工心臓）

BTT：bridge to transplantation

DT：destination therapy

第3章 虚血を治す—薬物治療と非薬物治療

● 引用文献

1) Raftery EB, et al. Occlusive disease of the coronary arteries presenting as primary congestive cardiomyopathy. Lancet 1969；2：1146-50.

2) Burch GE, et al. Ischemic cardiomyopathy. Am Heart J 1970；79：291-2.

3) Richardson P, et al. Report of the 1995 World Health Organization/International Society and Federation of Cardiology Task Force on the Definition and Classification of cardiomyopathies. Circulation 1996；93：841-2.

4) Velazquez EJ, et al. Coronary-Artery Bypass Surgery in Patients with Ischemic Cardiomyopathy. N Engl J Med 2016；374：1511-20.

5) Felker GM, et al. A standardized definition of ischemic cardiomyopathy for use in clinical research. J Am Coll Cardiol 2002；39：210-8.

6) McMurray JJ, et al. ESC Guidelines for the diagnosis and treatment of acute and chronic heart failure 2012：The Task Force for the Diagnosis and Treatment of Acute and Chronic Heart Failure 2012 of the European Society of Cardiology. Developed in collaboration with the Heart Failure Association (HFA) of the ESC. Eur Heart J 2012；33：1787-847.

7) Group CTS. Effects of enalapril on mortality in severe congestive heart failure. Results of the Cooperative North Scandinavian Enalapril Survival Study (CONSENSUS). N Engl J Med 1987；316：1429-35.

8) Investigators S, et al. Effect of enalapril on survival in patients with reduced left ventricular ejection fractions and congestive heart failure. N Engl J Med 1991；325：293-302.

9) Granger CB, et al. Effects of candesartan in patients with chronic heart failure and reduced left-ventricular systolic function intolerant to angiotensin-converting-enzyme inhibitors：the CHARM-Alternative trial. Lancet 2003；362：772-6.

10) Pfeffer MA, et al. Valsartan, captopril, or both in myocardial infarction complicated by heart failure, left ventricular dysfunction, or both. N Engl J Med 2003；349：1893-906.

11) Waagstein F, et al. Effect of chronic beta-adrenergic receptor blockade in congestive cardiomyopathy. Br Heart J 1975；37：1022-36.

12) Swedberg K, et al. Prolongation of survival in congestive cardiomyopathy by beta-receptor blockade. Lancet 1979；1：1374-6.

13) Waagstein F, et al. Long-term beta-blockade in dilated cardiomyopathy. Effects of short- and long-term metoprolol treatment followed by withdrawal and readministration of metoprolol. Circulation 1989；80：551-63.

14) Packer M, et al. The effect of carvedilol on morbidity and mortality in patients with chronic heart failure. U.S. Carvedilol Heart Failure Study Group. N Engl J Med 1996；334：1349-55.

15) Packer M, et al. Effect of carvedilol on survival in severe chronic heart failure. N Engl J Med 2001；344：1651-8.

16) Pitt B, et al. The effect of spironolactone on morbidity and mortality in patients with severe heart failure. Randomized Aldactone Evaluation Study Investigators. N Engl J Med 1999；341：709-17.

17) Pitt B, et al. Eplerenone, a selective aldosterone blocker, in patients with left ventricular dysfunction after myocardial infarction. N Engl J Med 2003；348：1309-21.

18) McMurray JJ, et al. Angiotensin-neprilysin inhibition versus enalapril in heart failure. N Engl J Med 2014；371：993-1004.

19) Tsutsui H, et al. Efficacy and safety of sacubitril/valsartan (LCZ696) in Japanese patients with chronic heart failure and reduced ejection fraction：Rationale for and design of the randomized, double-blind PARALLEL-HF study. J Cardiol 2017；70：225-31.

20) Epstein AE, et al. ACC/AHA/HRS 2008 Guidelines for Device-Based Therapy of Cardiac Rhythm Abnormalities：a report of the American College of Cardiology/American Heart Association Task Force on Practice Guidelines (Writing Committee to Revise the ACC/AHA/NASPE 2002 Guideline Update for Implantation of Cardiac Pacemakers and Antiarrhythmia Devices)：developed in collaboration with the American Association for Thoracic Surgery and Society of Thoracic Surgeons. Circulation 2008；117：e350-408.

21) McLeod CJ, et al. Differential outcome of cardiac resynchronization therapy in ischemic cardiomyopathy and idiopathic dilated cardiomyopathy. Heart Rhythm 2011；8：377-82.

22) Velazquez EJ, et al. Coronary-artery bypass surgery in patients with left ventricular dysfunction. N Engl J Med 2011；364：1607-16.

23) Pagley PR, et al. Improved outcome after coronary bypass surgery in patients with ischemic cardiomyopathy and residual myocardial viability. Circulation 1997；96：793-800.

24) Lee KS, et al. Prognosis of patients with left ventricular dysfunction, with and without

viable myocardium after myocardial infarction. Relative efficacy of medical therapy and revascularization. Circulation 1994；90：2687-94.

25）Baer FM, et al. Dobutamine magnetic resonance imaging predicts contractile recovery of chronically dysfunctional myocardium after successful revascularization. J Am Coll Cardiol 1998；31：1040-8.

26）Allman KC, et al. Myocardial viability testing and impact of revascularization on prognosis in patients with coronary artery disease and left ventricular dysfunction：a meta-analysis. J Am Coll Cardiol 2002；39：1151-8.

27）Bangalore S, et al. Revascularization in Patients With Multivessel Coronary Artery Disease and Severe Left Ventricular Systolic Dysfunction：Everolimus-Eluting Stents Versus Coronary Artery Bypass Graft Surgery. Circulation 2016；133：2132-40.

28）Levine RA, et al. Mechanistic insights into functional mitral regurgitation. Curr Cardiol Rep 2002；4：125-9.

29）Smith PK, et al. Surgical treatment of moderate ischemic mitral regurgitation. N Engl J Med 2014；371：2178-88.

30）Michler RE, et al. Two-Year Outcomes of Surgical Treatment of Moderate Ischemic Mitral Regurgitation. N Engl J Med 2016；374：1932-41.

31）Chan KM, et al. Coronary artery bypass surgery with or without mitral valve annuloplasty in moderate functional ischemic mitral regurgitation：final results of the Randomized Ischemic Mitral Evaluation（RIME）trial. Circulation 2012；126：2502-10.

32）Jones RH, et al. Coronary bypass surgery with or without surgical ventricular reconstruction. N Engl J Med 2009；360：1705-17.

PCI治療の変遷

伊苅裕二

Point!
- PCIのデバイスは，バルーンによる血管形成術（POBA）から始まり，金属ステント，薬剤溶出性ステント（DES）と，治療デバイスは進化した．
- 心筋梗塞の治療は血栓溶解療法から始まり，PCIへと進化した．現在では第一選択治療である．
- 橈骨動脈アプローチは心筋梗塞治療の第一選択となった．
- ニッチなデバイスも進化し，石灰化に対するロータブレータや，血栓性病変に対するレーザー治療などがある．
- ガイディングカテーテルやガイドワイヤーの進歩もPCI治療の安全性に寄与している．

1. 治療デバイスの変遷

1 Gruentzig型バルーン

- 1977年9月，スイスにてGruentzigらが冠動脈形成術を世界で最初に行った．このときのGruentzigが使用したバルーンは，先端にガイドワイヤーが付いている初期型のものであった．
- ガイドワイヤーが一体のため，押すと間違った枝に入ったり，冠動脈を傷つけたりするので，とても安全な器具とはいえなかったが，冠動脈をカテーテル的に拡張するという斬新なアイデアに，世界中が驚きをもってこの新しい治療法を迎え入れた（❶）．

❶ Gruentzig型バルーン

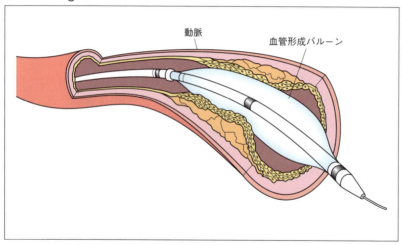

❷ ガイドワイヤーとバルーンの分離

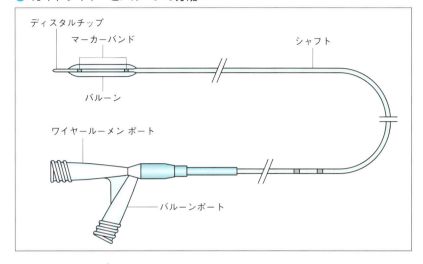

❸ モノレール型バルーン

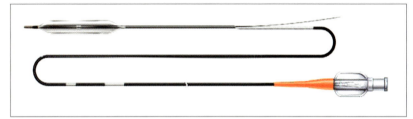

2 ガイドワイヤーとバルーンの分離

- Gruentzig型のバルーンでは，この器具そのものにより冠動脈損傷をきたす率が高く，この点を解消することが必要であった．そこで，ガイドワイヤーとバルーンを別部品とすることでこの問題を解消した．
- ガイドワイヤーとバルーンカテーテルが別々になり，まずガイドワイヤーを正しい冠動脈に留置し，それを鉄道のレールのようにしてバルーンカテーテルを進めることで，安全性が高まった．Gruentzig型バルーンと比べて冠動脈損傷の発生率が圧倒的に減少した．さらに，別部品となったことで，それぞれを得意とする会社が独自に開発を進めることができるようになったという利点もあった（❷）．

3 モノレール型バルーン

- バルーンがover-the-wire型の場合では，バルーンを交換したいときはワイヤーを延長し全体を3mにする必要があり，さらに人手が多くいるため，この点を改善する必要があった．そこで，バルーンをモノレール型に変更することで，バルーン交換にワイヤーの延長が不要となり，術者が一人で交換可能で，人手を減らすことにも成功した．
- 海外では人件費が高く，多くの人数を割けないため，爆発的にモノレール型の器具が広まった．また時間短縮もでき，PCIの効率がおおいに改善した．現在の主流のデバイスはモノレール型である（❸）．

PCI：percutaneous coronary intervention（経皮的冠動脈インターベンション）

4 バルーン治療の限界

- 現在はPOBAとよばれるバルーン治療は,「昔懐かしい, 単純な」という意味合いを含むよび方であるが, 当時は最先端の治療法であった.
- しかし, 24時間以内の急性冠閉塞が10%に起こるのが大きな問題であり, 狭心症で入院したが治療をしたために心筋梗塞を発症する, すなわち軽症で入院したが治療をしたために重症化, 時には緊急手術, 時には死亡につながるといった重大な問題であった.
- さらに, 慢性期再狭窄が4割程度に起こるため, POBAのみではバイパス手術に成績で上回ることはまったくできなかった.

POBA: plain old balloon angioplasty

5 ステント

- Palmaz-Schatzステントが世界で最初に商業的に成功したステントである. 急性冠閉塞の発症がほぼゼロとなり, さらに, 慢性期再狭窄も15%程度とPOBAの半分以下になった.
- 一方, 亜急性冠閉塞(SAT)という1か月以内のステント血栓症が認められるようになり問題とされたが, POBAの急性冠閉塞に比べると明らかに少ない頻度となった.
- また, 当初はアスピリン+ワルファリンという処方であったため, 出血性合併症も多く認められた.
- 1995年に"New England Journal of Medicine"に論文が通り, 世界的には1995年から広く使用された. 日本ではなんと, その1年前の1994年に保険承認されていた(④).

SAT: subacute coronary thrombosis

④ ステント

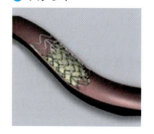

6 DAPT

- ステント血栓症と出血性合併症をともに解決したのが抗血小板薬のアスピリン+P2Y12受容体阻害薬の組み合わせである. いわゆるDAPTといえば, この組み合わせを指している. DAPTにより1か月以内のステント血栓症は1%未満となり, また出血性合併症も減少し, ステントの使用が標準治療となることができた.
- 1999年にSTAR試験が報告された. その後日本人にはチクロピジンと比べ肝障害の少ないクロピドグレルが使用できるようになり, アスピリン+クロピドグレルという組み合わせが標準となった.

DAPT: dual antiplatelet therapy

7 DES

- DESは金属ステントに細胞増殖を抑制する薬剤がポリマーを用いて接着されているステントである. 2002年にシロリムスを溶出するCypherステントの成績が報告されたが, 最初の報告で再狭窄0%という驚異的なデータが報告された. 2004年より日本で使用可能となった.
- その再狭窄率は本当に低く, 素晴らしい成績を実感したが, 2006年にヨーロッパ心臓病学会で, 死亡率を上昇させるかもしれないとの報告がなされ, 世界的に大騒ぎになった*. その後, アメリカで直ちに10万例

DES: drug eluting stent(薬剤溶出性ステント)

＊「DESは再狭窄を減らすが, 死亡率を上昇させるかもしれない」という報告は, 製造販売業者の株価を25%下落させたり, 患者オンブズマン団体からDESの使用は悪ではないのかという問い合わせが寄せられたりした.

以上のメタ解析を行い，死亡率は上昇しないというデータを示して，この騒ぎは収束することになった．しかしながら，ステント血栓症に対する懸念とともに，DAPT をある程度長期間，処方しなければならないということが，この騒動の遺産となった．

8 第二世代 DES

● 第一世代 DES で，再狭窄は問題ではなくなった一方で，遅延ステント血栓症とその対策としての長期間 DAPT が必要という懸念を払しょくしたのが，第二世代 DES である．

● 金属ステントと比べて第一世代 DES は血栓症が多いのではという問題提起があったが，第二世代 DES は金属ステントと比べてもステント血栓症が少ないというデータが蓄積されている．すなわち金属ステントを使う状況ではすでになくなったといえる．

● DAPT の期間についても，安定狭心症で 3 か月，急性冠症候群で 6 か月がよいというのが現在のヨーロッパにおけるガイドラインでの見解であるが，第一世代のころにいわれた「1 年以上」「永遠に」などということはなくなった．

2. 心筋梗塞に対する治療の変遷

1 血栓溶解療法

● 血栓溶解療法が，血栓を溶解し再開通させることから心筋梗塞の死亡率を減少させることが明らかとなった．その後，出血性合併症の問題や，再開通率が多くても 5〜6 割であることなどが明らかとなった．

2 PCI の心筋梗塞への応用

● PCI が心筋梗塞責任病変の再開通に効率的で有効であることが示された．血栓溶解療法との比較試験が多数行われたが，やはり再開通率が 95％以上ある PCI は血栓溶解療法よりも死亡率を低下させた．

● さらに出血性合併症も少ないことから，その応用範囲はより広く，現在のガイドラインでも PCI と血栓溶解療法のどちらも可能であれば，PCI を行うべきであるとしている．

3 PCI 虚血時間短縮の諸問題

● 心筋梗塞は発症から短時間で再灌流することが死亡率低下に重要であることは，疑いのないところである．その中で，病院に到着してから PCI で再灌流するまでの時間，いわゆる door-to-balloon（D2B）time* の短縮が予後を改善することが示され，D2B 時間 90 分以内というのが大きな課題となった．

＊door-to-balloon time については p.148 参照．

● 日本においても ST 上昇型急性心筋梗塞の手技料を請求するためには D2B 時間 90 分以内を達成していることが必須とされている．

● 一方，アメリカの検討で D2B 時間 90 分以内の達成率は年々上昇してい

第3章　虚血を治す―薬物治療と非薬物治療

るにもかかわらず，ST上昇型急性心筋梗塞の死亡率は不変であることも示されている．その観察からやはり病院についてからの時間よりも発症から再灌流までの時間（total ischemic time）*のほうが重要なのではないかとも考えられている．

*total ischemic timeについてはp.148参照.

4 TRI

● TRIは1992年にオランダのKiemeneijらが最初に行った方法である．従来，大腿動脈アプローチ（TFI）で行われていたことを上肢の橈骨動脈から行っただけであるが，患者からの支持が絶大で，TRIのほうが圧倒的に楽であること，また管理やケアが楽であることから，徐々に広がりをみせていた．

TRI : transradia intervention（経橈骨動脈インターベンション）
TFI : transfemoral intervention（経大腿動脈インターベンション）

● TRIが心筋梗塞に応用されるようになり，出血性合併症が明らかに少なくなったため死亡率も減少することが明らかとなってきた．2015年に発表されたMATRIX試験では，急性冠症候群を対象としTRIとTFIの無作為試験において，有意差をもってTRIで死亡率が低いことが示された．その理由は出血性合併症が少ないことであった．PCIに伴う出血性合併症は死亡に直結していることが各方面から報告されており，TRIの効果はいかなる薬物治療でも出せないことが判明した．

● 実際に症例を観察すると，急性冠症候群においてはPCIを急いで施行しなければいけないこと，抗血小板薬のloadingなどで出血傾向となることから，待機例よりも出血性合併症が多い．それをTRIで減らすことができるようになったのである（❺）．

3. ニッチな治療手技

● 王道の治療器具ではないが，特殊な状況において使われる治療器具がある．

1 ロータブレータ

● ダイアモンドの破片が先端についたラグビーボール状のカテーテルを18万回転/分という超高速で回転させ石灰化病変を削るデバイスである．骨のように固くなった冠動脈石灰化病変を削るために必要な，硬さとパワーを備えている．

● しかし，切削物が末梢へ流れることが欠点であり，切削物そのものは10μm以下の小さな破砕片になるが，その石灰化病変の下にプラークが存在すると破砕されたプラーク内容物が末梢に流れて塞栓を起こす．この合併症のため，最近ではロータブレータにより石灰化病変にクラックを入れ，あとはステントで拡張する方法のほうが成績がよいのではないかと考えられている．とはいえ石灰化に対するスペシャルデバイスである（❻）．

PCI治療の変遷

❺ 橈骨動脈アプローチ

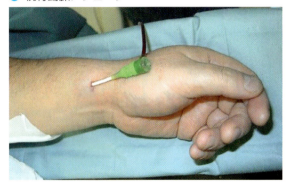

❻ ロータブレータ

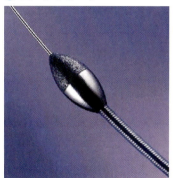

❼ レーザー装置

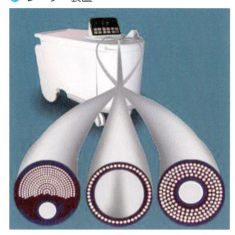

2 レーザー

- レーザー光線で蒸散させる手技である．対象は，血栓性病変，ステント再狭窄，静脈グラフトとされている．再狭窄予防には効果がないため，使用は限られるが，現在血栓性病変を蒸散させる効果で心筋梗塞への応用が期待されている（❼）．

3 DCA

- 1990年ころにプラークをカンナ削りの要領で削除し体外へ取り出すDCAが開発された．残念ながら1993年のCAVEAT試験という前向き無作為化試験で有効性を示すことができず，イベント率では従来の治療法より悪かったため，販売が終了したデバイスである．利点としては，プラークの生検ができることであり病理学的な学問の進歩には役立った*．

4 血栓吸引

- 血栓吸引に関しては，評価が揺れている．心筋梗塞に対し血栓吸引が有効であるという試験結果と，有効性がないという試験結果がある．現在の欧米のガイドラインではルーチンの使用は推奨しないこととなっているが，必要とする症例もあるのではないかという意見も根強く存在する．

DCA：directional coronary atherectomy（方向性冠動脈粥腫切除術）

*最近，日本でリバイバル販売されている．

227

第3章 虚血を治す―薬物治療と非薬物治療

● 無作為化試験で示された脳梗塞の上昇に関しては，技術的な血栓脱落という問題であり，改善の余地はあるであろう．

5 末梢保護

● 末梢保護器具は，静脈グラフトと頸動脈ステントに対するスペシャルデバイスであると考えられている．冠動脈のPCIではルーチンの使用は推奨されていない．しかし，血管内超音波で認めるattenuated plaqueのような末梢塞栓のハイリスクと考えられる病変にはフィルターなどによる末梢保護が有効な可能性が示唆されている．

6 マイクロカテーテル

● マイクロカテーテルというワイヤーを覆うover-the-wireのチューブがある．屈曲病変にワイヤーを通すとき，最初に大きな曲げが必要で，あとで小さな曲げでないと通らないといった場合は非常に困難である．しかし，途中まで通ったところでマイクロカテーテルを挿入し，いったんガイドワイヤーを抜いて，先端形状を変えることで通過が容易となる．ワイヤーに被せることでワイヤー先端の穿通力が増すので，慢性完全閉塞の治療でも併用される．

> attenuated plaque：血管内超音波で石灰化がみられないのにアコースティックシャドーを引く病変で，末梢に流れスローフローを起こすハイリスクプラークとされている．

4. ガイディングカテーテルの変遷

● ガイディングカテーテルは体外から冠動脈入り口までをつなぐ器具であり，最も基本的なPCI器具の一つである．またPCI器具の中で一番大きいため血管に損傷を加える可能性が最も高く，その扱いはきわめて丁寧でなければならない．

1 Sones カテーテル

● 歴史的には冠動脈への最初のカテーテルはSonesカテーテルである．今でもマルチパーパス型として販売されているが，先端は割とストレートであり，大動脈弁に押し当てて曲がりを作り，冠動脈に挿入する．左には大きなカーブ，右には小さなカーブを作る．操作がやや複雑であることから，今では造影検査でもあまり用いられることはなく，PCIで使われることもまれである．

2 Judkins カテーテル

● Sones法冠動脈造影の欠点である上腕動脈のカットダウンを避けるため，大腿動脈アプローチのカテーテルを開発し，さらに大腿動脈から冠動脈へオートマチックに挿入できる形状を開発したのがJudkinsである．その後にPCIが施行されるようになったので，Judkinsカテーテルが PCIの基本となっている．

3 Voda/EBU/XB/Backup カテーテル

● Vodaが開発したロングチップ型のカテーテルである．Judkinsよりもバックアップ力が強いため，Voda Lとその派生品であるEBU，XB，

Backup 型が現在の PCI の標準になっている．ただし，Voda R に関しては，やや使いにくく，右冠動脈に対しては Amplatz L が用いられる場合が多いようである．

4 Ikari カテーテル

- 橈骨動脈が用いられるようになると Judkins ではバックアップが弱く，新しい橈骨動脈用カテーテルが必要と考えられるようになった．もちろん Voda 型もよいが，Judkins 愛好家からすると操作がまったく違うので，Judkins 型の橈骨動脈カテーテルとして開発されたのが Ikari カテーテルである．
- その後，台湾の Wu のグループにより，Ikari L は左右に 99％挿入することができる universal カテーテルであることが示され，TRI にしかも左右両方から可能で，再灌流時間を短縮させることができるカテーテルとして広く使われるようになっている（❽）．

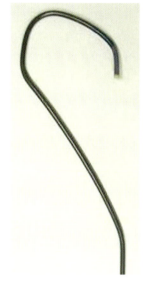

❽ Ikari カテーテル

5. ガイドワイヤーの変遷

- ガイドワイヤーに関しては，金属加工技術の進歩により次々によいものができている．日本の企業も世界的に優秀なデバイスを開発し，さらに慢性完全閉塞用という特殊な能力のガイドワイヤーも開発されている．先端の構造・加重，コーティングの有無，テーパリングの有無などさまざまな工夫がなされている．

第3章　虚血を治す―薬物治療と非薬物治療

外科治療の動向

西川幸作，高梨秀一郎

Point!

- CABG は重症多枝病変に対する第一選択の治療法である．
- CABG の遠隔成績は冠動脈病変の解剖学的複雑度に影響されない．
- OPCAB はハイリスク群における有用な選択肢だが，長期成績は確立されていない．
- 今後，PCI とのハイブリッド治療の一環として，低侵襲 CABG やロボット手術の発展が見込まれる．

- 冠動脈バイパス術（CABG）の歴史は 1967 年の Favaloro らによる臨床での開始にまでさかのぼり，半世紀を経て長期成績の安定した確立された術式となっている．

CABG : coronary artery bypass grafting

- この間，経皮的冠動脈インターベンション（PCI）の発展，とくに薬剤溶出性ステント（DES）の登場により，CABG の対象となる症例が変化するとともに，CABG 自体も術式の変遷をみている．

PCI : percutaneous coronary intervention
DES : drug eluting stent

- 本稿ではエビデンスに基づいた虚血性心疾患に対する外科的治療の動向について述べたい．

1. CABG の現状

- CABG の治療原則は，病変部を越えて標的冠動脈の健常な部位にバイパスグラフトを吻合することである．これにより将来的に病変の遠位部の心筋は保護されることになり，きわめて高い再血行再建回避率と心筋梗塞の予防効果が得られる（distal protection）．

- 現在の CABG では，より高い distal protection 効果を得るべく，開存率に優れる動脈グラフトが多用される．とくに内胸動脈の開存率はきわめて良好で，LITA（左内胸動脈）を用いた LAD（左前下行枝）の血行再建は，優れた長期予後改善効果と心事故回避率が得られ，アメリカのガイドライン[1]でも Class I に位置づけられている．

LITA : left internal thoracic artery
LAD : left anterior descending artery

- また，同様の性質を有する RITA（右内胸動脈）の開存率も良好で，両側内胸動脈を左冠動脈領域に使用した CABG の良好な成績は多数報告されている．

RITA : right internal thoracic artery

- 一方，橈骨動脈や胃大網動脈などのその他の動脈グラフトは，スパズム（血管攣縮）の問題や，開存率が標的血管の狭窄度に大きく影響されることから，その予後改善効果は意見の別れるところであり，個々の症

外科治療の動向

❶ 安定冠動脈疾患に対する CABG と PCI の適応[2]

	CABG	PCI
LAD近位部病変をもたない1枝または2枝病変	IIb C	I C
LAD近位部病変をもつ1枝病変	I A	I A
LAD近位部病変をもつ2枝病変	I B	I C
SYNTAXスコア≦22の左主幹部病変	I B	I B
SYNTAXスコア 23〜32の左主幹部病変	I B	IIa B
SYNTAXスコア＞32の左主幹部病変	I B	III B
SYNTAXスコア≦22の3枝病変	I A	I B
SYNTAXスコア 23〜32の3枝病変	I A	III B
SYNTAXスコア＞32の3枝病変	I A	III B

ガイドラインの推奨クラス分類

Class I	手技・治療が有用・有効であることについて証明されているか，あるいは見解が広く一致している．
Class II	手技・治療の有用性・有効性に関するデータまたは見解が一致していない場合がある．
Class IIa	データ・見解から有用・有効である可能性が高い．
Class IIb	データ・見解から有用性・有効性がそれほど確立されていない．
Class III	手技・治療が有用でなく，時に有害となる可能性が証明されているか，あるいは有害との見解が広く一致している．

エビデンスレベル

エビデンスレベルA	複数のランダム化比較試験やメタ解析に基づく．
エビデンスレベルB	一つのランダム化比較試験またはランダム化比較試験でない大規模な試験に基づく．
エビデンスレベルC	専門家の意見のコンセンサスが得られているか，あるいは小規模な試験，後ろ向き解析，レジストリーのデータに基づく．

LAD：左前下行枝

例に応じて使用を検討すべきである．

● SVG（大伏在静脈グラフト）は vein graft disease とよばれる粥状硬化性変化により遠隔期の狭窄や閉塞が問題になる場合があるが，急性期の血流改善効果に優れること，開存率が標的血管の狭窄度に左右されないことなどから，症例によっては有用なグラフトとなりうる．

● 2014 年に発表されたヨーロッパ心臓病学会（ESC）とヨーロッパ心臓胸部外科学会（EACTS）の合同ガイドライン[2]では，SYNTAX score*＞32 の左主幹部病変および23＞の3枝病変については PCI が Class III に対し CABG が Class I の推奨となっており，これらの解剖学的複雑度の高い多枝病変に対しては CABG が第一選択となる（❶）．

SVG：saphenous vein graft

ESC：European Society of Cardiology
EACTS：European Association for Cardio-Thoracic Surgery
* SYNTAX scoreについては p.187参照.

2. 最新のエビデンスからみた PCI との比較

● DES の導入により，PCI のアキレス腱ともいえるステント内再狭窄が激減し，その治療成績が向上するに従い，実臨床においては従来CABGの適応とされてきた3枝病変や左主幹部病変に対しても PCI の適応が

231

第3章　虚血を治す—薬物治療と非薬物治療

拡大してきているのが現状である．これに伴い，近年 CABG と DES を比較した複数の無作為化比較試験の結果が発表されている．

１ FREEDOM 試験

- 糖尿病を合併した，左主幹部を含まない 2 枝以上の多枝冠動脈疾患（83％は 3 枝病変）に対する CABG と第一世代の DES を用いた PCI を比較した無作為化比較試験が FREEDOM 試験である．
- 中央値 3.8 年の追跡期間において，主要アウトカム（全死亡，非致死的心筋梗塞，脳卒中の複合イベント発生）は CABG 群 18.7％，PCI 群 26.6％と PCI 群で有意に多かった．また，5 年の非致死的心筋梗塞，全死亡はいずれも CABG 群で有意に低率であった．
- この試験の結果は 2014 年に改訂されたアメリカのガイドラインに大きな影響を与え，糖尿病合併の多枝病変（3 枝病変あるいは LAD 近位部を含む複雑 2 枝病変）に対し CABG が Class I で推奨されている[1]．

２ SYNTAX 試験

- 3 枝病変あるいは左主幹部病変に対する CABG と DES（パクリタキセル溶出ステント）を用いた PCI を比較した大規模な無作為化比較試験が SYNTAX 試験である．この試験において，5 年時点の心筋梗塞，再血行再建は PCI 群で有意に多く，結果として主要心・脳血管イベント（MACCE）の発生は CABG 群 26.9％，PCI 群 37.3％と PCI 群で有意に高率であった（❷）[3]．

MACCE：major adverse cardiac and cerebrovascular events

- また，冠動脈病変の解剖学的複雑度を反映した SYNTAX score 別の解析では，低スコア（0～22）群では CABG 群と PCI 群で MACCE 発生率に有意差はみられなかったものの，中（23～32）・高（≧33）score 群では，CABG 群で有意に MACCE 発生率が低かった．
- このように，CABG の遠隔成績は冠動脈病変の複雑度に影響されないため，冠動脈病変の複雑度の高い症例に対してより威力を発揮する治療法といえ，これらの結果が前述の ESC/EACTS 合同ガイドラインに大きな影響を及ぼしている．

３ EXCEL 試験

- FREEDOM 試験や SYNTAX 試験は DES と比較しても CABG の distal protection 効果がまさっていることを示しているが，日常臨床では PCI の主役は第二世代 DES に移行している．また，SYNTAX 試験のサブグループ解析で，左主幹部病変の患者においては CABG 群と PCI 群で MACCE に有意差がみられなかった．
- EXCEL 試験はこのような背景をもとに，左主幹部病変を有する中等度以下の解剖学的複雑度（SYNTAX score ＜32）の患者に対する CABG と第二世代 DES（エベロリムス溶出ステント）を使用した PCI を比較した無作為化比較試験である．
- 3 年時点での主要エンドポイント（全死亡，心筋梗塞，脳卒中）発生率

❷ SYNTAX試験におけるKaplan–Meier曲線[3]

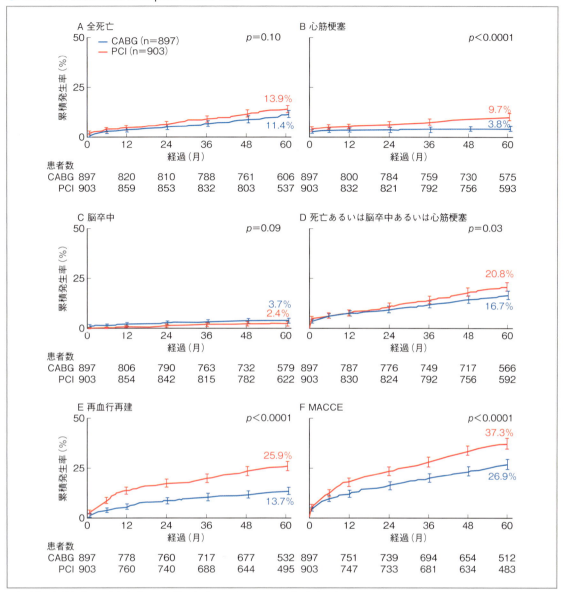

5年時点で心筋梗塞, 再血行再建はPCI群に多く, MACCEはPCI群で有意に多かった.

はCABG群14.7％, PCI群15.4％と同等で, PCIの非劣性が示された. また, 二次エンドポイント（30日時点の全死亡, 脳卒中, 心筋梗塞の複合イベントおよび3年時点の全死亡, 脳卒中, 心筋梗塞, 再血行再建の複合イベント）発生率も同様にPCIの非劣性が示された.

4 NOBLE試験

- NOBLE試験は非保護左主幹部病変に対する, 第二世代DES（バイオリムス溶出ステントを推奨）を用いたPCIのCABGに対する非劣性を検証した無作為化比較試験で, EXCEL試験と異なり, SYNTAX score

による除外基準を設けていない.

● 主要評価項目は全死亡, 手技に伴わない心筋梗塞, 再血行再建, 脳卒中の複合エンドポイントで, CABG群, PCI群における発生率は5年でそれぞれ19%, 29%とCABG群の優越性が確認された. また, 全死亡は2群間で有意差を認めなかったが, ほかの無作為化比較試験と同様, 心筋梗塞, 再血行再建はPCI群に多いという結果であった.

5 試験結果のまとめ

● これらの大規模無作為化比較試験の結果からは, CABGのdistal protection効果はDESと比較してもおおむね良好であることがわかる. 一方で, DESを用いたPCIの成績が向上してきているのも事実であり, 解剖学的複雑度の低い3枝病変や左主幹部病変に対してはガイドライン上もCABGと同等の推奨クラスを得るまでになってきている.

● "ハートチーム" という言葉が導入されて久しいが, 現状ではこれらの症例に対しては内科医と外科医で個々の症例に応じて治療の選択肢を十分協議するとともに, 解剖学的複雑度の高い症例に対してはCABGを第一選択として考慮すべきであろう.

3. OPCAB

● 1980年代より, 体外循環による侵襲を回避すべく, 人工心肺を使用しない心拍動下 (体外循環非使用) 冠動脈バイパス術 (OPCAB) が行われるようになってきた. 日本では欧米諸国に比べてOPCABの割合が多く, 現在CABG全体の約60%がOPCABで行われている.

OPCAB : off-pump coronary artery bypass

● OPCABと従来の人工心肺を使用したon-pump CABG (ONCAB) のどちらが優れているかという点については長年の議論の的であり, OPCABとONCABを比較した大規模な無作為化試験も数多く存在する.

● これまでの多くの無作為化試験やそのメタ解析により, OPCABはONCABに比べ, 人工呼吸時間が短い, 急性腎障害が少ない, 手術死亡が少ないといったメリットが報告されており, これらの体外循環を回避することによる低侵襲性は高齢者をはじめとするハイリスク例に有効で, OPCABは実際の死亡率が予測死亡率よりも低く, その傾向は予測死亡率が高いほど顕著であることが知られている (❸)[4].

● CABGの合併症として問題になるのが脳合併症で, FREEDOM試験やSYNTAX試験でもPCI群に比べCABG群で脳卒中が多いことが知られている. CABG後の脳合併症の原因は多岐にわたるが, その一つに上行大動脈への送血管挿入, 遮断, 遊離グラフトの中枢側吻合などの手術操作があげられる. 上行大動脈へのこれらの手術操作を伴わない, いわゆるaorta no-touch OPCABでは術中操作による脳塞栓を予防する

❸ OPCAB と ONCAB における予測死亡率と実際の死亡率[4]

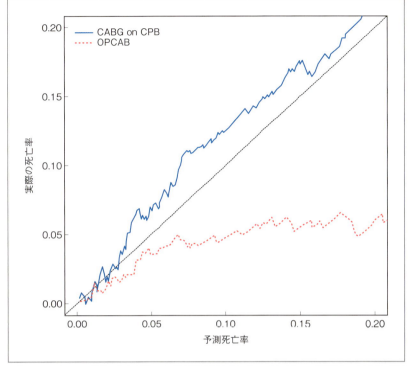

通常の CABG では予測死亡率が高いほど実際の死亡率も高いのに対し，OPCAB では実際の死亡率は予測死亡率より低いことに加え，予測死亡率が上昇しても，実際の死亡率は大きく変わらない．

ことが可能である．
- しかしながら，ROOBY，CORONARY，GOPCABE，DOORS といった多くの study で，OPCAB は ONCAB に比べ，末梢側吻合数が少ない（完全血行再建率の低下），静脈グラフトの開存率低下，再血行再建率が高いといった否定的な報告がなされている．
- これらの大規模試験では，経験の少ない外科医による執刀や，そもそも OPCAB の施行率が低い欧米諸国での study であり，人工心肺を要する on-pump conversion の割合が高いなどの問題が指摘されており，日本における現状とは異なる点も多い．
- CABG が個々の外科医の技術や経験がダイレクトに反映される術式である以上，多施設共同の無作為化試験による OPCAB と ONCAB の比較には限界があるが，手術侵襲の低侵襲化も望まれる昨今，ハイリスク群を中心に OPCAB の恩恵を受けられる症例も多く存在すると考えられる．

4. 今後の展望
―低侵襲手術とハイブリッド手術

● 近年，心臓手術の低侵襲化が注目され，CABG においても左小開胸アプローチによる低侵襲 CABG や，ロボットを用いた内視鏡（補助）下 CABG が行われるようになってきている．

● また，これらの術式の低侵襲性を活かすべく，LITA を用いた LAD の血行再建のみ行って，その他の病変は PCI で治療を行うハイブリッド手術も行われている．技術的難易度が高く通常の手術と同等の quality が保てるかや，コスト面など解決すべき問題も存在するが，PCI の成績が飛躍的に向上しているなか，今後はこのようなハイブリッド手術も有用な選択肢となってくると考えられる．

◉ 引用文献

1) Fihn SD, et al. 2014 ACC/AHA/AATS/PCNA/SCAI/STS focused update of the guideline for the diagnosis and management of patients with stable ischemic heart disease : a report of the American College of Cardiology/American Heart Association Task Force on Practice Guidelines, and the American Association for Thoracic Surgery, Preventive Cardiovascular Nurses Association, Society for Cardiovascular Angiography and Interventions, and Society of Thoracic Surgeons. Circulation 2014 ; 130 : 1749-67.

2) Kolh P, et al. 2014 ESC/EACTS Guidelines on myocardial revascularization : the Task Force on Myocardial Revascularization of the European Society of Cardiology (ESC) and the European Association for Cardio-Thoracic Surgery (EACTS). Developed with the special contribution of the European Association of Percutaneous Cardiovascular Interventions (EAPCI). Eur J Cardiothorac Surg 2014 ; 46 : 517-92.

3) Mohr FW, et al. Coronary artery bypass graft surgery versus percutaneous coronary intervention in patients with three-vessel disease and left main coronary disease : 5-year follow-up of the randomised, clinical SYNTAX trial. Lancet 2013 ; 381 : 629-38.

4) Puskas JD, et al. Off-pump coronary artery bypass disproportionately benefits high-risk patients. Ann Thorac Surg 2009 ; 88 : 1142-7.

第4章

Expert Advice
特殊な症例を管理する

補助循環のエビデンス

薬剤抵抗性の難治性心不全の場合，補助循環デバイスが必要になることがある．とくに，急性心筋梗塞，急性心筋炎，たこつぼ心筋症などによる心原性ショックでは大動脈バルーンパンピング (intra-aortic balloon pumping：IABP)，経皮的心肺補助装置 (percutaneous cardiopulmonary support：PCPS) といった補助循環デバイスが用いられる．さらに，2017年より新たにIMPELLA®（アビオメッド社）が補助循環デバイスとして加わった（❶）．補助循環は大きく圧補助を目的としたIABPと流量補助を目的としたIMPELLA®，PCPSに分けることができる．それぞれの補助循環デバイスの種類と特徴については❷に示した．

東京都CCUネットワーク*の報告では，1980年代には急性心筋梗塞の院内死亡率が20％前後であったが，カテーテル治療と補助循環治療の進歩によって10％以下にまで低下している．しかしながら，急性心筋梗塞による心原性ショックの院内死亡率は30〜40％と高い．とくに，急性心筋梗塞による心原性ショックでPCPSによるサポートを要した場合の30日死亡率は60〜70％ときわめて高い．最近報告のあったCULPRIT-SHOCK試験でも多枝病変を認める急性心筋梗塞による心原性ショックの30日死亡率は40％以上と非常に高い[1]．この試験では約半数弱の症例で新しい補助循環デバイスであるIMPELLA®を使用していることは注目すべき点である．本稿では，これまでの補助循環のエビデンスについて，新しい補助循環のIMPELLA®を含めて解説する．

*東京都CCUネットワークについてはp.48参照．

■ IABP

IABPは大動脈内にバルーンカテーテルを挿入し，拡張期にバルーンを拡張，収縮期に脱気することで，拡張期圧上昇・冠血流の増大と収縮期の後負荷軽減の効果を期待している．適応症例は薬剤治療抵抗性の心原性ショックである．また，急性冠症候群における梗塞巣の拡大予防にエビデンスがあるとの報告もあり，これまで

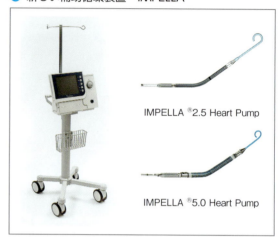

❶ 新しい補助循環装置—IMPELLA®

IMPELLA® 2.5 Heart Pump

IMPELLA® 5.0 Heart Pump

❷ 補助循環の種類と特徴

	IABP	IMPELLA®	PCPS
挿入方法	経皮的	経皮的，外科的	経皮的，外科的
補助流量	CO最大40％上昇	2.5〜5.0 L/分	2.0〜3.0 L/分
補助する心室	左心	左心	左心・右心
肺機能補助	効果なし	効果なし	可能
補助期間	数日から数週	数日から数週	数日から数週
使用場所	病院内のみ	病院内のみ	病院内のみ

IABPは急性心筋梗塞による心原性ショックには広く使用されていた．

しかし，最近になってIABPの有用性を否定する試験が発表されている．とくに，IABP-SHOCK II試験は，急性冠症候群による心原性ショック患者600例をIABP併用群と非併用群の2群に分けて比較した試験であるが，30日死亡率に関しては明らかな有意差を認めなかった（39.7％ vs 41.3％；RR 0.96, 95％ CI 0.79-1.17, $p = 0.69$）．また，1年後の死亡率に関しても同等の結果であった（52 vs 51％；RR 1.01, 95％ CI 0.86-1.18, $p = 0.91$）[2]．この結果を受けて，最新の欧米のガイドラインでは心原性ショックに対するIABP

のルーチン使用は推奨されなくなった（AHA guideline：Class IIb, ESC/EACTS guidelines：Class III）[3, 4].

■ PCPS

PCPSは遠心ポンプと膜型人工肺を用いた閉鎖回路の人工心肺装置である．流量補助のPCPSは圧補助のIABPより強力で自己心拍出量の6割程度をサポートすることができる．また，呼吸補助ができるのも大きな特徴である．致死性不整脈や急性心筋梗塞などによる心原性ショックでカテコラミンによる治療でも血圧維持が困難な場合はPCPSの挿入が検討される．また，補助人工心臓のブリッジとして使用される場合もある．

PCPSの欠点は，血液送血が逆行性であるために心臓の後負荷が増大することであり，後負荷の軽減と冠血流の増加を期待してIABPを併用することも多い．合併症としては，出血，血栓症などがあげられるが，とくに輸血を要するような出血の頻度も少なくない[5]．急性心筋梗塞による心原性ショックでは経験的にPCPSによる循環補助を行っているが，有効性を示すエビデンスは乏しい．

■ IMPELLA® *

IMPELLA®は日本では2017年9月に保険償還がおり，認定施設において使用可能となっている．現在，日本で使用可能なデバイスはIMPELLA® 2.5とIMPELLA® 5.0の2種類で最大流量はそれぞれ2.5 L/分と5.0 L/分である．収縮期，拡張期ともに後負荷を増大させることなく循環補助が行える唯一の経皮的補助循環デバイスである．また，左室内の血液を汲み出すことによるunloadingの効果が期待される．アプローチは基本的には大腿動脈となり，IMPELLA® 2.5は経皮的に挿入可能で，IMPELLA® 5.0はカットダウンによる挿入が必要である．ポンプの先端はpig tailカテーテルと同様の形状になっており，吸入部を左室内に，吐出部が上行大動脈に位置するよう留置する．ポンプは小型の軸流ポンプで，パージ液（ヘパリン加ブドウ糖液）を自動制御で流すことによって，血液の逆流とポンプ内の凝固を防いでいる．留置中はACTを160～180秒でコントロールするよう推奨されている．

USpella試験では急性心筋梗塞合併の心原性ショック症例に対してIMPELLA®の使用で血行動態の改善が報告された[6]．また，留置のタイミングとしては，PCI前のほうがPCI後より院内生存率が低いことが報告された．最近では，人工呼吸器管理を必要とする急性心筋梗塞合併の心原性ショック患者に対する補助循環デバイスとして，IMPELLA®とIABPを比較検討したIMPRESS試験が発表となった[7]．この試験では30日および6か月のフォローアップにおいて，ともに死亡率に有意差を認めなかった．しかし，患者背景をみてみると，92％の症例で心肺停止，30日死亡率が48％と高率であることから，この試験が重症症例を対象としたことがわかる．今回の対象患者においては，IMPELLA®（IMPELLA® 2.5もしくはIMPELLA® CP）およびIABPでの循環サポートに限界があった可能性があり，その結果IABPとIMPELLA®で有意差を認めなった可能性も考えられる．一方でIMPELLA®を挿入するタイミングとしてはUSpella試験と同様にPCI前に行うことで死亡率が改善するデータが得られている．

日本においては，IMPELLA®の適応は心原性ショックに限られるが，海外ではハイリスクPCI時における使用も認められている[8]．また，種類も最大流量4.0L/分で経皮的に挿入可能なIMPELLA® CPと右心系を補助するIMPELLA® RPがある．今後日本でもこれらのデバイスが使用できることが期待される．

＊IMPELLA®については本シリーズ『1. 心不全』p.344参照.

■ 今後の展望

IMPELLA®の登場により，補助循環治療の選択肢が広がった．しかし，現時点ではIMPELLA®の使用可能な施設が限られており，日本での普及にはもう少し時間がかかりそうである．最近の海外からの報告では，重症の心原性ショックの症例に対して，PCPS単独群 vs PCPS・IMPELLA®併用群の比較検討を行った結果，PCSP・IMPELLA®併用群で，有意に死亡率が低下したとの報告もあり，重症の心原性ショックの症例には，現在のPCPS・IABP併用治療からPCPS・IMPELLA®併用治療で予後が改善することも期待される．また，アメリカでは，PCIでの血行再建前にIMPELLA®による左室のunloadingで，心筋梗塞巣の縮小を期待した多施設前向き研究を行っている．この研究の結果によっては，現在のdoor-to-balloon timeの短縮を目指す治療戦略ではなく，door-to-unloading timeの短縮を目指す時代がくるかもしれない．IMPELLA®の使用については検討すべき点が多々あるが，今後新しい補助循環デバイスとして非常に期待される．

（矢作和之，田邉健吾）

第4章　Expert Advice―特殊な症例を管理する

●引用文献

1) Thiele H, et al. PCI Strategies in Patients with Acute Myocardial Infarction and Cardiogenic Shock. N Engl J Med 2017；377：2419-32.

2) Thiele H, et al. Intraaortic balloon support for myocardial infarction with cardiogenic shock. N Engl J Med 2012；367：1287-96.

3) O'Gara PT, et al. 2013 ACCF/AHA guideline for the management of ST-elevation myocardial infarction：a report of the American College of Cardiology Foundation/American Heart Association Task Force on Practice Guidelines. J Am Coll Cardiol 2013；61：e78-140.

4) Windecker S, et al. 2014 ESC/EACTS Guidelines on myocardial revascularization：The Task Force on Myocardial Revascularization of the European Society of Cardiology (ESC) and the European Association for Cardio-Thoracic Surgery (EACTS) Developed with the special contribution of the European Association of Percutaneous Cardiovascular Interventions (EAPCI). Eur Heart J 2014；35：2541-619.

5) Mazzeffi M, et al. Bleeding, Transfusion, and Mortality on Extracorporeal Life Support：ECLS Working Group on Thrombosis and Hemostasis. Ann Thorac Surg 2016；101：682-9.

6) O'Neill WW, et al. The current use of Impella 2.5 in acute myocardial infarction complicated by cardiogenic shock：results from the USpella Registry. J Interv Cardiol 2014；27：1-11.

7) Ouweneel DM, et al. Percutaneous Mechanical Circulatory Support Versus Intra-Aortic Balloon Pump in Cardiogenic Shock After Acute Myocardial Infarction. J Am Coll Cardiol 2017；69：278-87.

8) O'Neill WW, et al. A prospective, randomized clinical trial of hemodynamic support with Impella 2.5 versus intra-aortic balloon pump in patients undergoing high-risk percutaneous coronary intervention：the PROTECT II study. Circulation 2012；126：1717-27.

Expert Advice

糖尿病合併例

■ 糖尿病患者と冠動脈疾患

　一般人口における糖尿病の有病率は増加の一途をたどっており，今後も確実に増加する見込みである[1,2]．アメリカでは総人口の11.7％，65歳以上の高齢者では24.6％に糖尿病の罹患が認められている[2]．これら糖尿病患者は一般人口に比し死亡率が高く，とりわけ心血管イベントの発症率が高い[3]．糖尿病の罹患率は加齢に伴い増加することから[4]，超高齢社会となった日本においては糖尿病に合併する冠動脈疾患の予防・治療は喫緊の課題である．

　Rawshaniらのスウェーデンのレジストリーによれば，2型糖尿病患者における冠動脈疾患による死亡率は1998年から2013年で50.3％と劇的に減少しているが，非糖尿病人口でも57.0％減少しており，糖尿病患者は非糖尿病患者に比べ2倍死亡率が高いという傾向は変わっていない（❶）[3]．すなわち，この15年間の糖尿病や虚血性心疾患に対する治療の進歩をもってしても，糖尿病患者の非糖尿病患者に対する予後劣勢のトレンドは変わっていないことになる．

■ 糖尿病患者の冠動脈病変の特徴

　高血糖や耐糖能異常はさまざまなプロセスを通じて動脈硬化や心筋障害を進展させる．遊離脂肪酸の増加やそれにより惹起された活性酸素種は内皮機能の低下をもたらし，マクロファージや単球などが集簇し，血管壁に粥腫が形成される．また，血管の代償性リモデリングも障害されるため，短期間で狭窄病変に進展する．こうして糖尿病患者に発達した動脈硬化病変は同じ年齢でもプラーク量が多く不安定プラークの割合が多いことが特徴であり，さらに惹起された炎症により線溶系の障害と凝固系や血小板凝集能の亢進が誘導されて血栓形成の方向に向かっていることから，結果的に急性冠症候群を発症しやすい病態を呈している．

　血管平滑筋細胞の増殖が活発で新生内膜の増生も旺盛であることから，冠動脈インターベンションによる血管傷害後の再狭窄が生じやすい．また，末梢冠動脈や微小

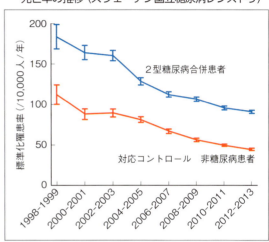

❶ 2型糖尿病と一般人口における冠動脈疾患による死亡率の推移（スウェーデン国立糖尿病レジストリ）[3]

循環が障害されやすいため，経皮的冠動脈インターベンション（percutaneous coronary intervention：PCI）や冠動脈バイパス術（coronary artery bypass grafting：CABG）により完全血行再建を施行してもなお十分な虚血解除に至らず，冠循環障害が残存してしまうことも問題となる．

　以上のように，糖代謝障害は冠動脈における粥腫の発生にとどまらず，病変の形態や性状に影響を及ぼす．その病変はびまん性で不安定プラークに富み，血行再建施行後も再狭窄率が高い．またこれら動脈硬化病変は大動脈や四肢・頭頸部の動脈，腎臓をはじめとする全身の血管に及ぶため，広範な部位の血流障害（脳梗塞や慢性腎臓病，下肢閉塞性動脈硬化症など）に対し常に目を配り，早期に対処することが求められる．

　一方で，糖尿病や耐糖能異常による心筋への直接的な障害も問題となる．糖代謝異常の患者の心筋には，合併する心筋虚血や高血圧による収縮障害や拡張障害が生じることはよく知られた事実であるが，これらによらない心筋障害が起こることもわかっている．カルシウムチャネルからのカルシウムイオン流入が障害されて心筋収縮

❷ 多枝冠動脈病変を有する糖尿病患者の血行再建法別にみた複合心血管イベントの発生率[7]

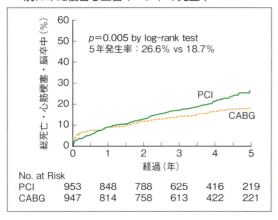

❸ 完全血行再建の有無と血行再建方法で分けたサブグループ別にみた複合心血管イベントの発生率[8]

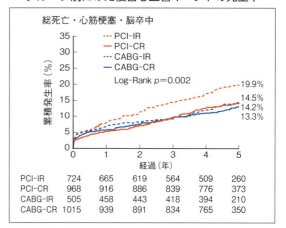

各サブグループは糖尿病・非糖尿病患者を含む．
IR：incomplete revascularization（非完全血行再建），CR：complete revascularization（完全血行再建）

が障害され，活性酸素種や終末糖化産物の蓄積による壁厚の増大や線維化が起こるとされる．

このように，糖尿病患者は全身の動脈硬化の進展や心筋障害の両者に対するアプローチが必要であり，血糖管理のみにとどまらない血管・心筋に対する保護的作用を有する薬剤の選択が求められる．最近の大規模臨床試験の結果を総括すると，血管イベント予防には GLP-1 受容体作動薬，心不全や心死亡予防には SGLT2 阻害薬が有効ということになる[5]．

■ 糖尿病患者の再血行再建―PCI か，CABG か

PCI に用いられるデバイスの進歩や術者の熟練により治療成績は各段に向上しており，多枝病変や左主幹部病変といった，以前であれば CABG の適応であった複雑病変に対しても，適切な症例選択により，CABG と同等の安全性・治療効果が PCI により得られている．

CABG と比較した PCI のウィークポイントとしては，長期予後における再狭窄・再血行再建率の高さがあげられる．ステントの世代交代により標的血管の再血行再建率や心筋梗塞発生率，ステント血栓症は明らかに減少している[6]．糖尿病患者もその恩恵にあずかっているものの新規病変の出現や病変進行の速さは非糖尿病患者より速く，長期的な予後は今なお非糖尿病患者に劣る[6]．

病変の複雑性が増せば PCI の再血行再建率や長期イベントリスクは増加するため，複雑病変を有する患者の血行再建後の長期予後は，CABG が PCI にまさっている．多枝冠動脈病変を有する糖尿病患者を対象にした冠血行再建法として第一世代の薬剤溶出性ステントとCABG の予後を直接比較した最初の前向き臨床試験は

FREEDOM trial である（❷）[7]．2005 年から 2010 年までに登録され 80％以上の患者が 3 枝病変患者で，平均のステント留置病変数は 3.5，平均のグラフト本数は 2.7 であり，平均の SYNTAX score* は 26 であった．生存例中央値 3.8 年の追跡で，主要エンドポイントである総死亡・心筋梗塞・脳卒中の 5 年の発生頻度は PCI 群 26.6％，CABG 群 18.7％であり，総死亡率や心筋梗塞発生率も PCI 群で有意に高かった（総死亡：16.3％ vs 10.9％，$p = 0.049$，心筋梗塞：13.9％ vs 6.0％，$p = 0.001$）．一方，脳卒中発生率は術後 5 年で PCI 群 2.4％，CABG 群 5.2％と PCI 群で有意に低率であった（$p = 0.03$）．総死亡・心筋梗塞・脳卒中という患者にとって非常に重要なエンドポイント評価で CABG は PCI に比べ，より良好なアウトカムをもたらすことから，多枝冠動脈病変を有する糖尿病患者における標準的な冠動脈血行再建療法は CABG であるといわざるをえない．

一般的に，糖尿病の合併や多枝病変，高度の病変複雑性（SYNTAX score が中等度以上）が CABG を選択する一つの目安となるが，Ahn らのプール解析の結果によればこれらのハイリスクな患者であっても「完全血行再建が可能であれば」PCI は総死亡・心筋梗塞・脳卒中の複合心血管イベントについて CABG と同等の成績が得られる（❸）[8]．さらに，PCI で完全血行再建された場合（❹中の PCI-CR 群），糖尿病の合併は CABG と比較した全死亡の有意なリスク因子とはならなかった

糖尿病合併例

❹ 各サブグループにおける各因子の全死亡に対するハザード比[8]

	粗発生率					調整ハザード比 (95% CI)				
	CABG-CR	CABG-IR	PCI-CR	PCI-IR	p value	CABG-CR	CABG-IR	PCI-CR	PCI-IR	p value
左主幹部病変	44 (10.1%)	22 (12.2%)	38 (8.3%)	28 (12.6%)	0.28	1.00 (reference)	1.06 (0.63-1.80)	0.88 (0.56-1.39)	1.10 (0.67-1.80)	0.85
多枝病変	40 (6.9%)	27 (8.3%)	48 (9.4%)	59 (11.8%)	0.044	1.00 (reference)	1.00 (0.60-1.65)	1.28 (0.83-1.96)	1.65 (1.10-2.48)	0.005
高SYNTAX score	29 (10.9%)	17 (9.6%)	19 (10.5%)	44 (19.0%)	0.01	1.00 (reference)	0.83 (0.45-1.53)	0.93 (0.51-1.72)	1.68 (1.02-2.76)	0.032
糖尿病	28 (9.2%)	21 (12.3%)	35 (11.8%)	40 (15.3%)	0.17	1.00 (reference)	1.23 (0.68-2.23)	1.32 (0.79-2.23)	1.70 (1.02-2.84)	0.23

PCIで完全血行再建された場合 (PCI-CR 群)，糖尿病の合併は CABG と比較した全死亡の有意なリスク因子とはならない.

（❹)[8]. 重症冠動脈病変を有する糖尿病患者では，適切なステント長で完全血行再建が達成できる見込みがあるのであれば PCI は推奨される治療法となりうるが，そうでなければ CABG を選択すべきであるといえる.
* SYNTAX score については p.187 参照.

■ 糖尿病患者の PCI
多枝冠動脈病変

糖尿病患者では長いステントや小血管病変へのステント留置を余儀なくされることがあり，過剰な PCI を行わないことが肝要である. 多枝冠動脈疾患患者の PCI において，冠血流予備量比 (fractional flow reserve：FFR) を用いて標的病変ごとの虚血評価を行い，虚血の原因となっている病変に対してのみ PCI を施行するというストラテジーにより多枝冠動脈疾患患者の PCI の治療成績が改善することが FAME 試験で報告されている. 虚血の有無を FFR や心筋シンチグラフィーなどのモダリティーにより厳格に評価し，それに基づいて PCI の標的病変を決定することはきわめて重要である.

小血管病変，びまん性病変，石灰化病変

小血管病変，びまん性病変，石灰化病変が多いため，アテレクトミーデバイスやデバルキングデバイス，スコアリングバルーンなどを用いて，ステント留置前にしっかりと病変を整理し，光干渉断層画像 (optical coherence tomography：OCT)，血管内超音波 (intravascular ultrasound：IVUS) といった診断デバイスを用い，適切な径・長さのステントを選択し，十分なステントの拡張と圧着の確認を行うという丁寧な PCI を行うことも重要である.

慢性完全閉塞病変

複雑病変の一つである慢性完全閉塞病変 (chronic total occlusion：CTO) は糖尿病患者に多く認められる病変形態である. 一方で，同病変に対する PCI は，非糖尿病患者に対してより多く施行されている.

アメリカの 12 施設の OPEN-CTO レジストリー (2014〜2015 年) によれば，糖尿病の有無は再灌流の成功率や合併症の発生率に影響せず，糖尿病患者は非糖尿病患者と同等に術後 1 年の症状軽減や生活の質の向上に寄与したとされている[9]. また，インスリン療法の患者においても，同等の成功率や術後の症状軽減が得られたとされている.

フランスの 3 施設における CTO-PCI レジストリー (2004〜2012 年) の解析結果によれば，CTO 再灌流の成功は心臓死を減少させると報告しており[10]，CTO 再灌流の成功例・不成功例の生命予後の差は糖尿病患者で顕著に認められ（中央値 4.2 年における心臓死 13.1%〈再灌流成功〉 vs 31.0%〈再灌流不成功〉），糖尿病患者は CTO 再灌流の恩恵が享受できるとの結論に至っている[10].

薬剤溶出性 (薬剤被覆性) バルーン

小血管病変や再狭窄病変の多い糖尿病患者にあっては，比較的新しい治療オプションである薬剤溶出性バルーンは，今後使用される場面が増加すると考えられる. これまでに多くの報告がなされているが，メタアナリシスの結果によると，再狭窄病変に対する再血行再建で最も再々狭窄を抑制するのは，現時点ではエベロリムス溶出性ステントである. しかし糖尿病患者にとって metallic layer を増やすことなく治療できるメリットは非常に大きい. その理由として，小血管の再狭窄病変にステントを重ねて留置することによる再狭窄率の上昇を

第4章　Expert Advice—特殊な症例を管理する

回避できること，また，糖尿病そのものが再狭窄を惹起する因子であるため，将来的な再狭窄の繰り返しに対し，金属量を増やすことなくそのつど繰り返し治療ができることなどがあげられる．

■　おわりに

　糖尿病は，冠動脈疾患のあらゆる時相において有害な事象を誘発する．糖尿病における冠動脈病変の特徴をよく理解し，血行再建にあたっては，「完全血行再建」をめざす一方で，過剰な PCI は厳に慎み，症例によっては長期予後を見すえて CABG を選択するセンスが必要である．

（宮﨑忠史，宮内克己）

●引用文献

1) International Diabetes Federation. IDF Diabetes Atlas. 7th edition 2015.
2) Caspard H, et al. Recent trends in the prevalence of type 2 diabetes and the association with abdominal obesity lead to growing health disparities in the USA : An analysis of the NHANES surveys from 1999 to 2014. Diabetes Obes Metab 2018 ; 20 : 667-71.
3) Rawshani A, et al. Mortality and Cardiovascular Disease in Type 1 and Type 2 Diabetes. N Engl J Med 2017 ; 376 : 1407-18.
4) Ryden L, et. al. ESC Guidelines on diabetes, pre-diabetes, and cardiovascular diseases developed in collaboration with the EASD : the Task Force on diabetes, pre-diabetes, and cardiovascular diseases of the European Society of Cardiology (ESC) and developed in collaboration with the European Association for the Study of Diabetes (EASD). Eur Heart J 2013 ; 34 : 3035-87.
5) Sattar N, et al. Novel Diabetes Drugs and the Cardiovascular Specialist. J Am Coll Cardiol 2017 ; 69 : 2646-56.
6) Smits PC, et al. Final 5-Year Follow-Up of a Randomized Controlled Trial of Everolimus- and Paclitaxel-Eluting Stents for Coronary Revascularization in Daily Practice : The COMPARE Trial (A Trial of Everolimus-Eluting Stents and Paclitaxel Stents for Coronary Revascularization in Daily Practice). JACC Cardiovasc Interv 2015 ; 8 : 1157-65.
7) Farkouh ME, et al. Strategies for multivessel revascularization in patients with diabetes. N Engl J Med 2012 ; 367 : 2375-84.
8) Ahn JM, et al. Comparison of Stenting Versus Bypass Surgery According to the Completeness of Revascularization in Severe Coronary Artery Disease : Patient-Level Pooled Analysis of the SYNTAX, PRECOMBAT, and BEST Trials. JACC Cardiovasc Interv 2017 ; 10 : 1415-24.
9) Salisbury A, et al. Outcomes of Chronic Total Occlusion Percutaneous Coronary Intervention in Patients With Diabetes : Insights From the OPEN CTO Registry. JACC Cardiovasc Interv 2017 ; 10 : 2174-81.
10) Sanguineti F, et al. Chronic total coronary occlusion treated by percutaneous coronary intervention : long-term outcome in patients with and without diabetes. EuroIntervention 2017 ; 12 : e1889-97.

Expert Advice

CKD 合併例

慢性腎臓病（chronic kidney disease：CKD）は，アルブミン尿などの蛋白尿の存在や糸球体濾過量（GFR）の低下などで定義される慢性的な腎障害を表す概念で，CKDの国内罹患患者数は1,300万人と推定されている．心腎連関の概念が提唱されて久しいが，腎臓と心臓は密接に関連しており，CKD合併の心血管疾患には，高血圧，糖尿病などの古典的危険因子だけでなく内皮機能障害，酸化ストレスやRAA系の亢進など非古典的危険因子も関係し，CKDは腎代替療法の予備軍としてだけでなく，心血管病（CVD）の重要な危険因子であることが広く認識されるようになった．

虚血性心疾患患者でCKD合併頻度が高いことは，2004年に約14,000例の急性心筋梗塞を対象とした研究で，発症時のGFRが60 mL/分/1.73 m² 未満の症例が約3分の1を占め，心血管死，心筋梗塞再発，心不全入院などの複合心血管イベントのリスクはCKDステージが上がるほど高いことなど（❶），その存在が予後不良因子であることが示されている[1]．

本稿ではCKDを合併する虚血性心疾患の特徴・治療戦略について解説する．

■ CKD症例に対するPCI治療

CKD症例に対するPCI（経皮的冠動脈インターベンション）施行には同疾病特有の冠動脈プラーク性状と血管石灰化の二つの側面を念頭におく必要がある．

プラークの性状とPCI

念頭におくべき一つめの側面は，急性冠症候群（ACS）の発生素地である"vulnerable plaque"と表現されるプラークの不安定性である．後方散乱波のエネルギーを算出することにより，プラークの性状を分類するIB-IVUS（integrated backscatter intravascular ultrasound）を用いて，elective PCI施行患者を対象にプラーク組織性状を解析した宮城らの検討では（❷），非CKD患者と比較して，eGFR 60 mL/分/1.73 m² 程度と比較的早期CKDの段階より不安定プラークをもつ

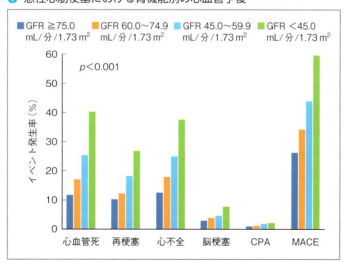

❶ 急性心筋梗塞における腎機能別の心血管予後[1]

CPA：cardiopulmonary arrest（心肺停止），MACE：major adverse cardiovascular events（主要心血管イベント）

❷ 腎機能と冠動脈プラーク性状の関係[2]

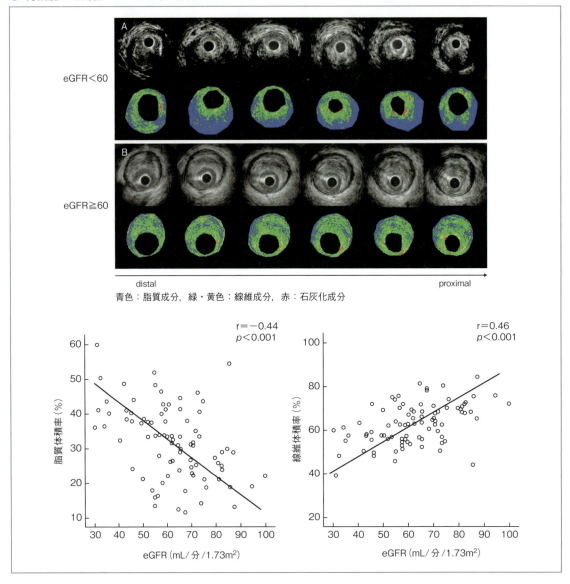

青色：脂質成分，緑・黄色：線維成分，赤：石灰化成分

頻度が高いことが示され[2]，周術期心筋梗塞の発生頻度やPCI施行患者の中長期予後にも影響を及ぼしていることが示唆された．また，久山町研究での冠動脈病理の検討でもCKD症例では進行したプラークを有していることが報告されている．これらの結果からもCKD合併虚血性心疾患症例は心血管病ハイリスク病態として認識し，非責任病変を含めた冠動脈イベントの再発防止のため積極的な脂質管理など包括的な治療戦略が求められる．

脂質管理における注意点として，CKD症例では，レムナントリポ蛋白やVLDL高値による高TG血症と低HDL-C血症を伴うことが多く，LDL-C値だけでなくTG-rich蛋白も反映するnon-HDL-Cの評価もリスク層別化に有用である．

また，CKDステージ別の第二世代DES（drug eluting stent）を用いた約12,000例のPCI成績が韓国の多施設レジストリーから報告されたが，CKD患者，とくにeGFR 30 mL/分/1.73 m² 未満の患者群では再血行再建および複合心血管イベントの発生は透析症例と同程度に高く（❸），新世代DES時代においても未解決の問題であるといえる[3]．

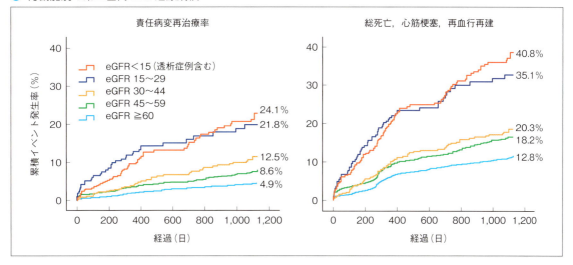

❸ 腎機能別の第二世代 DES 治療成績[3]

血管石灰化と PCI

　この不良な治療成績を説明する理由のもう一つが，CKD 中期以降で多く認められる石灰化の病態である．CKD に伴う骨ミネラル代謝異常は，従来は骨病変を主体に捉えられていたが，現在では，血管をはじめとする全身の石灰化を介して，生命予後に大きく影響していることが明らかにされている．

　血管石灰化は大きく二つのタイプに区分されるが，一つはアテローム型といわれる主に古典的な冠危険因子によって引き起こされるアテローム硬化のプラーク病変内に生じる石灰化，もう一つは，メンケベルグ型として知られるカルシウム，リンからなるハイドロキシアパタイトの沈着である血管中膜石灰化がある．

　CKD ステージ別に冠動脈責任病変を IVUS で評価した河野らの研究では CKD ステージの進行により，とくに eGFR 30 mL/分/1.73 m² 未満の群よりプラーク内石灰化病変の割合が多くなることが示され[4]，バルーンの拡張への抵抗性やステント再狭窄をきたしやすいことが想像される．さらには，CKD 症例では冠動脈に中膜石灰化も加わることが多く，内腔の狭小化はきたさないものの血管の硬化性が増し，病変形態の複雑化とともに，冠血流予備能の低下や冠微小循環障害もきたしやすい．また大動脈の石灰化から後負荷の増大を招くなど心不全リスクも増加させるため，CKD 合併例では，PCI 手技の難易度・成功率だけでなく，心不全を含めた複合心血管イベントにも留意し，PCI 後も慎重な経過観察が必要である．

■ 急性腎障害危険因子としての CKD

　2012 年に Kidney Disease Improving Global Outcomes (KDIGO) から急性腎障害 (acute kidney injury : AKI) が定義され，循環器領域では急性心不全とともに急性心筋梗塞などの急性心機能障害を起因に，AKI を併発することがよく知られており，循環器診療においても重要な疾患概念である．また PCI を施行した ACS 患者を対象とした研究では，永続性の腎機能障害を発症した群だけでなく，入院中に一過性の腎機能障害を呈した群においても生命予後の悪化を認めることが報告され，循環器内科の立場からは，AKI の発生は予後の観点からも最も回避したい合併症の一つである．

　PCI 後の AKI 発生頻度について，アメリカの 100 万例近くの PCI を登録した Cath-PCI registry の報告があるが (❹)，透析を要する AKI の発生は 0.3%，血清クレアチニン値が 0.3 mg/dL 以上の上昇で定義される AKI stage 1 の発生は，7.1% と見過ごせないレベルの発生頻度を認める．とくに，eGFR 30 mL/分/1.73 m² 未満の症例においては，AKI stage 1 の発生率は 26.6%，eGFR 45〜60 mL/分/1.73 m² の軽度腎機能障害症例でも 8.0% の発生頻度と PCI 施行前の軽度腎機能障害についても AKI の独立した予測因子であることがわかった[5]．

　本研究の AKI 予測因子の検討結果からわかるように，PCI を施行する循環器医が AKI の発生を低減させるべく留意する点としては，時間的猶予があれば生理食塩水を中心とした補液下でのカテーテル治療の施行，IVUS marking テクニックや staged PCI の施行など造影剤

❹ 腎機能別の PCI 後の AKI 発生頻度と予測因子[5]

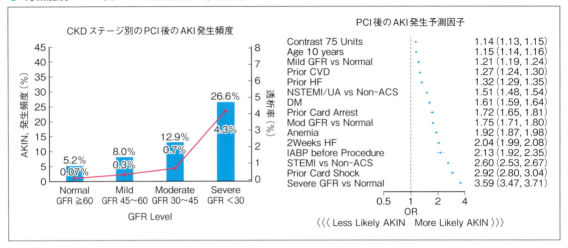

❺ 非 ST 上昇型-ACS における侵襲的治療のタイミングに関するガイドライン (2015, ESC)

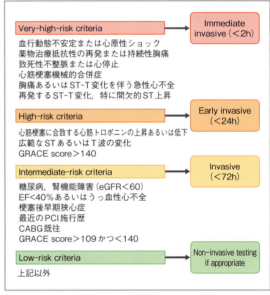

EF：ejection fraction（駆出分画率）

量低減を考慮した PCI 手技の工夫，心不全や貧血を改善させた後の PCI 施行などがあげられ，その対策，知識を深めることが必要となる．

2015 年に ESC が持続性 ST 上昇のない ACS のガイドラインにて，侵襲的治療の至適タイミングを示したが，ACS 患者のリスク層別化だけでなく，AKI 発生低減の観点からも参考にしていただきたい（❺）．

CKD 患者では，末期腎不全に至るよりもはるかに多くの患者が心血管イベントで死亡してしまうことが知られている．"renalism（腎臓主義）"とよばれる CKD 患者に対して AKI 発生リスクの観点から必要以上にカテーテル検査・治療を避ける方針は，心血管に対する侵襲的検査，治療が手遅れになってしまう可能性もあり，そのバランスを考えながら診療にあたることが重要である．

■ おわりに

本稿では，CKD に特有の病態である血管の石灰化，冠動脈プラークの不安定性などについて解説した．冠動脈疾患患者では，古典的冠危険因子に加え，CKD も危険因子と認識し診療にあたる必要がある．

(鈴木　進，室原豊明)

●引用文献

1) Anavekar NS, et al. Relation between renal dysfunction and cardiovascular outcomes after myocardial infarction. N Engl J Med 2004；351：1285-95.
2) Miyagi M, et al. Impact of renal function on coronary plaque composition. Nephrol Dial Transplant 2010；25：175-81.
3) Lee JM, et al. Chronic Kidney Disease in the Second-Generation Drug-Eluting Stent Era：Pooled Analysis of the Korean Multicenter Drug-Eluting Stent Registry. JACC Cardiovasc Interv 2016；9：2097-109.
4) Kono K, et al. Composition and plaque patterns of coronary culprit lesions and clinical characteristics of patients with chronic kidney disease. Kidney Int 2012；82：344-51.
5) Tsai TT, et al. Contemporary incidence, predictors, and outcomes of acute kidney injury in patients undergoing percutaneous coronary interventions：insights from the NCDR Cath-PCI registry. JACC Cardiovasc Interv 2014；7：1-9.

Expert Advice

高齢者の虚血性心疾患

■ 世界一の超高齢社会を迎える日本

日本の総人口は2016年10月1日時点で1億2,693万人であり、そのうち65歳以上の高齢者人口は3,459万人で総人口に占める割合（高齢化率）は27.3%となっている。今後も高齢者人口は増え続け、「団塊の世代」が75歳以上となる2025年には3,677万人に達し、2042年に3,935万人でピークを迎えると推計されている。

一方で、65歳以上の高齢者人口と15～64歳の現役世代人口の比率は、1950年には1人の高齢者に対して12.1人の現役世代がいたのに対して、2015年には高齢者1人に対して現役世代2.3人になっている。さらなる少子高齢化の結果、2065年には1人の高齢者に対して1.3人の現役世代という比率になると予測されている（❶）[1]。そして、現役世代人口の減少は税収の減少も招き、医療経済的な問題点も表面化してくることは明らかである。その結果、よりいっそう医療費削減の方向に進まざるをえなくなるであろうと思われる。

高齢者医療の特徴を❷にあげる。高齢者は心臓疾患に限らず症状が非典型的であり、虚血性心疾患では無症候性心筋虚血も多く診断に難渋することがある。また若年者と比べて動脈硬化性変化による全身の臓器障害の合併

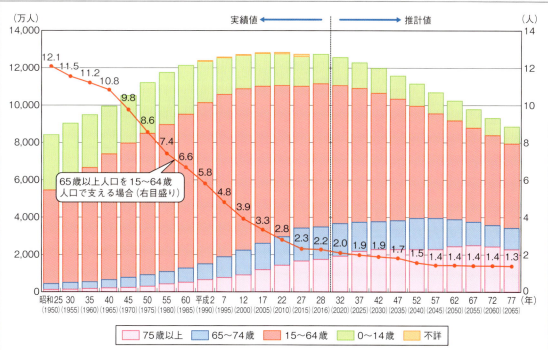

❶ 高齢世代人口の比率[1]

❷ 高齢者診療の特徴

- 非典型的症状（無症候性心筋虚血）
- 全身の臓器障害合併
- 薬剤使用時の副作用リスク高い
- polypharmacy
- 身体的・精神的・社会的多様性，フレイル

が多い．加えて薬剤に対する反応性が個人によって大きく異なり，結果として副作用の発現頻度も高くなる．一方で polypharmacy（多剤療法）も高齢者診療の特徴である．身体的・精神的・社会的すべての面において多様性があり，個々の状況に応じたテーラーメードな対応が必要である．

■ 高齢者 ACS に対する血行再建術

現在，高齢者の急性心筋梗塞に対しては，若年者と同様に積極的に PCI（経皮的冠動脈インターベンション）を行うことが多いと思われる．その根拠となる試験が，2002 年に報告された APPROACH 試験である[2]．この試験は虚血性心疾患を有する高齢者に対して，血行再建術（CABG〈冠動脈バイパス術〉or PCI）の有用性を評価した観察研究である．❸に示すように，若年者よりもむしろ高齢者になるほど，血行再建術による生命予後改善効果が大きいことが示された．ただしこの試験は観察研究であり，リスクファクターの調整がされているとはいえ，high risk で予後不良と思われる被検者が血行再建術を避けて薬物治療群に分類されている可能性があり，本試験の結果をそのまま受け取ることには慎重になるべきである．

2016 年にランダム化比較試験である After Eighty 試験の結果が報告された[3]．この試験はその名のとおり，非 ST 上昇型心筋梗塞および不安定狭心症と診断された 80 歳以上の高齢者を対象にした試験で，侵襲的治療群（CABG or PCI）と保存的治療群（至適薬物治療群）とに割り付けし，その予後を比較したものである．結果は❹に示すとおり，侵襲的治療群において複合エンドポイント（心筋梗塞，緊急血行再建術，脳卒中，死亡）が有意に少ないことが示された．一方，各エンドポイントのハザード比をみていくと，侵襲的治療群において心筋梗塞が 0.52（0.35-0.76, $p = 0.001$），緊急血行再建術が 0.19（0.07-0.52, $p = 0.001$）と有意に低下しているのに対して，ハードエンドポイントである死亡については 0.89（0.62-1.28, $p = 0.534$）と有意差を認めなかった．またこの試験の注目すべき点として，

❸ 年齢別にみた血行再建術の有用性（APPROACH 試験）[2]

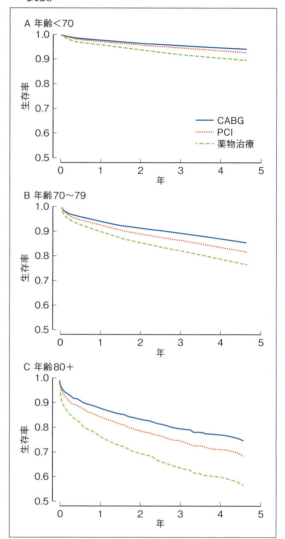

❹ 侵襲的治療の予後改善効果（After Eighty 試験）[3]

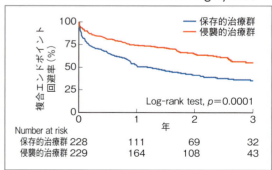

連続 4,187 例のうち実際に登録されランダム化されたのは 457 例（11％）のみであった．89％もの症例が除外されていることは，試験デザインとしては決して望ましくないが，これは主に short life expectancy など侵襲的治療のメリットが得られにくい症例が除外されており，ランダム化試験としては妥当な除外基準であると思われる．しかし実際の臨床で本試験の結果を適用できるのは，高齢者の非 ST 上昇型心筋梗塞のわずか 1 割のみであるともいえる．これは高齢者における多様性を反映していると考えられる．多様性こそが高齢者の特徴であることは先に述べたが，臨床の現場では多様性ゆえに一概に治療方針を決めることは困難であり，患者の状態に応じた対応が必要である．

■ 医療経済的問題

高齢化に伴い国民医療費は現在なお増加の一途をたどっているが，今後さらに少子高齢化に伴い現役世代の金銭的負担が大きくなっていくことは想像に難くない．すると，現在のように国民全体が新規デバイスや新薬などの恩恵を得ることは難しくなるであろう．虚血性心疾患に対する血行再建術は，比較的医療費や患者数が多いため，費用対効果の観点から高齢者を中心に見直されていくことが予測される．

医療経済的アプローチの一つとして損失生存可能年数（years of potential life lost：YPLL）という費用対効果分析の指標がある．これは一定の生存目標年齢を定め，その年齢に到達せずに死亡した場合の損失寿命（life lost）を人的資源の損失量として計算する社会経済的視点を含有した指標である．YPLL では若年者の死亡（疾病，事故，自殺）の防止に重きをおき，医療資源を若年者に集中させる反面，高齢者に対してはプライオリティーが低く抑えられる．現在欧米ではすでに YPLL の考え方が議論されているが，日本においても将来的にこのような考え方が導入されるようになる可能性は十分にある．

日本人の平均寿命は，戦後著しく改善し，現在では 80 歳を超えるようになった．一方で，介護を必要としない健康寿命をみてみると，約 10 年短い 70 歳程度である．ここ数年間の変化をみると平均寿命の延びに伴って健康寿命も延びているが，その差である「健康ではない期間」はほとんど縮まっていない．つまり膨大な医療費を投入して平均寿命を延ばすことには成功しているが，残念ながら不健康寿命の短縮にはつながっていない．国の成長戦略の柱として健康寿命の延伸が掲げられており，今後の医療は平均寿命よりも健康寿命を延ばす方向にシフトしていくと思われる．

また実際に多くの高齢者は命が短くても尊厳のある生き方を優先したいといわれる．従来の臨床試験は死亡や心血管イベントの抑制をエンドポイントにしていることが多く，健康寿命の観点で医療を行う際にこれらの試験から治療方針を得るのは困難である．これからの臨床試験はエンドポイントとして QOL や ADL などの患者志向アウトカムも同時に評価することが重要である．患者志向アウトカムを実現するためには，身体・認知機能を維持することが重要であり，すなわち次に述べるフレイルを評価し積極的に介入していく必要があると考えられる．

■ フレイル（frailty）

多くの高齢者は，罹患している疾患や病態が単一であることはまれであり，高血圧のような一般的な疾患から，脳卒中，腰椎圧迫骨折，サルコペニアなどの身体機能障害，アルツハイマーや脳血管障害に伴う認知機能障害など multimorbidity（多疾病罹患）を有しているのが通常である．それに加えて，一人暮らし，老老介護，経済的な困窮といった社会的問題を同時に有していることも珍しくない．このような状況にある高齢者を「フレイル」とよぶ．厚生労働省研究班によるとフレイルは，「加齢とともに心身の活力（運動機能や認知機能など）が低下し，複数の慢性疾患の併存などの影響もあり，生活機能が障害され，心身の脆弱性が出現した状態であるが，一方で適切な介入・支援により，生活機能の維持向上が可能な状態像」と定義されている．つまり身体的問題だけではなく，精神心理的問題や社会的問題（独居老人，老老介護，貧困など）を含んだ包括的な概念であり，現代の高齢者のおかれた状況を的確に表す言葉となっている．

フレイルの診断には統一された基準はないが，主に次の 5 項目によって評価されることが一般的である．①体重減少，②主観的疲労感，③活動性の低下，④歩行速度の減弱，⑤筋力（握力）の低下．これら 5 項目のうち，3 項目以上に該当する場合をフレイル，1～2 項目に該当する場合をプレフレイル，いずれにも該当しない場合に健常と認定される．

75 歳以上の ACS 患者を調査した報告では，3 分の 1 以上の患者がフレイルであり，またフレイルを有する患者は，有さない患者と比べて有意に出血リスクや死亡リスクが高くなることが知られている[4]．また日本の単施

❺ 歩行速度の違いによる心血管イベント発生率[5]

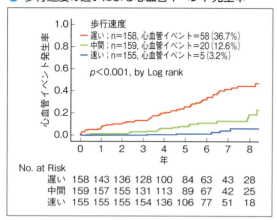

設における前向き試験では，フレイルの評価項目のうち歩行速度のみに着目しているが，ST上昇型急性心筋梗塞患者の退院前の歩行速度低下は，その後の心血管イベントの独立した予測因子であったと報告されている（❺）[5]．

このようにフレイルは高齢者を診療するうえで，必ず考慮すべき概念であるが，まだ比較的新しい概念であり，どのように介入していくべきか十分なエビデンスが確立されていない．フレイルは加齢だけではなく，多面的な要因により発症するため，多面的な介入が必要であろう．

（安藤博彦，天野哲也）

●引用文献

1) 内閣府．平成29年版高齢社会白書．http://www8.cao.go.jp/kourei/whitepaper/w-2017/zenbun/29pdf_index.html
2) Graham MM. Survival after coronary revascularization in the elderly. Circulation 2002；105：2378-84.
3) Tegn N, et al. Invasive versus conservative strategy in patients aged 80 years or older with non-ST-elevation myocardial infarction or unstable angina pectoris (After Eighty study)：an open-label randomised controlled trial. Lancet 2016；387：1057-65.
4) Alonso Salinas GL, et al. Frailty is a short-term prognostic marker in acute coronary syndrome of elderly patients. Eur Heart J Acute Cardiovasc Care 2016；5：434-40.
5) Matsuzawa Y, et al. Association between gait speed as a measure of frailty and risk of cardiovascular events after myocardial infarction. J Am Coll Cardiol 2013；61：1964-72.

Expert Advice

虚血性心疾患における性差を考える

1980年代からアメリカにおいて，心血管疾患での死亡率が男性では減少したにもかかわらず，女性では上昇が続き，性差医学および医療が急速に脚光を浴びることとなった．超高齢社会を迎え，急速に増えつつある虚血性心疾患には欧米だけでなく日本でも多くの臨床疫学研究による性差を考慮した解析がなされている．本稿では虚血性心疾患における性差について最新の知見をふまえ解説する．

■ 虚血性心疾患の疫学と性差を生じる要因

発症年齢

虚血性心疾患の発症に関しては，2：1～4：1の割合で男性のほうが多いが，閉経後より年齢が上がるにつれて女性の発症率が増加し男性の発症率に近づいている (❶)[1]．虚血性心疾患にはエストロゲンなどの性ホルモンの関与が指摘されているが，閉経に伴いエストロゲンの分泌が低下することが虚血性心疾患発症の危険因子の一つとして考えられている．

予後

安定狭心症のコホート研究では，致死性・非致死性心筋梗塞を発症する率は実に男性の約2倍にのぼる．その要因としては，発症時の平均年齢が高いこと，運動負荷心電図などの狭心症の診断率が低いこと，薬剤による二次予防が少ないこと，狭心症の重症度が高かったことなどがあげられるが，これらの因子を補正しても女性のほうが致死性・非致死性心筋梗塞を発症するリスクが高かった．虚血性心疾患の予後に性差を生ずる明らかな要因は不明であり，今後の報告が待たれる[2]．

エストロゲンと虚血性心疾患の関係

血管や心筋細胞はエストロゲン受容体およびテストステロン受容体を発現するため，性ホルモンは心血管系の組織に直接作用する．とくに卵巣から分泌されるエストロゲンはステロイドホルモンの一つで，心血管系に対する保護作用をもっている．その作用は直接作用と間接作用に分けられ，直接作用は血管弛緩，NO（nitric oxide：一酸化窒素）の産生促進，平滑筋の遊走・増殖抑制などを介した抗動脈硬化作用である．間接作用は，

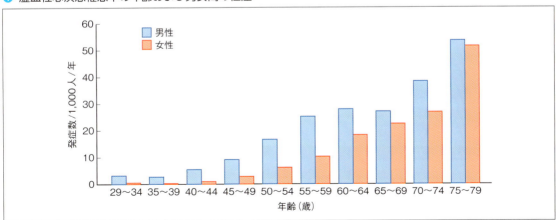

❶ 虚血性心疾患罹患率の年齢および男女間の性差[1]

女性は50歳未満であれば，虚血性心疾患の罹患率が非常に少ない．ただ，閉経後とくに60歳を境に女性の虚血性心疾患の発症率が増加し，男性の発症率に近づいている．

第4章 Expert Advice—特殊な症例を管理する

糖や脂質代謝，高血圧などの虚血性心疾患の危険因子の改善があげられる．そのため，女性において発症時期に明らかな差が生じるのは，若年女性では血管が動脈硬化から保護されているためと考える．閉経とともにエストロゲンの分泌は急激に低下し，心血管保護作用が低下ないし消失するため，虚血性心疾患のリスクが高くなり，男性の発症率と同等に近づいてくると考えられている．

• **血管内皮への作用**

動脈硬化の引き金になる要因としては，血管内皮細胞の障害と機能低下とされる．まずエストロゲンには血管内皮細胞の増殖を促進し，アポトーシスを抑制する効果がある．血管内皮細胞が傷つくことで，動脈硬化の形成や血管内膜の肥厚につながるため，エストロゲンがアポトーシスを抑制してくれることで血管内皮の再生を促進し，結果として血管内皮細胞を保護しているといえる．また，エストロゲンによる血管内皮細胞内でのNOの産出増加が，血管内皮の拡張作用や動脈硬化抑制に働いていると報告されている[3]．

• **血管平滑筋への作用**

動脈硬化の要因に，血管平滑筋細胞の中膜から内膜への遊走と増殖があるが，エストロゲンは血管平滑筋細胞の遊走と増殖を抑制するといわれている．また直接血管平滑筋細胞に作用して，血管拡張作用を示すと報告されている[4]．

エストロゲンと冠攣縮について

前述したように，エストロゲンには血管依存性および非依存性の血管拡張作用がある．冠攣縮性狭心症は喫煙の背景が多い男性に比較的多いが，エストロゲンの作用が著明に低下する閉経後の女性にも多く認める．また主要な冠動脈本幹には問題ないが，微小な冠動脈に収縮が生じる微小血管狭心症についても同様の理由で，閉経後の女性に多く認めている．このような閉経後女性の血管収縮に伴う狭心症の治療として，エストロゲン製剤の投与が有用な場合もある．また喫煙はエストロゲンの分解を促進するため，閉経前女性でも喫煙すれば冠攣縮や微小血管狭心症を引き起こすリスクが高まる．

虚血性心疾患の危険因子について

虚血性心疾患の危険因子としては男女同様に，高血圧，脂質異常症，糖尿病および喫煙などがあげられる．上述したように閉経前はエストロゲンの作用もあり，危険因子の罹患率は少なく，また統計的にも喫煙率は男性のほうが圧倒的多数である．ただ，危険因子が存在すれ

ば男性同様に虚血性心疾患の罹患率は高くなる．また虚血性心疾患に対する糖尿病のリスクは，男性よりも女性のほうが大きく，糖尿病があると女性であっても，冠動脈疾患発症のリスクは糖尿病のない男性と比べても高い．また，糖尿病による冠動脈疾患死の相対危険度は，女性のほうが2倍高く，女性では危険因子の罹患率は低いが，危険因子があれば厳重に虚血性心疾患の発症を管理する必要があるといえる．

■ 急性心筋梗塞における性差

平成27年の厚生労働省の「人口動態統計の概況」によると，1年間の急性心筋梗塞による死亡者数は約3万7,000人（男性：2万1,000人，女性：1万6,000人），その他の虚血性心疾患全体での死亡者数は約3万4,000人（男性：2万人，女性：1万4,000人）と報告された．ただ突然死や原因不明の死亡には急性心筋梗塞が原因であるものも多く，急性心筋梗塞による1年間の死亡者数は上記以上の数であることが十分予想される．そこで，虚血性心疾患の中でも予後が悪い急性心筋梗塞について解説する．

急性心筋梗塞の発症年齢

虚血性心疾患の一つである急性心筋梗塞においては，日本でも多くの疫学研究が施行され，発症年齢や予後に性差を生じている．宮城県心筋梗塞対策協議会（MIYAGI AMI Registry研究）の報告によると，女性の発症年齢は男性に比べ高齢であり，とくに80歳以上での発症が全体の約40%を占めている（**❷**）[5]．

予後における性差

急性心筋梗塞発症後の院内死亡率に関しては，同研究の報告によると，男性は約6%程度であるにもかかわらず，女性では10%以上と有意に高率であった（**❸**）[5]．

なぜ男女間で予後に差が生じたのか

女性は高齢での発症が背景にあり，またそれ以外にも搬送時のKillip分類Ⅱ以上*の症例が多く，心不全を合併している率が高いこと，また総虚血時間につながる発症から病院到着までの時間が長いことなどが院内死亡率に差が生じた大きな要因として考えられている（**❹**）[5]．ただ，女性であること自体が予後に差を生じる要因ではないと報告されている．

＊Killip分類については p.136の**❶**参照.

虚血性心疾患における性差を考える

❷ 急性心筋梗塞患者の男女別年齢層[5]

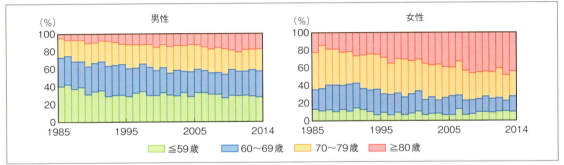

1985年から男性に比し女性のほうが有意に高齢者の発症を多く認める．また，女性においては80歳以上の症例が増加傾向であり，2014年では全体の約40%を占めるようになっている．

❸ 急性心筋梗塞患者の男女別の年齢調整院内死亡率の傾向[5]

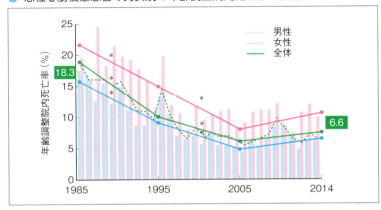

1985年の年齢調整院内死亡率は全体で18.3%であったが，2014年では6.6%と著明に低下している．ただ2005年を境に男女ともに年齢調整院内死亡率はやや上向きに転じている．要因の一つとして，急性心筋梗塞発症の高齢化があげられる．

❹ 発症から受診までの時間および受診時の心不全の合併率の男女別の傾向[5]

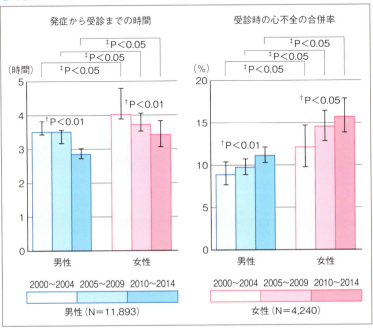

2000年から2014年までを3群に分け，期間ごとの発症から受診までの時間（左）および受診時の心不全の合併率（右）を示している．男女ともに発症から受診までの時間は短くなっているが，受診時にKillip分類Ⅱ以上の心不全を合併している症例が増加していた．性差をみると，女性のほうが発症から受診までの時間が有意に長く，受診時にKillip分類Ⅱ以上の心不全を合併している症例が有意に多い傾向にあった．
[†]P：線形傾向，[‡]P：男女間傾向．

255

第4章　Expert Advice—特殊な症例を管理する

■ たこつぼ心筋症

急性期に急性心筋梗塞や不安定狭心症などと同様の心電図変化を呈し，冠動脈造影による評価が必要になることのあるたこつぼ心筋症について解説する．

急性心筋梗塞を疑い緊急冠動脈造影を施行した症例の約2％で発症している．たこつぼ心筋症の誘因として，精神的・肉体的苦痛が多く，明確な誘因が指摘できないものも約30％で存在する．性差からみたたこつぼ心筋症の最大の特徴は，圧倒的に男性と比べ閉経後の女性に多く，とくに70歳以上の高齢者に多く認める．たこつぼ心筋症の院内死亡率は1〜8％と急性心筋梗塞と比べて低く，再発率は2〜10％と報告されているが，院内死亡や再発率について男女間の性差が存在するか否かの明らかな報告はない[6]．

■ おわりに

本稿では虚血性心疾患の性差について解説した．日本の虚血性心疾患の罹患率は欧米より低い一方で，女性では閉経後の発症が圧倒的に多く，症状が非典型的であるため治療開始までの時間が長い．また，虚血性心疾患の中でも急性心筋梗塞における院内死亡率は女性で有意に高率である．これらをふまえ，今後高齢化が進み男女の平均寿命が延びれば，疾患によって男女間の性差が生じ

てくるため，さらなる虚血性心疾患における性差医学の研究が必要となってくる．性差が生じる機序や病態を解明することで，虚血性心疾患の予防と治療の新しい戦略が生まれていくことが期待できる．

（矢西賢次，的場聖明）

●引用文献

1) 日本循環器学会．循環器病の診断と治療に関するガイドライン（2008−2009年度合同研究班報告）：循環器領域における性差医療に関するガイドライン．http://www.j-circ.or.jp/guideline/pdf/JCS2010tei.h.pdf

2) Daly C, et al. Gender differences in the management and clinical outcome of stable angina. Circulation 2006；113：490-8.

3) Strehlow K, et al. Estrogen increases bone marrow-derived endothelial progenitor cell production and diminishes neointima formation. Circulation 2003；107：3059-65.

4) Akishita M, et al. Estrogen inhibits cuff-induced intimal thickening of rat femoral artery：effects on migration and proliferation of vascular smooth muscle cells. Atherosclerosis 1997；130：1-10.

5) Cui Y, et al. Age-Specific Trends in the Incidence and In-Hospital Mortality of Acute Myocardial Infarction Over 30 Years in Japan - Report From the Miyagi AMI Registry Study. Circ J 2017；81：520-8.

6) Bybee KA, Prasad A. Stress-related cardiomyopathy syndromes. Circulation 2008；118：397-409.

心房細動合併例

Expert Advice

心房細動合併例

近年，高齢化とともに心房細動，虚血性心疾患の患者数はともに増加し，日常臨床においてそれらの合併例に遭遇する機会も多い．本稿では虚血性心疾患と心房細動を合併した症例の管理について，抗血栓療法を中心に概説する．

■ 心房細動，虚血性心疾患の有病率

心房細動は加齢とともに有病率，新規発症率が高くなる疾患であり，日本における心房細動有病率は 2005年には 0.56％であったが，2050年には 1％を超えるとの試算もある[1]．一方，虚血性心疾患の有病率は約6.7％であり，日本における心房細動患者の虚血性心疾患合併率は，Fushimi AF Registry では 15.0％，このうち抗血小板薬 2 剤併用療法（dual antiplatelet therapy：DAPT）が必要な経皮的冠動脈インターベンション（PCI）施行患者が 7.6％と報告され，CREDO-Kyoto PCI/CABG registry コホート 2 では 8.3％と報告されている．

■ 心房細動を合併した虚血性心疾患症例に対する抗血栓療法

心房細動患者の 8～9 割は，心房細動の抗凝固療法の適応を決める際に使用される $CHADS_2$ スコアのリスク因子（心不全〈C〉，高血圧〈H〉，高齢〈75 歳以上〉〈A〉，糖尿病〈D〉，脳梗塞・一過性脳虚血発作〈TIA〉既往〈S_2〉）を一つ以上有する患者であり，経口抗凝固薬（OAC）の投与が推奨される．そして PCI 施行後にはステント内血栓症予防のために一定期間，抗血小板薬の 2剤併用療法（DAPT）が推奨される．したがって心房細動を合併した虚血性心疾患症例では経口抗凝固薬（OAC）と DAPT の 3 剤併用療法（triple therapy）が必要であると考えられてきた．

ここで問題となるのは血栓塞栓症を予防するベネフィットとともに，出血を起こすリスクである．塞栓リスクを評価する $CHADS_2$ スコアと出血リスクを評価する HAS-BLED スコアには，高血圧，年齢，脳卒中（脳梗塞を含む）の既往といった共通する因子があり，$CHADS_2$ スコアが高く脳梗塞を起こしやすい症例ほど HAS-BLED スコアも高く出血しやすいことが多い．日本人においては欧米人と比較し出血性合併症の発現率が高いことがわかっている．とくに OAC と抗血小板薬の併用療法により出血リスクが増大することが，日本のレジストリ研究で示されている[2,3]．

■ WOEST trial

2013 年に発表された WOEST trial[4] では，心房細動に対して OAC で治療を受けている虚血性心疾患合併患者への抗血栓療法の安全性が検討された．PCI の施行が必要な患者において，OAC にクロピドグレルとアスピリンを加えた 3 剤併用療法と，クロピドグレルのみを追加した 2 剤併用療法とを比較検討し，3 剤併用では 2 剤併用と比べて出血リスクが高いこと，一方複合心血管イベント（死亡，心筋梗塞，脳卒中，標的血管再血行再建術，ステント血栓症）も当初の予想に反し 3 剤併用にて有意に増加することが示された（❶）．イベントの増加には，出血性合併症による薬物治療の減量・中止が関係していた可能性を示唆する結果であった．

■ ESC ガイドライン

WOEST trial の結果もふまえ，2014 年にはヨーロッパ心臓病学会（ESC）のワーキンググループが非弁膜症性心房細動（NVAF）患者の抗血栓療法に関するコンセンサスを発表した[5]．

このコンセンサスでは 4 つのステップで評価することが推奨されている．Step 1 として脳卒中リスクを CHA_2DS_2-VASc スコアで評価し，Step 2 で出血リスクを HAS-BLED スコアで評価する．Step 3 で病態を安定狭心症と急性冠症候群（ACS）に分類し，次の Step 4 で急性期・慢性期の抗血栓療法を選択する．この ESC ガイドライン 2014 では 1 年以上経過した慢性期の患者へは OAC 単剤の使用を推奨している．1 年以降の OAC 単剤療法ついては，抗凝固薬を減らすと心筋梗

257

❶ 抗血栓薬多剤併用療法における安全性の検討（WOEST trial）[4]

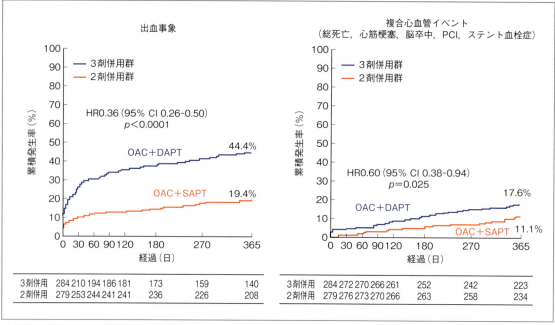

抗血栓薬多剤併用で出血頻度は増加，複合心血管イベントもむしろ高値を示した．
WOEST: What is the Optimal antiplatElet and anticoagulant therapy in patients with oral anticoagulation and coronary StenTing

塞，冠動脈疾患，血栓塞栓症が増え，一方抗血小板薬を増やしていくと出血性の合併症が増え，総死亡でみた場合には OAC 単剤療法が最もベネフィットがあるというデンマークのレジストリ研究の結果[6] を参考としているものの，介入研究は行われておらずエビデンスの構築が求められている．

■ 2017 ESC Focused Update on Dual Antiplatelet Therapy in Coronary Artery Disease

さらに ESC は，2017 年にコンセンサスの部分改訂版となる "Focused Update on Dual Antiplatelet Therapy in Coronary Artery Disease" を発表した（❷）[7]．その中で 3 剤併用療法については 1 か月を基本的な治療期間とし，出血リスクに比し虚血性イベントのリスクが高いと考えられる ACS や解剖学的・手技的背景因子を有する場合は，3 剤併用期間は 1 か月以上 6 か月までとすることが推奨されている．

2014 年版からの主な変更点は，その他，ステントの種類や ACS と待機的 PCI とを分けずに一つのシェーマでまとめたこと，2014 年版では出血リスクの高低で分類したが 2017 年版では血栓症高リスク・出血高リス

クで分けたこと，3 剤併用療法なしで初めから 2 剤併用療法の群ができたこと，があげられる．さらに，2017 年に PCI 施行 1 年以内の症例を対象に実施された PIONEER-AF-PCI 研究[8] の結果をもとに，直接経口抗凝固薬（DOAC）の一つであるリバーロキサバンを併用する場合には 20 mg 1 日 1 回の代わりに 15 mg 1 日 1 回（海外における低用量）を用いることが推奨されている．

PIONEER-AF-PCI 研究ではステントを留置された心房細動患者において，リバーロキサバン 15 mg 1 日 1 回＋P2Y12 阻害薬単剤 12 か月投与群（グループ 1）と，リバーロキサバン 2.5 mg 1 日 2 回＋1・6・12 か月の DAPT 併用投与群（グループ 2）とを標準治療群（ワルファリン＋DAPT 1・6・12 か月）と比較した．グループ 1 とグループ 2（リバーロキサバンはいずれも海外用量）はともに標準治療群にくらべ臨床的に重要な出血のリスクが低いとの結果が示されている（有効性〈MACE；主要心血管イベント〉は 3 群同等であったが，信頼区間が広く明確な結論には至っていない．❺，❻）．

2017 年部分改訂版に記載された，OAC と抗血小板薬との併用療法に関する推奨は以下のとおりである．
・ステント留置時にはアスピリン・クロピドグレル投与

❷ OAC 内服症例に PCI を施行する際の抗血栓療法[7]

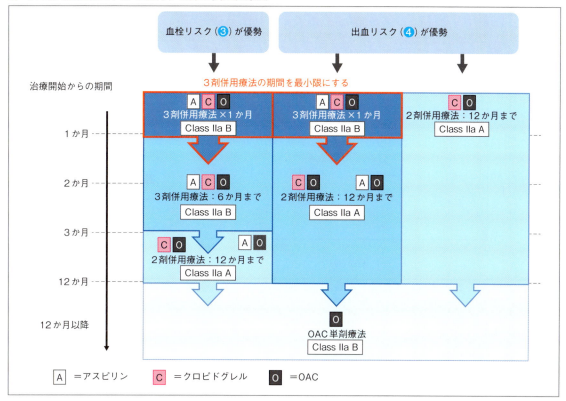

❸ ステント内再狭窄・閉塞の高リスク基準

以下の項目を有する症例をステント内再狭窄・閉塞の高リスク症例とする
適切な抗血小板療法下でもステント内血栓症の既往がある
最後に残った冠動脈枝に対するステント留置
糖尿病患者でのびまん性多枝病変
慢性腎臓病(クレアチニンクリアランス60 mL/分未満)3本以上のステント留置
3病変以上の治療歴
2つのステントが留置されている分岐部病変
ステント全長が60 mm以上
慢性完全閉塞病変

❹ 出血の高リスク基準

以下のHAS-BLEDスコア3点以上を出血の高リスク症例とする	点数
Hypertension (収縮期血圧≧140 mmHg)	1
Abnormal renal/liver function (腎機能障害, 肝機能障害 各1点)	1〜2
Stroke (脳卒中)	1
Bleeding (出血歴)	1
Labile INR (INR≧3.5のエピソード)	1
Elderly (年齢65歳以上)	1
Drugs (抗血小板薬の使用)	1
合計点	0〜8

INR；国際基準比

を推奨する(推奨クラスⅠ,エビデンスレベルC).
- ステント治療を行う症例において,ステントの種類にかかわらず アスピリン・クロピドグレル・抗凝固薬による3剤併用期間は1か月とするよう考慮する(推奨クラスⅡa,エビデンスレベルB).
- 出血リスクに比し虚血性イベントのリスクの高いと考えられる ACSや解剖学的・手技的背景因子を有する場合,3剤併用期間は1か月以上,6か月までとする

(推奨クラスⅡa,エビデンスレベルB).
- 虚血性イベントのリスクに比し出血リスクが高いと考えられる場合は3剤併用に代わり,クロピドグレル75 mgと抗凝固療法の2剤併用を考慮する(推奨クラスⅡa,エビデンスレベルA).
- 抗凝固療法への抗血小板療法の追加は12か月の時点で中止を検討する：12か月以降は抗凝固療法単独とする(推奨クラスⅡa,エビデンスレベルA).

❺ リバーロキサバン併用の安全性の検討（PIONEER-AF-PCI 研究）[8]

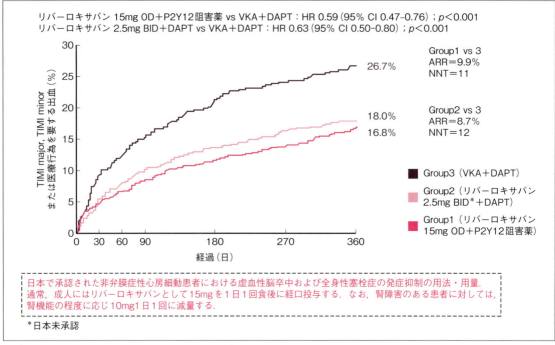

いずれのリバーロキサバン群においても良好な安全性が認められた．
OD：1日1回，BID：1日2回．

❻ リバーロキサバン併用の有効性の検討（PIONEER-AF-PCI 研究）[8]

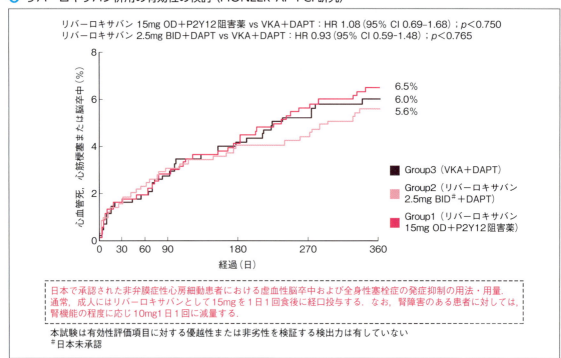

有効性評価項目の発現率（心血管死，心筋梗塞または脳卒中）はすべての治療群で同程度であった．
OD：1日1回，BID：1日2回．

・抗凝固療法としてVKA（ビタミンK拮抗薬）を使用する場合には，プロトロンビン時間国際標準比（PT-INR）は推奨治療域中でも低いレベルで，ただし治療域内時間（TTR）は＞65〜70％にて管理を行う（推奨クラスIIa，エビデンスレベルB）．

・抗凝固療法としてDOACを使用する場合には，脳卒中予防として設定されている低用量を用いる（推奨クラスIIa，エビデンスレベルC）．

・チカグレロル・プラスグレルを用いた3剤併用は推奨しない（推奨クラスIII，エビデンスレベルC）．

■ 日本における抗血栓療法の問題点

日本において欧米のデータと比較し考慮しなければならない問題として，人種による出血リスクの違いがあげられる．ワルファリンによる頭蓋内出血のリスクには人種差があることが知られており，PT-INR 2.0〜3.0に調整したときの白人の出血リスクを1とすると，黒人，ヒスパニックでは2倍，アジア人では4倍にまで高まることが知られている[9]．また，PT-INR別に比較すると，欧米人ではPT-INR 2.0〜3.0では頭蓋内出血の頻度は上昇しないが[10]，日本人では2.6を超えると出血のリスクが高まる[11]という違いがみられる．そのため欧米のガイドラインでは年齢にかかわらずPT-INR目標域は2.0〜3.0に設定されているが，日本のガイドラインでは70歳未満のPT-INR目標域を欧米と同様に2.0〜3.0とする一方，70歳以上ではPT-INR目標域1.6〜2.6と日本人向けの基準を設定している．

近年使用頻度が増加しているDOACにおいても，国内ではリスク因子によって低用量での使用を設定している．実臨床においても日本人ではワルファリンコントロールが控えめにとどめられる傾向があるが，一方でCREDO-Kyoto PCI/CABG registryコホート2ではワルファリンのコントロールが良好と考えられるTTR 65％を基準に，TTR≧65％とTTR＜65％に分けて両者を比較したところ，前者では脳卒中の発症が有意に抑制されたことが報告されている．

ワルファリンを用いたWOEST試験，DOACを用いたPIONEER-AF-PCI試験，最近のRE-DUAL試験[12]など，心房細動合併患者におけるPCI施行1年以内の抗血栓療法に関する複数のランダム化比較試験により，エビデンスは集積されてきている．その一方で，1年以降のOAC単独療法については現時点で明確なエビデンスはなく，日本の実臨床においては，OACと抗血小板療法の組み合わせ（2剤併用）が1年以降も継続されて

いる現状がある．このGuideline Practice Gapの解消を目指して，現在日本人を対象としたDOACを用いた臨床試験が進行中である（AFIRE研究[13]）．

■ おわりに

高齢化による有病率の増加や新規薬剤の導入に伴い，心房細動を合併した虚血性心疾患患者への抗血栓療法は多様化し，近年エビデンスの集積によって治療法の選択に一定のコンセンサスが示されている．その一方で，日本人は欧米人と比較し疾病構造が異なることも明らかとなっており，今後日本人におけるエビデンスがさらに集積されることが期待される．

（真玉英生，安田　聡）

●引用文献

1) Inoue H, et al. Prevalence of atrial fibrillation in the general population of Japan：an analysis based on periodic health examination. Int J Cardiol 2009；137：102-7.

2) Toyoda K, et al. Dual antithrombotic therapy increases severe bleeding events in patients with stroke and cardiovascular disease：a prospective, multicenter, observational study. Stroke 2008；39：1740-5.

3) Uchida Y, et al. Impact of anticoagulant therapy with dual antiplatelet therapy on prognosis after treatment with drug-eluting coronary stents. J Cardiol 2010；55：362-9.

4) Dewilde WJ, et al. Use of clopidogrel with or without aspirin in patients taking oral anticoagulant therapy and undergoing percutaneous coronary intervention：an open-label, randomised, controlled trial. Lancet 2013；381：1107-15.

5) Lip GY, et al. Management of antithrombotic therapy in atrial fibrillation patients presenting with acute coronary syndrome and/or undergoing percutaneous coronary or valve interventions：a joint consensus document of the European Society of Cardiology Working Group on Thrombosis, European Heart Rhythm Association (EHRA), European Association of Percutaneous Cardiovascular Interventions (EAPCI) and European Association of Acute Cardiac Care (ACCA) endorsed by the Heart Rhythm Society (HRS) and Asia-Pacific Heart Rhythm Society (APHRS). Eur Heart J 2014；35：3155-79.

6) Lamberts M, et al. Antiplatelet therapy for stable coronary artery disease in atrial fibrillation patients taking an oral anticoagulant：a nationwide cohort study. Circulation 2014；129：1577-85.

7) Valgimigli M, et al. 2017 ESC focused update on dual antiplatelet therapy in coronary artery disease developed in collaboration with EACTS：The Task Force for dual antiplatelet therapy in coronary artery disease of the European Society of Cardiology (ESC) and of the European Association for Cardio-Thoracic Surgery (EACTS). Eur Heart J 2018；39：213-60.

8) Gibson CM, et al. Prevention of Bleeding in Patients with Atrial Fibrillation Undergoing PCI. N Engl J Med 2016；375：2423-34.

第4章　Expert Advice─特殊な症例を管理する

9) Shen AY, et al. Racial/ethnic differences in the risk of intracranial hemorrhage among patients with atrial fibrillation. J Am Coll Cardiol 2007 ; 50 : 309-15.

10) Amouyel P, et al. INR variability in atrial fibrillation : a risk model for cerebrovascular events. Eur J Intern Med 2009 ; 20 : 63-9.

11) Yamashita T, et al. Warfarin anticoagulation intensity in Japanese nonvalvular atrial fibrillation patients : a J-RHYTHM Registry analysis. J Cardiol 2015 ; 65 : 175-7.

12) Cannon CP, et al. Dual Antithrombotic Therapy with Dabigatran after PCI in Atrial Fibrillation. N Engl J Med 2017 ; 377 : 1513-24.

13) Yasuda S, et al. Atrial fibrillation and ischemic events with rivaroxaban in patients with stable coronary artery disease (AFIRE) : Protocol for a multicenter, prospective, randomized, open-label, parallel group study. Int J Cardiol 2018 ; pii : S0167-5273 (17) 36755-4.

Expert Advice

虚血性僧帽弁閉鎖不全症

■ 概念

虚血性僧帽弁閉鎖不全症（ischemic mitral regurgitation：IMR）は心筋梗塞や虚血性心筋症などの虚血性心疾患により生じる僧帽弁逆流であり，その予後は不良である．

僧帽弁は2枚の弁尖接合により機能する僧帽弁複合体（弁尖，弁輪，弁下部組織，腱索，乳頭筋，左室）から構成される複雑な構造からなり，そのいずれが破綻しても正常な機能が損なわれる．IMR の主な原因は，心筋虚血によってもたらされる左室収縮能障害，左室拡大が乳頭筋偏位を生じ腱索を介して僧帽弁弁尖が過剰に左室側へ牽引される tethering と弁輪拡大である（❶）[1]．

すなわち IMR は弁尖の変性や腱索断裂などが原因となる一次的僧帽弁閉鎖不全症とは病態の異なる左室の疾患であり，より複雑な治療戦略が必要である．

■ 治療の適応

IMR は容量負荷や心筋虚血の進行により逆流の重症度が変化するために，IMR に対する介入の是非を判断することは容易でない．

2017年に revise された ACC/AHA ガイドラインでは IMR に関するいくつかの改訂の中で中等度 IMR に対する治療勧告のエビデンスレベル（LOE）が変更となった．冠動脈バイパス術（CABG）と同時に行う僧帽弁修復はこれまでと変わらず治療効果が明らかでないとして推奨の強さ（COR）は IIb であるが，LOE は C から B-R へ変更された[2]．

その理由としては Michler らが行った301例の中等度 IMR を有する患者に対して，単独 CABG と僧帽弁修復の成績を前向きに比較した臨床研究があげられる[3]．この研究は術後2年と短期間ではあるが，左室収縮末期容積係数（LVESVI）で評価した reverse remodeling は両治療群で変わらず，死亡率や MACCE* も両治療群で有意差を生じなかった．また単独 CABG 群では当然のように僧帽弁逆流遺残が多く，一方の僧帽弁修復群では周術期の合併症が多い結果であった．

❶ IMR のメカニズム[1]

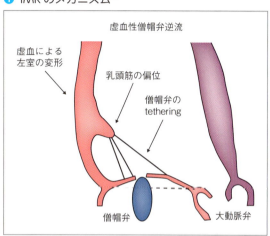

IMR に対する弁修復は原則として CABG と併施されるが，CABG 単独でも心筋虚血が解除され左室逆リモデリングが生じると僧帽弁逆流が軽減する．しかし左室逆リモデリングが得られなければ僧帽弁逆流も遺残し，さらに長期的な予後に悪影響を及ぼす可能性がある．

一方で，ほとんどの CABG がオフポンプで行われている日本の実地臨床において，動脈硬化を背景とした重症患者に対し CABG に加え体外循環を導入して僧帽弁修復を行うことは，侵襲増加によるリスク上昇を受容しなければならない．

このように IMR の治療戦略は複雑であり，とくに中等度の IMR に対して単独 CABG にとどめるか僧帽弁修復術を加えるかということについては，いまだに議論の余地がある．単に左室収縮機能や僧帽弁逆流の程度から判断するのではなく，疾患の原因-心筋バイアビリティ，糖尿病による心筋微小循環障害の存在なども考慮することが重要である．また血管内容積が劇的に変化する血液透析症例についても耐術性と遠隔期予後を考慮して治療戦略を講じるべきである．

＊MACCE：major adverse cardiac and cerebrovascular events（主要心・脳血管イベント）．

第4章　Expert Advice—特殊な症例を管理する

■ 治療の方法

弁尖の逸脱や腱索断裂などによる一次的僧帽弁閉鎖不全症に対しては二次元的な形成で弁機能が修復できることが多いが，IMRは上述のごとく左室の疾患であり病変が僧帽弁複合体の広範に及んでいるために，外科治療も複雑なアプローチを求められることが多い．

2017年のACC/AHAのガイドラインでのIMRに関する勧告の変更のもう一つは，重症IMRについての介入方法である[1]．症状を有する慢性の重症IMRに対してはdownsizeの弁輪形成術単独よりも腱索を温存する弁置換が推奨されている（COR IIa，LOE B-R）．

その理由はGoldsteinらが行った251例の重度のIMRに対する僧帽弁形成術と僧帽弁置換術を比較した前向き臨床試験の結果である[4]．術後2年の死亡率とLVESVIでは両治療間で差を生じなかったものの，中等度から重度の僧帽弁逆流の遺残・再発と，それによる心不全・再入院は，僧帽弁形成術で有意に多い結果であった（32.6% vs 2.3%）．このうち形成術の内訳で弁下組織に対する介入が行われた割合は11.9%にとどまっており，この割合の低さが予後の差に現れた可能性は否定できず，弁輪形成だけではIMRの治療が不十分であるという結論に至った．

IMRに対して僧帽弁形成術を行う場合は弁輪形成に加えて弁下部組織への介入が勧められている．左室瘤や顕著な左室拡大がある場合には左室形成を行う場合もあるが，その他にも乳頭筋間縫縮（papillary muscle approximation）[4]や乳頭筋前方吊り上げ（papillary head optimization）[5]が弁下部組織への介入方法である．こ

れらは弁輪形成と併せて実施される方法であり，共通する意図としてはtetheringを解消することにある．また当院[*]では二次腱索切除（secondary chordal cutting）を積極的に行っており，簡便ではあるが有効な治療であると考えている．弁輪形成との併施は弁輪形成単独と比較して良好な成績が報告されている[5,6]．

[*]順天堂大学医学部附属順天堂医院．

（梶本　完，天野　篤）

●引用文献

1) American Association for Thoracic Surgery Ischemic Mitral Regurgitation Consensus Guidelines Writing Committee, Kron IL, et al. 2015 The American Association for Thoracic Surgery Consensus Guidelines : Ischemic mitral valve regurgitation. J Thorac Cardiovasc Surg 2016 ; 151 : 940-56.

2) Nishimura RA, et al. 2017 AHA/ACC Focused Update of the 2014 AHA/ACC Guideline for the Management of Patients With Valvular Heart Disease : A Report of the American College of Cardiology/American Heart Association Task Force on Clinical Practice Guidelines. J Am Coll Cardiol 2017 ; 70 : 252-89.

3) Michler RE, et al ; CTSN. Two-Year Outcomes of Surgical Treatment of Moderate Ischemic Mitral Regurgitation. N Engl J Med 2016 ; 374 : 1932-41.

4) Goldstein D, et al ; CTSN. Two-Year Outcomes of Surgical Treatment of Severe Ischemic Mitral Regurgitation. N Engl J Med 2016 ; 374 : 344-53.

5) Nappi F, et al. Papillary Muscle Approximation Versus Restrictive Annuloplasty Alone for Severe Ischemic Mitral Regurgitation. J Am Coll Cardiol 2016 ; 67 : 2334-46.

6) Komeda M, et al. "Papillary heads optimization" for more geometric repair of functional mitral regurgitation toward ventricular treatment. Ann Cardiothorac Surg 2015 ; 4 : 393-6.

TAVI に伴う冠動脈病変

Expert Advice

経カテーテル大動脈弁留置術（transcatheter aortic valve implantation：TAVI）は外科的大動脈弁置換術（surgical aortic valve replacement：SAVR）が難しい大動脈弁狭窄症（aortic stenosis：AS）患者に対する新しい治療として，2002 年に first in man が施行された．その後デバイスの改良，経験の蓄積に伴い年々劇的に成績が改善されており，現在すでに中等度リスクにおいて SAVR より優れた成績を示しており，ガイドライン上も欧米では適応が拡大されている[1-3]．今後，より低リスクの若年者に対し TAVI の適応が拡大されていくことを考えると，高齢である TAVI 患者に合併しうる冠動脈疾患（coronary artery disease：CAD）をいかに治療していくかがさらに重要となってくる．

■ TAVI 患者における冠動脈疾患の意義と診断

TAVI 患者における CAD は 44〜75％と報告されているが[4]，これらの報告における CAD の定義は一定しておらず，また機能的評価もされていない．TAVI において CAD が重要である理由として，残存 CAD 自身が TAVI 後の予後に影響する可能性があること，また残存 CAD が TAVI 術中のとくに高心拍ペーシング中に虚血をきたし血行動態破綻に陥る可能性があることがあげられる．

以上より TAVI 患者における CAD の評価は重要であるが，現在のところ TAVI 術前に冠動脈造影を必須としている施設は多いが，高齢であれば CT で左冠動脈主幹部や左前下行枝近位部の狭窄が除外できればそのまま TAVI を施行している施設も多い．一方，冠血流予備量比（fractional flow reserve：FFR）や瞬時血流予備量比（instantaneous wave-free ratio：iFR）などによる虚血評価については，AS 患者において左室肥大が強いことから結果の解釈が難しくなること，また薬剤の投与により血行動態に影響を与えることが懸念されるため，標準の評価法とはなっていない．

■ いつ冠血行再建を行うか

TAVI 患者に対しいつ血行再建を行うかについては gold standard はない．TAVI 前に行うメリットは，冠動脈に対するアクセスが簡単であり，TAVI 中の高心拍ペーシングにも耐えうること，また TAVI の手技と PCI（経皮的冠動脈インターベンション）を分けることにより，1 回あたりの造影剤使用量を抑えられることであるが[5]，一方で TAVI の際にすでに DAPT（dual anti-platelet therapy）内服中であり，AS が解除されていないうちに PCI を施行する必要があることがデメリットである．TAVI と同時に PCI をすることも可能であるが，一度の手技，血管アクセスで終わるメリットがある反面，総造影剤使用量は増加し，手技時間が長くなる．また TAVI 術後に PCI を施行する場合，血行動態破綻の心配がない一方，冠動脈へのアクセスが難しくなったり，最悪の場合，TAVI 弁の位置がずれたりするリスクも伴うため，個々の症例に対し最も適切なストラテジーをとる必要がある．

残存 CAD が TAVI 後の予後に影響するかについてもさまざまな報告がある．SYNTAX score[*]が高ければ予後が悪くなるというデータも存在するため注意が必要である[6]．しかし患者が高齢であり，腎機能障害を伴っている場合が多いことを勘案すると，近位部冠動脈のみ治療するというストラテジーを立てる場合が多いと考えられる．実際不完全な血行再建でも予後には影響されないという報告もある[6]．

最終的な CAD の治療適応については個々の症例において判断し，とくに多枝病変や左冠動脈主幹部に留意すること，適応をハートチームで総合的に判断することが求められている[7]．また AS 患者に対し PCI を行うことの安全性についてはすでに示されており[8]，筆者らも OCEAN-SHD registry ではロータブレータを使用した症例について安全に施行できたことをすでに報告している[9]．

＊SYNTAX score については p.187 参照．

第4章　Expert Advice─特殊な症例を管理する

■ おわりに

　本稿では，TAVI 患者における CAD について，発症頻度から周術期の PCI 施行タイミング，最終的に現在可能な治療法までを記した．今後 TAVI の適応拡大に向けて急速に患者層の若年化が見込まれており，より適切な診断と治療が必要となってくると考えられる．

（林田健太郎）

●引用文献

1) Thourani VH, et al. Transcatheter aortic valve replacement versus surgical valve replacement in intermediate-risk patients : a propensity score analysis. Lancet 2016 ; 387 : 2218-25.

2) Nishimura RA, et al. 2017 AHA/ACC Focused Update of the 2014 AHA/ACC Guideline for the Management of Patients With Valvular Heart Disease : A Report of the American College of Cardiology/American Heart Association Task Force on Clinical Practice Guidelines. Circulation 2017 ; 135 : e1159-95.

3) Baumgartner H, et al. 2017 ESC/EACTS Guidelines for the management of valvular heart disease. Eur Heart J 2017 ; 38 : 2739-91.

4) Goel SS, et al. Severe aortic stenosis and coronary artery disease--implications for management in the transcatheter aortic valve replacement era : a comprehensive review. J Am Coll Cardiol 2013 ; 62 : 1-10.

5) Bajaj A, et al. Safety and feasibility of PCI in patients undergoing TAVR : A systematic review and meta-analysis. Heart Lung 2017 ; 46 : 92-9.

6) Stefanini GG, et al. Coronary artery disease severity and aortic stenosis : clinical outcomes according to SYNTAX score in patients undergoing transcatheter aortic valve implantation. Eur Heart J 2014 ; 35 : 2530-40.

7) Otto CM, et al. 2017 ACC Expert Consensus Decision Pathway for Transcatheter Aortic Valve Replacement in the Management of Adults With Aortic Stenosis : A Report of the American College of Cardiology Task Force on Clinical Expert Consensus Documents. J Am Coll Cardiol 2017 ; 69 : 1313-46.

8) Goel SS, et al. Percutaneous coronary intervention in patients with severe aortic stenosis : implications for transcatheter aortic valve replacement. Circulation 2012 ; 125 : 1005-13.

9) Naganuma T, et al. Can we perform rotational atherectomy in patients with severe aortic stenosis? Substudy from the OCEAN TAVI Registry. Cardiovasc Revasc Med 2017 ; 18 : 356-60.

Expert Advice

冠動脈疾患・心不全合併例における血行再建

■ 心不全と冠動脈疾患

　冠動脈疾患は心不全の原疾患として最も多く，日本においてはとくに近年になり心不全の背景疾患・併存症として増加が報告されている．慢性心不全を対象とした疫学研究によれば，2000年から2004年に登録を行った第一次東北慢性心不全登録（CHART-1）研究ではその頻度は23%であったが，2006年から2010年に登録を行ったCHART-2研究では47%に増加している[1]．また近年，左室駆出率（left ventricular ejection fraction：LVEF）が保たれた心不全，いわゆるheart failure with preserved LVEF（HFpEF）症例においても冠動脈疾患の合併率が上昇していることが報告されている[2]．

　このような背景の中で，今後は心不全を合併した冠動脈疾患に対する血行再建の是非について検討する機会がさらに増加するものと思われる．本稿では，心不全と冠動脈疾患の併存症例における血行再建に関し，現在の知見を解説する．

■ 急性心不全における血行再建

急性心筋梗塞に伴う心不全

　急性心筋梗塞による急性心不全の主要な原因は，急激な心ポンプ機能の低下である．そのため，酸素や血管拡張薬の投与など急性心不全に対する治療も並行して施行しながら，可能な限りすみやかに再灌流療法を施行し，ポンプ機能の改善を図る必要がある．

　ヨーロッパ心臓病学会のガイドラインによれば，ST上昇型心筋梗塞であれば12時間以内のprimary PCI（経皮的冠動脈インターベンション）が推奨されているが，急性心不全もしくは心原性ショックを伴う場合には，12時間を超えていてもprimary PCIの適応となる．非ST上昇型心筋梗塞に対しても，血行動態が不安定な場合は緊急PCIの有効性が証明されている．いずれもPCIが不成功，もしくは困難と判断される症例に対しては，緊急CABG（冠動脈バイパス術）を考慮する．

　この領域におけるランダム化比較試験のエビデンスとしては，心原性ショックを伴う急性心筋梗塞症例に対して早期再灌流療法を行った場合，薬物治療群に比べ主要評価項目である30日後の生命予後は有意差がみられなかったものの，6か月後の生命予後は有意に予後改善をもたらすことが証明されている[3]．

　血行再建と並行して，ニコランジルおよびカルペリチドは梗塞サイズ縮小効果をもたらす虚血耐性獲得効果が報告されているため，併用を検討する．また臓器血流が保たれない患者では，IABP（大動脈内バルーンポンプ）など機械的循環補助の適応となる．さらに，長期的な心筋リモデリングを予防する観点からは急性期からのACE阻害薬の投与や，血行動態が安定した早期からのβ遮断薬の投与が推奨される．また，心筋梗塞の急性期には致死的不整脈や，心破裂・心タンポナーデ，心室中隔穿孔，急性僧帽弁閉鎖不全症など機械的合併症が生じうることにも注意し，慎重なモニタリングが必要である．

心不全急性増悪時の血行再建

　急性冠症候群が否定された急性非代償性心不全において，冠動脈造影をどのタイミングで行うかは，臨床の現場でしばしば重要な問題となる．現時点では，これに回答しうる確立したエビデンスやガイドラインは存在しない．冠動脈造影を施行し，心筋虚血が明らかとなれば，すみやかな血行再建が心不全の早期改善に寄与する可能性がある．しかし一方で，冠動脈造影の際には臥位にならざるをえず，造影剤使用に伴う容量負荷と併せて心不全非代償期の患者にとっては肺うっ血が増悪するリスクがある．さらに，心不全非代償期には腎障害を合併していることも多く，造影剤腎症の発症も懸念される．日本における急性心不全疫学研究であるATTEND registryのデータによれば，虚血性心疾患に伴う急性心不全であっても入院中に冠動脈造影および血行再建術を施行されたのは3割にとどまる[4]．多くの場合，心不全治療を先行させる戦略がとられていることが示唆される．

　一般的には，急性冠症候群が否定された場合には，ま

ずは通常の急性心不全治療を行い，心不全が改善し全身状態が安定した後に冠動脈造影を行うという方針がよいと思われる．一方で，虚血が原因の心不全の場合は急速に悪化する場合もあるため，通常の心不全治療に反応が悪い場合，もしくは治療にもかかわらず心不全が悪化している場合には，その時点で躊躇することなく冠動脈病変の評価を行うべきであろう．

■ 慢性心不全における血行再建
血行再建の有用性

1970年代以降に施行された多くの臨床試験がCABGによる生命予後改善効果を証明してきたが，これらの試験には心不全症例がほとんど含まれていなかった．安定した慢性心不全症例において血行再建を行うべきかどうかを検討した重要な大規模臨床試験としてSTICH試験がある[5]．LVEF 35％以下の左室機能障害を有する冠動脈疾患患者において，薬物治療群と薬物治療＋CABG群を比較したランダム化比較試験である．その結果，主要評価項目である総死亡（追跡期間の中央値は56か月）は両群間の差を認めないという結果であった（CABG群の全死亡に対するハザード比 HR 0.86 [95% CI 0.72-1.04, p = 0.12]）．しかし，心血管死および総死亡＋心血管病による入院率はCABG群で有意に低下してい

た．この結果はintention-to-treatの解析であるが，実際の治療内容によるas-treatedの解析では，CABG群にて総死亡の有意な低下を認めた．また，追跡期間を10年間に延長した解析では，主要評価項目である総死亡の有意な低下を認めた（❶）[6]．これらの結果から，現時点では心不全を有する冠動脈疾患患者に対するCABGの有用性は証明されたと考えられている．

心筋バイアビリティの評価

血行再建の有効性を判断する際，実臨床においては心筋バイアビリティの有無を参考とすることが多い．バイアビリティ評価の方法には心筋シンチグラフィ，ドブタミン負荷エコー，造影MRI，FDG-PETがある．血行再建の有効性の判断においてバイアビリティを評価することの有用性については，有用であるとする報告がある一方で，STICH試験のサブ解析では，バイアビリティのある患者は予後が良好であるものの，その評価でCABGによって死亡リスクが低下する患者群を同定することはできないという結果であった（❷）[7]．心筋バイアビリティ評価の有用性についての評価は定まっておらず，現時点では心筋バイアビリティのみを基準として血行再建の必要性を判断するべきではないと考えるべきであろう．

❶ 心不全を有する冠動脈疾患患者に対するCABGの有用性[6]

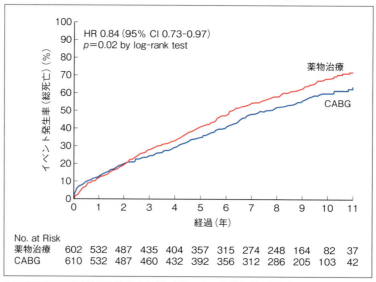

左室機能障害を有する冠動脈疾患患者に対し，CABG施行群は薬物単独群に比べ有意な死亡率低下を認めた．

❷ 心筋バイアビリティ評価の有用性[7]

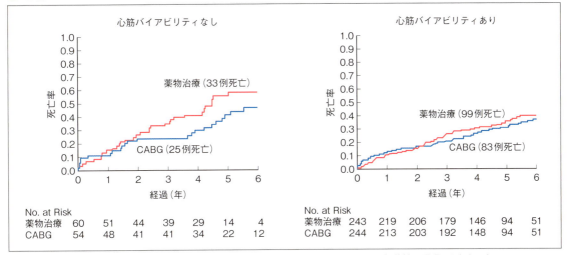

心筋バイアビリティの有無で群分けしたところ，バイアビリティを有する群でも CABG の優位性は証明できなかった．

❸ 心不全患者の血行再建における CABG と PCI の比較[8]

	イベント発生数〈%〉				PCI vs CABGの比較		
	PCI (n=435)		CABG (n=343)		HR	95%CI	p-value
低度 (<23)	28	21%	9	16%	2.1	0.57-7.68	0.26
中等度 (23〜32)	35	23%	21	18%	1.43	0.63-3.21	0.39
高度 (≧33)	20	25%	19	13%	4.83	1.46-16.03	0.01

左：SYNTAX score で分類した心不全患者の血行再建後のイベント（3 年間の総死亡）発生数，右：PCI 群と CABG 群の比較．

PCI vs CABG

血行再建を行う場合には，PCI と CABG のどちらを選択するかという問題がある．前述のように CABG の適応となる心不全患者に対しては CABG の予後改善効果，心機能改善効果が証明されているものの，PCI に関してはエビデンスが乏しいのが現状である．一般的には，血行再建による心機能の回復効果を期待し，狭心症症状を有する症例や虚血が心機能低下の原因と証明された症例では，血行再建の適応を考慮することとなる．

日本で施行された登録研究では，重症冠動脈疾患を合併した心不全症例に対する血行再建では，CABG のほうが PCI よりも生存率が良好であることが知られている[8]．とくに，多枝病変もしくは左冠動脈主幹部病変の患者について解析すると，SYNTAX score* が高い症例においては 3 年間の全死亡率において CABG は PCI よりも優れていた．一方で，SYNTAX score が低いもしくは中等度の場合は，CABG と PCI に差はみられなかった（❸）．ヨーロッパ心臓病学会およびヨーロッパ胸部心臓外科学会のガイドラインにおいて，CABG と PCI の選択は患者の状態，冠動脈の解剖，合併疾患，完全血行再建が可能かどうかなどを慎重に考慮しハートチームで決定すること，心不全専門医にも意見を仰ぐことが推奨されている．

＊SYNTAX score については p.187 参照．

■ おわりに

心不全を合併した冠動脈疾患の血行再建について解説した．このような患者群においては，血行再建のみならず，冠動脈疾患の二次予防はもちろんのこと，ガイドラインに従った心不全治療も忘れてはならない．未解決の課題も多く残されており，今後も日常診療に還元しうる臨床試験・疫学研究が遂行されることが期待される．

（藤野剛雄，筒井裕之）

●引用文献

1) Shiba N. et al：CHART-2 Investigators. Trend of westernization of etiology and clinical characteristics of heart failure patients in Japan — first report from the

CHART-2 study. Circ J 2011；75：823-33.

2) Ushigome R, et al；CHART-2 Investigators. Temporal trends in clinical characteristics, management and prognosis of patients with symptomatic heart failure in Japan — report from the CHART Studies. Circ J 2015；79：2396-407.

3) Hochman JS, et al. Early revascularization in acute myocardial infarction complicated by cardiogenic shock. SHOCK Investigators. Should We Emergently Revascularize Occluded Coronaries for Cardiogenic Shock. N Engl J Med 1999；341：625-34.

4) Sato N, et al；ATTEND Investigators. Clinical features and outcome in hospitalized heart failure in Japan(from the ATTEND Registry). Circ J 2013；77：944-51.

5) Velazquez EJ, et al；STICH Investigators. Coronary-artery bypass surgery in patients with left ventricular dysfunction. N Engl J Med 2011；364：1607-28.

6) Velazquez EJ, et al；STICHES Investigators. Coronary-Artery Bypass Surgery in Patients with Ischemic Cardiomyopathy. N Engl J Med 2016；374：1511-20.

7) Bonow RO, et al；STICH Trial Investigators. Myocardial viability and survival in ischemic left ventricular dysfunction. N Engl J Med 2011；364：1617-25.

8) Marui A, et al；CREDO-Kyoto CABG Registry Cohort-2 Investigators. Three-year outcomes after percutaneous coronary intervention and coronary artery bypass grafting in patients with heart failure：from the CREDO-Kyoto percutaneous coronary intervention/coronary artery bypass graft registry cohort-2. Eur J Cardiothorac Surg 2015；47：316-21.

虚血性心疾患の非心臓手術

Expert Advice

虚血性心疾患の非心臓手術

　循環器内科の日常診療では，心疾患を有する，あるいは心疾患の懸念がある（安静時の心電図異常など）患者の非心臓手術の可否をコンサルトされることは少なくない．しかしながら，これに適切に応えることはなかなか難しいと実感されている医師は少なくなかろう．

　非心臓手術における合併心疾患の評価と管理において，次の点は基礎知識として大切であると考えられる．①非心臓手術の心合併症のリスク評価においては手術の内容と心疾患の状態の両面から評価を行うこと（❶）[1]，②心疾患の重症度が高い場合，緊急性がない非心臓手術では心疾患治療を先行することを考慮し，それ以外では非心臓手術の先行実施を検討すること[1]，③リスクの評価には6つの因子から心合併症の頻度・心血管死亡リスクを予測するRevised Cardiac Risk Index（RCRI）が有用であること（❷，❸）[2]．

　本稿では，これらを前提としたうえで，虚血性心疾患を有する患者の非心臓手術におけるリスク評価，管理について，近年の日欧米の非心臓手術における合併心疾患の評価と管理に関するガイドライン[3-5]からいくつかのポイントをピックアップして解説する．

■ 周術期心筋梗塞

　周術期心筋梗塞は心不全や重症不整脈とも関連し，死亡率は3.5〜25％との報告がある．その発症機序には，冠動脈の急性閉塞と，持続的な心筋酸素の需要と供給の不均衡の2つが想定されている．周術期心筋梗塞を回避するための対処は，治療適応の冠動脈病変の有無によって大きく異なる．前者は一般の急性心筋梗塞の機序と同様で，もともと有意狭窄ではない動脈硬化プラークの破綻によって起こることが多いので，術前の心虚血症状も明らかではない場合がほとんどである．後者は慢性心筋虚血が基礎疾患として存在することが疑われる患者であり，冠動脈精査をする意義のある場合が多いと考えられる．

❶ 心合併症率からみた非心臓手術のリスク分類[1]

低リスク <1%*	中等度リスク 1〜5%*	高リスク >5%*
乳腺手術 歯科手術 内分泌手術 眼科手術 婦人科手術 再建手術（形成外科） 整形外科小手術（膝） 泌尿器科小手術	腹腔内手術 頸動脈手術 末梢動脈形成術 動脈瘤血管内修復術 頭頸部手術 神経外科/整形外科 大手術（股関節，脊椎） 肺・腎・肝手術 泌尿器大手術	大動脈・主幹血管手術 末梢血管手術

＊：30日以内の心臓死あるいは非致死的心筋梗塞の発生率．

❷ RCRI[2]

虚血性心疾患（急性心筋梗塞の既往，運動負荷試験で陽性，虚血によると考えられる胸痛の存在，亜硝酸薬の使用，異常Q波）
心不全の既往
脳血管障害（一過性脳虚血，脳梗塞）の既往
インスリンが必要な糖尿病
腎機能障害（Cr>2.0 mg/dL）
高リスク手術（大血管手術）

❸ RCRIによる心血管系イベント発生率[2]

リスク因子の数	心血管合併症（%）（95% CI）	心血管死（%）
0	0.5 (0.2-1.1)	0.3
1	1.3 (0.7-2.1)	0.7
2	3.6 (2.1-5.6)	1.7
≧3	9.1 (5.5-13.8)	3.6

■ 術前評価

　安定狭心症の患者であっても，4METsの運動負荷（日常生活において2階分の階段を問題なく昇ることができる程度）でとくに虚血を示唆する所見がなければ，そのまま手術することが可能であるとされている．しかしながら，もともとADLの低い患者（たとえばフレイル＊の高い寝たきりの患者など）や，糖尿病患者などでは症状による虚血の評価が難しい場合が少なくない．アメリ

第4章　Expert Advice—特殊な症例を管理する

カのガイドライン[5]では，ハイリスクの手術患者における運動負荷あるいは薬物不可による虚血の評価は，Class IIa/IIb，冠動脈造影検査については術前患者と変わりない適応で行われるべきであると記載されている．近年の冠動脈CTの普及に伴い，その有用性も期待されるが，形態学的な評価だけでは限界があると考えられる．
＊フレイルについてはp.251参照．

■ 術前冠血行再建

CARP studyでは，血管手術を予定している安定狭心症患者を対象として術前に冠動脈血行再建を行うか否か各250例の2群に分けて検討した．冠血行再建の内訳は経皮的冠動脈インターベンション（PCI）が6割，冠動脈バイパス手術（CABG）が4割であった．結果は，死亡・心電図変化を伴う周術期心筋梗塞において群間に差がないというものであった．

また，100% PCIが行われた比較試験では，高いイベント率とともに術前冠動脈血行再建の便益を否定する結果が報告されている．一方，CABG主体の臨床試験では便益を強く支持する結果が示されている．この結果の違いは，両者のプラーク破裂に対する保護効果が異なることに起因すると考えられる．心筋虚血に対する血行再建の適応を満たす患者では，非心臓手術前に血行再建を考慮する必要があることは間違いなく，左冠動脈主幹部や重症3枝病変，とくに心機能低下症例ではCABGが推奨される．

PCIに関しては，非心臓手術のタイミング，病変部位・形態，併存疾患（糖尿病や慢性腎不全）なども勘案のうえ，症例ごとに慎重に判断するべきである．治療に用いるステントについては，これまでは治療後に求められる2剤の抗血小板薬併用（DAPT）期間を考慮しベアメタルステント（BMS）を用いることが多かったと考えられるが，近年の薬剤溶出性ステント（DES）の進化により，最新のPCI後の抗血栓療法に関するヨーロッパのガイドライン[6]では，BMSとDESで推奨されるDAPT期間は同じとなっており，今後の非心臓手術前のPCIにおけるステントの選択が変わってくる可能性が考えられる．

■ 冠動脈ステント留置術後の患者

ステントを用いたPCIを施行されている患者については，抗血小板薬の中止による周術期のステント血栓症のリスクがあることを手術担当医および患者にしっかり説明する必要がある．リスクに関しては患者背景，ステ

ントの留置状況，ステント血栓症の既往の有無などにより異なると考えられることから，個々の症例に応じて判断すべきであり，可能であればカテーテル治療医に相談することが望ましい．抗血小板薬の急激な中止は血栓症による形成部位の閉塞を誘発する可能性があり，厳重な注意を要する．なお，PCI後症例の非心臓手術における抗血小板薬管理に関しては，高いエビデンスレベルをもつ研究に乏しく，欧米においても，エキスパートコンセンサスに基づいてガイドラインが作成されている．アスピリン継続での手術を検討することが原則と考えられるが，非心臓手術における予想出血量により，出血のリスクが心血管系イベント発生のリスクを上回ると予想されるときには，アスピリンの中止も考慮すべきである．

現在の日欧米のガイドライン[3-5]にも記載はないが，前述したように，近年のDESの進化は明らかであり，第二世代以降のDESではステント血栓症のリスクはBMSとほぼ変わらないとの報告も少なくない．したがって，第一世代DESとBMSおよび第二世代以降のDESの周術期リスクは区別するべきであると考える．

第一世代DESを留置されている患者で，12か月以降もDAPTを継続されている患者については，DAPTが継続されている理由についてステントの留置状況などと併せてしっかり確認のうえ，抗血小板薬中止に伴うリスクを検討することが望ましい．BMS，第二世代以降のDESを留置されている患者で，推奨されるDAPT期間中の患者では，最低でもアスピリン単剤は継続しての手術を検討することが基本である．また，術後は可及的すみやかにDAPTとすることが必須である．いずれのステント留置患者においても，すでにアスピリン単剤となっている場合はそのまま継続での手術を検討，チエノピリジン系薬剤の単剤となっている場合はアスピリン単剤に変更のうえ，アスピリン継続での手術を検討する．やむなく抗血小板薬をすべて中止せざるをえない場合にはステント血栓症のリスクがより高くなることを，手術担当医および患者にも十分認識してもらう必要がある．

日本のガイドライン[3]においては，抗血小板薬をすべて中止する場合にヘパリン投与を開始することが望ましいとの記載もあるが，DESやBMS留置患者におけるヘパリン投与がステント内血栓症を予防するとのエビデンスはなく，日本の多くの施設では経験的にヘパリン化を実施しているにすぎないことを認識すべきである．むしろ，周術期のヘパリン投与が出血性合併症を増加させるとの懸念からヨーロッパのガイドライン[4]ではヘパリン化は避けるべきとの記載もあり，筆者の施設＊では安易

にはヘパリン化を勧めていない.

＊東京女子医科大学病院.

■ 冠動脈バイパス術後の患者

①CABG後5年以内で臨床症状の変化がみられない安定した症例では，原疾患が3枝病変の場合や低左心機能症例でも非心臓手術を比較的安全に受けることができる，②バイパスの急性閉塞を避けるためのアスピリン内服症例では服薬継続が望ましく，中止する場合はヘパリン置換を考慮する，との記載が日本のガイドライン[3]にある.

■ 周術期心筋梗塞の予防

周術期心筋梗塞の予防において重要なものとして，血圧の安定化とプラークの安定化が有用と考えられ，ここではβ遮断薬とスタチンについて取り上げる.

β遮断薬

多くの臨床試験で有用性が検討されているが，各臨床試験で薬剤も用量も一定しておらず，結論も異なる.1999年に発表されたDECREASE試験では非心臓手術患者におけるβ遮断薬の有用性が示唆され，欧米のガイドラインに大きな影響を与えたが，その後，報告内容の信頼性が乏しいと指摘され2014年に日欧米のガイドラインが改訂となった経緯がある.しかし，DECREASE試験を除いたシステマティックレビュー[7]の結果から，①慢性的にβ遮断薬を服用している患者では周術期もβ遮断薬の継続を推奨（Class I），②手術前に心筋虚血症のリスクが中等度から高リスクの患者における周術期のβ遮断薬の使用開始は妥当（Class IIb），RCRIのリスク因子（糖尿病や心不全，冠動脈など）を3つ以上有する患者でも手術前にβ遮断薬の使用開始は妥当（Class IIb），とされた．β遮断薬投与患者に非致死性周術期心筋梗塞が少ないとの見解はおおむね一致しているが，徐脈や脳梗塞の増加などの副作用には留意が必要である.

スタチン

酸化ストレスや炎症の鎮静化などの作用を通じて，動脈硬化プラークを安定化させることから，複数の臨床研究で，スタチンが非心臓手術周術期の心イベントを抑制することが示されている．スタチン投与中の患者における非心臓手術周術期の継続および高リスク非心臓手術患者に対するスタチン投与の開始はClass Iとなっている.

■ おわりに

以上，虚血性心疾患を有する患者の非心臓手術におけるリスク評価・管理について解説したが，最も重要なことは，周術期の心血管イベントを予測することは容易ではないことを手術担当医や患者およびその家族に理解してもらうことであろう．関係する診療科間，患者およびその家族との良好なコミュニケーションは，必須事項であると筆者は考える.

（山口淳一）

●引用文献

1) Fleisher LA, et al. ACC/AHA 2007 Guidelines on Perioperative Cardiovascular Evaluation and Care for Noncardiac Surgery : Executive Summary : A Report of the American College of Cardiology/American Heart Association Task Force on Practice Guidelines（Writing Committee to Revise the 2002 Guidelines on Perioperative Cardiovascular Evaluation for Noncardiac Surgery）: Developed in Collaboration With the American Society of Echocardiography, American Society of Nuclear Cardiology, Heart Rhythm Society, Society of Cardiovascular Anesthesiologists, Society for Cardiovascular Angiography and Interventions, Society for Vascular Medicine and Biology, and Society for Vascular Surgery. Circulation 2007 ; 116 : 1971-96.

2) Lee TH, et al. Derivation and prospective validation of a simple index for prediction of cardiac risk of major noncardiac surgery. Circulation 1999 ; 100 : 1043-9.

3) 日本循環器学会. 2012-2013年度合同研究班報告 : 非心臓手術における合併心疾患の評価と管理に関するガイドライン（2014年改訂版）. http://www.j-circ.or.jp/guideline/pdf/JCS2014_kyo_h.pdf

4) Kristensen SD, et al. 2014 ESC/ESA Guidelines on non-cardiac surgery : cardiovascular assessment and management : The Joint Task Force on non-cardiac surgery : cardiovascular assessment and management of the European Society of Cardiology（ESC）and the European Society of Anaesthesiology（ESA）. Eur Heart J 2014 ; 35 : 2383-431.

5) Fleisher LA, et al. 2014 ACC/AHA guideline on perioperative cardiovascular evaluation and management of patients undergoing noncardiac surgery : executive summary : a report of the American College of Cardiology/American Heart Association Task Force on Practice Guidelines. Circulation 2014 ; 130 : 2215-45.

6) Valgimigli M, et al. 2017 ESC focused update on dual antiplatelet therapy in coronary artery disease developed in collaboration with EACTS : The Task Force for dual antiplatelet therapy in coronary artery disease of the European Society of Cardiology（ESC）and of the European Association for Cardio-Thoracic Surgery（EACTS）. Eur Heart J 2018 ; 39 : 213-60.

7) Wijeysundera DN, et al. Perioperative beta blockade in noncardiac surgery : a systematic review for the 2014 ACC/AHA guideline on perioperative cardiovascular evaluation and management of patients undergoing noncardiac surgery : a report of the American College of Cardiology/American Heart Association Task Force on practice guidelines. J Am Coll Cardiol 2014 ; 64 : 2406-25.

第4章 Expert Advice—特殊な症例を管理する

Expert Advice »

川崎病冠動脈後遺症を有する患者を
いかに治療・管理するか

■ 川崎病冠動脈病変に対するロータブレータ（Rota）の治療成績

1993年5月より2002年12月までに26例，33病変に対してRotaを施行した．以下に自験例を中心にRota治療の有用性について解説する．

患者，病変，手技背景

患者背景としては，年齢は8〜28歳と幅広く，平均年齢は15歳と若く，川崎病の診断は0〜8歳，平均2歳で行われた．男児77%，多枝疾患31%，陳旧性心筋梗塞8%で，全例無症候性または軽度の安定労作性狭心症であった．

病変形態では，石灰化病変100%，冠動脈瘤85%，入口部病変22%，バルーンによる拡張不能病変100%と病変形態が複雑なものが高率であった．標的血管は左前下行枝58%，右冠動脈36%，左回旋枝6%であった．病変長は平均4.7 mm，血管径は3.82 mmと血管径の大きい限局性病変が多く，びまん性病変は少なくロータブレータ（Rota）で治療しやすい病変形態であった．最小血管径は平均1.26 mm，狭窄度は平均66%であった．

使用したバーは1病変あたり1.5本で，最終バー/血管径比は0.61，血管径が大きく成人よりも大きいバーを使用することが多く，最終バーサイズの平均は

コラム 世界で初めての川崎病患児に対するロータブレータ治療

筆者が川崎病冠動脈病変に対するカテーテル治療を初めて経験したのは1993年5月であった．当時，成人の冠動脈カテーテル治療はバルーン治療の限界を超えるために，さまざまなニューデバイスの臨床治験が行われていた．その中にバルーン治療では拡張困難な高度石灰化病変に対するロータブレータ治療があり，1992年より日本における臨床治験が開始されていた．

患者は川崎病既往を有する13歳の川崎病患児で，右冠動脈に冠動脈瘤とその近傍に高度石灰化を伴う狭窄病変を認めた．成人の動脈硬化性病変しか経験のない筆者らには驚くべき造影所見であった．

小児科医より治療依頼された小児循環器専門医は，1枝疾患であり，バイパス手術は避けてカテーテル治療をしたい，しかし，従来のバルーン治療では拡張困難で，かつて高圧拡張によりバルーンが破裂し急性冠閉塞となり重篤な合併症を生じて以来，小児の川崎病変に対するカテーテル治療は禁忌となっているとのことであった．一方で小児期に施行したバイパス手術の長期開存性は明らかではなく，

最終的には運動制限下に薬物治療を継続しているが，学童期の運動制限は発達育成においても問題があった．そこで筆者らにロータブレータ治療の適応はないだろうかという相談があった．

筆者らが治療を行うことになり，まず1.5 mm，2.0 mm，2.25 mmと3本のバーを段階的に使用し，その後バルーン拡張を行ったが，20気圧でもバルーンの十分な拡張は得られなかった．しかし病変部は99%の高度狭窄から50%狭窄へ改善し，運動負荷試験でも虚血性変化はみられず退院した．6か月後紹介元の小児科医より追跡造影で新たな冠動脈瘤を認めたが，治療部位に再狭窄はなく経過良好であるとの連絡を受け安堵した．

これが日本における，おそらく世界で初めての川崎病冠動脈病変に対するロータブレータ治療であったと思われる．その後，同じ九州の久留米大学小児科の加藤教授をはじめ全国の小児科医より川崎病患児を紹介いただき，多くの川崎病患児の冠動脈病変に対してカテーテル治療行った．

川崎病冠動脈後遺症を有する患者をいかに治療・管理するか

❶ 川崎病冠動脈病変に対する Rota 治療

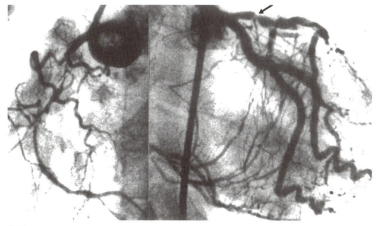

術前

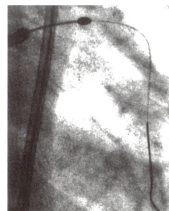

術後

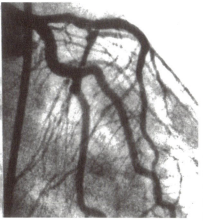

17歳,女性.安定労作狭心症にて入院.右冠動脈完全閉塞で左前下行枝より良好な側副血行を認める.冠動脈バイパス手術は前胸部に傷が残るため希望せず,左前下行枝近位部の高度石灰化病変に対してロータブレータ治療を行った.

2.23 mm, 37％の病変に最大サイズである 2.5 mm のバーを使用した.全例に Rota 後バルーンによる追加拡張を平均 9.5 気圧と比較的低圧で施行したが,症例によっては 20 気圧の高圧拡張を必要とした.冠動脈解離を生じ血流が低下した症例に限り 9％にステント植込みを施行した.

初期成績

病変部の開大に対する手技成功率は 100％,臨床的成功率は 100％であった.主要合併症として死亡,緊急バイパス手術,Q 波心筋梗塞,急性冠閉塞はなく,きわめて安全に施行可能であった(❶).後拡張バルーンの破裂を 8％に認め,最終的にバルーンにて完全に拡張が得られたのは 35％にすぎなかったが,最小血管径は術前 1.26 mm から術後 2.57 mm,狭窄度は術前 66％から 33％へ改善した.Rota に特異的な合併症で

❷ ダイヤモンド・コーティング・バー

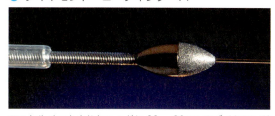

ニッケルメッキされたヘッドに 20～30 μm のダイヤモンドパーティクル数千個をコーティングしている.
(写真：Boston Scientific 社より)

ある冠動脈穿孔,no-reflow 現象,スパスムは 1 例も認めなかった.1 例にバーが病変部に trapped された症例を経験したが,抜去可能であった.

バーはダイアモンド粒子が添付されているのは前方のみであり(❷),不十分な切削で病変部を超えてしまう

275

❸ 晩期損失比

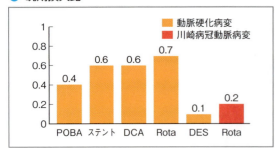

POBA：percutaneous old balloon angioplasty（経皮的古典的バルーン血管形成術），DCA：directional coronary atherectomy（方向性冠動脈粥腫切除術）

と，石灰化の強い狭窄部位で動かなくなることがある．これを回避するためには，小さいバーサイズからの段階的な切削と，バーを進める際に前方への過度な力をかけないことが重要である．

しかし，それ以外は成人の動脈硬化性病変に対するRota治療とは異なり，安全に施行可能であると思われた．その理由として川崎病冠動脈病変は限局性病変で血管径は大きく，屈曲病変も少ないことがあげられる．

また，バルーンによる後拡張も高圧で行うとバルーン破裂を生じるため，過度な高圧は控えて，必要であればバーのサイズアップが望ましいと思われた．6 Frのシースしか挿入できない10歳未満の患児では2.0 mm未満のバーしか使用できないため，5年後に成長を待って10 Frシースが挿入可能な時期に再度2.5 mmのバーで治療を追加した患児も経験した．

遠隔期再狭窄

3〜6か月後に33病変全例に追跡造影（追跡造影率100％）を施行し，最小血管径は術前1.25 mm，術後2.57 mm，遠隔期2.32 mmと推移した．遠隔期の狭窄度50％以上で定義される再狭窄は9病変に認め，再狭窄率は27％であった．再狭窄率は最終バーサイズが2.5 mmの症例では17％，2.25 mm未満では33％と有意差はないが，できるだけ大きなバーにて切削し，初期獲得径を得た症例の再狭窄は少なかった．また晩期損失径は0.25 mmと成人の待機的PCI（経皮的冠動脈インターベンション）後の平均0.90〜1.0 mmよりも低値であった．再狭窄は初期獲得径と晩期損失径で規定され，後者は血管損傷にて惹起される新生内膜増殖によることが知られている．

川崎病冠動脈病変は幼少時の冠動脈への強い炎症のため，内膜や中膜の正常構造は破壊されており，成人の動脈硬化性病変でみられる中膜の平滑筋細胞増殖，遊走によって生じる新生内膜増殖は生じにくいことが予想される．実際，晩期損失径/初期獲得径で算出される晩期損失比は，成人の動脈硬化性病変に対して行うバルーン治療0.4，ステント治療0.6，Rota治療0.7に対して，川崎病冠動脈病変に対するRota治療0.2は，薬剤溶出性ステント（DES）0.1と同様に低値であった（❸）．したがって，川崎病冠動脈病変の再狭窄予防には成人とは異なり初期獲得径が重要であり，できるだけ大きなバーサイズを使用することが再狭窄抑制のためには必要となる．血管径は3.8 mmと比較的大きい病変が多く，2.5 mmの最大バーサイズを使用しても，バー/血管比は0.6であり穿孔の危険が少ないと思われる．

再狭窄が生じた病変のうち8例（24％）に再度のカテーテル治療を施行した．再治療の内訳は44％に再Rota，22％にステント植込みを行い，33％はバルーンによる拡張，11％は内科的に保存的加療を施行した．再Rotaを施行した症例は全例初回の治療時に2.5 mmの最大サイズのバーを使用していなかった．再治療後，再々狭窄を繰り返している症例は経験していない．

遠隔期新規冠動脈瘤

3〜6か月後に33病変全例に追跡造影（追跡造影率100％）を施行したが，4例（12％）で治療部位に新規の冠動脈瘤の出現を認めた．これは，術後狭窄率が25％未満と十分な拡張が得られている病変で60％に出現し，術後狭窄率が25％以上の病変の出現率4％と比較して有意に高率にみられた．血管内超音波の観察でも全周性の石灰化が残存している症例では遠隔期新規動脈瘤はみられないが，高圧バルーン拡張のため術後全周性の石灰化に亀裂が入った症例では遠隔期に新規冠動脈瘤を認めた（❹）．

川崎病冠動脈病変は幼少時の冠動脈への強い炎症のため，内膜や中膜の正常な構造は破壊されており，血管内腔側からの拡張力が容易に外膜側まで伝わりやすく，冠動脈瘤の形成を惹起しているのではないかと推察される．前述の再狭窄予防においてできるだけ大きなバーの使用を推奨したが，その後のバルーンによる後拡張は比較的低圧で，術後狭窄度30〜50％を目標に過度な高圧拡張を控えることが重要であると思われる．また，このような新規冠動脈瘤の出現は川崎病患者に特異的であり，ステントの使用は遠隔期にステントがmalpositionする危険性があり，その適応はbail-outに限定し

❹ 川崎病冠動脈病変において遠隔期新規冠動脈瘤を認めた症例

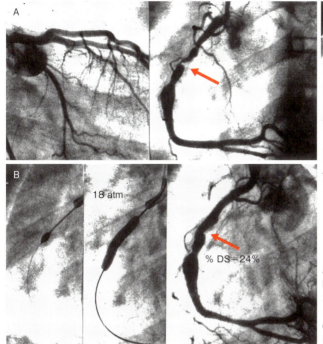
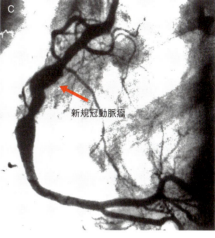

A：治療前．新規冠動脈瘤を認める（→）．
B：治療後．バルーンの最大拡張圧 18 atm のステントを使用し，カテーテル治療を行った．再狭窄率（％ DS）は 24％であった（→）．
C：治療 3 か月後のフォローアップ　新規冠動脈瘤を認めた．

た慎重な使用であることが望ましいと思われる．

■ 川崎病冠動脈病変に対する PCI 施行患者の長期予後

　初回待機的 PCI を受けた川崎病患児 39 人，44 病変（治療時年齢：中央値 16 歳）に対して長期予後調査（追跡年数 13 年）を施行した．37 病変（90％）は冠動脈瘤に近接した高度石灰化を伴う狭窄病変に対して Rota＋バルーンを施行し，ベアメタルステントは 4 病変（10％）に使用した．

　再狭窄に対する再治療は 5 年までに 35％認めたが，大部分が 1 年以内で，5 年以降 15 年までは再治療は施行されなかった．このような患者は学童期に PCI 施行後も医療機関における定期的観察を継続し，アスピリンやワルファリン（冠動脈瘤が残存している症例）の薬物治療が継続されており，成人期に入って治療部位に対して再治療（非薬物治療）を受ける患者はほとんどいなかった．また，冠動脈瘤の進行，破裂も認めず，Suda ら[1]の報告と同様に巨大冠動脈瘤の予後は良好であった．

　しかし，2 例（5.6％）のみ，治療後 10 年以降に，成人期に入ってから心血管イベントを発症した．一例は 27 歳時にステント治療を受けた患者が，その後定期受診なく，38 歳時に胸痛が再燃し，以前治療した部位とは異なる部位に新規病変が進行し，ステント植込みを施行した．もう一例は 14 歳時に Rota＋バルーンにて治療後，定期受診なく，25 歳時に運動中に心肺停止となり病院へ搬送され，低体温療法と冠動脈バイパス術にて救命された．この症例も以前治療した部位以外に新規病変の出現を認めた．

　以上より，学童期に PCI を施行した部位は 1 年以内の再狭窄は発生するも再治療後の予後は良好で，成人期に入っても冠動脈瘤の進行はなく，病変は安定していると思われる．しかし，抗血小板薬，抗凝固薬（冠動脈瘤を有する症例）の継続的投与は必要で，新規病変の出現も同世代の非川崎病患者よりも早く，より厳格な動脈硬化予防のための内科治療が必要であることが示唆された．そのため，成人期に入っても医療機関における継続的観察が必要であると思われた．Tsuda ら[2]も心筋梗塞後の川崎病患児 60 例の 30 年の予後調査で，低心機能患者が致死的心室性不整脈で死亡している症例が多く，厳格な管理の重要性を述べている．

❺ 冠動脈瘤近傍に血栓性閉塞を有する症例の治療

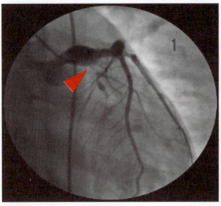
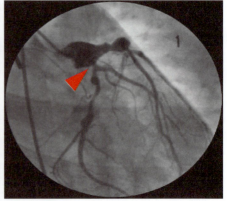

Pre / After thrombectomy of LCx

19歳，男性．突然の胸痛にて救急搬送．右冠動脈，左主幹部，左前下行枝，左回旋枝に冠動脈瘤を認めた．左回旋枝入口部完全閉塞の急性心筋梗塞で，IABPを挿入し血栓吸引カテーテルによる血栓吸引のみで再疎通に成功する．

■ 若年発症急性冠症候群における川崎病様冠動脈瘤の臨床的意義

過食と運動不足によるインスリン抵抗性の増大や塩分過剰摂取によるレニン・アンジオテンシン系の亢進は血管内皮機能障害を引き起こし，不適切な脂肪の過剰摂取により増加したLDLコレステロールの増加と相まって病的動脈硬化の進行が40歳未満の若年者に急速に及び，不安定プラーク破裂による急性冠症候群は若年齢化している．閉経前の女性の発症は少ないが，メタボリックシンドロームを合併した，喫煙歴を伴う若年男性の発症が増加しており，世界に類をみない少子高齢化が急速に訪れる日本において生産年齢である若年者の健康管理は国策としても重要なテーマである．

幼少時に川崎病の診断がなく，成人期に初めて冠動脈疾患を発症した患者は急性冠症候群としてより重篤な状態で医療機関を受診することが少なくない．2000年から2011年にかけて急性心筋梗塞で入院した3,300例のうち，40歳未満で救急搬送された患者は55例(1.6%)であったが，このうち川崎病後遺症に特徴的な冠動脈瘤を有している患者を5例(9.1%)に認めた．いずれも過去に川崎病の診断を受けたことはなかったが，この発生頻度はDanieisら[3]の40歳未満の261例の冠動脈造影所見の5%に川崎病後遺症所見を認めた報告と同様の結果であった．40歳未満の非川崎病急性心筋梗塞患者と比較すると有意に肥満，喫煙既往歴が少なく，既存の動脈硬化の危険因子を有していないことが多かった．

院内予後は川崎病様冠動脈瘤を有している患者で60%に来院時心原性ショックを認め，80%にIABP(大動脈内バルーンポンプ)，PCPS(経皮的心肺補助法)の補助循環装置を使用し，全例でPCIに成功したが，40%は死亡退院で，川崎病様冠動脈瘤を有していない患者の6%よりも有意に不良であった．治療を施行した標的病変はすべて冠動脈瘤近傍の血栓性閉塞であり，血栓吸引療法と選択的血栓溶解療法が効果的であった[4]（❺）．また，IVUS(血管内超音波法)の使用も冠動脈瘤などの閉塞部位の血管の解剖学的所見を知るうえで有効であった[5]．

バルーンによる拡張は末梢塞栓のリスクを高め，高度石灰化病変では拡張困難を伴うため，急性期は必要最低限の使用とし，慢性期にRotaなどの治療[6]を検討することが望ましいと思われる．前述のごとく冠動脈瘤を伴う高度石灰化病変はRota後の高圧拡張で新規冠動脈瘤が出現することも報告されており[7]，低圧でバルーンによる拡張を行いステント植込みは解離を生じたときに限定するべきであると思われる．

DES植込みは冠動脈瘤がなく，石灰化の軽度な病変では再狭窄予防に効果的であると思われるが，若年者のDES植込み後ステント血栓症の剖検例で川崎病の存在が報告されており[8]，その長期安全性は確立しておらず，2剤の抗血小板薬の少なくとも1年以上の継続投与が推奨される．

■ おわりに

　川崎病冠動脈病変に対するカテーテル治療はRotaを用いることにより安全に施行可能で，その効果は長期的に維持されることが明らかとなった．また，その効果は単に冠動脈局所病変の治療にとどまらず，川崎病患児の成長にも良好な効果をもたらすことが判明した．ガイドワイアーが通過する病変であれば，川崎病冠動脈病変に対しては，外科治療ではなく，より低侵襲であるカテーテル治療が第一選択になると思われる．また，川崎病冠動脈病変を有する患児の成人期における疾病管理は若年急性冠症候群発症予防に重要であり，小児科医と循環器医の緊密な連携が求められる．

　最後に川崎病冠動脈後遺症に対する治療・管理のポイントを示す．

①川崎病患児にみられる冠動脈病変は急性期の巨大冠動脈瘤が特徴である．

②学童期には冠動脈瘤の前後に石灰化を伴う高度狭窄病変が出現する．

③バイパス手術は長期の開存性の問題があるが，内胸動脈を使用して良好な長期成績も報告されている．

④従来のバルーンによるカテーテル治療は石灰化病変のため拡張困難で，ロータブレータが短期および長期成績において有効かつ安全である．

⑤若年発症急性冠症候群の原因に川崎病様冠動脈瘤の存在が指摘されている．

⑥冠動脈瘤を有する川崎病患児の小児期から成人期における継続した疾病管理が重要である．

（横井宏佳）

◉引用文献

1) Suda K, et al. Long-term prognosis of patients with Kawasaki disease complicated by giant coronary aneurysm：a single institution experience. Circulation 2011；123：1836-42.

2) Tsuda E, et al. The 30-year outcome of patients after myocardial infarction due to coronary lesions caused by Kawasaki disease. Pediatr Cardiol 2011；32：176-82.

3) Danieis LB, et al. Prevalence of Kawasaki disease in young adults with suspected myocardial ischemia. Circulation 2012；125：2447-53.

4) Inaba S, et al. Successful revascularization by pulse infusion thrombolysis in a patients with Kawasaki disease combined with acute myocardial infarction. JACC Cardiovasc Interv 2010；3：1091-2.

5) Ariyoshi M, et al. Primary percutaneous coronary intervention for acute myocardial infarction due to possible sequelae of Kawasaki disease in young adults a case series. Heart Vessels 2011；26：117-24.

6) Pctcrs TF, et al. Rotational ablation and stent placement for severe calcific coronary artery stenosis after Kawasaki disease. Catheter Cardiovasc Interv 2002；56：549-52.

7) Akagi T. Interventions in Kawasaki disease. Pediatr Cardiol 2005；26：206-12.

8) Yokouchi Y, et al. Repeated stent thrombosis after DES implantation and localized hypersensitivity to a stent implanted in the distal portion of a coronary aneurysm thought to be a sequela of Kawasaki disease；autopsy report. Pathol Int 2010；60：112-8.

第5章

虚血を防ぐ
虚血性心疾患の二次予防

第5章　虚血を防ぐ─虚血性心疾患の二次予防

OMTの概念─虚血性心疾患の二次予防としてのOMT

武田義弘，石坂信和

Point!

- COURAGE試験以降，OMTの重要性が再認識されるようになった．
- 虚血性心疾患のOMTとは生活習慣の改善に加えて4系統の薬剤（抗血小板薬，脂質低下薬，レニン・アンジオテンシン系阻害薬，β遮断薬）を内服することである．
- 血行再建後にOMTを継続することで長期予後の改善が期待できる

1. COURAGE試験の結果が意味していること

- OMTとは，至適内科治療と訳されるが，COURAGE試験により，虚血性心疾患に対するその重要性が再認識されるようになってきた[1]．

- 本試験では，アメリカとカナダの50施設において，薬物治療を行っている安定狭心症を，OMT＋PCI群とOMT単独群に無作為に割り付けて，予後（総死亡と心筋梗塞）が検討された．なおPCIでは，97％の症例でベアメタルステントが使用されている．

- その結果，両群間に有意差は認めず，安定狭心症症例におけるPCIはOMTに付加的な予後改善効果を示せなかった（❶）．本研究の結果から，安定狭心症症例に対するPCIの意義が議論になりがちであるが，重要なメッセージは，血行再建の施行の有無にかかわらず，しっかりと適切な内科治療を行うことが重要である，という点にある．

- Dzauらは，高血圧，脂質異常症，糖尿病，喫煙などの危険因子により惹起される血管内皮障害，酸化ストレス，炎症などが動脈硬化を進行させ，心筋梗塞などの組織障害を引き起こすこと，さらにその後のリモデリングと臓器障害が進行して死に至る一連の流れを連続する病態として概念化した[2]．

- 虚血性心疾患に対する血行再建により狭心症や心筋梗塞などの心血管イベントに治療介入を行うことは意義深いことではあるが，それは発生した局所の組織障害に対する治療にすぎない．虚血性心疾患の二次予防の目標は，心血管イベント発症後の冠動脈イベントの再発予防，心血管以外の動脈硬化性疾患である脳血管障害や末梢動脈疾患，さらに慢性腎臓病，糖尿病などによる臓器障害の進行の予防にある．

- 本稿では虚血性心疾患の二次予防におけるOMTについて解説する．

OMT : optimal medical treatment

PCI : percutaneous coronary intervention（経皮的冠動脈インターベンション）

❶ COURAGE 試験[1]

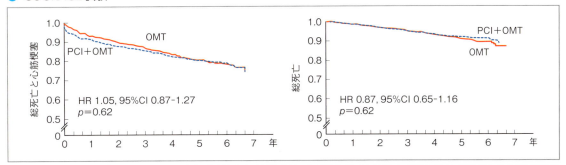

目的：アメリカとカナダの50施設2,287例の安定狭心症症例をPCI+OMT群(1,149例)とOMT群(1,138例)の2群に割り付けて予後(総死亡と非致死性心筋梗塞)を比較検討した．
本試験におけるOMTとは，全例に抗血小板治療(アスピリン81〜325 mg/日，PCIが施行された症例はクロピドグレル75 mg/日を追加)，LDLコレステロール60〜85 mg/dLを目標とした脂質低下治療(シンバスタチン単独またはエゼチミブとの併用，目標LDLコレステロールに到達したら，運動，ナイアシン，フィブラート系薬物を併用してHDLコレステロール>40 mg/dL，中性脂肪<150 mg/dLを目指す)，β遮断薬(メトプロロール)，ACE阻害薬(リシノプリル)またはARB(ロサルタン)，血管拡張薬(ISDN，カルシウム拮抗薬)の内服と定義した．
結果：PCI施行において，1本以上のステント植込みを行った症例は94％で，97％の症例で金属ステントが使用された．平均観察期間4.6年間の薬物治療はACE阻害薬/ARB(PCI群77％，OMT群78％)，スタチン(PCI群93％，OMT群93％)，β遮断薬(PCI群85％，OMT群86％)といずれも2群間で有意差を認めなかった．また，LDLコレステロールは両群で低下(中央値：PCI群71 mg/dL，OMT群72 mg/dL)し，生活習慣の改善度(禁煙，食事・運動療法の施行)は両群ともに高かった．総死亡と非致死性心筋梗塞の発症は両群間で有意差を認めず，また，総死亡に関しても同様の結果であった．
結論：安定狭心症症例においてPCIはOMT以上の予後改善効果を示さなかった．

2. ガイドラインに沿ったOMT

- 日本における虚血性心疾患の二次予防ガイドラインとして，2011年度版の心筋梗塞二次予防に関するガイドラインがある[3]．一方，このガイドラインでは，対象は心筋梗塞症例に限られている．
- 2011年に改訂されたACC/AHAの冠動脈とその他の動脈硬化疾患の二次予防ガイドラインでは，禁煙，血圧管理(140/90 mmHg未満)，脂質管理(LDLコレステロール100 mg/dL未満，高リスク症例では70 mg/dL未満)，身体活動(30分以上の中等度の有酸素運動を5日/週以上)，体重(BMI 18.5〜24.9 kg/m^2)の項目に関して，明確な目標が定められている[4]．2006年度の同ガイドラインと比較して，スタチンによるLDLコレステロールの積極的な低下療法が推奨されていること，また，低血糖発作に配慮して積極的な血糖値の低下(HbA1c 7.0％以下)がクラスIIbとなったことが大きく改訂された点である．内服治療に関しては，抗血小板薬，脂質低下薬，レニン・アンジオテンシン系阻害薬，β遮断薬の4種類の投薬が推奨されている*
- 以上を要約すると，虚血性心疾患の二次予防のOMTとは，生活習慣の改善に加えて抗血小板薬，脂質低下薬，レニン・アンジオテンシン系阻害薬，β遮断薬の4種の薬剤の内服とされている．

ACC/AHA：American College of Cardiology/American Heart Association (アメリカ心臓病学会/アメリカ心臓協会)
LDL：low density lipoprotein (低比重リポ蛋白)
BMI：body mass index

*各種薬剤の管理目標値や使用方法に関しては次項以降の各論を参照されたい．

3. OMTの二次予防のエビデンス

- 虚血性心疾患の二次予防におけるOMTの有効性を検討した前向き試験はなく，少数の観察研究に限られる．

1 PREVENT-IV試験

- アメリカで行われた複数の静脈グラフトを使用した初回のCABG症例2,970例を対象に，edifoligideによる静脈グラフトの前処置の有無で予後を比較したPREVENT-IV試験において，各種内服薬（抗血小板薬，脂質低下薬，β遮断薬，ACE阻害薬/ARB）の服薬状況と2年後のMACE（死亡と心筋梗塞）との関連性を検討した[5]．
- 各薬剤の処方率は退院直後・1年後で抗血小板薬95.9%・94.6%，β遮断薬88.8%・76.9%，脂質低下薬83.8%・86.5%，ACE阻害薬/ARB 46.0%・59.5%であった．
- 結果，4剤すべてを内服していたOMT群（1,924例）におけるMACEは4.2%であった．3剤以上を内服していた群（558例）のMACEは5.0%でOMT群と有意差を認めなかったが，2剤以下の服薬群（488例）のMACEは8.0%でOMT群と比較して有意に高率であった（HR 1.69, 95% CI 1.12-2.55, $p = 0.013$）．

2 SYNTAX試験

- 左主幹部病変を有する1,800症例（ヨーロッパ17か国1,555例，アメリカ85施設245例）を対象に，CABG（903例）とPCI（897例）で予後を比較したSYNTAX試験において，OMT群（少なくとも1剤の抗血小板薬＋スタチン＋ACE阻害薬/ARB＋β遮断薬）と非OMT群の予後（死亡とMACCE〈死亡，心筋梗塞，脳梗塞〉）を比較した結果を示す（②）[6]．
- OMTは血行再建術前で29.1%，術後41.3%の患者に実施され，5年後までOMTが継続されていた患者は約30%にとどまっていた．OMT群は非OMT群と比較して血行再建術後5年後までの死亡とMACCEの発症がともに有意に低率であった．OMT実施による予後改善効果は血行再建後の1年間に最も顕著であり，その効果は5年後まで持続した．
- 多変量解析の結果，OMTの実施は死亡とMACCEの独立した予後予測因子であった．さらにOMT実施群は非実施群と比較して5年後までに36%の予後改善効果が得られた．これはPCIと比較してCABGによる血行再建術で得られる26%の予後改善効果を上回った．また，4種類の各薬剤の使用が，死亡とMACCEの各々の独立した予後予測因子であり，とくに抗血小板薬とスタチンにおいてその効果は高かった．

3 REACH international registry

- 2003年から2004年のあいだに日本を含む世界44か国より約6万人の心血管病を有する症例を登録した中の37,154例（虚血性心疾患症例19,799例：53.3%，脳血管症例7,746：20.8%，末梢動脈疾患2,420例：

CABG：coronary artery bypass grafting（冠動脈バイパス術）
ACE：angiotensin converting enzyme（アンジオテンシン変換酵素）
ARB：angiotensin II receptor blocker（アンジオテンシンII受容体拮抗薬）
MACE：major adverse cardiovascular event（主要心血管イベント）

MACCE：major adverse cardiac and cerebrovascular events（主要心・脳血管イベント）

❷ SYNTAX試験[6]

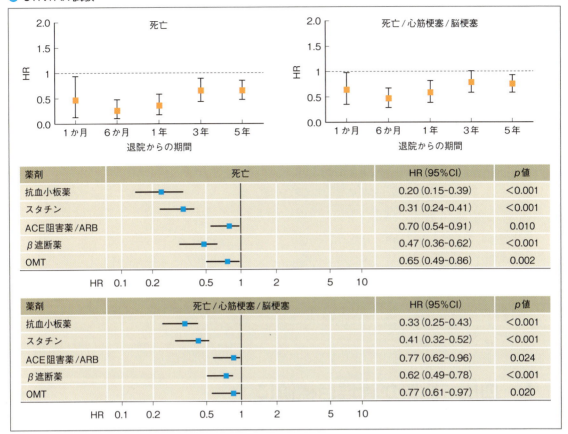

6.5％，いずれか2つ以上の疾患を重複している症例720例：1.9％）を対象としてOMTの継続の有無と心血管イベントとの関連性を検討した[7]．1剤以上の抗血小板薬，脂質低下薬，1剤以上の降圧薬の3種の服薬がOMTと定義されており，虚血性心疾患症例ではさらにβ遮断薬を加えた4種の服薬と定義されていた．主要評価項目は4年後のMACCE（心血管死，心筋梗塞，脳梗塞）で，副次評価項目は全死亡とした．

● 結果を❸に示す．エビデンスに基づくOMTが実施されていた症例は，開始時に46.7％，1年後に48.2％であった．開始時と1年後の非OMT群では，ともにOMT群と比較して主要・副次エンドポイントの発症が有意に高率であった．とくに，抗血小板薬と脂質低下薬の開始時における非内服群は，4年後の主要エンドポイントの発症がともに有意に高率であった．

❸ REACH international registry[7]

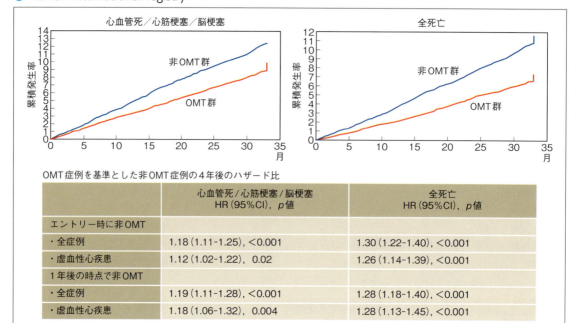

4. 血圧・脂質が管理目標値に到達している症例に対する各種薬剤の必要性について

- OMTの有効性を検討した上記の臨床試験においてOMTとは1剤以上の抗血小板薬，脂質低下薬，ACE阻害薬/ARB，β遮断薬の4種類の薬剤を内服することと定義されている（コラム参照）．心機能低下症例や心筋梗塞症例に対するACE阻害薬/ARBとβ遮断薬の有効性に関しては多くの臨床試験により実証されているが，それ以外の症例で血圧や脂質が管理目標値に到達している場合に，各種薬剤の必要性はあるのだろうか．

1 脂質低下薬

- 虚血性心疾患の二次予防を検討した多くの臨床研究の結果，いずれもLDLコレステロール値は"lower is better"を示唆する結果となっている．とくにスタチンには脂質低下作用を超えた多面的作用が報告されており，二次予防として動脈硬化リスクの高低とは無関係に投薬することが望ましい．

2 ACE阻害薬/ARB

- 左心機能障害や心不全合併がなくとも冠動脈疾患，脳血管障害，末梢動脈疾患，冠危険因子，アルブミン尿を有する症例は心血管イベント発生の高リスク群となる．前向きメタ解析試験であるBPLTTCにおいて

コラム OMTに使用する薬剤

■抗血小板薬

　虚血性心疾患の二次予防として，禁忌のない限り低用量アスピリンを永続的に投与する．アスピリンに忍容性のない場合にはチエノピリジン系の抗血小板薬を投与する．ステント治療が行われた場合においては低用量アスピリンとチエノピリジン系抗血小板薬とを併用する．抗血小板薬の2剤併用療法の継続期間に関して，2017年の段階で日本のガイドラインに明確な記載はなく，患者背景や病変背景，治療内容や薬剤溶出性ステントの種類により個別に対応する必要がある．

■脂質低下薬

　国内外の多くの臨床試験結果より，高LDLコレステロール血症は冠動脈疾患の主要な危険因子として確立されている．冠動脈疾患をすでに発症している二次予防では，一次予防と比較してより厳格な脂質コントロールが求められる．二次予防における多くの臨床研究の結果，いずれも"lower is better"を示唆する所見となっている．

　それでは，実際にLDLコレステロールをどこまで低下させればいいのか．日本の動脈硬化疾患予防ガイドラインにおいては，冠動脈疾患の既往のある症例の管理目標値はLDLコレステロール100mg/dL未満となっている．2017年に改訂された同ガイドラインには家族性高コレステロール血症，急性冠症候群，糖尿病で高リスク病態（非心原性脳梗塞，末梢動脈疾患，慢性腎臓病，メタボリックシンドローム，主要危険因子の重複，喫煙）を合併する場合の管理目標値はLDLコレステロール70mg/dL未満であることが追加された（管理目標値はあくまで到達努力目標値であり，絶対にこの数値まで到達しなければならない値を示すものではない．また，二次予防の目標値としてLDLコレステロール値50%以上の低下が付記されている）．

　LDLコレステロールを管理する薬物治療としては，国内外で多くのエビデンスを有するHMG-CoA還元酵素阻害薬（スタチン）を第一選択薬とする．その他の薬剤として，小腸コレステロールトランスポーター阻害薬（エゼチミブ），PCSK9阻害薬およびEPA製剤はスタチンとの併用で動脈硬化抑制効果が証明されている薬剤であり，スタチン単剤で管理目標値に到達できない場合に使用を考慮する．

■ACE阻害薬/ARB

　急性心筋梗塞症例に対して治療の早期よりACE阻害薬を投与することにより死亡率の減少が得られる．また，左室収縮機能が低下している心筋梗塞患者（駆出率40%以下）では，ACE阻害薬の投与により左室リモデリング（心室拡張，心筋肥大，間質線維化）が抑制され，その後の心不全や突然死の発生率が減少する．以上のことから，日本循環器学会の『心筋梗塞二次予防に関するガイドライン』では左心機能低下や心不全を有するリスクの高い急性心筋梗塞患者に対するACE阻害薬の発症24時間以内の投与がクラスIとなっている[3]．

　前向きメタ解析試験であるBPLTTCにおいては，中等度～高度の心血管リスクを有する集団においてACE阻害薬の降圧を超えた冠動脈疾患予防効果が示されており[8]，虚血性心疾患の二次予防として心機能障害や高血圧の有無にかかわらずACE阻害薬の投与が勧められる．また，同試験において，ACE阻害薬はARBに比して有意に冠動脈疾患予防効果を示した[8]．心筋梗塞発症予防の確立したエビデンスを有し，かつ「降圧を超えた心保護効果」を有するACE阻害薬に対し，ARBを積極的に使用する根拠は乏しい．そのため，日本循環器学会の『心筋梗塞二次予防に関するガイドライン』では，クラスIの適応として，ARBの使用はACE阻害薬に対する忍容性のない場合に限られるとなっている[3]．

■β遮断薬

　心不全における大規模臨床試験のエビデンスがあるβ遮断薬はメトプロロール，ビソプロロール，カルベジロールの3種類であり，後2剤が日本では心不全に対して保険適用となっている．β遮断薬による虚血性心疾患の二次予防効果は死亡率の高い症例，すなわち心機能低下症例でより著明である．

第5章　虚血を防ぐ―虚血性心疾患の二次予防

は，中等度～高度の心血管リスクを有する集団において ACE 阻害薬の降圧を超えた冠動脈疾患予防効果が示されており[8]，虚血性心疾患の二次予防として心機能障害や高血圧の有無にかかわらず ACE 阻害薬の投与が勧められる．

● なお，ARB は二次予防のエビデンスに乏しく，日本循環器学会の『心筋梗塞二次予防に関するガイドライン』[3] では，クラスⅠの適応として，ACE 阻害薬に対する忍容性のない場合に限られるとなっている．

❸ β遮断薬

● β遮断薬は陰性変時作用による心拍数の減少と陰性変力作用による心収縮力の抑制によって心筋酸素消費を軽減させて抗狭心症効果，致死性不整脈の減少効果，心不全発症の予防効果を有する．そのため，β遮断薬による虚血性心疾患の二次予防効果は死亡率の高い症例，すなわち心機能低下症例でより著明である．これまでのエビデンスの多くが再灌流療法以前あるいは血栓溶解療法を施行された心筋梗塞症例が対象となっており，心機能が良好な低リスク群における β遮断薬の意義についての十分なエビデンスはない．これに関しては現在，日本でオープンラベル無作為試験の CAPITAL-RCT が進行中である．

◉引用文献

1) Boden WE, et al. Optimal medical therapy with or without PCI for stable coronary disease. N Engl J Med 2007；356：1503-16.
2) Dzau VJ, et al. The cardiovascular disease continuum validated：clinical evidence of improved patient outcomes：part I：Pathophysiology and clinical trial evidence (risk factors through stable coronary artery disease). Circulation 2006；114：2850-70.
3) 日本循環器学会. 循環器病の診断と治療に関するガイドライン (2010 年度合同研究班報告)：心筋梗塞二次予防に関するガイドライン (2011 年改訂版, 2013 年更新版). http://www.j-circ.or.jp/guideline/pdf/JCS2011_ogawah_h.pdf
4) Smith SC Jr, et al. AHA/ACCF Secondary Prevention and Risk Reduction Therapy for Patients with Coronary and other Atherosclerotic Vascular Disease：2011 update：a guideline from the American Heart Association and American College of Cardiology Foundation. Circulation 2011；124：2458-73.
5) Goyal A, et al. Outcomes associated with the use of secondary prevention medications after coronary artery bypass graft surgery. Ann Thorac Surg 2007；83：993-1001.
6) Iqbal J, et al. Optimal medical therapy improves clinical outcomes in patients undergoing revascularization with percutaneous coronary intervention or coronary artery bypass grafting：insights from the Synergy Between Percutaneous Coronary Intervention with TAXUS and Cardiac Surgery (SYNTAX) trial at the 5-year follow-up. Circulation 2015；131：1269-77.
7) Kumbhani DJ, et al. Adherence to secondary prevention medications and four-year outcomes in outpatients with atherosclerosis. Am J Med 2013；126：693-700.
8) Turnbull F, et al. Blood pressure-dependent and independent effects of agents that inhibit the renin-angiotensin system. J Hypertens 2007；25：951-8.

抗血栓薬

抗血栓薬

田原奈津子，新家俊郎

Point!

- PCI 後の標準治療はアスピリン＋P2Y12 ADP 受容体阻害薬 2 剤併用 (DAPT) とする．
- 抗血小板薬と抗凝固薬との併用は，出血性合併症の増加につながる．
- 至適 DAPT 期間は one fits all ではない．個々のリスクを考慮し血栓症予防と出血リスクのバランスを考えることが重要である．

1. 抗血小板薬

1 アスピリン

- 現在，日本で使用されている抗血小板薬は多数あるが，その中で最も頻用されており歴史が長いものはアスピリン（バイアスピリン®，バファリン®）である．

- ISIS-2 試験において，急性心筋梗塞 (AMI) 症例におけるアスピリン（162 mg/日）の投与が死亡率を改善することが示されており，日本においても JAMIS 試験にて低用量アスピリン（81 mg/日）による心筋梗塞後患者の再梗塞予防効果が証明された．

AMI : acute myocardial infarction

2 経口血小板 P2Y12 受容体阻害薬

- 1980 年代から，冠動脈疾患治療に経皮的冠動脈インターベンション (PCI) が導入された．当初はバルーン拡張術しか手段がなく，急性閉塞，慢性期再狭窄が高頻度であった．その後，金属ステント (BMS) 植込み術が導入されたが，亜急性期ステント内血栓症が高頻度に認められ，その予防法確立が必須であった．初期は，アスピリンとワルファリンの併用が試みられたが，血栓症予防効果は乏しかった．

PCI : percutaneous coronary intervention
BMS : bare metal stent

- STARS 試験において，アスピリンとチクロピジン（パナルジン®）による抗血小板薬 2 剤併用療法 (DAPT) がステント血栓症を減少させることが示され，PCI 後の標準治療として急速に広まることとなった．

DAPT : dual antiplatelet therapy

- しかし，チクロピジンはステント血栓症を予防する一方で，無顆粒球症や血栓性血小板減少症，頭蓋内出血などの重篤な合併症を生じた．そこで，第二世代であるクロピドグレル（プラビックス®）が開発された．この薬剤は，チクロピジンと同様の血栓症予防効果を示し，問題であった重篤な合併症を減少できた．さらには，loading を行うことで早期に

289

第5章 虚血を防ぐ—虚血性心疾患の二次予防

抗血小板作用を発揮させることができたため，チエノピリジン系薬剤の中で頻用されることとなった．

● しかし，一方でクロピドグレルは肝代謝されて薬効を発揮するプロドラッグ[1]であり，効果発現までに時間がかかる点，代謝酵素の活性（主にCYP2C19の遺伝子多型に規定される）により効果がばらつく点，アジア人に低代謝活性群が多い点などが問題であった[2]．

● その弱点を補うため，開発されたのが第三世代チエノピリジン系薬剤プラスグレル（エフィエント®）と非チエノピリジン系血小板P2Y12受容体阻害薬チカグレロル（ブリリンタ®）である．プラスグレルはクロピドグレルとは代謝経路が異なり，より早期に効果を発揮し，CYP2C19遺伝子多型の影響を受けにくい＊．

● TRITON-TIMI38試験では，プラスグレル群（LD 60 mg，MD 10 mg）はクロピドグレル群（LD 300 mg，MD 75 mg）に比べて有意に虚血性イベントを減少させたが，一方で出血性イベントはプラスグレル群に有意に多い結果となった．リスク・ベネフィットのバランスを考慮すると，高齢者（75歳以上），低体重（60 kg以下）では優位性が示されなかった．

● 上記を受けて，日本ではLD 20 mg，MD 3.75 mgに減量してPRASFIT-ACS試験が行われた．この試験では，統計学的パワーはないものの，プラスグレルは虚血性イベントの発生を抑制し（プラスグレル群9.4%，クロピドグレル群11.8%），出血性イベントを増加させなかった．日本では，CYP2C19遺伝子変異による低代謝活性群が多いため，抗血小板薬の新規導入はプラスグレル（エフィエント®）の割合が増えている．

＊ P2Y12受容体阻害薬の代謝経路についてはp.172の❷参照.

LD：loading dose
MD：maintenance dose

2. DAPT 期間

1 日本のガイドライン

● 薬剤溶出性ステント（DES）時代となり，遅発性・超遅発性ステント血栓症が問題となったことから，日本循環器学会ガイドラインは，DESを用いたPCI後は12か月以上のDAPT継続を推奨している．

DES：drug eluting stent

2 PRODIGY 試験

● 一方，世界ではDAPT期間短縮に向けた臨床試験が行われてきた．PRODIGY試験では，PCI後（病変は第一世代，第二世代DESと第三世代BMSに均等に割付），30日間DAPTを継続したのちに，24か月間継続する群と6か月間で中止する群に無作為割付を行い比較した．

● 虚血性イベント発生率は24か月群10.1%，6か月群10.0%と差はなく（HR 0.98，95% CI 0.74-1.29，$p=0.91$），出血性イベントは24か月群で有意に高く（TIMI出血基準〈大出血〉：24か月群1.6%，6か月群0.6%，$p=0.041$），短期間のDAPTでも虚血性イベントが抑制できること，かつ出血性イベントが抑制できることが示唆された．

TIMI出血基準：出血を，軽微な出血，小出血，大出血に分類し，重症度の指標として用いられている.

❶ 至適DAPT期間を見いだすための研究（文献3-5より作成）

リスクスコア	予測対象イベント	分類	出血性合併症危険因子	特徴
DAPT score[3]	PCI後12〜30か月 虚血性・出血性合併症	2群	年齢, 高血圧, 腎障害, 末梢動脈疾患	・DAPT studyに登録された11,648例 ・除外基準：腎機能低下, 末梢血管病変合併例
RISK scores from PARIS registry[4]	PCI後24か月 虚血性・出血性合併症	3群	年齢, BMI, 喫煙, 貧血, 腎機能, 抗凝固療法併用	・多施設レジストリー 4,190例 ・除外基準：院内合併症例, 金属ステント例
PRECISE-DAPT score[5]	PCI後12か月 出血性合併症	4群	年齢, 腎機能低下, ヘモグロビン値, 白血球数, 出血の既往	・8つのRCT（12か国139施設）に登録された14,963例 ・除外基準：長期抗凝固療法適応例

研究に登録される症例は，出血性・虚血性合併症リスクはともに高い症例は除外されていることが多く，実臨床とのギャップは否めない．しかし，明らかに出血性合併症のリスクが高い例ではより短期間を，虚血性合併症のリスクが高い例ではより長期間を選択することができるのではないかと考えられる．

- また，第一世代DESで指摘されていた炎症反応の持続や治癒反応の遅延は，第二，第三世代DESへの進化とともに減少し，長期間DAPTの意義は薄れてきたかにみえた．

❸ DAPT試験

- しかし，2014年に報告されたDAPT試験では，より長期間のDAPTが虚血性イベントの抑制に有用との結果が報告され，より短期間に向かう流れに一石を投じた．

- この研究はDES留置後に重篤な出血性イベントなどを起こさなかった比較的安定した症例を対象として，PCI後12か月間DAPTを継続したのち，そのまま18か月間DAPTを継続した群（30か月群）と，DAPTに代わり12か月間アスピリン単剤を投与した群（12か月群）に無作為割付し，継続の安全性と有用性を評価した．主要心血管事象発生率は30か月群で4.3%，12か月群で5.9%であり，とくに心筋梗塞の発生率が12か月群で有意に高かった（30か月群2.1%，12か月群4.1%）．

❹ PARISスコアとPRECISE-DAPTスコア

- このように，至適DAPT期間を見いだすため，欧米を中心に多くの研究が行われてきたが，定見をみるに至っていない．より個別化対応が必要という視点から，DAPT試験を含めいくつかの研究では，そのデータから合併症の予測因子を見いだしてスコア化する試みが行われている．

- PARISスコアでは，年齢，BMI，喫煙，貧血の有無や腎機能，3剤併用療法が出血の予測因子であると報告され，PRECISE-DAPTスコアでは年齢，出血の既往，白血球数，貧血，腎機能から求められるスコアが高いほど，出血性合併症のリスクが高いと判断され，25点以上ではDAPT期間を短くするべきと推奨している（❶）[3-5]．

❺ ACSと安定狭心症

- また，急性冠症候群（ACS）と待機的PCI症例ではDAPTの意義が異なると考えられるようになった．ACSはプラークの破綻と血栓を基礎

ACS：acute coronary syndrome

第5章 虚血を防ぐ—虚血性心疾患の二次予防

とする病態であり，動脈血管内皮下組織の露出により，血小板の活性化を促進させるため，再発リスクも高い．

● 現在，欧米のガイドラインでは安定狭心症と ACS で大きく方針が異なっており，安定狭心症に対する待機的 PCI 後の DAPT 継続期間は 6 か月，ACS に対しては少なくとも 12 か月という指針が示された．

● 日本のガイドラインは未改訂であるが，欧米人に比べて虚血リスクが低いこと，出血リスクが相対的に高いことをふまえ，今後改訂されていくものと考えられる．

3. 抗血小板薬と抗凝固薬の併用

● 日本のガイドラインでは，心房細動患者において CHADS2 スコア 1 点以上で抗凝固療法を推奨している．PCI を施行される患者は，高血圧や糖尿病を合併していることも多く，心房細動を合併した際には DAPT ＋抗凝固薬の 3 剤併用となり，出血性イベントの増加が懸念される．

■1 抗血栓薬併用の縮小

● 2013 年に発表された WOEST 試験では，抗凝固療法下に PCI を行う患者をワルファリン＋クロピドグレル群（2 剤併用群）とワルファリン＋DAPT 群（3 剤併用群）へ無作為割付し，虚血性イベント，出血性イベントともに 2 剤併用群における発生率が低かったことが報告された．

● この結果を受け，抗凝固療法下の患者に対する PCI 施行時の抗血栓薬の使用について，2014 年の ESC ガイドラインは抗血栓薬併用を縮小する方向に舵を切った．CHADS2-VASC スコアで虚血性イベントリスクを，HAS-BLED スコアで出血性イベントリスクを評価し，スコアに基づいて患者ごとに，3 剤併用かチエノピリジン系薬剤＋ワルファリンの 2 剤併用かを決定する方針を推奨した．また，PCI 後 12 か月経過していれば，抗凝固薬単剤使用のみでよいという斬新な指針も示した．

ESC：European Society of Cardiology（ヨーロッパ心臓病学会）

● 2016 年には，ACS か待機的 PCI か，出血リスクが高いか否かによって，3 剤併用期間を 1 か月から 6 か月とし，待機的 PCI で出血リスクが高い場合は 6 か月以降，それ以外は 12 か月以降抗凝固薬単独療法を行う方針を示した．

■2 DOAC と抗血小板薬 2 剤併用の検証

● 近年，抗凝固療法下で PCI を行う患者を対象に，直接経口抗凝固薬（DOAC）と抗血小板薬 2 剤併用を検証する研究が多く行われている．リバーロキサバン（イグザレルト®）を用いた PIONEER AF-PCI 試験では，リバーロキサバン 15 mg 1 日 1 回＋クロピドグレル 75 mg 群（Group 1），リバーロキサバン 2.5 mg 1 日 2 回＋DAPT（Group 2），ワルファリン＋DAPT（Group 3）の 3 群を比較し，Group 3 で出血性イベントが有意に高く，心血管死，心筋梗塞や脳卒中は同等であることが示

DOAC：direct oral anticoagulant

292

された.

● ダビガトラン（プラザキサ®）を用いた REDUAL PCI では，プラザキサ®110 mg 1 日 2 回＋P2Y12 受容体阻害薬群，プラザキサ®150 mg 1 日 2 回＋P2Y12 受容体阻害薬群，ワルファリン＋DAPT 群を比較し，プラザキサ®を含む 2 剤併用抗血栓療法は，ワルファリンを含む 3 剤併用抗血栓療法に比べて有意に出血イベントが少ないことが示された．血栓性イベントは 2 剤併用群の非劣性が示された．

● しかし，PIONEER AF-PCI，REDUAL PCI ともにワルファリンのコントロールを PT-INR 2-3 に設定している点や虚血性イベント抑制には統計学的パワーが乏しい点など，注意して結果を理解する必要がある．

4. 至適抗血栓療法とは

● 至適抗血栓療法を考える際に考慮すべきポイントとして
①虚血性イベントリスク（ACS か安定狭心症か）
②出血性合併症のリスク
③抗血小板薬の種類
④抗凝固薬併用の有無
があげられる．

● 日本では，高齢，低体重者が多く，出血性合併症が欧米より多いと報告されている[6,7]．また，抗血小板薬，抗凝固薬とも日本独自の用量設定がなされており，海外エビデンスをそのまま適用しにくい．至適 DAPT 期間を推定するためには DAPT スコア，PARIS スコアなどを日本の臨床データにおいて検証し，独自のシステムを構築する必要がある．

●引用文献

1) Levine GN, et al. Expert consensus document；World heart federation expert consensus statement on antiplatelet therapy in East Asian patients with ACS or undergoing PCI. Nat Rev Cardiol 2014；11：597-606.

2) Kim IS, et al. The CYP2C19*2 and CYP2C19*3 polymorphisms are associated with high post-treatment platelet reactivity in Asian patients with acute coronary syndrome. J Thromb Haemost 2009；7：897-9.

3) Yeh RW, et al. Development and Validation of a Prediction Rule for Benefit and Harm of Dual Antiplatelet Therapy Beyond 1 Year After Percutaneous Coronary Intervention. JAMA 2016；315：1735-49.

4) Baber U, et al. Coronary Thrombosis and Major Bleeding After PCI With Drug-Eluting Stents：Risk Scores From PARIS. J Am Coll Cardiol 2016；67：2224-34.

5) Costa F, et al. Derivation and validation of the predicting bleeding complications in patients undergoing stent implantation and subsequent dual antiplatelet therapy (PRECISE-DAPT) score：a pooled analysis of individual-patient datasets from clinical trials. Lancet 2017；389：1025-34.

6) Mak KH, et al. Ethnic variation in adverse cardiovascular outcomes and bleeding complications in the Clopidogrel for High Atherothrombotic Risk and Ischemic Stabilization, Management, and Avoidance (CHARISMA) study. Am Heart J 2009；157：658-65.

7) Shen AY, et al. Racial/ethnic differences in the risk of intracranial hemorrhage among patients with atrial fibrillation. J Am Coll Cardiol 2007；50：309-15.

第5章　虚血を防ぐ—虚血性心疾患の二次予防

高血圧の治療

竹内利治，長谷部直幸

1. 虚血性心疾患患者の降圧目標

Point!

● 降圧目標値は原則 140/90 mmHg 未満とし，糖尿病，蛋白尿陽性，危険因子重責患者では 130/80 mmHg 未満を目指す.

● 冠血行再建がなされていない場合，拡張期血圧の低下による心筋虚血を考慮し，目標値までの慎重な降圧を行う.

● 抗血栓薬を服用中の患者では頭蓋内出血のリスクが高く，可能な限り 130/80 mmHg 未満を目指すことが望ましい.

1 ガイドラインでの降圧目標値 (❶)

● 高血圧治療ガイドライン 2014 (JSH 2014)[1] では，冠動脈疾患合併高血圧患者に対し十分な降圧を行うことの重要性が示され，降圧目標は原則として 140/90 mmHg 未満，心血管疾患のリスクが高い糖尿病，慢性腎臓病 (CKD)（尿蛋白陽性），喫煙，家族歴など危険因子が重責している患者では，さらに低いレベル 130/80 mmHg 未満を目指すべきとされている．しかし，心筋虚血があり拡張期血圧が高値の冠動脈疾患患者に対する降圧治療は緩徐に行うべきであり，適応があれば器質的冠動脈狭窄に対する血行再建術を行ったうえで十分な降圧を行うことが望ましい.

● 近年，アメリカ心臓病学会 (ACC)，アメリカ心臓協会 (AHA)，アメリカ高血圧学会 (ASH) 合同で冠動脈疾患患者の高血圧治療に関するガイドライン[2] が発表され，心血管イベント再発予防に対する妥当な降圧目標値として 140/90 mmHg 未満が推奨された．心筋梗塞，脳卒中，頸動脈疾患，末梢動脈疾患，腹部大動脈瘤などの既往があれば，さらに低い 130/80 mmHg を目標とする一方，80 歳を超える高齢者では 150/90 mmHg 未満とし，慎重な対応が求められている.

2 J カーブ現象は存在するのか？

● 50 歳以上の冠動脈疾患患者を対象とした後ろ向き研究 INVEST[3] では，一次エンドポイント（非致死性脳卒中，非致死性心筋梗塞，総死亡）の発症は 116/83 mmHg で最も低率となり，拡張期血圧 70 mmHg 以下では増加する傾向が示された．しかしながら，冠動脈バイパス術を実施されていた患者を対象とした本研究のサブ解析では，125/55 mmHg で最

❶ JSH 2014 降圧目標（診察室血圧）[1]

若年，中年，前期高齢者
140/90 mHg 未満
後期高齢者
150/90 mHg 未満（忍容性があれば 140/90 mHg 未満）
糖尿病患者
130/80 mHg 未満
CKD 患者（尿蛋白陽性）
130/80 mHg 未満
脳血管障害・冠動脈疾患患者
140/90 mHg 未満

JSH : The Japanese Society of Hypertension

CKD : chronic kidney disease

ACC : American College of Cardiology

AHA : American Heart Association

ASH : American Society of Hypertension

INVEST : International Verapamil-Trandopril Study

294

❷ 高血圧を合併した冠動脈疾患患者における拡張期血圧とA：心筋梗塞と心血管死亡を含む重症心血管イベントおよび，B：冠動脈病変重症度との関連

（文献4より改変）

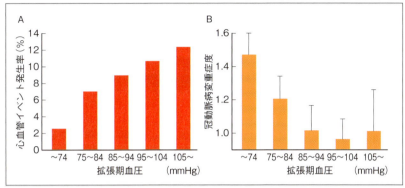

冠動脈病変の重症度は拡張期血圧が低いほど増強するが，治療後の心臓死・心筋梗塞の発症といった重篤なイベントの発生は拡張期血圧が低いほど低率である．

も心血管イベントの発症が低率となり，明らかなJカーブ現象は認めなかった．

- 筆者らは，冠動脈造影にて冠動脈病変の重症度を評価しえた狭心症合併高血圧患者234例について後向き検討を行った（ASAHI）[4]．その結果，冠動脈病変の重症度は拡張期血圧が低いほど増強するが，治療後の心臓死・心筋梗塞の発症といった重篤なイベントの発生は拡張期血圧が低いほど低率であることが示され，少なくとも125/75 mmHgまではJカーブ現象が生じる可能性は低いと考えられた（❷）[4]．
- 拡張期血圧低下は冠血流の低下による心筋虚血を誘発し心血管イベントを発生させる可能性があるため，冠動脈有意狭窄の有無を確認し，胸部症状や心電図変化に注意しながら降圧を行うことが重要と考える．
- 近年報告されたSPRINT試験[5]は，厳格な血圧管理（収縮期血圧〈SBP〉120 mmHg未満）は，標準的な血圧管理（SBP 140 mmHg未満）よりも心血管イベント抑制に優れているという結果であり，われわれに非常に大きなインパクトを与えた（コラム参照）．本試験における75歳以上の高齢者のサブ解析でも同様の有効性が示されたものの，過去に心血管疾患の既往がある患者群では有効性を認めず，冠動脈疾患合併例に対する厳格な血圧管理に関しては課題が残る結果となった．

❸ 抗血栓薬服用中の血圧管理

- 冠動脈疾患患者では，二次予防として抗血栓薬を併用していることが多い．とくに冠動脈ステント留置後ではアスピリンとチエノピリジン系抗血小板薬の2剤併用がなされ，出血性合併症のリスクはさらに高まる．高血圧は抗血栓薬使用中の頭蓋内出血の最も重要な危険因子であるため，不十分な血圧管理は戒めなければならない．
- 日本における前向き観察研究BAT[6]において，血圧が高値であるほど

Jカーブ現象：血圧値とイベントの発症が正相関ではなく，ある一定レベルの血圧より降圧するとむしろイベント発症が増加することが指摘され，両者の関係がJ型の曲線となることから，"Jカーブ現象"として問題視されている．

ASAHI：Angiographical Study in Angina with Hypertension Induced Insults

SPRINT：Systolic Blood Pressure Intervention Trial
SBP：systolic blood pressure

BAT：Bleeding with Antithrombotic Therapy

コラム　SPRINT試験[5]

対象は①50歳以上，②SBP 130〜180 mmHg，③糖尿病と脳卒中を除く心血管疾患危険因子（臨床的あるいは潜在的な心血管疾患，慢性腎臓病，フラミンガム10年心血管疾患リスクスコア15%以上，75歳以上）を1つ以上有する9,361例．SBP 120 mmHg未満を目標とする厳格降圧治療群と，SBP 140 mmHg未満を目標とする標準降圧治療群の2群に無作為割付された．主要アウトカムは，心筋梗塞，その他の急性冠症候群，脳卒中，急性心不全，心血管死とし，当初5年のフォローアップを予定していたが，追跡期間3.26年で厳格降圧治療群の主要複合アウトカム発生が有意に低いことが確認されたため早期に中断となった．

使用された降圧薬は厳格降圧治療群2.8剤に対し，標準降圧治療群は1.8剤であった．追跡終了時の平均SBPは厳格降圧治療群121.5 mmHg，標準降圧治療群134.6 mmHgであった（**図A**）．主要複合アウトカムの発生について，厳格降圧治療群は標準降圧治療群に比し，有意に低率であった（**図B**）．心筋梗塞，急性冠症候群，脳卒中に関しては両群で差を認めなかったものの，心不全，心血管死，全死亡に関しては，厳格降圧治療群が標準降圧治療

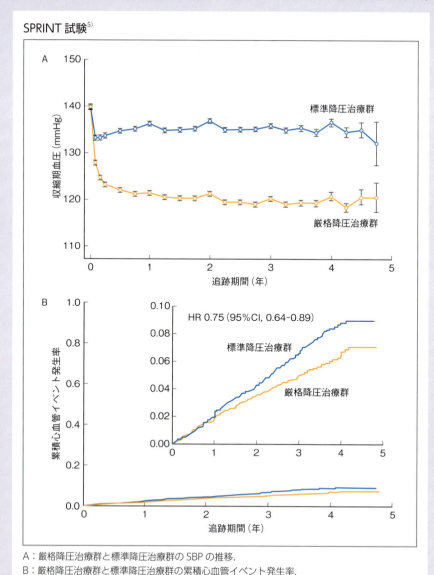

A：厳格降圧治療群と標準降圧治療群のSBPの推移．
B：厳格降圧治療群と標準降圧治療群の累積心血管イベント発生率．

群に比し，有意に低率であった．

本試験ではいくつかの問題点が指摘されており，第一に厳格降圧治療群ではサイアザイド系利尿薬を優先的に使用することが推奨されており，主要アウトカムである心不全の発症抑制に寄与した可能性が考えられた．第二に血圧測定の環境が通常の診察室ではなく，医師がいない場所での自動血圧計による測定を採用しているため，測定値の解釈が問題となった．第三に厳格降圧治療群では低血圧，急性腎障害，電解質異常などの有害事象の発生が増加した．これらをふまえ，日本においても現在厳格な降圧治療の有用性について検証が進められている．

❸ 抗血栓薬服用中の高血圧患者における頭蓋内出血の年間発症率とA：収縮期血圧および，B：拡張期血圧との関連[6]

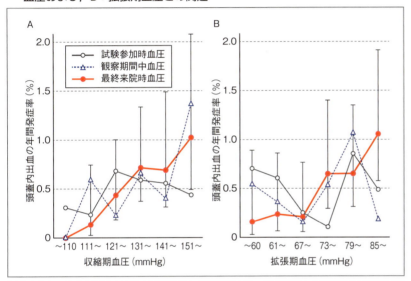

頭蓋内出血の発症は最終来院時の収縮期および拡張期血圧，観察期間中の収縮期血圧が高いほど高率である．

抗血栓薬服用中の頭蓋内出血の発症は高率となり（❸），その予測カットオフ値は130/81 mmHgであることが示された．このことから，可能な限り130/80 mmHg未満を目指すことが望ましいと考えられるが，心筋および脳虚血症状の出現には十分注意し，慎重に降圧を行うことが重要である．

2. 虚血性疾患合併患者の降圧薬の選択

Point!

- 労作性狭心症ではβ遮断薬が第一選択であるが，内因性交感神経刺激作用の少ないタイプが推奨される．
- 長時間作用型カルシウム拮抗薬は冠攣縮性狭心症のみならず，器質的動脈硬化を有する狭心症に対しても有用である．
- β遮断薬は心筋梗塞後の再発や突然死を予防し，ACE阻害薬は梗塞後の左室リモデリングを抑制する．

1 狭心症患者に使用すべき降圧薬

- 器質的冠動脈狭窄による労作性狭心症に対する薬物治療としてはISA（内因性交感神経刺激作用）がないβ遮断薬が第一選択薬となる．β遮断薬は心拍数減少と心収縮力抑制作用を有するため，心筋酸素需要の減少，抗不整脈作用が期待できる薬剤である．
- 長時間作用型カルシウム拮抗薬は，短時間作用型の欠点である降圧に伴う反射性交感神経活性を増大させず，血管平滑筋のCaチャネル遮断作用のみならず，NO（一酸化窒素）産生増加を介する強い冠拡張作用を発揮するため，冠攣縮性狭心症に対して第一選択の降圧薬となる．さらに抗酸化作用，抗動脈硬化作用といった多面的効果も証明され，冠攣縮のみならず器質的動脈硬化を有する冠動脈疾患にも推奨されている．

2 心筋梗塞後に使用すべき降圧薬

- JSH2014[1]）において，心筋梗塞後の降圧治療の第一選択薬はβ遮断薬とRA（レニン・アンジオテンシン）系阻害薬とされている．降圧が不十分な場合には長時間作用型カルシウム拮抗薬もしくは利尿薬を追加し，低

ISA（intrinsic sympathetic activity；内因性交感神経刺激作用）：交感神経興奮時にはβ遮断作用を発揮するが，非興奮時にはβ刺激作用を有するため徐脈を起こしにくいという特徴がある．しかし心機能低下例においてエビデンスを有するのはISA作用がないカルベジロールやビソプロロールであり，これらの薬剤は少量より導入し，安静時心拍数をみながら慎重に漸増する．

NO：nitric oxide
RA：renin-angiotensin

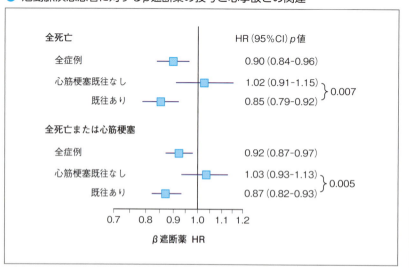

❹ 冠動脈疾患患者に対するβ遮断薬の投与と心事故との関連[7]）

心筋梗塞の既往がある患者に対するβ遮断薬の投与は，全死亡または心筋梗塞の発症を減少させる．

高血圧の治療

左心機能例では抗アルドステロン薬の使用が推奨されている.

● β遮断薬は陳旧性心筋梗塞患者を対象とした多くの臨床試験において，心筋梗塞の再発や突然死を有意に予防することが明らかにされている（❹）[7]．過去のメタ解析の結果では，β_1選択性が強くISAのないメトプロロール，ビソプロロールが有効とされているが，a遮断作用に加え抗酸化作用を有するカルベジロールも長期予後の改善が期待できる*.

● ACE阻害薬の心筋梗塞患者に対する予後改善効果を示すエビデンスは豊富であり，前壁梗塞，肺うっ血，低左心機能などの重症例でその効果が大きい．左室リモデリングにはRA系が大きく関与しているため，高血圧の有無にかかわらず早期からのACE阻害薬使用が推奨される.

● 最近ではARBが使用されていることも少なくないが，あくまで第一選択はエビデンスのあるACE阻害薬であり，ARBはACE阻害薬に対する忍容性がない場合に限られることを理解しておく必要がある.

◉ 引用文献

1) 日本高血圧学会高血圧治療ガイドライン作成委員会編. 高血圧治療ガイドライン2014. ライフサイエンス出版；2014.
2) Rosendorff C, et al. Treatment of hypertension in patients with coronary artery disease：A scientific statement from the American Heart Association, American College of Cardiology, and American Society of Hypertension. Hypertension 2015；65：1372-407.
3) Pepine CJ, et al. A calcium antagonist vs a non-calcium antagonist hypertension treatment strategy for patients with coronary artery disease. The International Verapamil-Trandolapril Study (INVEST)：A randomized controlled trial. JAMA 2003；290：2805-16.
4) Hasebe N, et al. Reverse J-curve relation between diastolic blood pressure and severity of coronary artery lesion in hypertensive patients with angina pectoris. Hypertens Res 2002；25：381-7.
5) SPRINT Research Group, et al. A Randomized Trial of Intensive versus Standard Blood-Pressure Control. N Engl J Med 2015；373：2103-16.
6) Toyoda K, et al. Blood pressure levels and bleeding events during antithrombotic therapy：The Bleeding with Antithrombotic Therapy (BAT) Study. Stroke 2010；41：1440-4.
7) Andersson C, et al. β-blocker therapy and cardiac events among patients with newly diagnosed coronary heart disease. J Am Coll Cardiol 2014；64：247-52.

---

*心筋梗塞二次予防に関するガイドラインにおいて，中等度以上の左心機能低下のある患者に対しては，禁忌がない限りβ遮断薬を投与することが推奨されている（Class I）．一方，急性期再灌流療法に成功し，左心機能がほぼ正常で，重篤な心室性不整脈のない低リスク症例に対しては，β遮断薬の推奨度はやや下がる（Class II a）.

左室リモデリング：心筋梗塞では壊死心筋の線維化による修復により瘢痕化が進行し，梗塞部位では心筋壁が伸展され菲薄化を生じる．左室内腔は拡大するが代償的に心拍出量は保たれることになる．一方非梗塞部位では心筋細胞の肥大，間質の線維化が起こる．その結果，左室収縮能のみならず拡張能の低下をも引き起こす.

ACE：angiotensin converting enzyme
ARB：angiotensin II receptor blocker

第5章　虚血を防ぐ―虚血性心疾患の二次予防

脂質異常の治療薬

川尻剛照，山岸正和

1. 冠動脈疾患とコレステロール

Point!

● 粥状動脈硬化症はコレステロール蓄積病変であり，コレステロールは動脈硬化症の原因物質である．

● 冠動脈疾患予防には，LDL-C 低下療法が最も有効であり，LDL-C は "the lower, the better" である．

● 遺伝的，薬理学的 LDL-C 低下量と冠動脈イベント抑制効果は直線状に相関する．

● 粥状動脈硬化症はコレステロール蓄積病変であり，コレステロール代謝との関連はきわめて強い．過去の疫学調査により，高 LDL-C 血症とともに低 HDL-C 血症が冠動脈疾患のリスクであることが繰り返し証明されてきた．

● 冠動脈硬化症は LDL-C 値の累積値（LDL-C 値×時間経過の面積）に比例して進行し，ある閾値に到達すると冠動脈疾患を発症しうるという「コレステロール蓄積仮説」が支持されている[1]．この仮説に従えば，糖尿病，高血圧，喫煙，性別，その他の脂質異常症は，閾値を上下させる因子ではあるが，少なくとも LDL-C と比較すれば副次的なものといえる（❶）．事実，冠動脈疾患のリスク低減に，LDL-C 以外への介入効果は限定的である．

● LDL-C と冠動脈疾患の関係は，多くの介入試験によっても証明されてきた．なかでもスタチンによる介入試験はさまざまな背景を有する患者を対象に数多く行われ，その LDL-C 低下量とイベント発生頻度は一次予防，二次予防別にそれぞれ直線的に相関し，LDL-C は "the lower, the better" と考えられる．

● 興味深いことに，北欧を中心とした高リスク二次予防例を対象とした 4S 試験と，日本の低リスク一次予防例を対象とした MEGA 試験のイベント抑制率は，約5年間でおよそ30％と同等であった．一方，NNT はそれぞれ 11.6，110 とおよそ 10 倍も異なる．ハイリスク群で治療効果が高いことは明白であるが，低リスク群においても同様に LDL-C 低下療法が有効である事実は，コレステロールが粥状動脈硬化症の原因物質であることを証明している．

● 類似の検討が遺伝学を用いて行われている．LDL 代謝に関連する異なる遺伝子の SNP（一塩基多型）による LDL-C の変化量と冠動脈疾患有

LDL-C : low density lipoprotein cholesterol（低比重リポ蛋白コレステロール）
HDL-C : high density lipoprotein cholesterol（高比重リポ蛋白コレステロール）

NNT : number needed to treat

SNP : single nucleotide polymorphism

脂質異常の治療薬

❶ LDL-C 累積値と冠動脈疾患の関係

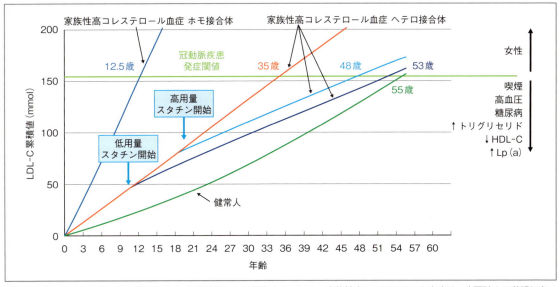

冠動脈疾患の発症年齢は，第一義的に LDL-C 累積値により規定されている．家族性高コレステロール血症は，生下時より著明な高コレステロール血症に暴露され，より早く閾値に到達するため，早期からの介入が必要となる．

❷ 遺伝的・薬理学的 LDL-C 低下と冠動脈疾患発症の関係

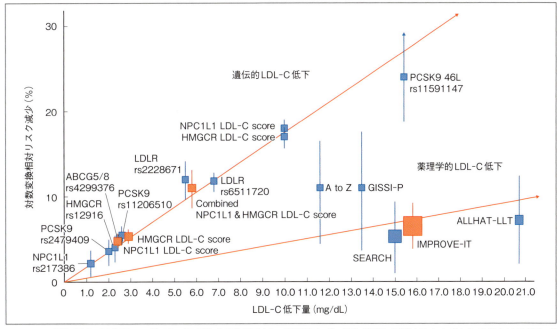

スタチンの標的分子 HMGCR，エゼチミブの標的分子 NPC1L1，PCSK9 など，LDL 代謝に影響するさまざまな SNP による LDL-C 低下量と対数変換した冠動脈疾患相対リスクは直線状に相関する．

病率は直線状に相関した（❷）[2]．この事実は，冠動脈疾患予防に特定の薬剤が有効なのではなく，冠動脈疾患の予防には LDL-C 低下量が第一義的に重要であることを示している．したがって，LDL-C 低下を第一目標とし，次にその他の脂質異常を是正する手段を講じるべきである．

第5章　虚血を防ぐ―虚血性心疾患の二次予防

2. 脂質異常症の治療薬

Point!

- スタチンが第一選択薬である.
- スタチンは，ほぼすべての患者群の冠動脈イベントを抑制する.
- スタチンには筋肉痛や脱力などの骨格筋症状，関節痛，肝機能障害，耐糖能障害などの副作用がある.
- スタチン単剤で効果が不十分な場合，エゼチミブやレジンなどを併用する.
- PCSK9阻害薬は強力なLDL-C低下作用とLp（a）低下作用を有し，心血管イベントを抑制する.
- 従来の薬物治療に加え，LDLアフェレシスやMTP阻害薬を併用することで，家族性高コレステロール血症ホモ接合体のLDL-C値もコントロール可能となった.

1 スタチン

- スタチンはメバロン酸経路の律速酵素，HMG-CoA還元酵素を選択的に阻害することにより，肝細胞表面のLDL受容体を増加させ，血中LDLを効率よく低下させる．末期腎不全以外のほぼすべての患者群に有効性が証明されている．したがって，最も優先的に用いられるべき薬剤である.

- 日本動脈硬化学会『動脈硬化性疾患予防ガイドライン2017年版』では，冠動脈疾患二次予防例の目標LDL-C値は100 mg/dL未満とされている．ただし，糖尿病に加え，その他の危険因子を合併した症例や家族性高コレステロール血症の場合はきわめて高リスクであることから，70 mg/dL未満を目標値としている.

- 冠動脈疾患を発症した症例では，LDL-C値が100 mg/dL未満であることも少なくない．前述の仮説に従えば，未知の危険因子を含め冠動脈疾患発症のLDL-C累積閾値が低下した状態と考えられる．筆者は，冠動脈疾患二次予防例については，LDL-C値によらずほぼ全例にスタチンが投与されるべきと考えている.

HMG-CoA：3-hydroxy-3-methylglutaryl-CoA

コラム　スタチンの副作用

　スタチンはきわめて安全な薬剤であるが，筋肉痛や脱力，肝機能障害，耐糖能障害などの副作用が知られている．CK（creatine kinase）の上昇を伴う場合もあり，正常上限値の3倍以上で中止を考慮する．横紋筋融解症はきわめてまれであるが重篤であるため，とくにフィブラート系薬剤との併用には注意する．スタチンによる筋肉痛は，体幹または近位部の骨格筋に左右対称に発現し，2～4週間の休薬で消褪することが特徴である．左右非対称であったり，休薬で完全に改善しなかったりする場合には，別の要因も考慮すべきである．また，冠リスクが高い場合には，わずかな耐糖能の悪化よりLDL-C低下のほうが優先されるケースが多い.

脂質異常の治療薬

② 小腸コレステロールトランスポーター阻害薬
- NPC1L1 は小腸粘膜に存在する小腸コレステロールトランスポーターである．エゼチミブは NPC1L1 の選択的阻害薬であり，スタチン同様，LDL 受容体の発現を亢進させることにより循環中の LDL を減少させる．
- 細胞内コレステロールのホメオスタシス維持のため，スタチン投与時には腸管からのコレステロール吸収が亢進するため，スタチンとエゼチミブの併用は合目的である．
- スタチン投与下の急性冠症候群患者を対象とした IMPROVE-IT 試験により，エゼチミブ追加の冠動脈イベント再発予防効果が証明された．同時期に発表されたメンデルランダム化試験で，NPC1L1 機能喪失型変異の冠動脈イベント発症リスクが低かったことからも，エゼチミブの臨床的有効性が示唆された．
- 骨格筋障害や肝機能障害の副作用が知られている．

③ 胆汁酸吸着レジン
- 胆汁酸を吸着し便中への排泄を促進させ，肝細胞内コレステロールが減少することにより LDL 受容体の発現を亢進させる．
- 腸管から吸収されることがないため，妊婦にも安全に用いることができるが，便秘や腹部膨満などの消化器症状が出やすい．また，ほかの薬剤の吸収を阻害する可能性があるため，内服時間を 4 時間以上ずらすことが望ましい．
- ストロングスタチンとエゼチミブ，胆汁酸吸着レジンを最大量併用することで，LDL-C は約 66% 低下する[3]．

④ プロブコール
- その薬理作用は完全には明確にされていないが，LDL-C 低下作用とともに HDL-C 低下作用，抗酸化作用を有する．臨床的に黄色腫退縮効果が顕著であるが，心血管イベントをエンドポイントとした RCT はなく，上記 3 剤より優先度は落ちる．

⑤ フィブラート系薬剤
- 核内受容体である PPARα のリガンドとなり，これを活性化することによりトリグリセリド低下作用，HDL-C 上昇作用を発揮する．
- 心血管イベントを一次エンドポイントとした RCT で有効性が証明されたものは Helsinki Heart Study などに限られる．しかしながら，メンデルランダム化試験でトリグリセリド高値は冠動脈疾患の真の危険因子であることが証明されていることから，トリグリセリドへの介入は必要である．従来薬より強力なトリグリセリド低下作用を有するペマフィブラートが市販予定であり，その冠動脈イベント抑制効果が期待される．

⑥ 多価不飽和脂肪酸製剤
- 魚油由来の多価不飽和脂肪酸は，トリグリセリド低下作用を有する．疫学的に魚油やω-3 多価不飽和脂肪酸摂取量と心血管イベントが逆相

NPC1L1：Niemann-Pick C1-like 1

メンデルランダム化試験：従来，疾病と要因の因果関係の証明には疫学試験が行われてきた．また薬剤の治療効果は，前向きプラセボ対照無作為ランダム化試験でしか証明できなかった．前者は，交絡因子を統計学的に補正しても，みえない交絡までは除外できない限界があった．後者は長い年月と多大な費用，人道的理由が問題で介入できない（あるいは介入せざるをえない）場合が問題となった．メンデルランダム化試験は，対立形質が無作為に遺伝するという仮定のもと，ある形質（たとえば LDL-C）を変化させる SNP と野生型を比較し，ある疾患（たとえば冠動脈疾患）の有無を横断調査することで，その形質と疾患の因果関係を明確にする手法である．

RCT：randomized controlled trial
PPAR：peroxisome proliferator-activated receptor（ペルオキシゾーム増殖剤応答性受容体）

核内受容体：細胞内蛋白の一種で，ホルモンなどが結合することで細胞核内でDNA転写を調整する受容体である．

第5章 虚血を防ぐ—虚血性心疾患の二次予防

関することが報告されているが，その有効性を示した前向き無作為プラセボ対照ランダム化試験はない．

7 PCSK9 阻害薬

- PCSK9 は LDL 受容体の細胞内分解に関係する．PCSK9 阻害薬は，PCSK9 と LDL 受容体の結合を阻害し，LDL 受容体の肝細胞内分解を阻害する．その結果，肝細胞表面の LDL 受容体が増加し，循環中 LDL を低下させる．スタチンなどにない Lp (a) 低下作用も確認されている．現在，使用可能な PCSK9 阻害薬は，いずれも完全ヒト化抗体製剤である．

- PCSK9 阻害薬は単独あるいはスタチンなど従来の薬剤との併用で 60～70%の LDL-C 低下作用を発揮する．

- エボロクマブを用いた FOULIER 研究では，中央観察期間 2.2 年間で冠動脈イベントの減少効果が確認され，LDL-C 値は約 10 mg/dL まで一貫して "the lower, the better" であった．軽微な注射部位反応を認める場合があるが，重篤な副作用は現在のところ認められていない[4]．

- 高価な薬剤であるため，厚生労働省は「心血管イベント発現リスクが高く，スタチンの最大耐用量を服用しているが，十分な治療効果が得られていない症例」に限り使用することを求めている．現実的に，PCSK9阻害薬のターゲットは主に家族性高コレステロール血症といえる．

8 MTP 阻害薬 (ロミタピド)

- MTP はアポ B と脂質を結合させる蛋白である．MTP 阻害薬は，LDL 受容体を介することなく，アポ B 含有リポ蛋白の肝臓からの分泌を阻害することで血中 LDL-C を低下させる．LDL 受容体を欠損する FH ホモ接合体に適応を有する．

- 脂質の吸収・分泌を阻害する結果，下痢や脂肪肝，肝機能障害などの副作用の頻度が高い．

9 LDL アフェレシス

- 体外循環を用い，LDL を含めたすべてのアポ B 含有リポ蛋白を吸着除去する．酸化 LDL や一部の炎症性サイトカイン，凝固因子も吸着除去されるため，LDL-C 低下以外の作用も期待される．2～3 時間の治療直後には LDL-C は約 75%低下するが，1～2 週間で基礎値に復するため繰り返し施行する．

- 一方，PCSK9 阻害薬の LDL-C 低下作用は強力かつ一定しているため，より安価で低侵襲でかつ効率よく LDL-C を低下させることが可能である[5]．今後，LDL アフェレシスは FH ホモ接合体を中心に継続されていくと思われる．

PCSK9：proprotein convertase subtilisin/kexin type 9

Lp (a)：lipoprotein (a)

MTP：microsomal triglyceride transfer protein

脂質異常の治療薬

● 引用文献

1) Nordestgaard BG, et al. Familial hypercholesterolaemia is underdiagnosed and undertreated in the general population : guidance for clinicians to prevent coronary heart disease : consensus statement of the European Atherosclerosis Society. Eur Heart J 2013 ; 34 : 3478-90a.

2) Ference BA, et al. Effect of naturally random allocation to lower low-density lipoprotein cholesterol on the risk of coronary heart disease mediated by polymorphisms in NPC1L1, HMGCR, or both : a 2 ×2 factorial Mendelian randomization study. J Am Coll Cardiol 2015 ; 65 : 1552-61.

3) Kawashiri M, et al. Efficacy and safety of coadministration of rosuvastatin, ezetimibe, and colestimide in heterozygous familial hypercholesterolemia. Am J Cardiol 2012 ; 109 : 364-9.

4) Giugliano RP, et al. Clinical efficacy and safety of achieving very low LDL-cholesterol concentrations with the PCSK9 inhibitor evolocumab : a prespecified secondary analysis of the FOURIER trial. Lancet 2017 ; 390 : 1962-71.

5) Kawashiri MA, et al. Impact of evolocumab treatment on low-density lipoprotein cholesterol levels in heterozygous familial hypercholesterolemic patients withdrawing from regular apheresis. Atherosclerosis 2017 ; 265 : 225-30.

第5章　虚血を防ぐ—虚血性心疾患の二次予防

糖尿病治療薬

小畑淳史, 加来浩平

1. 糖尿病と虚血性心疾患

Point!

- 虚血性心疾患の一次予防には早期発見・早期介入が非常に重要である.
- 心血管リスクの高い糖尿病患者には個々の患者背景を考慮したうえで, 低血糖を起こさず, 体重増加・高インスリン血症を避けた治療法を選択することが重要である.

- 血糖コントロールが細小血管症を抑制するというエビデンスは定着したといってよい. 一方, 大血管症については, 2型糖尿病が対象のUKPDS80, 1型糖尿病患者対象のDCCT/EDICで, 試験終了後約10年以上経過して全死亡, 心筋梗塞発症を有意に減少させることが明らかになり, "metabolic memory" あるいは "legacy effect（遺産効果）" という概念が知られるようになった.

- また微量アルブミン尿を伴う2型糖尿病患者を対象としたSteno-2では, 血糖, 脂質, 血圧への包括的介入により心血管関連死亡, 心筋梗塞, 脳卒中のイベントが53%抑制されたが, 脂質, 血圧に比べて血糖目標達成率は低値であった. これらの結果は, 血糖管理はもちろん, 血圧, 脂質を含めた多因子介入を発症早期から実施することの重要性を示唆するものである.

- 2000年以降, 血管合併症の高リスク患者を対象に, ACCORD, ADVANCE, VADTなど, 血糖正常化を目指した大規模臨床試験が実施された. なかでもACCORD試験は目標HbA1cを6.0%未満とした強化療法群で総死亡率が22%増加し, 試験は3.5年で中止となった. 重篤な低血糖が強化療法群で16.2%発症し, 平均で体重が3.5kg増加していた. とくに罹病期間が長く, 心血管病既往歴者で死亡リスクは高いことも明らかにされた（❶）.

- これらの結果は, 血糖コントロールのあり方として, 個々の患者背景を考慮し, より安全性を重視すべきことを示唆するものであり, いわゆる "patient-centered approach；患者中心の治療" の考え方を導き出した.

糖尿病治療薬

❶ 血管合併症の高リスク患者を対象に血糖正常化を目指して行われた大規模臨床試験

	ACCORD		ADVANCE		VADT		J-DOIT3	
症例数	10,251人		11,140人		1,791人		2,542人	
平均観察期間	3.5年		5年		6.3年		8.5年	
平均年齢	62.2歳		66歳		60.4歳		59歳	
平均罹病期間	10年		8年		11.5年		8.5年	
二次予防の比率	35%		32%		40%		11%	
HbA1c（前）	8.1%		7.5%		9.5%		8.0%	
HbA1c（目標）	<6.0%*	7~7.9%**	<6.5%*	各国基準**	<6.0%*	8~9%**	<6.2%*	<6.9%**
HbA1c（最終）	6.4%*	7.5%**	6.5%*	7.3%**	6.9%*	8.4%**	6.8%*	7.2%**
心血管病変	10%減少（$p=0.16$）		6%減少（$p=0.32$）		13%減少（$p=0.13$）		14%減少（$p=0.44$）	
細小血管症	ND		14%減少（$p=0.01$）		変化なし		神経障害32%減少，腎症14%減少	
死亡	22%増加（$p=0.04$）		7%減少（$p=0.28$）		7%増加（$p=0.61$）		変化なし	
重篤低血糖	16.2%*	5.1%**	2.7%*	1.5%**	21.1%*	9.7%**	1%*	>1%**
体重変化	+3.5 kg 強化27.8%（>10 kg）	+0.4 kg	−0.1 kg*	−1.0 kg**	+8.2 kg*	+4.1 kg**	開始時とほぼ同じ	
インスリン	77.3%*	55.4%**	40.5%*	24.1%**	85%*	70%**	9.8%*	14.1%**
TZD（ロシ，ピオ）	91.7%*	58.3%**	16.8%*	10.9%**	70%*	70%**	41.8%*	23.5%**

＊：強化療法群，＊＊：従来療法群.
TZD；チアゾリジンジオン，ロシ；ロシグリタゾン，ピオ；ピオグリタゾン

2. 虚血性心疾患二次予防における糖尿病薬物治療のエビデンス

Point!

● 二次予防という観点からピオグリタゾンはある程度のエビデンスが出ていると考えられるが，心不全・骨折などのリスクとベネフィットを考慮した使用が大切である.

● 一部 SGLT2 阻害薬，GLP-1 受容体作動薬は，心血管イベントの既往がある患者で 3P-MACE 抑制，腎機能障害進展抑制効果が明らかとなっており，患者の状態を考慮してこれらの薬剤の使用を検討してもよい.

● 2008 年以降，アメリカの FDA では新薬に対して，心血管イベントを増加させないことを示す臨床データの提出を義務づけた. それにより DPP-4 阻害薬，GLP-1 受容体作動薬（GLP-1RA），SGLT2 阻害薬は，心血管イベントに関してプラセボ群との非劣勢の担保が必須となった.

● 以下，これまでの知見をもとに虚血性心疾患二次予防における糖尿病治療薬のエビデンスについて薬剤ごとに概説する（❷）.

1 インスリン抵抗性改善薬─メトホルミン

● UKPDS では，過体重患者（標準体重より 120% 以上）に強化療法としてメトホルミンを中心とした治療が行われた（UKPDS34）. 結果，従来療法群と比較して試験期間内で有意に心筋梗塞は 39% 抑制，総死亡も

FDA：Food and Drug Administration（アメリカ食品医薬品局）
DPP-4：dipeptidyl peptidase-4
GLP-1：glucagon-like peptide-1
SGLT2：sodium glucose co-transporter 2

第5章　虚血を防ぐ—虚血性心疾患の二次予防

② 虚血性心疾患二次予防における糖尿病治療薬のエビデンス

試験名	メトホルミン			ピオグリタゾン		DPP-4阻害薬			SGLT2阻害薬		GLP-1受容体動薬		
	UKPDS34	UKPDS80	UKPDS80	PROactive	IRIS	SAVOR-TIMI53	EXAMINE	TECOS	EMPA-REG OUTCOME	CANVAS Program	ELIXA	LEADER	SUSTAIN-6
使用薬剤	メトホルミン	SU, インスリン	メトホルミン	アクトス®	アクトス®	オングリザ®	ネシーナ®	ジャヌビア®	ジャディアンス®	カナグル®	リキスミア®	ビクトーザ®	オゼンピック®
患者数	753人	3,867人	753人	5,238人	3,876人	16,492人	5,380人	14,671人	7,020人	10,142人	6,068人	9,340人	3,297人
平均年齢	53歳	63.9歳	64.9歳	61.7歳	63.5歳	65.1歳	61歳	65.5歳	63.2歳	63.3歳	60.2歳	64.3歳	64.6歳
平均罹病期間	新規発症	新規発症	新規発症	8年	非糖尿病患者	10.3年	7.1年	11.6年	57%が10年以上の罹病歴	13.5年	9.3年	12.9年	13.9年
平均観察期間	10.7年	16.8年	17.7年	2.9年	4.8年	2.1年	1.5年	3年	3.1年	2.4年	2.1年	3.8年	2.1年
2次予防の比率	0%	0%	0%	100%	TIAまたは脳梗塞100% 心筋梗塞11.9%	79%	100%	100%	99%	66%	100%	81%	83%
3P-MACE	NA	HR 0.85 ($p=0.01$)	NA	HR 0.84 ($p=0.027$)	NA	HR 1.00 ($p=0.99$)	HR 0.96 ($p=0.32$)	HR 0.99 ($p=0.84$)	HR 0.86 ($p=0.04$)	HR 0.86 ($p=0.02$)	HR 1.02 ($p=0.81$)	HR 0.87 ($p=0.01$)	HR 0.74 ($p=0.02$)
心筋梗塞	39%抑制 ($p=0.010$)	HR 0.85 ($p=0.01$)	HR 0.67 ($p=0.005$)	NA	合わせて24%抑制 ($p=0.007$)	HR 0.95 ($p=0.52$)	HR 1.08 ($p=0.47$)	HR 0.95 ($p=0.49$)	HR 0.87 ($p=0.23$)	HR 0.85 [0.69-1.05]	HR 1.03 ($p=0.71$)	HR 0.88 ($p=0.11$)	HR 0.74 ($p=0.12$)
脳梗塞	32%抑制	HR 0.91 ($p=0.39$)	HR 0.8 ($p=0.35$)	NA	有意差なし ($p=0.70$)	HR 1.11 ($p=0.38$)	HR 0.91 ($p=0.71$)	HR 0.97 ($p=0.76$)	HR 1.18 ($p=0.26$)	HR 0.90 [0.71-1.14]	HR 1.12 ($p=0.54$)	HR 0.89 ($p=0.30$)	HR 0.61 ($p=0.04$)
心不全	NA	NA	NA	有意に増加 ($p<0.0001$)	有意差なし	心不全入院 HR 1.27 ($p=0.007$)	HR 1.07 (有意差なし)	HR 1.00 ($p=0.98$)	HR 0.65 ($p=0.002$)	HR 0.67 [0.52-0.87]	HR 0.96 ($p=0.75$)	HR 0.87 ($p=0.14$)	HR 1.11 ($p=0.57$)
総死亡	36%抑制 ($p=0.011$)	HR 0.87 ($p=0.007$)	HR 0.73 ($p=0.002$)	NA	NA	HR 1.11 ($p=0.15$)	HR 0.88 ($p=0.23$)	HR 1.01 ($p=0.88$)	HR 0.68 ($p<0.001$)	HR 0.87 [0.74-1.01]	HR 0.94 ($p=0.50$)	HR 0.85 ($p=0.02$)	HR 1.05 ($p=0.79$)
細小血管症	網膜症を有意に抑制	HR 0.76 ($p=0.001$)	16%減 ($p=0.31$)	NA	NA	NA	NA	NA	腎症増悪抑制効果あり	腎症増悪抑制効果あり	NA	腎症増悪抑制効果あり	腎症増悪抑制効果あり、網膜症の増悪あり
骨折	NA	NA	NA	NA	HR 1.5 ($p<0.0001$)	NA	NA	骨・筋の副作用としては有意差なし	有意差なし	HR 1.26	骨・筋の副作用としては有意差なし	NA	骨・筋の副作用としては有意差なし

糖尿病治療薬

36%抑制されていた.

● 血糖コントロールが従来療法群とほぼ同等であった10年間の長期フォローアップ後のUKPDS80においても有意な抑制効果が確認されたことから,肥満2型糖尿病患者に対してメトホルミンによる早期介入は虚血性心疾患の一次予防として十分な効果が期待できると考えられる.

● だがSU薬併用例では有効性が確認されなかったこと,試験目的が特定薬剤の心血管イベントに対する影響を検証するものではなかったこと,現在の医療環境との違いなどから,再検証の必要性を問う向きもある.

SU：sulfonylurea

● 日本でも高用量投与が可能となったが,腎機能障害を有するもの,アルコール多飲者,シックデイ,高齢者に対する使用など,乳酸アシドーシスの発症リスクには常に注意が必要である.

2 ピオグリタゾン

● 既存薬で最初に虚血性心疾患二次予防効果の検証が行われた薬剤であり,PROactive試験[1],IRIS試験[2]が知られている.

● PROactive試験は5,238人の心血管二次予防患者を対象に,平均3年間観察した.実薬群はプラセボ群に比し,3 point (3P-) MACE (心血管死,非致死性心筋梗塞,非致死性脳梗塞)(2次評価項目)を有意に16%抑制した.

MACE：major adverse cardiac events (主要心血管イベント)

● IRIS試験は6か月以内に脳梗塞またはTIAを生じたインスリン抵抗性を有する3,876人の患者を対象とし,平均観察期間4.8年であった.ピオグリタゾン(アクトス®)は致死性・非致死性脳梗塞および心筋梗塞を合わせて24%有意に減少させた.機序としては,本薬の内臓脂肪減少作用,インスリン抵抗性改善作用,アディポネクチン増加,抗炎症作用などが考えられる.

TIA：transient ischemic attack (一過性脳虚血発作)

● 日常診療では本薬の安全性 (心不全への影響や骨折リスクなど) に配慮したうえで,適応を考えるべきであろう.

3 DPP-4阻害薬

● 現段階で心血管安全性検証試験として,サキサグリプチン(オングリザ®)のSAVOR-TIMI53試験,アログリプチン(ネシーナ®)のEXAMINE試験,シタグリプチン(ジャヌビア®)のTECOS試験などがあげられるが,すべての試験で3P-MACEについてプラセボに対する非劣性は示したが,優越性は認めなかった.

● SAVOR-TIMI53試験では機序は明らかではないが,心不全による入院を有意に増加した.クラスエフェクトである可能性についてさらなる検証が必要であろう.

4 SGLT2阻害薬

■ EMPA-REG OUTCOME

　2015年に発表されたEMPA-REG OUTCOME試験[3]は,ほぼ全員(99%)が心血管イベントの既往を有する高リスク患者7,020人を対象

309

第5章　虚血を防ぐ─虚血性心疾患の二次予防

に行われた．平均経過がたった3.1年という短期間で3P-MACEはエンパグリフロジン（ジャディアンス®）群で，プラセボ群に比し14％有意に減少するという驚くべき結果であった．心血管死が38％減少したことが主たる要因であり，総死亡も32％減少した．この結果を受けて，アメリカFDAはエンパグリフロジンに対して，心血管疾患（CVD）を有する2型糖尿病患者の心血管死予防という追加適応を承認した．

CVD：cardiovascular disease

アジア人1,517人についてのサブ解析結果でも同様に3P-MACEは34％減少し，心血管死を56％抑制していた．3P-MACE（とくに心血管死）抑制は投薬開始からたった3か月という非常に早期の段階から観察されており，血糖改善などの代謝改善効果による動脈硬化病変の退縮効果では説明できず，本薬の有する循環動態への影響が大きく寄与したものと考えられる．

すなわち体重増加抑制効果，浸透圧利尿に伴う血圧改善効果，後負荷の軽減，それに伴う心不全入院の減少（35％低下），心負荷軽減に伴う致死性不整脈の減少，ケトン体上昇やヘマトクリット上昇による心臓でのエネルギー産生効率の向上，酸素供給の増加による心保護作用など，さまざまなメカニズムの総和であろう．

■ CANVAS Program

2017年に公表されたCANVAS Program（CANVASとCANVAS-R試験の統合解析）[4]では，二次予防患者が65％で，残りは一次予防患者が対象である．最長6年の観察期間のあいだにカナグリフロジン（カナグル®）の3P-MACEは14％有意に減少し，EMPA-REG OUTCOME試験と異なり，心血管死の減少は認めなかった．一次予防患者が相当数含まれていたという対象患者の違いが寄与しているものと考えられる．一方，非致死性心筋梗塞と非致死性脳梗塞は有意ではないもののいずれも減少傾向（HR 0.85と0.90）であった．最近のサブ解析の結果，二次予防患者群に絞ると3P-MACEは18％抑制とより顕著であった点は興味深い[5]．

両試験とも実薬群で腎機能増悪進展抑制および蛋白尿の有意な減少がみられた．現在，糖尿病性腎症，CKDへの適応拡大試験が国内外で進行中である．

CKD：chronic kidney disease（慢性腎臓病）

安全性の面ではCANVAS Programで下肢切断のリスク上昇が明らかとなった（HR 1.97）．下肢切断率が高いpopulationであることを加味しなければならない．EMPA-REG OUTCOME試験では系統だった解析対象に含まれていないため，カナグリフロジンのdrug effectと考えるのは短絡的であり，今後SGLT2阻害薬使用と下肢切断リスクについては十分な検討がなされるべきであろう．

■5 GLP-1受容体作動薬

●現在までにリキシセナチド（リキスミア®）のELIXA試験，リラグルチ

ド（ビクトーザ®）の LEADER 試験[6]，セマグルチド（オゼンピック®，日本未承認）の SUSTAIN-6[7] といったプラセボ対照大規模臨床試験の結果報告がある．ELIXA では，3P-MACE について非劣性であったが，LEADER では 4 年半の観察期間で 3P-MACE は 13％減少し，心血管死は 22％減少がみられ，いずれも有意であり，プラセボに対して優越性が確認された．非致死性心筋梗塞および非致死性脳梗塞の発症抑制は有意ではないが，減少傾向にあった．

- この成績をもとに，リラグルチドはアメリカで 3P-MACE 抑制を目的とした使用を可とする追加適応を得ている．SUSTAIN-6 での 3P-MACE は 26％有意に減少していた．LEADER と異なり心血管死減少は認めないが，非致死性心筋梗塞は 26％減少し，とくに非致死性脳梗塞は 39％有意に減少した．

- 優越性が示された 2 試験では，3P-MACE は 1～2 年の経過から徐々に改善していくパターンをとっていることから，SGLT2 阻害薬とは異なるメカニズムが示唆され，血糖，血圧，体重といった代謝改善効果が一定の寄与をしたと考えられている．加えて GLP-1RA の血管内皮や副交感神経に対する直接作用も貢献した可能性は十分考えられる．一方で，心機能改善効果を期待して，心不全患者を対象にリラグルチドの有用性を検証する試験（Fight 試験）では，よい結果は得られず，とくに糖尿病患者では統計学的に有意ではないものの悪化傾向を認めた[8]．したがって，現時点では GLP-1RA の心不全に対する有用性は否定的といってよい．

- LEADER，SUSTAIN-6 ともに細小血管合併症への影響も観察しており，微量アルブミン尿，顕性蛋白尿，腎機能障害進行抑制効果が示された．一方で，SUSTAIN-6 では実薬群での網膜症の増悪が示唆され，急激な血糖改善が一因と考えられているが，さらなる検証が必要であろう．

3. 虚血性心疾患二次予防に対する糖尿病治療の考え方

Point!

- 血糖管理の質を向上させるのは重要であるが，それが心血管イベント抑制効果を発揮するには相当の期間を要する．
- 良質な血糖管理はもちろん大切であるが，血圧，脂質，体重管理など多面的な代謝改善への介入が必須である．
- ピオグリタゾン，SGLT2 阻害薬，GLP-1 受容体作動薬は既存薬の中でも虚血性心疾患を有する患者に対する投与にある一定のエビデンスを構築してきたと考えられるが，常にその安全性，忍容性について各患者個人の状態を評価したうえで使用することが重要である．

- 二次予防患者の 3P-MACE に一定の有効性を示す薬剤に共通するのは，

第5章 虚血を防ぐ—虚血性心疾患の二次予防

血糖降下作用に加えて多面的な代謝改善効果あるいは循環動態に及ぼす効果を有する点である．これまでの ACCORD や VADT の結果からも厳格な血糖管理は往々にして二次予防には逆効果にすらなりうる（❶）．

● 重症低血糖のリスクを排除した良質な血糖管理が心血管イベント抑制に寄与する可能性は十分にあるが，効果を発揮するには相当の期間を要する[9]．代謝改善効果は罹病期間が短いほど有効性が高まる可能性はこれまでの幾多の大規模臨床試験結果からも明らかであり，一次予防の観点からはきわめて重要なポイントとなろう．一方，二次予防の観点からは，血糖管理に加えて，血圧や体重管理などの多面的な代謝改善への介入は必須であり，さらに循環動態への介入は短期的な効果としては有益と思われる．

● SGLT2 阻害薬および GLP-1RA は，観察期間中に 3P-MACE を抑制しており，さらに長期使用により虚血性心疾患二次予防効果がより明確になる可能性は十分考えられる．今後，公表予定の REWIND（dulaglutide）や DECLARE 試験（dapagliflozin）などの結果もふまえて，一次予防も含めた糖尿病管理のあり方や望ましい薬剤選択法が，さらに明確になってくると考えられる．

● 最近，日本から報告された J-DOIT3 試験は総死亡や血管イベント抑制への多因子介入の重要性を示した[10]（❶）．2,542 人の 2 型糖尿病患者を，より厳密な血糖コントロール，血圧・脂質コントロールを行う強化療法群と現行のガイドラインに従った従来療法群に分けた本試験の主要評価項目は 3P-MACE であり，二次予防患者を 11％含む集団が対象であった．

● 平均観察期間 8.5 年，3P-MACE（HR：0.81，$p=0.094$）に両群間で有意差はなかった（補正後 3P-MACE には有意差あり；HR：0.76，$p=0.042$）が，強化療法群で脳卒中を 58％有意に抑制したのは特筆すべきである．さらに腎イベントや眼イベントも有意に抑制（それぞれ − 32 ％；$p<0.001$，− 14 ％；$p=0.046$）していた．本試験では，ACCORD 試験など海外でのほかの多因子介入試験とは異なり，重篤な低血糖をほとんど認めず，体重は最終的には試験開始時とほぼ同等であった．

● J-DOIT3 の結果は，今後の日本における糖尿病治療の新たなエビデンスとなるが，何よりも糖尿病管理目標の達成には血糖だけでなく多面的な介入が重要であることを知らしめた点が，本試験の価値を高めるものである．今後の追跡調査により，UKPDS のような「遺産効果」を有するかなど，さまざまな検討が予定されている．

4. おわりに

● 現在，日本では作用機序が異なる 7 種類の抗糖尿病薬が使用されてい

糖尿病治療薬

る．実臨床では低血糖・体重増加を回避し，かつ血糖日内変動も少ない，いわゆる良質な血糖コントロールが期待できる薬剤選択が求められ，DPP-4阻害薬が多用されるのはこの点からと思われる．

● 一方，心血管イベント抑制の観点からは，高インスリン血症是正を伴うインスリン抵抗性改善とともに動脈硬化リスク因子を多面的に抑制する作用を併せもつ薬剤は理論的に有益性が高いことはいうまでもない．

● 既存薬の中でピオグリタゾン，SGLT2阻害薬，GLP-1RAは一定のエビデンスを示してきた．一方で薬剤選択上，安全性や忍容性は大きなウエイトをもつ．ベネフィットとリスクのバランスを考慮し，個々の患者の状態に応じた柔軟な使い分けが肝要であろう．

● 引用文献

1) Dormandy JA, et al. PROactive Investigators. Secondary prevention of macrovascular events in patients with type 2 diabetes in the PROactive Study (PROspective pioglitAzone Clinical Trial In macroVascular Events) : a randomized controlled trial. Lancet 2005 ; 366 : 1279-89.

2) Kernan WN, et al. Pioglitazone after Ischemic Stroke or Transient Ischemic Attack. N Engl J Med 2016 ; 374 : 1321-31.

3) Zinman B, et al. Empagliflozin, Cardiovascular Outcomes, and Mortality in Type 2 Diabetes. N Engl J Med 2015 ; 373 : 2117-28.

4) Neal B, et al. Canagliflozin and Cardiovascular and Renal Events in Type 2 Diabetes. N Engl J Med 2017 ; 377 : 644-57.

5) Mahaffey KW, et al. Canagliflozin for Primary and Secondary Prevention of Cardiovascular Events : Results From the CANVAS Program (Canagliflozin Cardiovascular Assessment Study). Circulation 2018 ; 137 : 323-34.

6) Marso SP, et al ; LEADER Steering Committee ; LEADER Trial Investigators. Liraglutide and Cardiovascular Outcomes in Type 2 Diabetes. N Engl J Med 2016 ; 375 : 311-22.

7) Marso SP, et al ; SUSTAIN-6 Investigators. Semaglutide and Cardiovascular Outcomes in Patients with Type 2 Diabetes. N Engl J Med 2016 ; 375 : 1834-44.

8) Margulies KB, et al. Effects of Liraglutide on Clinical Stability Among Patients With Advanced Heart Failure and Reduced Ejection Fraction : A Randomized Clinical Trial. JAMA 2016 ; 316 : 500-8.

9) Roussel R, et al. Prevention of cardiovascular disease through reduction of glycaemic exposure in type 2 diabetes : A perspective on glucose-lowering interventions. Diabetes Obes Metab 2018 ; 20 : 238-44.

10) Ueki K, et al. Effect of an intensified multifactorial intervention on cardiovascular outcomes and mortality in type 2 diabetes (J-DOIT3) : an open-label, randomised controlled trial. Lancet Diabetes Endocrinol 2017 ; 5 : 951-64.

第5章 虚血を防ぐ―虚血性心疾患の二次予防

左室リモデリング予防

杉田　洋，塩島一朗

Point!

- 梗塞サイズ縮小のためには適切な再灌流療法が重要である．
- ACE阻害薬（忍容性がない場合はARB）を可能な限り早期より投与する．
- 陰性変力作用，陰性変時作用に注意してβ遮断薬を投与する．
- 血清カリウム値に注意してMRAを投与する．
- 禁忌がない限り早期より運動療法を開始する．

1. 心筋梗塞後の左室リモデリング

- 心室リモデリングとは，心臓が血行力学的負荷に対応して循環動態を一定に保つために構造と形態を変化させることである．
- 急性心筋梗塞後早期には，脆弱な壊死心筋が膠原線維に置換されるまで，壁応力によって梗塞部心筋は伸展され菲薄化する．これに最も関与する因子は梗塞サイズである．
- 心筋梗塞後は梗塞部の壁運動が低下し，非梗塞部のみの壁運動では必要な心拍出量が得られなくなるため，代償的に左室容積が増大する．早期の梗塞部心筋の伸展に加え，左室容積の増大は壁応力を上昇させ（コラム参照），非梗塞部心筋の肥大ならびに神経体液性因子の活性化を引き起こす．過剰な圧負荷がさらに持続すると，心室壁は伸展，心室腔は拡大し，回転楕円形から球形へと左室の形態変化を認める．心筋細胞の肥大と間質の線維化を伴い，収縮障害と拡張障害を惹起する（❶）[1]．
- 心室リモデリングは生体の代償機転であるが，その促進は長期的にみ

コラム　左室壁応力と Laplace の法則

　左室壁応力をLaplaceの法則を用いて，最も単純な球形モデルの公式で表すと以下のようになる．

$\delta = Pa/2h$（δ：左室壁応力，P：左室内圧，a：左室内径，h：左室壁厚）

この式より左室壁応力は左室内圧と左室内径に比例し，左室壁厚と反比例することがわかる．壁応力は直接測定することは困難であるが，上記の式を用いることにより測定可能な因子から推定できる．心筋梗塞後，梗塞部伸展により左室内径は増大し梗塞部の壁厚は薄くなり，壁応力は増大する．壁応力の増大は非梗塞部心筋の肥大化と左室容積の増大をきたし，さらに壁応力が増大することになる．

❶ 梗塞後左室リモデリングにおける細胞成分，細胞外マトリクス，神経体液性因子の関連[1]

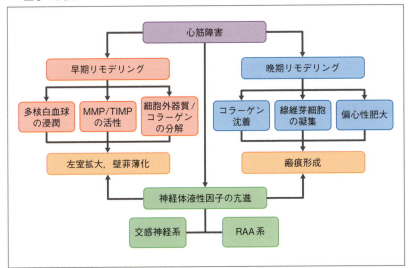

MMP；マトリクスメタロプロテイナーゼ，TIMP；組織性マトリクスメタロプロテイナーゼ阻害因子

ると予後不良因子となることが明らかとなっており，その予防は心筋梗塞後の予後を改善するうえで重要である．
- 早期のリモデリングには梗塞サイズが最も影響を与える．心筋梗塞発症後，適切な再灌流療法を行うことは梗塞サイズを縮小し，リモデリングを防止するうえできわめて重要である[2]．

■ 左室リモデリングの評価

　左室リモデリングの評価項目としては一般的に左室駆出率，左室容積，左室心筋重量，相対的壁厚などが用いられる．評価方法としては，非侵襲的であり，繰り返し計測ができることから，心臓超音波検査（心エコー）が中心的な役割を果たす．MRIは三次元的に指標の計測ができ，急性期の心筋の造影遅延を利用して左室リモデリングの予想も可能であるが，心臓超音波検査のように繰り返し検査ができないのが難点である．

MRI：magnetic resonance imaging

2. 梗塞後リモデリング防止のための薬物治療

- 左室リモデリングの進展にはレニン・アンジオテンシン・アルドステロン（RAA）系，交感神経系の賦活化が関与しているとされており，RAA系と交感神経系を抑制する薬剤が現在，主に用いられている．

RAA：renin-angiotensin-aldosterone

1 ACE阻害薬
- RAA系は心不全において賦活化される重要な神経体液性因子である．

第5章　虚血を防ぐ―虚血性心疾患の二次予防

心筋におけるアンジオテンシンならびにアルドステロンの産生が心筋の
肥大化や線維化に関与していることが知られている.

●アンジオテンシンIをアンジオテンシンIIに変換するアンジオテンシ
ン変換酵素（ACE）を阻害するACE阻害薬は，SAVEなどの大規模臨
床試験で，急性心筋梗塞後の左室リモデリングを抑制し，予後を改善す
ることが明らかとなっている．また，早期投与の有用性が示されてお
り，禁忌がなければ発症24時間以内の積極的な早期投与を検討すべき
である.

ACE : angiotensin-converting enzyme

❷ ARB

●アンジオテンシンII受容体拮抗薬（ARB）は，VALIANTなどの大規
模臨床試験で，心筋梗塞後の予後改善効果において，ACE阻害薬に対
する非劣性が示されており，左室リモデリング抑制効果があると考えら
れている.

ARB : angiotensin II receptor blocker

●心筋梗塞後，ACE阻害薬に対して優先してARBを使用する根拠は乏
しく，ACE阻害薬に忍容性がない症例に対して用いるべきである.

❸ MRA

●RAA系の最も下流に位置するアルドステロンは鉱質コルチコイド受容
体に結合し，交感神経活性化，心筋肥大，線維化をきたす．鉱質コルチ
コイド受容体拮抗薬（MRA）はアルドステロンの受容体への結合を阻害
する作用を有する.

MRA : mineralocorticoid receptor antagonist

●MRAは，EPHESUSなどの大規模臨床試験で，急性心筋梗塞後の予後
改善効果が示されており，心不全での入院も減少させた．ACE阻害薬
と併用してMRAを積極的に用いるべきである．血清カリウム値の上昇
に注意を要する.

■アルドステロンブレイクスルー現象

　　ACE阻害薬やARBを投与して1か月程度で，アンジオテンシンII
を介したアルドステロンの合成・分泌が阻害されるためアルドステロン
血中濃度が低下するが，6か月前後で低下したアルドステロンの血中濃
度が再上昇する現象が報告されている．これはアルドステロンブレイク
スルー現象とよばれており，レニン，AT2受容体などARBで阻害され
る以外の経路が活性化されアルドステロン濃度が上昇するとされる．
ACE阻害薬やARBに加えてMRAを追加投与することによりアルド
ステロンブレイクスルー現象を回避し，効果的にRAA系を抑制するこ
とが可能になる.

❹ DRI

●直接的レニン阻害薬（DRI）はRAA系の上流であるレニンを直接阻害
することにより，すべてのアンジオテンシンペプチドの生成を抑制し，
左室リモデリング抑制効果も期待されるところである.

DRI : direct renin inhibitor

●しかしASPIRE試験では急性心筋梗塞後ACE阻害薬などの標準治療に

加え，DRI 追加投与による左室リモデリング抑制効果は示せなかった．現時点では DRI 追加投与の意義は少ないと考えられる．

5 β遮断薬

● 交感神経系は心筋梗塞後，非梗塞部心筋において亢進し，代償機転として働く．長期的な亢進は左室のリモデリングを惹起し，予後を悪化させる．

● β遮断薬は，CAPRICORN などの大規模臨床試験より，心臓交感神経活性を抑制し，急性心筋梗塞後の左室リモデリングを防止して，予後を改善することが明らかとなっている．

● β遮断薬は陰性変力作用，陰性変時作用を有しており，心不全増悪の危険性があるため，少量からの慎重な投与が望ましい．

■ β遮断薬の選択

　心筋梗塞後，日本で主に用いられる β遮断薬は $β_1$ 選択性のあるビソプロロールと β非選択性で α遮断作用と抗酸化作用を併せもつカルベジロールである．いずれも内因性交感神経刺激作用がなく，脂溶性の薬剤である．β遮断薬は相対的に α受容体優位となり，血管収縮を助長させ冠攣縮を増悪させる可能性や，糖代謝に悪影響を与える可能性がある．α遮断作用を有しているとこの作用に拮抗する利点がある．心筋梗塞後の左室リモデリング防止という点において，両薬剤であればどちらを使用しても問題ないと考える．

3. 左室リモデリング予防効果が期待される薬剤

1 HMG-CoA 還元酵素阻害薬

● 炎症が心筋障害を促進し，左室リモデリングに関与する．抗炎症，抗酸化作用を有するスタチンは，CORONA 試験の結果より，左室リモデリングを抑制する可能性がある．

2 高用量ω-3 脂肪酸

● OMEGA-REMODEL 試験では，高用量（1 日 4 g）の ω-3 脂肪酸（エイコサペンタエン酸〈EPA〉およびドコサヘキサエン酸〈DHA〉）を心筋梗塞後に標準治療に加えて 6 か月間投与すると，核磁気共鳴画像法（MRI）で計測した左室収縮末期容積係数（LVESVI），非梗塞心筋の線維化が抑制されることが示された[3]．ω-3 脂肪酸の有する抗炎症作用がその機序として考えられている．

● 日本では同様の製剤の適応は現時点では高脂血症のみである．

3 ARNI

● アンジオテンシン受容体ネプリライシン阻害薬（ARNI）の LCZ696 はバルサルタン（ARB）とサクビトリル（ネプリライシン阻害薬）を含む

EPA：eicosapentaenoic acid

DHA：docosahexaenoic acid

LVESVI：left ventricular end-systolic volume index

ARNI：ARB-neprilysin inhibitor

薬剤で，ARB の効果に加え，ネプリライシンを阻害することによりナトリウム利尿ペプチドの分解を抑制して心保護的に作用する*.

● PARADIGM-HF 試験では収縮能の低下した心不全患者において LCZ696 が心血管死や心不全入院を抑制することが示された.

● 現在，心筋梗塞後で左室収縮率 40％以下の患者を対象に LCZ696 と ACE 阻害薬を比較する PARADISE-MI 試験が進行中であり，結果が待たれる.

● LCZ696 は ACC/AHA/HFSA，ESC ともに 2016 年に心不全のガイドラインに収載されているが，日本では未承認である.

* ARNIについては本シリーズ『1. 心不全』p.332も参照.

ACC：American College of Cardiology（アメリカ心臓病学会）
AHA：American Heart Association（アメリカ心臓協会）
HFSA：Heart Failure Society of America（アメリカ心不全学会）
ESC：European Society of Cardiology（ヨーロッパ心臓病学会）

4. 左室リモデリング予防のための運動療法

● 運動療法は圧受容器反射感受性や心拍変動などの自律神経機能を高め，安静時のカテコラミンやアンジオテンシン II の神経体液性因子の血中濃度を下げることにより，左室リモデリング抑制効果を発揮すると考えられる.

● メタアナリシスでは心筋梗塞発症後 1 週間の早期から，発症後 3 か月以上の運動療法の継続は左室リモデリング抑制効果があると報告されている[4].

● コントロールされていない急性心不全や不整脈などの禁忌がない限り，心筋梗塞後早期より運動療法を取り入れるべきである.

■ 運動療法の強度

心筋梗塞後の運動療法の強度として，嫌気性代謝閾値（AT）レベル，最大酸素摂取量の 40〜85％，最高心拍数の 55〜85％，自覚的運動強度 12〜14 相当の運動強度が推奨されている.

AT：anaerobic threshold

● 引用文献

1) Bhatt AS, et al. Adverse Remodeling and Reverse Remodeling After Myocardial Infarction. Curr Cardiol Rep 2017；19：71.

2) Funaro S, et al. Incidence, determinants, and prognostic value of reverse left ventricular remodeling after primary percutaneous coronary intervention：results of the Acute Myocardial Infarction Contrast Imaging（AMICI）multicenter study. Eur Heart J 2009；30：566-75.

3) Heydari B, et al. Effect of Omega-3 Acid Ethyl Esters on Left Ventricular Remodeling After Acute Myocardial Infarction：The OMEGA-REMODEL Randomized Clinical Trial. Circulation 2016；134：378-91.

4) Haykowsky M, et al. A meta-analysis of the effects of exercise training on left ventricular remodeling following myocardial infarction：start early and go longer for greatest exercise benefits on remodeling. Trials 2011；12：92.

ライフスタイルの改善と心臓リハビリテーション

長山雅俊

Point!

● 心臓リハビリテーションの原則は，長期臥床による deconditioning（脱調節状態）をリハビリテーションにより reconditioning（再調節）することであったが，現代の役割は QOL や長期予後の改善が主となっている．

● 再発予防を目的としたリハビリテーションでは，運動療法のみならず患者教育や栄養指導などの包括的介入が重要である．

● 心筋梗塞についての予後改善効果では，死亡率が 20～30％低下するという報告が多い．

● 予後改善の機序は，自律神経バランスの改善，冠動脈プラークの安定化，冠危険因子の是正などによる．

● 運動療法における運動強度は，嫌気性代謝閾値レベル，最大酸素摂取量の 50～70％，最高心拍数の 40～60％，心拍数予備能（HRR）の 40～60％，または自覚的運動強度（旧 Borg 指数）11～13 相当が推奨されている．

● 急性心筋梗塞をはじめとする急性冠症候群は，急性期冠血行再建療法の登場により，その急性期予後は著しく改善した．しかしながら，局所治療であるカテーテル治療のみでは，長期予後改善効果は十分ではないことがわかっている．一方，包括的心臓リハビリテーション（以下，心リハ）には，冠危険因子・生活の質・長期予後を改善する効果についてのエビデンスがそろっている．

● 本稿では心リハおよびライフスタイル改善の有用性のエビデンスと心リハの実際を中心に述べる．

> 包括的心臓リハビリテーション：心疾患の長期予後改善には薬物治療に加え，運動療法，食事指導，生活指導，ストレス管理などのライフスタイルの改善を中心とした包括的な介入が重要であり，この包括的な介入こそが心リハである．

1. 心臓リハビリテーションの効果

1 運動療法の身体効果

● 心リハは，急性心筋梗塞発症後の患者管理の手法として発展してきた学問である．その原則は，長期臥床が身体的にばかりではなく，心理・社会的にも deconditioning（脱調節状態）を引き起こすこと，そして適切なリハビリテーションが deconditioning を reconditioning（再調節）できることなど，長期臥床の弊害と運動療法の有効性を説いたものである．

● また，再発予防を目的としたリハビリテーションでは，運動療法だけでは不十分であり，患者教育や栄養指導など，包括的な介入の重要性が強調されている．

第5章　虚血を防ぐ—虚血性心疾患の二次予防

- 1980年代には左室駆出率を代表とする左心機能と運動耐容能には相関がないことが証明され，1990年代には慢性心不全に対する運動療法の有用性が多く報告されるようになった．
- 1995年にはAHCPRのガイドラインがまとめられ，この時期までの心リハについてのエビデンスが整理された．
- 日本では2002年および2007年に日本循環器学会や日本心臓リハビリテーション学会など，9つの学会の合同研究班による『心疾患における運動療法に関するガイドライン』および『心血管疾患におけるリハビリテーションに関するガイドライン』[1]が発行され，2013年2月に2012年版が発表された．
- ❶に日本のガイドラインにおける運動療法の身体効果について記す．

AHCPR：Agency for Health Care Policy and Research（〈アメリカ〉医療政策研究局）

2 長期予後改善効果

- 冠動脈疾患患者における予後改善効果については以前から数多く報告されている．
- 最もエビデンスレベルの高い報告は2004年にTaylorらから報告された48編の無作為割付試験における8,940例を対象としたメタアナリシスで，運動療法を主体とした心リハにより，冠動脈疾患患者の総死亡率が心リハに参加しない通常治療と比べ20％低下（$p = 0.005$），心死亡率が26％低下（$p = 0.002$）することが報告されている．非致死性心筋梗塞発症も21％減少したが，残念ながら有意差はなかった（$p = 0.15$）[2]．
- 同年，Wittらは1,821例の心筋梗塞患者を平均6.6年追跡し，心リハへの参加の有無での予後を比較したところ，3年生存率は心リハ参加群で95％，不参加群で64％と心リハ参加群で有意に良好であり，心リハに参加することにより死亡は56％，心筋梗塞再発は28％減少させる効果があったと報告した[3]．
- その後も予後改善効果についての報告は多く，2009年にはアメリカの公的保険であるMedicare受給者の虚血性心疾患患者において，心リハ参加群は不参加群に比べ，背景因子補正後の5年生存率が21〜34％高いと報告されている．
- 2011年Goelらは，2,395人のPCI患者を平均6.3年追跡し，心リハ参加群は不参加群と比べ，背景因子補正後の総死亡率が45〜47％低かったと報告した[4]．
- さらに2013年Packらは，CABG手術後に心リハに参加した582人と不参加の264人を9年間追跡したところ，背景因子補正後の10年後の生命予後は，心リハ参加群は不参加群に比べ総死亡率が46％低かったと報告している[5]．

■心リハによる生命予後改善の機序

- 運動療法により交感神経活動の抑制と副交感神経活動の亢進が得られ，それが心室細動閾値を上昇させ，突然死のリスクを減らすこと

❶ 日本のガイドラインにおける運動療法の身体効果

下記の項目についてはランクAのエビデンスと評価している．
- 運動耐容能の改善
- 心筋虚血閾値の上昇
- 同一労作時の心不全症状の軽減
- 心拍血圧応答の改善
- 左室リモデリングの抑制
- 換気応答の改善
- 骨格筋の質の改善
- 冠危険因子の改善
- 交感神経緊張の低下

PCI：percutaneous coronary intervention（経皮的冠動脈インターベンション）

CABG：coronary artery bypass grafting（冠動脈バイパス術）

❷ 運動と低脂肪ダイエットが冠動脈硬化性病変の進展に及ぼす効果（文献7より改変）

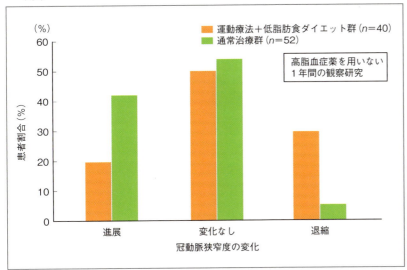

- 高血圧，糖尿病，脂質異常症，肥満，喫煙などの冠危険因子の是正の結果により，冠動脈プラークの安定化から急性冠症候群の発生を防ぐこと
- 運動療法は冠動脈内皮機能の改善から冠予備能を高めることによって心筋虚血閾値を高めること

などが有力とされる．

3 再発予防効果とライフスタイル改善の重要性

- 冠危険因子を厳密に管理し，虚血性心疾患の一次・二次予防につなげていくうえで，栄養管理を含めた包括的な介入はきわめて重要な役割を担っている．
- 1990年以前には，一度できあがった冠動脈硬化は，進展することはあっても退縮することはきわめてまれであるというのが定説であった．それを打ち破ったのが，テキサスのOrnishらの"The Lifestyle Heart Trial"である[6]．中等度から重度の冠動脈病変を有する48人を，介入群（野菜中心の低脂肪食，禁煙，ストレスコントロール，中等度の運動）と対照群に分け，1年後に冠動脈造影で評価したところ，介入群における平均冠動脈狭窄は40％から37.8％に退縮した一方，対照群では42.7％から46.1％へ悪化した．介入群の82％で冠動脈狭窄（平均値）が退縮したと報告している．
- 1992年にドイツのSchulerらが報告した以下のような論文がある（❷）[7]．冠動脈造影によって確定診断された113例の安定狭心症患者を，無作為に運動療法＋低脂肪食ダイエット群と通常治療群に分け，1年後に冠動脈造影にて再検した結果，最小血管径を呈した病変は，運動療法

❸ Gould Guideline 遵守状況別心事故（死亡，心筋梗塞，PCI，CABG）発生率（文献8より改変）

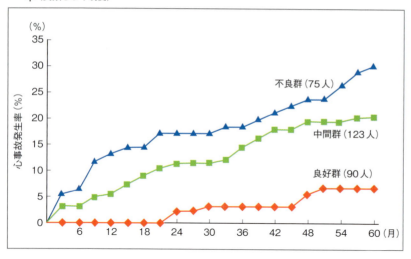

＋低脂肪食ダイエット群で20％が進展，50％は不変であったが，残りの30％に退縮を認めた．一方，通常治療群では42％もの例が進展し，54％が不変，退縮が認められたのは4％のみであった．すなわち，通常治療群では冠動脈狭窄病変の進行を抑制させることは困難であり，逆に運動療法＋低脂肪食ダイエット群では多くの例に狭窄病変の退縮が期待できることを証明したのである．

● この両研究は，高脂血症治療薬非投与下でのまさにライフスタイルの改善効果をみた研究であり，スタチンの予後改善効果が証明されている現代では不可能な研究プロトコールであるため，きわめて重要な研究である．

● 2003年にはテキサスのGouldらが，安定冠動脈疾患の患者にGould Guidelineへの参加をよびかけ，2年後の局所心筋血流と5年間の心事故発生率を検討している[8]．このGould Guidelineは，十分なスタチンを投与のうえ，野菜中心の超低脂肪食（総カロリーに対する脂質の比率を10％未満），低コレステロール・低糖質食と運動や禁煙，ストレス管理を中心としたプログラムである．彼らは参加者をその管理状態により，良好群，不良群，中間群の3群に分けて検討したところ，良好群では明らかに心筋局所の血流の改善度が高く，5年間の心事故発生は明らかに少なかった（❸）と報告している．

● 急性冠症候群では，責任冠動脈病変以外にもすでに多くの不安定プラークが存在することが血管内視鏡の所見などから明らかにされており，このような病態では発症から半年ないし1年以内に不安定プラークの破綻による再発などの心事故が多い．厳密な薬物治療，栄養管理，運動療法からなる質が高く，継続可能な疾病管理プログラムの重要性を感じている．

2. 運動処方の要点

1 運動強度の決め方

● リスクの高い心疾患患者には，運動処方をする場合には呼気ガス測定を同時に行う心肺運動負荷試験が望ましいが，トレーニング運動強度の設定法には下記のような方法があり，軽症の心疾患患者には必ず行わなければならないというものではない．日本循環器学会ガイドライン『心筋梗塞二次予防に関するガイドライン』[9]では，運動処方における運動強度設定についてのランク付けで，クラスⅠとして下記のように推奨している．

1. 運動負荷試験に基づき，1回最低30分，週3〜4回（できれば毎日），歩行・走行・サイクリングなどの有酸素運動を行う．（エビデンスA）
2. 日常生活の中の身体活動（通勤時の歩行，家庭内外の仕事等）を増す．（エビデンスB）
3. 10〜15 RM 程度のリズミカルな抵抗運動を有酸素運動とほぼ同頻度に行う．（エビデンスA）
4. 中等度ないし高リスク患者は施設における運動療法が推奨される．（エビデンスB）

2 毎回の運動療法時のチェックポイント

■ その日の体調を聞く

　心疾患患者の場合，とくにその日の体調を十分聴取し，体調に合わせて運動をすることが必要である．体調の悪いときは決して無理をせず，中止する勇気も必要であることを指導する．胸部症状やめまい，整形外科的症状の出現時には医師の診断を受けるまでは運動を中止する．

■ 体重，血圧，脈拍のチェック

　心機能の悪い場合，運動の前に心不全傾向がないかどうかをチェックする必要がある．自覚症状は軽度であっても，体調は体重や血圧，脈拍に反映されることが多い．とくに左室駆出率が40％未満の症例や心不全増悪を繰り返す低心機能症例において運動療法中止基準を認めた場合には，その日の運動療法は中止とし，医療機関への受診を勧める必要がある．また，現場では運動を始める前の血圧が高いことが問題になることが多いが，家庭では低くても運動の現場で収縮期血圧が180 mmHgを超える場合には，その日の運動は中止としたほうがよい（❹）．これは家庭での運動でも同様であり，血圧上昇を含めた体調のいかんによっては，運動の中止も必要であることを教育するチャンスでもある．

> 運動強度：具体的な運動強度は，
> ・嫌気性代謝閾値レベル
> ・最大酸素摂取量の50〜70%
> ・最高心拍数の40〜60%
> ・心拍数予備能（HRR）の40〜60%
> ・自覚的運動強度（旧Borg指数）11〜13相当
> が推奨されるとしている．

> RM：repetition maximum（最大反復回数），10 RMとは10回繰り返せる強さのこと．

> 高リスク患者：
> ・著しい左室機能不全（EF ≦30%）
> ・安静時ないし運動誘発性の危険な心室性不整脈
> ・運動中の15 mmHg以上の収縮期血圧低下，負荷量を増加しても血圧が上昇しない
> ・心肺蘇生からの生還者
> ・うっ血性心不全，心原性ショック，危険な心室性不整脈を合併した心筋梗塞
> ・重篤な冠動脈病変および運動療法誘発の著しい心筋虚血（0.2 mV以上のST低下）

> ❹ 低心機能症例の運動療法中止基準
> ・明らかな心不全症状の悪化あり
> ・1〜3日で2 kg以上の体重増加
> ・運動に伴う収縮期血圧の低下
> ・危険な不整脈あり
> ・新たに発生した心房細動
> ・日常生活以下で中等度以上の心筋虚血所見あり

3. おわりに

● 以上のように，冠動脈疾患に対する運動療法を中心とした心リハの効果はすでに確立されているといっても過言ではない．PCIやCABGはあくまでも冠動脈狭窄に対する局所治療であり，冠危険因子や生活習慣を改善しない限り，再発する可能性がきわめて高いといえる．それは運よく軽症ですんだ症例においてもまったく同じである．多くの医療者は感覚的にはそれに気づきながらも，実際の診療に運動療法や患者教育を導入できないでいるが，それを必須な治療であると真に考えていないからにほかならない．

● 運動療法の導入や継続は服薬のように必ずしも容易ではない．現代における冠動脈疾患に対する理想的な治療戦略は，冠血行再建プラス包括的介入による心リハであり，両者の利点を上手に組み合わせたコンビネーションが最も有効であろう．

◉ 引用文献

1) 日本循環器学会．循環器病の診断と治療に関するガイドライン（2011年度合同研究班報告）：心血管疾患におけるリハビリテーションに関するガイドライン（2012年改訂版）．p.8-12. http://www.j-circ.or.jp/guideline/pdf/JCS2012_nohara_h.pdf

2) Taylor RS, et al. Exercise-based rehabilitation for patients with coronary heart disease：systematic review and meta-analysis of randomized controlled trials. Am J Med 2004；116：682-92.

3) Witt BJ, et al. Cardiac rehabilitation after myocardial infarction in the community. J Am Coll Cardiol 2004；44：988-96.

4) Goel K, et al. Impact of cardiac rehabilitation on mortality and cardiovascular events after percutaneous coronary intervention in the community. Circulation 2011；123；2344-52.

5) Pack QR, et al. Participation in cardiac rehabilitation and survival after coronary artery bypass graft surgery：a community-based study. Circulation 2013；128：590-7.

6) Ornish D, et al. Can lifestyle changes reverse coronary heart disease？ The Lifestyle Heart Trial. Lancet 1990；336：129-33.

7) Schuler G, et al. Regular physical exercise and low-fat diet. Effects on progression of coronary artery disease. Circulation 1992；86：1-11.

8) Sdringola S, et al. Combined intense lifestyle and pharmacologic lipid treatment further reduce coronary events and myocardial perfusion abnormalities compared with usual-care cholesterol-lowering drugs in coronary artery disease. J Am Coll Cardiol 2003；41：263-72.

9) 日本循環器学会．循環器病の診断と治療に関するガイドライン（2010年度合同研究班報告）：心筋梗塞二次予防に関するガイドライン（2011年改訂版）．p.15-7. http://www.j-circ.or.jp/guideline/pdf/JCS2011_ogawah_h.pdf

第6章

Current Topics
診断と治療の最新動向

第6章　Current Topics—診断と治療の最新動向

Current Topics

BRS（生体吸収性スキャフォールド）の動向

■ BRS の意義

　血管内に異物が存在することによって血栓形成が起こったり，炎症を惹起したりすることから，冠動脈内に異物を残さないようにするコンセプト・治療法が重要と考えられるようになってきた．その一つとして，生体吸収性スキャフォールド（bioresorbable scaffold：BRS）が脚光を浴びてきた．

　背景には金属ステント内に急性心筋梗塞を発症したり，遅発性の再狭窄をきたしたりする症例が少なからず存在することがある．ステントに使用されているポリマーや薬剤による炎症反応によって促進されるステント内動脈硬化促進（neoatherosclerosis）による超遅発性のステント血栓症や遅発性の再狭窄，薬剤溶出性ステント（drug eluting stent：DES）特有の新たな問題も出現してきた．また，金属ステントであるがゆえに，その構造上，屈曲部を過度に進展させてしまう「フラクチャーをきたす」といった構造上の問題，あるいは運動時の冠動脈拡張を制限してしまうといった生理的な問題が存在することも認識されるようになってきた．

　完全に消失した遠隔期に異物反応による neoatherosclerosis がなくなり，抗血小板薬2剤併用療法（dual antiplatelet therapy：DAPT）も不要になることが期待されるデバイスであるが，実際には性能が向上した第二世代以降の DES に比べて，早期のみならず遅発性の血栓症の頻度も高いことが示され，DAPT をむしろ長期に必要とすることが強調され，使用が制限されるようになった．しかし，異物が一生残る金属ステントに比べて最終的にはメリットがあるはずの治療であり，冠動脈の局所治療としては理想的な道具となるポテンシャルをもっている．

■ BRS の現在

　2015年ころまでは BRS は期待され，テクニックの改善によって初期の血栓症の克服ができれば，発展し続ける製品カテゴリーと位置づけられていた．しかし2015年ころから超遅発性血栓症の報告が相次ぎ，

2016年に ABSORB II 3年あるいは ABSORB Japan 2年の成績が発表され，金属 DES に対して有意な差をもって1年以後の血栓症が多いことが示され，ヨーロッパでも使用実績が減少してきた．

　BRS は2017年現在，13種類以上の臨床応用された製品があり，CE マークを4種類の製品が取得し，ヨーロッパやアジア，南米などで販売されている，あるいはされていた．第一世代のデバイスはストラットが厚く，早期の血栓症が多い原因といわれたが，第二世代の製品は確実にストラットが薄くなってきている（❶）．しかし2017年に医師主導臨床試験である AIDA 試験の結果が発表され[1]，血栓症を減少させるテクニックの有無にかかわらず第二世代の DES であるエベロリムス溶出性ステント（everolimus eluting stent：EES）に対し，生体吸収性冠動脈ステント（bioresorbable vascular scaffold：BVS）において血栓症が長期にわたって多いことが発表され，しかも血栓症が予測できないものであることから，ヨーロッパでは臨床試験以外での BVS 使用が制限されるようになった．続いてボストンサイエンティフィック社が BRS の開発を凍結し，その投資を受けて開発を続けていたベンチャー企業も開発が停止状態となった．日本では Absorb® BVS（Abbott Vascular 社製）が2016年12月に薬事承認を受け，施設を限定した市販後調査のみが行われていた状態のなか，欧米で血栓症リスクの点から使用頻度が極端に少なくなり，工場での生産を維持することができなくなって，BVS は2017年までで世界中の市場からの撤退が決まった．

　ここで BRS の臨床使用をあきらめてしまうと，今後この分野の開発がなくなってしまう可能性がある．現在アクティブに臨床試験を行って開発を進めているのはマグネシウム合金に生体吸収ポリマーでシロリムスをコーティングした Magmaris® ステントであるが，なんとか安全に使用できる製品を開発し，次世代の芽を摘まないように考えていかなければならない．

❶ 臨床応用されている BRS の一覧

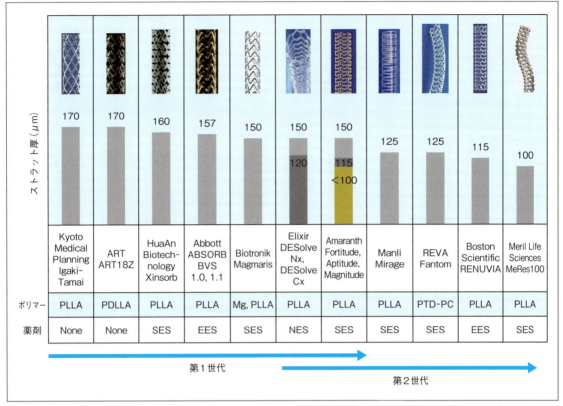

SES；シロリムス溶出性ステント，EES；エベロリムス溶出性ステント，NES；ノボリムス溶出性ステント（日本未承認）

■ Absorb® BVS の臨床成績

　Absorb® BVS は今まで早期の安全性試験である AB-SORB Cohort B，EXTEND 試験にはじまり，無作為化試験である ABSORB Ⅱ・Ⅲ・Japan・China，EVER-BIO Ⅱ，TROFI Ⅱ，さらに実臨床で行われているレジストリー研究など多数のスタディが行われてきた．ヨーロッパでは 2011 年に市販されて 6 年が経過しており，初期の安全性試験やピボタルスタディについては，オリジナルの論文だけでなく，多くのメタ解析が行われており，再狭窄に対する再血行再建についてはほぼ金属 DES と同様で，デバイス血栓症が対照群である第二世代 DES の EES と比較して多いとされている[2]（❷）．個別の試験の成績では差がなくても，2 年以降の成績をみると，BVS のほうが EES よりも再血行再建の頻度が高いとの報告もある[3]．

　しかし，これらの比較で常に対照群となっているのは，いまだに臨床成績においてまさる製品の存在しない EES であり，ステント血栓症も最も少ない製品といわれている．この EES とまったく同じ成績を第一世代の BVS が出していくのは困難であったともいえる．BVS のメリットが出るはずの完全に溶出が終了した 5 年以上経過した後のデータがまだ乏しいため，メリットがみえてこないのが現状であるが，ABSORB Cohort B の 72 か月後のマルチスライス CT によるフォローのデータでは，内腔の拡大も認められており[4]，今後 5 年を超える長期成績が出てくると，BRS に対する期待感が変化してくる可能性もある．

　実臨床のレジストリーデータも多数発表されており，再血行再建の頻度などは十分低く抑えられていることが示されているが，とくに急性冠症候群（acute coronary syndrome：ACS）に使用するとデバイス血栓症が多いことが報告されている[5]．また GHOST-EU 試験では，1 か月以内の急性・亜急性血栓症の頻度が高いことが問題となったが，ここにきて，ABSORB Ⅱ および AB-SORB Japan 試験でも，1 年以降に発症する超遅発性血栓症（very late scaffold thrombosis：VLScT）が多く認められるなど，問題症例報告が相次いだ．この血栓症リスクの高さと使い勝手の悪さのため，市場から撤退

❷ Absorb® BVS の無作為化臨床試験メタ解析[3]

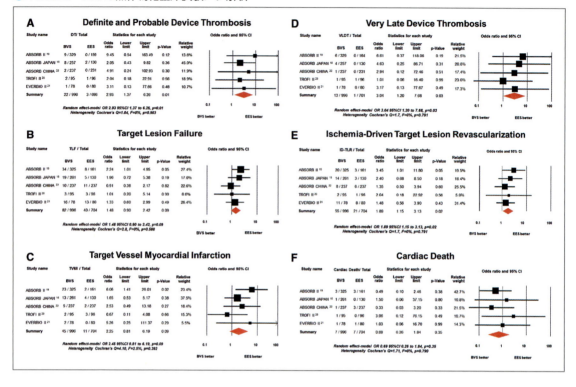

■ デバイス血栓症の予防策

　今後登場してくる BRS のためにもデバイス血栓症の予防策を確立することが重要である．最初に登場した BVS は，ストラットが 150 μm と厚い，構造破損を防ぐため＋0.5 mm 以上の過拡張が禁止である，（金属ステントと比較すると）放射支持力が強くない，などの構造上の問題点があり，金属ステントでも問題となる血栓症のリスクといわれている不十分拡張になりやすい．血栓症を減らし，Absorb® BVS の成績を向上させるには，これらを理解したうえでの植込み技術での対応が必要である．ただし，こういった技術的な問題で解決する血栓症は主として早期血栓症であり，最近問題となっているのは前述した VLScT で，1～4 年で生じるものである．原因としてストラットのマルアポジション（挿入血管への圧着不良）が残存した症例で，溶出とともにストラットが折れて落ち込んだために生じた，あるいは neoatherosclerosis が早期に生じたのではないかといわれている．

　新生内膜で被覆されていればこのような血栓症が1年以降で発症することはないはずであるが，前述したように 2015 年から 1 年以後の VLScT の報告が相次ぎ，問題となっている．原因が完全に一つとはいえないが，DAPT を 2 剤とも中止して発症しているケースが多い．ロッテルダムの B-SEARCH で VLScT 症例のリストをみると，術直後のアポジション不良症例が目立つ[6]．少なくとも植込み直後にストラットのアポジションがうまくいかなかった症例については，3～4 年の長期 DAPT が必要と考えられる．

　また，アスピリンとプラスグレルの DAPT 継続中にもかかわらず発症しているケースも報告されており，ストラットが崩れてきて発症するケース（光干渉断層法〈optical coherence tomography：OCT〉での scaffold discontinuity）では，DAPT の効果だけで予防できるとは限らない．こういったケースを見かけた場合は，金属ステントでのカバーを必要とする可能性がある．

　したがって VLScT を防ぎ，患者の良好な長期予後を目指すためには，術直後に確実なアポジションが得られるように，適切な病変選択と留置テクニックが最も重要であるといえる．すなわち VLScT の予防の観点でも，早期血栓症に対するものと同様の留置テクニックが重要と考えられる．良好な拡張とアポジションが得られた症例の DAPT は 1 年でもよいと思われる．また，

neoatherosclerosis による血栓症を防ぐためには，脂質を中心としたリスクファクターの厳重な管理も必要と思われる．

■ BRS の適応患者

石灰化病変，入口部病変など不十分拡張が予想される病変はすべてポリマーでできている BRS には不向きである．大きな分岐部もマルアポジションのストラットが存在するためリスクとなるだろう．

BRS のコンセプトを活かせるのは若年患者であり，若年患者は出血リスクも低いため，新規抗血小板薬や長期の DAPT でも問題ないことが考えられる．若年患者では，さらに血管運動の改善や将来の治療オプションを残す（バイパス手術の妨げにならない，CT での評価が可能など）メリットを活かせると思われる．

長くオーバーラップさせて金属ステントを植込むデメリットがステントフラクチャーや血管機能の問題から明らかになっており，そういった病変も適応となる可能性があるが，現在の BVS はストラットが厚く，血管壁への食い込みが悪いこともあり，オーバーラップして留置すると血栓症のリスクが上昇するため，オーバーラップなしで植込める範囲で，長めの病変が適していると思われる．

長期の DAPT を考えると，非心臓手術の予定のチェックや出血リスクの評価を事前に行うことは重要である．

（上妻　謙）

◉ 引用文献

1) Wykrzykowska JJ, et al. Bioresorbable Scaffolds versus Metallic Stents in Routine PCI. N Engl J Med 2017 ; 376 : 2319-28.
2) Toyota T, et al. Very Late Scaffold Thrombosis of Bioresorbable Vascular Scaffold : Systematic Review and a Meta-Analysis. JACC Cardiovasc Interv 2017 ; 10 : 27-37.
3) Collet C, et al. Late thrombotic events after bioresorbable scaffold implantation : a systematic review and meta-analysis of randomized clinical trials. Eur Heart J 2017 ; 38 : 2559-66.
4) Onuma Y, et al. Long-term serial non-invasive multislice computed tomography angiography with functional evaluation after coronary implantation of a bioresorbable everolimus-eluting scaffold : the ABSORB cohort B MSCT substudy. Eur Heart J Cardiovasc Imaging 2017 ; 18 : 870-9.
5) Schnorbus B, et al. Twelve-month outcomes after Bioresorbable Vascular Scaffold implantation in Patients with Acute Coronary Syndromes. Data from the European Multicentre GHOST-EU Extended Registry. EuroIntervention 2017 ; 13 : e1104-11.
6) Karanasos A, et al. Angiographic and optical coherence tomography insights into bioresorbable scaffold thrombosis : single-center experience. Circ Cardiovasc Interv 2015 ; 8. pii : e002369.

Current Topics

FFR$_{CT}$/QFR

■ 冠動脈 CT による FFR 解析

近年，冠動脈 CT のデータからコンピュータ解析により FFR (fractional flow reserve；冠血流予備量比) を算出する解析法が登場し，大きな期待が寄せられている．冠動脈 CT による診断が主流となっている日本において，形態評価と同時に FFR による機能的評価が行えるようになるため，その意義は大きい．

FFR$_{CT}$ (HeartFlow 社) 解析の特徴

64 列以上の CT 装置で撮影した安静時のデータで解析が可能で，hyperemia (充血) を誘発する薬剤負荷は不要である．解析対象は現時点では de novo 症例，またはステント留置患者の残存枝に限られており，解析結果に影響を及ぼす冠攣縮の影響を避けるためニトロの舌下は必須で，アーチファクトを避け画質のクオリティを向上させるための心拍数のコントロールや不整脈のコントロールが望ましい．

解析は，インターネット経由で HeartFlow 社にデータを転送し，同社のアルゴリズム (数値流体力学) を用いてスーパーコンピュータでの解析を行う．解析は 6 時間程であるため，24 時間以内には結果の受け取り，および専用のサイトでの結果の閲覧が可能で，任意の部位における FFR 値を確認できる利点がある．

FFR$_{CT}$ の臨床データ

NXT[1] 研究では，FFR$_{CT}$ と観血的 FFR との誤差が小さく良好な相関関係にあること，CTA (CT angiography) 単独の診断に比べ FFR$_{CT}$ による診断能は有意に向上することなどが示された (AUC 〈曲線下面積〉：CTA 0.81 vs FFR$_{CT}$ 0.9, $p < 0.001$) (❶ A)．

PLATFORM 研究[2] では，侵襲的カテーテル検査 (ICA) による診断に対し，CTA/FFR$_{CT}$ による評価を先行させることで，61%の症例で ICA がキャンセルされ，有意狭窄病変が認められなかった ICA が 83%も減少できたにもかかわらず，有意狭窄病変の診断率は同等であったことが示された．さらに ICA をキャンセルされ

た患者の 1 年間の心事故発生率は 0%であり，CTA/FFR$_{CT}$ を先行して行うことの妥当性が示された (❶ B)．

FFR$_{CT}$ RIPCORD 研究[3] では，CTA の結果により判断された治療方針が，FFR$_{CT}$ での評価後にどう変わるか検討した結果，36%の患者で治療方針が変更となった．さらに CTA 単独による狭窄度の評価と FFR$_{CT}$ での機能的狭窄度の評価の解離 (たとえば CTA で 90%以上の狭窄と診断されても，うち約 30%は FFR$_{CT}$ > 0.8 の非有意狭窄と診断されたなど) が改めて示され，CTA 単独による形態診断の限界が示された (❶ C)．

さらに興味深いことに，NXT 研究や PLATFORM 研究では FFR$_{CT}$ を先行した場合と，従来どおり ICA を先行した場合の周術期の経済効果が比較されているが，いずれの研究でも約 32%の費用削減効果が示されており[2,4]，FFR$_{CT}$ を ICA のゲートキーパーとして使用することで，医療経済効果的にも有用となることが示唆された．

現在，実臨床における冠動脈疾患患者の治療方針決定や治療結果・予後，および医療経済に及ぼす FFR$_{CT}$ の効果を評価するようにデザインされた ADVANCE Registry が進行中である．この Registry にはヨーロッパ，アメリカ，カナダ，日本を含むアジアから 50 施設が参加し 5,000 人を目標に登録が行われている．これにより FFR$_{CT}$ の導入が日本の PCI 治療の方針決定においてどの程度影響し，医療経済的に貢献できるのかが示されることとなり，その結果が待たれている．

症例提示

症例：80 歳台男性．主訴は労作時の胸痛症状．冠動脈 CTA では左前下行枝 (LAD) 高度狭窄，右冠動脈 (RCA) 中等度狭窄の 2 枝病変あり (❷ A ➡)．薬剤負荷心筋 SPECT では虚血陰性の所見であったが，FFR$_{CT}$ は LAD < 0.5，RCA 0.89 であり，LAD は有意狭窄の可能性が示唆された (❷ B)．冠動脈造影検査では CT 同様に LAD 近位部，中位部に高度狭窄を認め，FFR 0.66 と陽性であり，PCI を行った．RCA は中等度狭窄で

❶ FFR_CT に関するエビデンス[1-3]

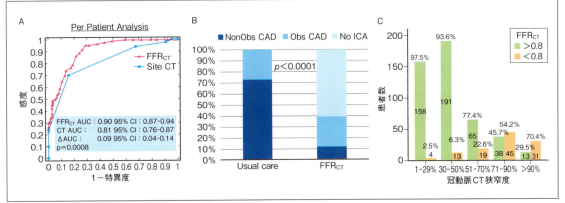

A：NXT 研究より．CTA 単独の診断能に比べ，FFR_CT による診断能は有意に向上する[1]．
B：PLATFORM 研究より．FFR_CT による評価を先行することで 61% の症例で ICA がキャンセル (No ICA) されるにもかかわらず，有意狭窄病変の診断率 (Obs CAD) は同等であった[2]．
C：FFR_CT RIPCORD 研究より．CTA による重症度と FFR_CT による機能的評価には解離があり，CTA による形態診断の限界が示された[3]．

FFR 0.89 と FFR_CT どおりであり，経過観察 (defer) とした（❷C）．このように多枝病変であっても病変枝ごとの FFR が算出でき，負荷心筋 SPECT の欠点を補うものと思われる．

FFR_CT の今後の展開

HeartFlow 社の FFR_CT に用いられるアルゴリズムは，さまざまなパターンの解析を行うことで学習する "deep learning" を行い，その解析精度を向上させている．これにより将来的には高度石灰化病変やステント留置後などの解析，ステント留置前の FFR 値の評価だけでなく PCI planner と称するステント留置後の FFR 値のシミュレーション，さらには病変が支配する領域の (虚血) 心筋量を算出し病変のもつ重症性も評価できるようになるなど，実臨床の場での幅広い応用が可能となりそうである．

2017 年度版の AUC (appropriate use criteria；適切性基準) では虚血判定基準として新たに FFR≦0.8 という項目が加わり最近の physiological based PCI の流れを反映しているが，この中で FFR_CT は FFR と同等の扱いとする旨が記されており，期待値の高さがうかがえる．

日本では保険償還が間近とされているが，日本の冠動脈 CT 件数の実情を反映して日本循環器学会からは適正使用指針が示され，また施行可能な施設基準と施行症例のレジストリーへの登録義務が設けられる見込みである．

■ 3D-QCA による QFR 解析

QFR (quantitative flow ratio) は，撮影角度が 25°以上離れた 2 方向のアンギオ画像から 3D-QCA (quantitative coronary arteriography) モデルを構築し，この 3D-QCA モデルと TIMI フレームカウントから導いた患者固有情報である冠動脈血流から，冠動脈病変の FFR 値を算出し機能的評価を行う手法である．本解析には QAngio® XA 3D/QFR ソフトウエア (Medis 社製) が必要である．

QFR 計測に際して

冠動脈造影の解像度は約 0.1 mm であるため定量化の精度は高く，3D-QCA と OCT により得られた計測値は非常に近似していることも示されており (Holm N, et al. EuroPCR 2016)，本解析法の正確性が示唆される．標的血管と他枝との重複が多い方向や標的血管が短縮した方向での撮影では解析が困難となるため適正な方向からの撮影が必要で，入口部病変，Medina 分類 (1,1,1) の分岐病変，バイパスグラフトやグラフト化された冠動脈での計測には限界が示されている．

症例提示*

症例は 60 歳台男性．労作性狭心症が疑われ冠動脈造影 (CAG) を行ったところ，前下行枝近位部に中等度狭窄が認められ（❸A➡），同部に対して FFR 測定 (アデノシン負荷) と，同時に QFR 測定を行った（❸A）．本症例では AP_CRA25°では病変が他枝と重なり解析が困

❷ FFR_CT 症例提示

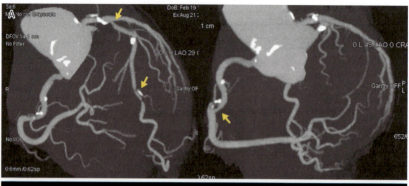

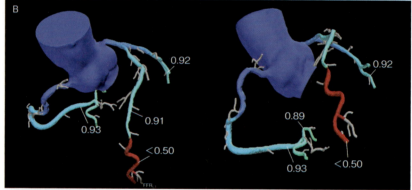

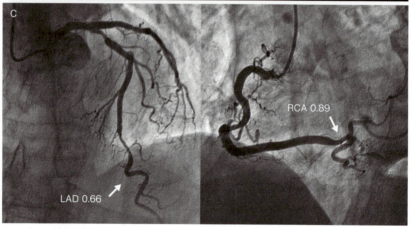

CTA 上は 2 枝病変．FFR_CT は多枝病変でも病変枝ごとの FFR が算出できる．

難であったが，AP_CRA45°にすることで重複がなくなり解析が可能となった（❸ B ➡）．QFR 計測は AP_CRA45°と RAO30°_CRA25°の 2 方向で行い，結果は QFR 0.82 で，FFR 0.82 と一致した評価であった（❸ C）．このように，QFR の解析には撮影方向は重要で，評価のためには適正な角度が必要である．

＊九州医療センター村里嘉信先生提供．

QFR の診断精度と有用性

中等度狭窄病変に対する FFR との比較で QFR の虚血（FFR≦0.8）診断精度は，感度 78％，特異度 93％，PPV 82％，NPV 91％で，AUC は 0.93 と良好な診断能であることが報告されている．また FFR と QFR の相関は非常に良好で（FFR 0.82±0.11，QFR 0.82±0.10，$r=0.81$，$p<0.001$），その平均誤差も 0.00±0.06（$p=0.541$）と小さく，解析者間の平均誤差も 0.00±0.03 と非常に小さいことが示されている[5]．最

❸ QFR 症例提示

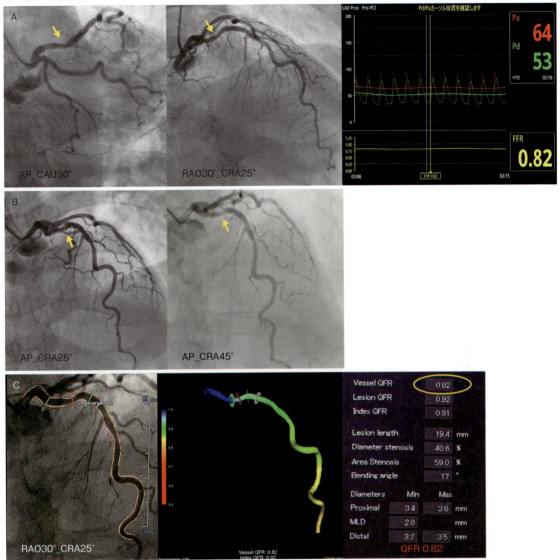

QFR 解析においては病変が他枝と重複しないような適切な方向からの撮影が必要である（B）．本症例では AP_CRA45° と RAO30°_CRA25° の 2 方向で QFR 解析を行い，FFR と一致した評価であった（A，C）．

（九州医療センター　村里嘉信先生提供）

新の FAVOR II EUROPE-JAPAN 試験（Westra J, et al. TCT2017）では 2D-QCA との比較で QFR の虚血（FFR≦0.8）診断精度が評価され，感度（88% vs 46%，$p<0.001$），特異度（88% vs 77%，$p<0.001$）とも QFR は 2D-QCA と比べて有意に優れていることが示された．また QFR の高い解析率（97%）や，FFR と比較し解析時間が短時間である（QFR 4.8 分 vs FFR 7 分，$p<0.001$）ことなども示されている．

本法は解析対象病変や撮影方向の制限はあるが，FFR のようにアデノシン負荷で最大充血を誘発する必要がなく[6]，冠動脈造影のみの所見からオンサイトで短時間での QFR 解析が可能であるため，利便性が高く，今後の普及が期待される．

（川﨑友裕）

● 引用文献

1) Norgaard BL, et al. Diagnostic performance of noninvasive fractional flow reserve derived from coronary computed

第6章　Current Topics—診断と治療の最新動向

tomography angiography in suspected coronary artery disease : the NXT trial (Analysis of Coronary Blood Flow Using CT Angiography : Next Steps). J Am Coll Cardiol 2014 ; 63 : 1145-55.

2) Douglas PS, et al. Clinical outcomes of fractional flow reserve by computed tomographic angiography-guided diagnostic strategies vs. usual care in patients with suspected coronary artery disease : the prospective longitudinal trial of FFR (CT) : outcome and resource impacts study. Eur Heart J 2015 ; 36 : 3359-67.

3) Curzen NP, et al. Does the Routine Availability of CT-Derived FFR Influence Management of Patients With Stable Chest Pain Compared to CT Angiography Alone? : The FFR$_{CT}$ RIPCORD Study. JACC Cardiovasc Imaging 2016 ; 9 : 1188-94.

4) Kimura T, et al. Cost analysis of non-invasive fractional flow reserve derived from coronary computed tomographic angiography in Japan. Cardiovasc Interv Ther 2015 ; 30 : 38-44.

5) Tu S, et al. Fractional flow reserve calculation from 3-dimensional quantitative coronary angiography and TIMI frame count : a fast computer model to quantify the functional significance of moderately obstructed coronary arteries. JACC Cardiovasc Interv 2014 ; 7 : 768-77.

6) Tu S, et al. Diagnostic Accuracy of Fast Computational Approaches to Derive Fractional Flow Reserve From Diagnostic Coronary Angiography : The International Multicenter FAVOR Pilot Study. JACC Cardiovasc Interv 2016 ; 9 : 2024-35.

AUCの概念と日米間の差異

Current Topics

AUC の概念と日米間の差異

■ 診療ガイドラインから AUC へ

AUC とは

診療ガイドライン (clinical guidelines) は大規模ランダム化臨床試験 (randomized control trial：RCT) などの質の高いデータをもととして現場への「推奨」を示し、ながらく EBM (evidence-based medicine) の根幹を成すものとされてきた。しかし、一般的に診療ガイドラインの推奨でカバーできる症例は 20～30％にすぎないともいわれており、早い時期から診療現場での運用の限界について指摘を受けてきた。そこで主にアメリカで考え出されたのが適切性基準 (appropriateness use criteria：AUC) の設定である。この AUC は、エビデンスに準拠した専門家の意見をシナリオ別に集約し、現場にわかりやすい形式で提示したものである。

AUC での推奨の決定方法

診療ガイドラインの推奨はエビデンスのグレードに応じて提言に強弱がつくが、AUC ではより実践的に❶のような臨床的な項目を組み合わせ、シナリオ別に推奨を行う。

各シナリオの適切性の判断の方法としては、全米から召集された専門医が❶のような項目のさまざまな組み合わせに対して、PCI (経皮的冠動脈インターベンション) や CABG (冠動脈バイパス術) を施行することが適切か否かを判定する (❷)[1,2]。

■ PCI における AUC の必要性

AUC はここ数年でインターベンションの適応を決定するにあたっての実務的なツールとして急速に存在感を増している。そのきっかけとして、COURAGE 試験の存在がある。この試験は安定狭心症 (stable ischemic heart disease：SIHD) に対する待機的 PCI の予後改善効果を検証し、2015 年秋にその最長 15 年の追跡結果が発表されている[3]。その結果は、長期的にも PCI に明確なハードエンドポイント (生命予後や急性心筋梗塞予防) に対するベネフィットは (至適薬物療法単独と比較

❶ シナリオ項目の例―安定狭心症の場合

- 解剖学的情報 (LMT、3 VD、1 or 2 VD with / without LAD 近位部)
- 術前あるいは術中虚血評価の有無とその結果 (トレッドミル、負荷心筋シンチグラフィー、負荷心エコー、FFR)
- 虚血症状の有無
- 至適薬物療法の有無 (とくに β 遮断薬)
- 糖尿病の有無

LMD；左冠動脈主幹部、VD；枝病変、LAD；左前下行枝、FFR；冠血流予備量比

し) 認められなかったというものであり、この結果は各方面に波紋を起こしてきた。その帰結として SIHD の病像全体に対する認識が、(循環器領域の専門医のみならず) 内科を担当する医師全体の中でダイナミックに変わりつつある。

このように、PCI のアメリカ版 AUC は主に「SIHD の予後の改善は狭窄の解除のみによって図られるものではない」という知見の集積に伴い、自浄努力の一環として生まれた。

■ アメリカにおける適応適切性の現状

学術的にはこの AUC を大規模なレジストリデータに当てはめることで、実臨床で施行されている PCI の適応の適切性を評価する試みも行われている。その成果の一端をここで紹介する[4,5]。

- 緊急 PCI においては、どのデータベースを当てはめてみても、ほぼ「適切」な適応のもとで PCI が施行されている。
- 一方で、待機的な PCI の 10％程度が「不適切」な適応に当てはまると考えられ (2009 年版の AUC 評価)、これがさらに 2012 年版の AUC では 25％以上が不適切な適応と評価される。

こうした検証と同時に、2009 年から 2014 年にかけて、以下のような変化も認められている (❸)[5]。

- 重篤な症状を有する (CCS*分類 3 度あるいは 4 度) 症例、重度の虚血を有する症例、至適薬物療法が施行されている症例の割合がそれぞれ増加した。

❷ 待機的血行再建に対するAUC（文献1から抜粋）

1枝病変

適応	虚血症状 抗狭心薬1剤使用（β遮断薬推奨） PCI	抗狭心薬1剤使用 CABG	抗狭心薬2剤以上使用 PCI	抗狭心薬2剤以上使用 CABG
LAD近位部およびleft dominantのLCX近位部を含まない症例				
1. ・術前虚血評価にて低リスク	M (4)	R (3)	A (7)	M (5)
2. ・術前虚血評価にて中リスクあるいは高リスク	M (6)	M (4)	A (8)	M (6)
3. ・術前虚血評価がなされていない　あるいは　なされていても判定不可 ・FFR≦0.8	M (6)	M (4)	A (8)	M (6)
LAD近位部およびleft dominantのLCX近位部を含む症例				
4. ・術前虚血評価にて低リスク	M (5)	M (5)	A (7)	A (7)
5. ・術前虚血評価にて中リスクあるいは高リスク	A (7)	A (7)	A (8)	A (8)
6. ・術前虚血評価がなされていない　あるいは　なされていても判定不可 ・FFR≦0.8	M (6)	M (6)	A (8)	A (7)

PCIおよびCABGに適切性が併記されている．赤の「R」と記されているシナリオは評価委員によりほとんどの症例でPCI「不適切」と判定．逆に緑の「A」と記されているシナリオはPCI「適切」と判定，黄色の「M」は「不確実」と判定されている．
LCX；左回旋枝

❸ AUCの現状（2009～2014年）（文献5より改変）

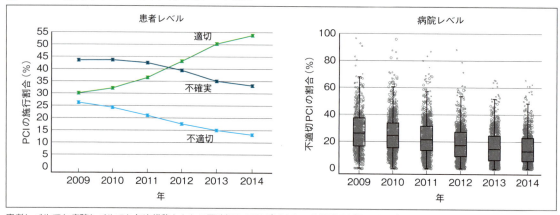

患者レベルでも病院レベルでも年次推移とともに不適切なPCIが減少し，施設間のばらつきも少なくなっている．

・年次推移で，不適切な適応のもとに施行されたPCIが26.2％から13.3％へ減少し，待機的PCIの症例数も全体で30％減少した．

同時期にニューヨーク州でのPCIの内容がどのように変わったかということも解析されている．特筆すべきこととして，2012年にニューヨーク州保健局が各施設へPCIに関するデータのフィードバックを行い，さらに保険会社に対して"inappropriate"なPCI診療報酬支払い拒否の推奨を行う可能性があることを示唆した（実際には行われなかったが）．この結果，やはりSIHDに対する"inappropriate"なPCIはほぼ半減している（18％→10％）．

＊CCS；カナダ心臓血管学会．

■ 日本のデータベースでのアメリカAUCの当てはめ ❹

それでは日本での現状はどうであろうか．その疑問に応えるため，筆者らはかつて慶應義塾大学循環器内科ならびにその関連施設（N=15）に協力を仰いで施行した多施設共同レジストリ（KiCS-PCI）において検討を行った（11,258例での検討）[6,7]．KiCS-PCIレジストリでは慶應義塾大学病院とその関連15施設におけるPCIを2008年から前向きに全例登録している．

その結果，待機的症例に関しては，2009年の基準では15％のPCIが不適切であると評価され，2012年基準では，30.7％ものPCIが不適切であると判定された．2018年現在，日本でも学会を中心としたデータの集

❹ 日米の待機的PCIにおける適応適切性評価の相違
（文献7より改変）

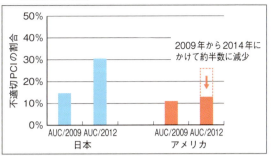

日米それぞれの待機的PCI（レジストリ登録症例）をアメリカの2009年度版AUC（AUC/2009）および2012年度版AUC（AUC/2012）に当てはめた場合の「不適切」なPCIの割合．2017年に改訂された最新版での評価は執筆時点ではデータがない．緊急PCIに対する評価は，日米双方において「不適切」な症例はほぼ存在しなかった．

❺ 日本でのPCI施行症例の入院時診断名

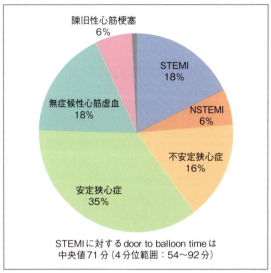

STEMIに対するdoor to balloon timeは中央値71分（4分位範囲：54〜92分）

安定狭心症や無症状（無症候性心筋虚血，陳旧性心筋梗塞）が60%近くを占める．
STEMI：ST上昇型心筋梗塞，NSTEMI：非ST上昇型心筋梗塞
（2017年日本心血管インターベンション学会 データマネージャー会議資料より）

計やAUCが設けられようとしている*．日本はアメリカよりも安定狭心症に対するPCIの比率がかなり高いことが知られており（❺），今後のこの件数の推移が注目される．

* http://www.cvit.jp/about/greeting_director.html

■ おわりに

　AUCの普及およびその実践は，アメリカにおいては不適切なPCIの割合が半分に減少し，待機的PCIの症例数も全米で30%減少するという多大な影響を及ぼした．アメリカのAUCをそのまま日本に当てはめることは難しいが，AUCという概念は日本においても非常に重要である．アメリカ版AUCの評価を検討することは，日本におけるPCIを取り巻く問題点を明確にすることにつながるものと考えられる．昨今学会を中心として専門医制度をバックアップする大規模レジストリが稼働しており，こうしたレジストリデータベースを介した各施設へのフィードバックシステムの構築などにより，AUCの普及および実践へとつながる可能性がある．

(香坂　俊)

● 引用文献

1) Patel MR, et al. ACC/AATS/AHA/ASE/ASNC/SCAI/SCCT/STS 2017 Appropriate Use Criteria for Coronary Revascularization in Patients With Stable Ischemic Heart Disease：A Report of the American College of Cardiology Appropriate Use Criteria Task Force, American Association for Thoracic Surgery, American Heart Association, American Society of Echocardiography, American Society of Nuclear Cardiology, Society for Cardiovascular Angiography and Interventions, Society of Cardiovascular Computed Tomography, and Society of Thoracic Surgeons. J Am Coll Cardiol 2017；69：2212-41.

2) Patel MR, et al. ACC/AATS/AHA/ASE/ASNC/SCAI/SCCT/STS 2016 Appropriate Use Criteria for Coronary Revascularization in Patients With Acute Coronary Syndromes：A Report of the American College of Cardiology Appropriate Use Criteria Task Force, American Association for Thoracic Surgery, American Heart Association, American Society of Echocardiography, American Society of Nuclear Cardiology, Society for Cardiovascular Angiography and Interventions, Society of Cardiovascular Computed Tomography, and the Society of Thoracic Surgeons. J Am Coll Cardiol 2017；69：570-91.

3) Sedlis SP, et al；COURAGE Trial Investigators. Effect of PCI on Long-Term Survival in Patients with Stable Ischemic Heart Disease. N Engl J Med 2015；373：1937-46.

4) Chan PS, et al. Appropriateness of percutaneous coronary intervention. JAMA 2011；306：53-61.

5) Desai NR, et al. Appropriate Use Criteria for Coronary Revascularization and Trends in Utilization, Patient Selection, and Appropriateness of Percutaneous Coronary Intervention. JAMA 2015；314：2045-53.

6) Inohara T, et al. Appropriateness ratings of percutaneous coronary intervention in Japan and its association with the trend of noninvasive testing. JACC Cardiovasc Interv 2014；7：1000-9.

7) Inohara T, et al. Application of appropriate use criteria for percutaneous coronary intervention in Japan. World J Cardiol 2016；8：456-63.

第6章　Current Topics─診断と治療の最新動向

Current Topics »

ハートチーム

　虚血性心疾患，とくに安定狭心症や無症候性心筋虚血に対する治療戦略を循環器内科医と心臓外科医で検討することが重要であることは言を俟たない．日本循環器学会から 2011 年に改訂，提唱された『安定冠動脈疾患における待機的 PCI のガイドライン』においても冒頭の章で「冠血行再建術適応決定プロセスにおける内科・外科の協力」について言及されている．すなわち，左主幹部病変や多枝病変，とくに糖尿病や低左心機能の多枝病変，弁膜症合併例などは内科医と外科医との共同討議をふまえて，治療方針を患者に提案することが望ましいとされている[1].

　しかしながら，はたして虚血性心疾患の治療方針決定は内科医，外科医の共同討議だけで十分な検討といえるのだろうか．TAVI (transcatheter aortic valve implantation) におけるチーム医療が成熟しつつある現在，改めて虚血性心疾患におけるチーム医療，ハートチームについて考えたい．

■ 虚血性心疾患におけるハートチームの役割

　虚血性心疾患におけるハートチームの役割は，第一に治療方針の決定にある．冠動脈病変を有する患者に，PCI (経皮的冠動脈インターベンション) や CABG (冠動脈バイパス術) のどちらが適しているかを判断し，チームとしての方針を患者に提示することが重要とされ，過去には内科医，外科医合同のカンファレンスで方針を検討してきた．しかし TAVI が日本にも本格的に導入され，治療方針の検討に内科医，外科医のみならず，画像診断・心臓超音波の専門医や心不全・老年医療の専門医，看護師，理学療法士，臨床心理士など多職種ハートチームが結成され，集学的に治療方針の検討を行う土壌が成熟しつつある現在，冠動脈病変の治療方針検討においても，多職種での集学的なアプローチが重要なことを認識しなくてはならない．

　冠動脈病変のみを評価するのではなく，弁膜症や心機能，腎機能障害や糖尿病，全身血管病などの併存疾患はもちろん評価する必要がある．さらに 2 剤併用となる

❶　ハートチームの構成

・インターベンション医	・病棟看護師
・心臓外科医	・理学療法士，心臓リハビリ指導士
・心臓超音波医	・臨床心理士
・心不全・老年医	・超音波技師
・不整脈医	・血管造影室看護師
・画像診断医	・放射線技師
	・臨床工学技士
	・MSW (医療ソーシャルワーカー)

抗血小板薬への忍容性，心房細動や静脈血栓症など抗凝固薬内服継続の必要性の有無，出血リスクの程度，将来的な観血治療の可能性なども考慮しなくてはならない．また高齢者に心疾患が多い現状からは，身体的・社会的・精神心理的なフレイル (frailty；脆弱性) も治療方針の決定に大きな影響を有することは TAVI から学んだ重要なことの一つである．これらを広く論議するためには，多職種ハートチームが不可欠となる．

■ ハートチームの構成

　多職種ハートチームは，インターベンション医，心臓外科医を中核とするが，ほかにも画像診断や心臓超音波の専門医，全身状態や社会・家族背景を把握している看護師や理学療法士を含めた構成が望ましい (❶).

　チームリーダーとしての役割を期待される医師は，とくに医師以外のメディカルスタッフが発言しやすいような環境づくりを心がけなくてはならない．お互い信頼しあい，自由に発言できる環境こそが活発なディスカッションを引き出し，患者への最適な医療の提示につながると考えられる．

　また日本循環器学会のガイドラインには，「PCI，CABG いずれの治療法も，その成績は術者や医療チームの技量に依存するところが少なくないので治療の選択にあたってはこのことを十分勘案する必要がある」と記されている．ハートチームを構成するインターベンション医，心臓外科医は常に自施設での成績を統計解析し，チーム員に提示することでハートチーム内でのディス

ハートチーム

❷ ESC/EACTS 多職種による方針決定，インフォームドコンセント，治療までの時間[2]

	急性冠症候群			多枝安定狭心症	ハートチームで事前に協議したプロトコールに準じて施行されるad hoc PCI
	ショック	ST上昇型心筋梗塞	非ST上昇型急性冠症候群		
多職種での治療方針検討	急性期では必須ではない．ハートチームプロトコールに沿った補助循環を実施	急性期では必須ではない．	急性期には必須ではない．安定化させた後は多枝安定狭心症に準じて検討する	必要	必要としない
インフォームドコンセント	口頭同意，遅滞なく実施可能であれば家族への同意取得	文書による同意が法的に必要とされないのであれば口頭同意で十分	文書上のインフォームドコンセント取得	文書上のインフォームドコンセント取得	文書上のインフォームドコンセント取得
血行再建のタイミング	緊急　遅滞なく実施する	緊急　遅滞なく実施する	24時間以内に可及的すみやかに実施する，72時間は超えない	強い狭心症症状や冠動脈病変が重症な場合には2週間以内に実施すべき．その他の症例は6週間以内に血行再建術を実施すべき	ad hoc

カッションを深めることが可能となる．

■ ハートチームで検討すべき内容

　残念ながら，すべての冠動脈疾患患者に対して多職種で濃密なディスカッションを行うことは，とくに high volume center においては困難である．日本循環器学会ガイドラインではどのような症例に対してハートチームでの治療方針決定が必要なのかについては言及されていない．2014 年に出された European Society of Cardiology (ESC) と European Association for Cardio-Thoracic Surgery (EACTS) のガイドラインでは，安定した多枝冠動脈病変 (multiple stable coronary artery disease : multiple SCAD) では多職種ハートチームでの治療方針の検討が必要とされている．一方で，ショックや ST 上昇型心筋梗塞，非 ST 上昇型急性冠症候群などの急性冠症候群 (acute coronary syndrome : ACS) だけでなく，すでに治療プロトコールがハートチームで設定されている安定狭心症では，多職種での治療方針検討は必要ではないとしている (❷)[2]．

　このため，多職種ハートチームでディスカッションすべきは，安定多枝冠動脈疾患症例や前述した併存疾患を有する症例が対象となる．また，冠動脈の治療プロトコールについてもハートチーム内であらかじめコンセンサスを得ておく必要がある．

　また，PCI や CABG に限らず治療介入により不幸な転帰となった症例に関してもやはりチーム内での検討が

必要になってくる．当院*では M & M カンファレンスと称して，morbidity (合併症) と mortality (死亡) に関しての多職種カンファレンスを必要時に開催し，診療の質および安全性の改善を目指し，取り組んでいる．

*済生会熊本病院．

■ 冠動脈治療方針のプロトコールの例

　当院での治療プロトコールを1例として提示する．日本循環器学会や海外の学会，および当院の実情を考慮し❸のようなフローで治療方針決定のプロセスとしている．

　まず虚血性心疾患を冠動脈造影検査結果および病態より1から3のカテゴリーに分類している (❹)．カテゴリー1は虚血の確実な緊急症例あるいは手技低リスク症例である．緊急カテーテル検査症例に関しては，院内で認定された主術者判断で PCI 施行可能としている．同様に過去にステント留置した部位のステント内再狭窄，典型的な狭心症状を有するか，客観的な虚血の証明がなされた1枝病変も同様に院内で認定された主術者の判断で PCI 可能としている．

　カテゴリー2は虚血の存在が不確実な症例あるいは手技中等度リスク症例としている．カテゴリー2には，SYNTAX score*＜33 の左主幹部病変，SYNTAX score≦22 の多枝病変，初回の simple な CTO (chronic total occlusion；慢性完全閉塞性病変) 症例，無症候かつ客観的な心筋虚血の証明がない1枝病変，

339

❸ 済生会熊本病院での方針決定プロセス

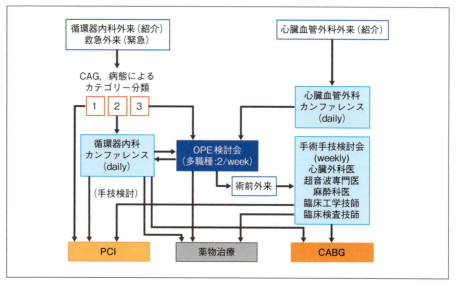

❹ 済生会熊本病院での虚血性心疾患カテゴリー分類

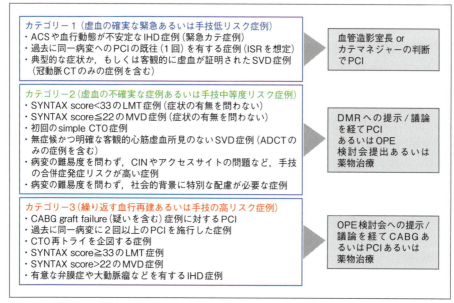

IHD；虚血性心疾患，ISR；ステント内再狭窄，SVD；1枝病変，CIN；造影剤腎症，LMT；左主幹部病変，MVD；多枝病変，CTO；慢性完全閉塞性病変

病変の難易度を問わず造影剤腎症やアクセスサイトの問題，脳梗塞のリスクなど手技の合併症発症のリスクが高い症例ほか，社会的背景に特別な配慮が必要な症例などが含まれる．カテゴリー2に分類された症例は，毎日夕方に開催している虚血部門担当医師のカンファレンス（daily mini review：DMR）へ症例を提示，議論を経て，PCIを実施するか，OPE検討会（心臓外科医との合同カンファレンス）に提出するか，Medical（薬物治療）にするか，治療方針を決定している．

　カテゴリー3は繰り返す血行再建あるいは手技の高リスク症例が含まれる．CABG graft failure 症例に対するPCI，過去に同一病変に2回以上のPCIを施行した症例，CTO failure case に対する re-intervention，SYNTAX score≧33の左主幹部病変，SYNTAX score

ハートチーム

＞22の多枝病変症例，有意な弁膜症や治療介入の検討が必要な動脈瘤を有する症例がこれに含まれる．カテゴリー3に分類された症例に関してはOPE検討会への症例提示，議論を経て治療方針を決定している．

また患者転帰の報告や前述のような重大な合併症などを認めた症例に対する振り返りのためのカンファレンスを行い，治療方針が妥当であったかについても検討・評価を行うことが質の高い治療を実践していくためには重要と考えている．

＊SYNTAX scoreについてはp.187参照．

■ おわりに

虚血性心疾患に対するハートチームについて，自施設での運用の紹介も含めて述べさせていただいた．すでに医療はPCIやCABGの件数を競うような量の時代から，患者の長期予後やQOL，そして医療そのものの質を評価，重要視する時代へと変換している．「医療」とは医学の社会的適用，すなわち「医療」は科学技術を実用化するための社会技術である．また我々が重要視する「質」は効用への適合 "Quality is fitness for use" (Joseph M. Juran) である．この2つの定義に基づけば「医療の質」とは，科学および社会的技術が，患者（とその家族）の要請を満たしている程度のことを指す．このためにはインターベンション医と心臓外科医だけでのハートチームでは不十分であり，多職種ハートチームの形成，治療方針の検討が重要となる．

(兒玉和久，中尾浩一)

● 引用文献

1) 日本循環器学会．循環器病の診断と治療に関するガイドライン（2010年度合同研究班報告）：安定冠動脈疾患における待機的PCIのガイドライン（2011年改訂版）．http://www.j-circ.or.jp/guideline/pdf/JCS2011_fujiwara_h.pdf

2) Task Force members, Windecker S, et al. 2014 ESC/EACTS Guidelines on myocardial revascularization：The Task Force on Myocardial Revascularization of the European Society of Cardiology (ESC) and the European Association for Cardio-Thoracic Surgery (EACTS) Developed with the special contribution of the European Association of Percutaneous Cardiovascular Interventions (EAPCI). Eur Heart J 2014；35：2541-619.

Current Topics

脂質管理の限界

■ 二次予防に向けた脂質管理の再考

　脂質低下療法の目的は冠動脈疾患の発症および再発予防であり，生活習慣の改善に加え，スタチンを中心とした薬物療法がその中心となる．一方，これまでの至適薬物療法を中心とした脂質管理には，実臨床上のさまざまな限界が存在し，それらをふまえたうえでの包括的な診断・治療が求められる．そのポイントとして，①スタチンの限界，②残余リスクとしての家族性高コレステロール血症，の2つに焦点を当てて考えてみたい．

■ スタチンの限界を知る

　脂質管理の中心は，LDLコレステロール（LDL-C）を推奨される管理目標値以下に維持することである．日本では二次予防の目標値は，従来から100 mg/dL 未満とされてきた．しかし，欧米のガイドラインを踏襲する形で，日本動脈硬化学会のガイドラインにおいても，急性冠症候群（ACS）症例では70 mg/dL 未満を考慮すべきとの記載が追加された[1]．この"the lower, the better"のコンセプトは，複数の大規模試験によって，心血管イベントの有意な再発抑制をもって証明されており[2]，スタチンを中心とした厳格な LDL-C reduction の重要性を示す代名詞となっている．

　一方，スタチンだけでは十分な LDL reduction を図れない症例をしばしば経験する．これは，スタチンを倍量に増量しても，追加で得られる LDL reduction は約6％にとどまるといういわゆる「6％ルール」が影響していると考えられる[3]．そのような症例に対しては，エゼチミブや，近年日本でも保険適用となった PCSK9 阻害薬の併用を検討しなければならない．最近の日本の調査で，LDL-C 100 mg/dL 未満という目標値が，ACS 症例で68％，それ以外の二次予防症例で55％しか達成されていないと報告された（❶）[4]．これは十分量のスタチンが投与されていないだけでなく，適切な併用薬による十分な介入がなされていないことを示している．またスタチンでは，LDL-C 低下後に10％以上の再上昇を認める「escape 現象」が報告されており，心血管イベン

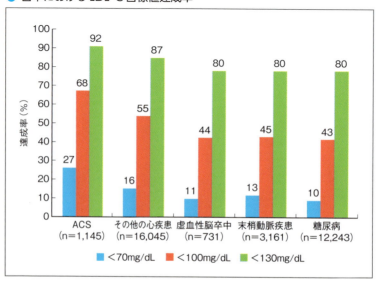

❶ 日本におけるLDL-C 目標値達成率[4]

❷ スタチン投与後のescape現象と心血管イベントの関連[5]

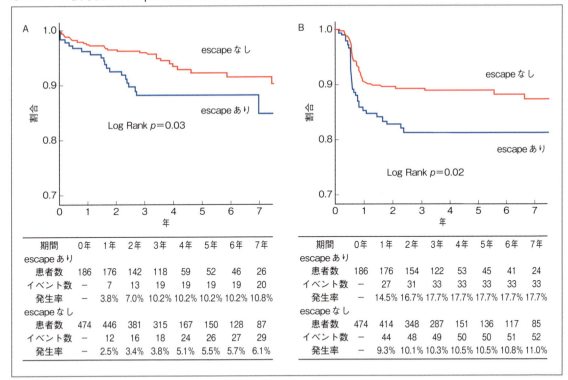

A：心血管および脳血管複合イベント，B：標的血管再血行再建．

ト発症リスク増加との関連が報告されている（❷）[5]．これは目標値を設定せずにスタチンを投与する"fire and forget"ではなく，目標値への到達を定期的な血液検査によって確認する"treat to target"の重要性を裏付けしているといえる．

スタチンの副作用として，以前よりまれながら横紋筋融解症が報告されている．しかし近年，近位筋優位の筋力低下と著明な筋痛をきたす「免疫性壊死性ミオパチー」の報告もあり，注意を要する[6]．また，スタチン内服のアドヒアランスは，女性や低所得者，若年者・高齢者，および一次予防患者で低いことが，海外のメタ解析において報告されている[7]．アドヒアランスが良好であった患者群（PDC*≧90％）は，不良であった患者群（PDC＜10％）に比し，4〜5年間の死亡率が45％低かったとの報告もあり[8]，治療の重要性の説明や定期検査によるアドヒアランスの維持が，生命予後に直結することを忘れてはならない．

＊PDC：proportion of days covered.

■ 家族性高コレステロール血症を見逃さない

若年発症の冠動脈疾患患者，および通常の脂質管理を行っていても再発を繰り返す患者を日常臨床において少なからず経験する．このような患者の中に，家族性高コレステロール血症（FH）患者が一定数存在することが示唆され，いわゆる残余リスク"residual risk"の一つとして認識されている．FHはLDL受容体遺伝子，ApoB遺伝子，PCSK9遺伝子などの変異による常染色体優性遺伝形式を主とする疾患である．なかでもヘテロ接合体は日本においても，200〜500人に1人，30万人以上の患者がいると推定される．FH患者は生下時からLDL-C高値が持続するため，累積LDL-C値がきわめて高く，早発性の冠動脈疾患を発症することが多い[*9]．このため，早期診断・治療介入が求められるが，特徴的な身体所見を呈するホモ接合体に比べ，ヘテロ接合体の診断には注意深い診察が求められる．

日本動脈硬化学会による診断基準を示す（❸）[1]．FHは遺伝子疾患であるが，日本の診断基準に基づいたFHの臨床的診断は，遺伝子診断に劣らぬ冠動脈疾患の予測能を有することが示されている[10]．また，診断基準3

❸ 成人（15歳以上）FHヘテロ接合体診断基準[1]

- 高LDL-C血症（未治療時のLDL-C値180 mg/dL以上）
- 腱黄色腫（手背，肘，膝などまたはアキレス腱肥厚）あるいは皮膚結節性黄色腫
- FHあるいは早発性冠動脈疾患の家族歴（2親等以内）

・続発性脂質異常症を除外したうえで診断する．
・2項目以上でFHと診断する．FHヘテロ接合体疑いは遺伝子検査による診断が望ましい．
・皮膚結節性黄色腫に眼瞼黄色腫は含まない．
・アキレス腱肥厚はX線撮影により9 mm以上にて診断する．
・LDL-Cが250 mg/dL以上の場合，FHを強く疑う．
・すでに薬物治療中の場合，治療のきっかけとなった脂質値を参考にする．
・早発性冠動脈疾患は男性55歳未満，女性65歳未満と定義する．
・FHと診断した場合，家族についても調べることが望ましい．
・この診断基準はホモ接合体にも当てはまる．

❹ アキレス腱X線撮影による評価

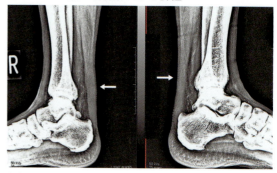

左右ともに著明なアキレス腱肥厚（⇨：≧9 mm）を認める．

❺ 成人（15歳以上）FHヘテロ接合体治療のフローチャート[1]

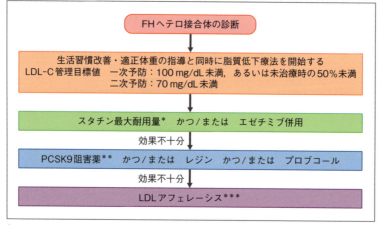

* スタチン不耐性患者の場合，別のスタチンの処方や投与間隔を考慮し，できる限り最大耐用量まで増量する．
** PCSK9阻害薬を開始するときには専門医に相談することが望ましい．
*** PCSK9阻害薬はアフェレーシス時に除去されるため，アフェレーシス後に皮下注射する．

項目の中でも，とくにアキレス腱の肥厚は簡便かつ客観的指標として臨床的に有用である．アキレス腱の肥厚が顕著なFH患者ほど，早発性冠動脈疾患の罹患率が高いことが報告されており[11]，X線軟線撮影による定量的評価が望ましい（❹）．ヨーロッパのガイドラインでは，アキレス腱の肥厚を認めた時点で"probable FH"の診断に至り，その評価の重要性がうかがえる．

これまでFH患者のLDL-C管理目標値は，一次予防・二次予防の区別なく100 mg/dL未満が提唱されていたが，『動脈硬化性疾患予防ガイドライン2017年版』では，その二次予防の目標値として70 mg/dL未満が記された[1]．FH患者においては，生活習慣への介入だけでは脂質管理に限界があることが多く，早期よりスタチンを中心とした薬物治療を考慮する必要がある．とくに二次予防においては，スタチン最大耐用量への増量，およびエゼチミブ・PCSK9阻害薬の併用を積極的に検討する必要がある（❺）[1]．

* LDL-C累積値と冠動脈疾患の関係についてはp.301の❶参照．

■ 脂質管理の限界をふまえた包括的な診断・治療

日本でもPCSK9阻害薬が保険適用となったが，今後も当面は生活習慣の改善とスタチンが脂質管理の中心を担うと考えられる．スタチンの限界をよく理解し，他薬

との併用を視野に入れた厳格な LDL-C 管理が重要である．また近年，ヘテロ FH に対する認識は高まりつつあるが，依然としてその診断率は低い．アキレス腱測定をはじめとした積極的な診断と，早期治療介入が求められている．

（南　尚賢，阿古潤哉）

◉ 引用文献

1) 日本動脈硬化学会編. 動脈硬化性疾患予防ガイドライン 2017 年版. 日本動脈硬化学会；2017.

2) Cholesterol Treatment Trialists' (CTT) Collaboration, Baigent C, et al. Efficacy and safety of more intensive lowering of LDL cholesterol：a meta-analysis of data from 170,000 participants in 26 randomised trials. Lancet 2010；376：1670-81.

3) McKenney JM. Optimizing LDL-C lowering with statins. Am J Ther 2004；11：54-9.

4) Teramoto T, et al. Low-density lipoprotein cholesterol levels and lipid-modifying therapy prescription patterns in the real world：An analysis of more than 33,000 high cardiovascular risk patients in Japan. Atherosclerosis 2016；251：248-54.

5) Ota T, et al. Impact of the statin escape phenomenon on long-term clinical outcomes in patients with acute myocardial infarction：Subgroup analysis of the Nagoya Acute Myocardial Infarction Study (NAMIS). Atherosclerosis 2015；242：155-60.

6) Mammem AL. Statin-Associated Autoimmune Myopathy. N Eng J Med 2016；374：664-9.

7) Mann DM, et al. Predictors of nonadherence to statins：a systematic review and meta-analysis. Ann Pharmacother 2010；44：1410-21.

8) Shalev V, et al. Continuation of statin treatment and all-cause mortality：a population-based cohort study. Arch Intern Med 2009；169：260-8.

9) Nordestgaard BG, et al. Familial hypercholesterolaemia is underdiagnosed and undertreated in the general population：guidance for clinicians to prevent coronary heart disease：consensus statement of the European Atherosclerosis Society. Eur Heart J 2013；34：3478-90a.

10) Tada H, et al. Impact of clinical signs and genetic diagnosis of familial hypercholesterolaemia on the prevalence of coronary artery disease in patients with severe hypercholesterolaemia. Eur Heart J 2017；38：1573-9.

11) Civeira F, et al. Tendon xanthomas in familial hypercholesterolemia are associated with cardiovascular risk independently of the low-density lipoprotein receptor gene mutation. Arterioscler Thromb Vasc Biol 2005；25：1960-5.

Current Topics

DES 後の optimal DAPT 期間

■ 血栓症と出血のバランスを考える

抗血小板薬2剤併用療法（DAPT）の目的は，ステント血栓症や全身性血栓性合併症を予防し，かつ出血性合併症を起こさせないことである．このバランスを保つには，ある時期に適切に DAPT から単剤の抗血小板薬へ移行することが治療成功の重要な鍵になる．

至適 DAPT 期間の結論を導き出すために，欧米を中心に多くの研究が行われてきた．2016年に ACC/AHA ガイドラインが示され[1]，このガイドラインでは DAPT の投与期間を決める際に，安定狭心症と急性冠症候群（ACS）に大きく分けて層別化を行い，安定狭心症に対しては DAPT 期間は6か月とし，ACS に対しては，少なくとも12か月の DAPT が必要であるとしている．しかしながら，出血性のリスクがない場合には継続も考慮されると記載されており，至適 DAPT 期間を画一化することへの困難さが感じられる（❶）．

DAPT の至適期間の決定には患者の病態を考慮する必要があり，そのポイントを，①安定狭心症，② ACS，③出血性リスクの高い症例，の3つに分けて考えてみたい．

■ 安定狭心症と NIPPON 試験

欧米の臨床成績から作成されたガイドラインは，日本の日常臨床へ反映できるのか．以前から日本人は血栓性合併症が少なく，むしろ出血性合併症が多いと考えられてきており，日本人に対する DAPT の至適期間を検討するために NIPPON 試験が立案された[2]．この多施設無作為試験は生分解性ポリマーをもつ新世代薬剤溶出性ステントである Nobori® ステントのみを使用し，6か月の短期 DAPT と18か月の長期 DAPT を比較した．

この試験は，6か月の短期 DAPT の臨床成績が18か月の長期 DAPT に劣らないことを証明する非劣性試験である（❷）．手技終了時にステント治療に成功した症例を無作為に振り分け，術後6か月から18か月のあいだに発生した純臨床脳有害事象の発生率を評価した．3,773症例が2群に無作為割付され，主要エンドポイントは長期 DAPT 群で1.5%，短期 DAPT 群で2.1%

❶ 2016 ACC/AHA — DAPT 期間に関するガイドライン改訂版

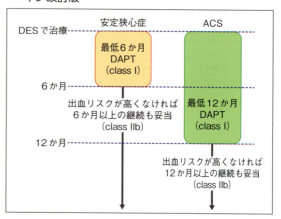

❷ NIPPON 試験のデザイン

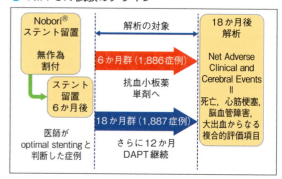

に発生し，短期 DAPT の非劣性が証明された（❸）．

NIPPON 試験では，両群ともイベントの発生率は想定された事象より低い結果であった．この理由として，登録症例の背景をみてみると安定狭心症が7割，1枝病変が8割，使用されたステントの平均径と長さは，それぞれ3.0mmと20mmであり，比較的単純病変をもった症例であった．結果的に，日本人における低リスクの症例では6か月の短期 DAPT は妥当であることが証明されたと考えられる．

■ ACS — DAPT 期間を12か月以上に延長

ACS 患者は慢性期においても心血管イベントの再発

❸ NIPPON試験の主要エンドポイント

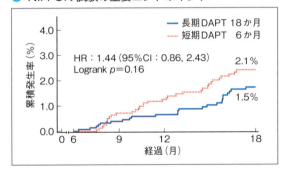

リスクが高いことが知られている．DAPT試験からの重要なメッセージとして，心筋梗塞患者では12か月を超えた長期DAPTの使用が望ましいと報告された[3]．心筋梗塞患者での心・脳血管イベントは，12か月群（アスピリン単剤）において，30か月群（DAPTを12か月後さらに18か月継続）と比較したときに有意差をもって高率であった（❹ A）．この心・脳血管イベントの差は，心筋梗塞のない群を対象とした12か月群と30か月群のあいだで認められた差と比較したときに，より顕著であることが報告された（❹ B）．

DAPT試験以外に，ACS患者で長期DAPTを支持するデータはあるのであろうか．冒頭で記述したように，ガイドラインからはACS患者に対する至適DAPT期間は少なくとも1年は続けるというのが一般的なコンセンサスである．しかし注意すべき点として，ACSのみを対象とし，新世代DESが使用された無作為試験は報告されていないことである．

メタ解析は，DAPTの無作為試験の患者レベルのデータを使用することで，ACS患者の至適DAPT期間に関するエビデンスを補うための一助になると考えられる．2017年に6つの臨床試験のメタ解析が報告された[4]．❺は1年での心筋梗塞もしくはステント血栓症のリスクについて，ACSと安定狭心症の患者間の違いを示したイベント曲線である．安定狭心症ではDAPTの期間でイベントの違いは認めなかった．しかしACSでは，6か月以内のDAPTと比較したときに，12か月DAPTの血栓性イベントは，統計的には差がないが少ない傾向であることが示された．大出血に関しては，ACSや安定狭心症にはかかわらず，短期DAPTで大出血が少ないことが示された（❻）．以上の結果から，心血管イベントの再発リスクが高いと考えられるACS患者では12か月のDAPT継続は妥当と考えられる．

■ 出血リスクの高い患者での至適DAPT期間

カテーテル治療を行う症例の15〜20％に出血リスク

❹ DAPT試験のサブ解析―心・脳血管イベント[4]

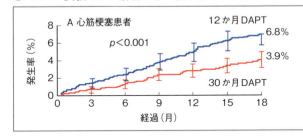

❺ ACSおよび安定狭心症のDAPT期間における心筋梗塞もしくはステント血栓症のリスク[4]

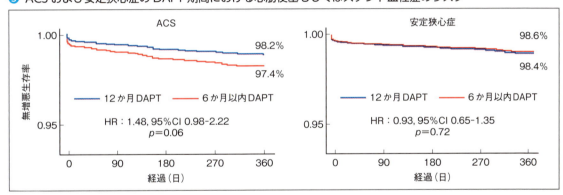

347

❻ ACSおよび安定狭心症のDAPT期間における大出血のリスク[4]

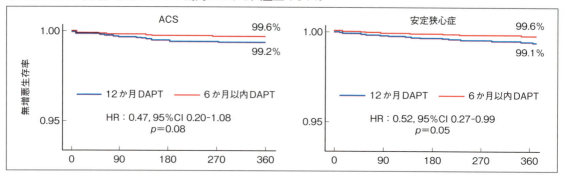

❼ DAPT中の出血リスク因子

高齢者（75歳以上）
低体重の女性
抗凝固薬の併用
慢性腎臓病
貧血（ヘモグロビン値11 g/dL以下）
1年以内の出血による入院歴
頭蓋内出血の既往
複雑なカテーテル手技

❽ DAPT中に院外での出血性合併症を予測する5つの因子

因子	HR (95% CI)	p値
年齢（10歳増加）	1.34 (1.11-1.48)	0.005
出血の既往	4.14 (1.22-14.02)	0.023
白血球数（1,000/μL増加）	1.06 (0.99-1.13)	0.078
ヘモグロビン値（1 g/dL増加）	0.67 (0.53-0.84)	0.001
クレアチニン・クリアランス値（10 mL/分増加）	0.90 (0.82-0.99)	0.004

の高い症例が存在する（❼）．DES治療後の出血性合併症が問題となる理由は，慢性期における死亡率増加に関係するためである．それゆえにDESによる治療を行う前に出血リスクを評価することは大切なことである．2017年に報告されたPRECISE-DAPTスコアは，DES治療後のDAPT治療時の出血性合併症を予測できる可能性のあるスコアである[5]．

PRECISE-DAPTスコアは，8つの多施設無作為試験から14,963症例をプール解析し，院外での出血性合併症を予測する5つの項目（年齢，出血歴，白血球数，ヘモグロビン値，腎機能）を導き出した（❽）．スコアが25点以上の出血性合併症の高リスク症例ではDAPT期間を短くするべきであり，一方でスコアが25点未満の高リスクではない症例ではDAPT期間を12か月以上継続することが可能であることが推測できる．

PRECISE-DAPTスコアは，"Precise DAPT"のサイト*で計算できる．

今日まで，出血と血栓症のバランスが変遷してきた歴史があり，より複雑なカテーテル手技や，新世代DESの登場，より強力な抗血小板薬や新規抗凝固薬の併用などが至適DAPT期間の判断に影響を与えてきた．判断材料になる大規模臨床試験は，残念ながら実臨床に追いついていないのが現状である．とくに出血リスクの高い症例においては，自身の臨床経験と新規の出血リスクス

コアを照らし合わせて至適DAPT期間を判断することが重要であると考えられる．

＊http://www.precisedaptscore.com/predapt/

（飯島雷輔）

● 引用文献

1) Levine GN, et al. 2016 ACC/AHA Guideline Focused Update on Duration of Dual Antiplatelet Therapy in Patients With Coronary Artery Disease: A Report of the American College of Cardiology/American Heart Association Task Force on Clinical Practice Guidelines. J Am Coll Cardiol 2016；68：1082-115.
2) Nakamura M, et al. Dual Antiplatelet Therapy for 6 Versus 18 Months After Biodegradable Polymer Drug-Eluting Stent Implantation. JACC Cardiovasc Interv 2017；10：1189-98.
3) Mauri L, et al. Twelve or 30 months of dual antiplatelet therapy after drug-eluting stents. N Engl J Med 2014；371：2155-66.
4) Palmerini T, et al. Three, six, or twelve months of dual antiplatelet therapy after DES implantation in patients with or without acute coronary syndromes: an individual patient data pairwise and network meta-analysis of six randomized trials and 11473 patients. Eur Heart J 2017；38：1034-43.
5) Costa F, et al. Derivation and validation of the predicting bleeding complications in patients undergoing stent implantation and subsequent dual antiplatelet therapy (PRECISE-DAPT) score: a pooled analysis of individual-patient datasets from clinical trials. Lancet 2017；389：1025-34.

移植心の冠動脈疾患

Current Topics

移植心の冠動脈疾患

移植心冠動脈病変 (cardiac allograft vasculopathy：CAV) は心臓移植後における遠隔期心機能低下の最も主要な原因であり，移植後遠隔期死亡の原因でもある．細胞性拒絶反応の予防や治療は大きく進歩してきたが，CAV の予防や治療はあまり進展がみられていないのが現状である．有効な治療法や予防法を確立するためには CAV の発生原因を理解しなければならないが，いまだに十分に解明されていない．CAV によって引き起こされる心筋虚血の原因は通常の動脈硬化性の虚血性心疾患 (IHD) とはまったく異なっているために，通常の IHD に対する薬物治療はほとんど効果がない．

■ CAV の疫学

国際心肺移植学会 (International Society for Heart & Lung Transplantation：ISHLT) の 2017 年レジストリー報告[1] によると，1994 年 1 月から 2015 年 6 月までに報告された心臓移植のうち，CAV の診断率は 1 年で 7.8％，5 年で 29.3％，10 年で 47.4％であった．1990 年代後半からミコフェノール酸モフェチル (MMF) の導入，21 世紀に入り mTOR (mammalian target of rapamycin) 阻害薬 (シロリムス，エベロリムス) などの新規免疫抑制薬の導入が行われたが，1994〜2003 年の前期と 2004〜2015 年 6 月までの後期を比較すると，CAV 診断率は減少しているもののその差は非常に小さい範囲にとどまっている (❶)．

CAV の診断率を移植心の虚血時間で比較してみると，逆説的ではあるが，虚血時間が 4 時間を超える症例のほうが遠隔期の CAV 回避率が高い (❷)．また，女性レシピエントのほうが男性レシピエントよりも CAV 回避率が高い．移植後 3 年以内の比較的早期に CAV と診断された患者とそうでない患者の予後を比較すると，CAV が早期に診断された患者のほうが不良であった (❸)．さらに，この解析を 1993〜2004 年の前期の移植例と 2005 年以降の後期の移植例に分けて比較してみると，CAV の早期診断がなされていても後期のほうで予後が著しく改善されていることが判明した (❹)．

■ CAV の病理

CAV は末梢を含む冠動脈全長にわたって観察されるが，とくに心表面および心筋内血管で高度にみられる．内膜がびまん性に求心性肥厚をきたし，代償性に遠心性リモデリングが十分に起こらないと相対的虚血，ひいては心筋障害へとつながる．

肥厚した内膜は，内膜と中膜の境界部に集中して増殖しているグラフト由来の平滑筋と，コラーゲン成分に富んだ細胞外基質から成っている．血管内腔側の内膜はグラフト由来の正常な単層の血管内皮細胞が存在している．主に T 細胞とマクロファージから成るレシピエント由来の単核球細胞が，血管内皮細胞近傍に集簇している．T 細胞やマクロファージほどではないが，樹状細胞も内膜の中に散見される．

中膜はほぼ正常であるが，外膜側には慢性の炎症性細胞浸潤があり，時として B 細胞濾胞を伴う 3 次リンパ組織が形成される．

■ CAV の診断[2]

患者は無症状であることが多く，CAV を初期の段階で診断するためには定期的に検査することが重要である．心臓移植後は除神経状態にあるために心筋虚血の症状は通常はみられない．そのために，患者は非特異的な症状を呈し，心不全や不整脈などの移植心機能が低下するほどに進行してから CAV の診断に至ることが少なくない．突然死することもしばしばである．しかしながら，CAV を早期に発見することは困難なことが多い．

冠動脈造影法 (CAG) は標準検査ではあるものの，CAV 診断のためにはあまり精度が高くない．最近では非侵襲的な診断法も多く試みられている．血管内エコー法 (IVUS) や光干渉断層法 (OCT) などの侵襲的診断法は，とくに血管壁や粥腫の性状を詳細に描出できる点で優れている．❺に ISHLT による CAV の重症度分類を示す．

非侵襲的画像診断

エコーなどの非侵襲的画像診断が CAV の評価に用い

349

❶ 時代の相違によるCAV診断回避率の推移

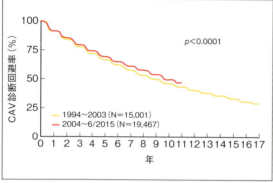

（国際心肺移植学会レジストリーより）

❷ 移植心虚血時間の相違による遠隔期CAV診断回避率の推移

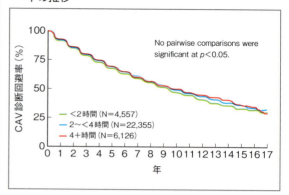

（国際心肺移植学会レジストリーより）

❸ CAV診断の有無による心移植後予後

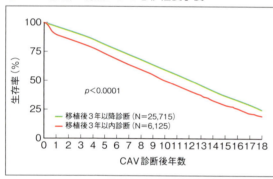

（国際心肺移植学会レジストリーより）

❹ 時代別CAV診断の有無による心移植後予後

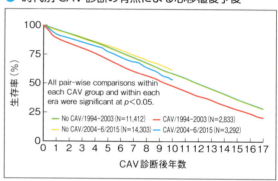

（国際心肺移植学会レジストリーより）

❺ CAVの重症度（国際心肺移植学会による）

分類名	重症度	定義
CAV_0	Nonsignificant	血管造影上病変を認めない
CAV_1	Mild	血管造影上，以下のいずれかの狭窄を呈する． 左主幹部病変<50％，主要冠動脈病変<70％，分枝病変<70％
CAV_2	Moderate	血管造影上， 左主幹部病変<50％および以下のいずれかを有する． 主要冠動脈一枝≧70％，2本の分枝病変≧70％
CAV_3	Severe	血管造影上， 1．左主幹部病変≧50％，または 2．二枝以上の病変≧70％，または 3．主要冠動脈の分枝病変≧70％，または 4．CAV_1またはCAV_2で，心機能低下（LVEF≦45％） 　または有意な拡張障害

られている．進行したCAVを除外する点では優れているが，早期の病変の検出には限界がある．ドブタミン負荷心エコー（DSE）はCAVのスクリーニングに用いられ，感度，特異度，陽性的中率，陰性的中率はそれぞれ72％，83％，88％，62％である[3]．DSEが正常の場合には，その後の心事故発生については92〜100％という高い陰性的中率である[3]．CAGで視認できるようなCAVを発症する患者では，左前下行枝遠位の流速か

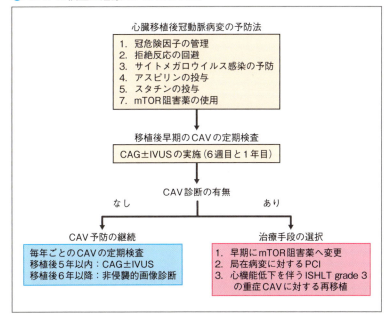

❻ CAVの検査と治療のアルゴリズム

ら計算した血流予備能（flow reserve）がより低値を示す．

ポジトロン断層法（PET）による冠血流定量化はびまん性病変による血流低下を検出しやすいために，早期のCAVの診断には最も有効であると考えられている[4]．心臓MRIによる心筋灌流予備能は中等度のCAVの予測能力が高い（AUC 0.89）との報告がある[5]．CT-CAGを用いたCAVの診断に関する前向き臨床試験のメタ解析では，CAGにおける狭窄度が50％以上であった場合には，CT-CAGは感度94％，特異度92％，陽性的中率67％，陰性的中率99％であった[6]．

侵襲的画像診断

CAGはCAVの診断において最も一般的な方法である．CAGにおいてCAVが認められると，5年間のうちに19％の患者でCAVが重症化することが大規模多施設研究において示されている[7]．重症なCAV（左主幹部＞70％狭窄，主要分枝の二枝病変，あるいは三枝病変）がみられると，死亡または再移植となる可能性が5年間で50％である．CAGは有用であることは間違いないが，冠動脈壁の状態までは診断できないためにCAVの詳細を知るには最適ではない．

IVUSは冠動脈内腔のみならず壁性状についても描出することができるため，CAGで見逃されるようなCAVの診断に適している．移植後1年目に最大内膜肥厚（MIT）が0.3 mmを超える患者においては，CAGで診断可能となるCAVの発症リスクは3倍に上昇し，4年生存率も低下（96％ vs 73％）することが報告されている[8]．Virtual Histology（VH）によってプラーク性状を診断することも可能で，necrotic coreの存在や30％以上の高度石灰化があるような炎症性プラークと拒絶反応とは相関性がある．

OCTは解像度がIVUSの10倍以上と高く，内膜とプラーク形態の分析に非常に適している．移植後1年以上経過した患者においてmicrochannelが増加することが報告されているが，これは内膜容積や冠動脈リスクとも関連している．また，高度な細胞性拒絶は内膜肥厚やマクロファージの浸潤と関係があることが報告されている[9]．

CAVでは冠動脈の中枢から末梢分枝まで病変が及ぶが，圧ワイアを使用して，FFR（fractional flow reserve；冠血流予備量比）とmicrocirculatory resistance係数を測定することによって中枢部分と末梢分枝の障害の程度を知ることができる．心臓移植後に，FFRは正常であるにもかかわらず冠血流予備能（coronary flow reserve：CFR）が低下している場合，びまん性のCAVが合併していることを意味している．

■ **CAVの治療**

CAVに対しては発症を予防すること，画像診断で経

第6章　Current Topics—診断と治療の最新動向

過観察を行うこと，初期の段階から治療を行うことが重要である．❻に CAV の定期検査ならびに治療法のアルゴリズムを示す．次に，CAV の治療法について述べる．

薬物治療

心臓移植後のアスピリンの投与は，免疫反応による内膜損傷部位での微小血栓を予防することを目的に経験的に行われている．興味深いことに，心臓移植後の患者では，健常な成人と比較すると，ex vivo の血小板機能検査で ADP（アデノシンニリン酸）凝集能が亢進しているとの報告もある[10]．

心臓移植後のスタチン投与は標準治療として行われている．スタチンはコレステロール値を低下させるとともに，炎症反応や NK 活性を含む免疫反応を抑制する．移植後2週目に開始すると，プラバスタチンンは lipid profile を改善し，重症の拒絶反応，CAV および死亡を低下させる．3つの無作為試験のメタ解析によると，スタチンの投与によって1年死亡率が17％から5％に減少することが示された[11]．

ジルチアゼムを用いたプラセボ対象無作為試験では，移植後2〜4週に開始されると，CAG における冠動脈径減少を抑制し，グラフト喪失または CAG 有意病変5年回避率が上昇する（56％ vs 30％）ことが示された[12]．ACE 阻害薬とジルチアゼムを併用すると，いずれか単独で投与するよりも CAV の進展を抑制する．

MMF はアザチオプリンよりも内膜肥厚の進行を強く抑制するために，日本の心臓移植では導入時に全例で使用されている．mTOR 阻害薬であるシロリムスやエベロリムスは血管平滑筋細胞や線維芽細胞の増殖を抑制する．mTOR 阻害薬の無作為割付試験は多数行われており，いずれも CAV の発生率や進行を抑制することが示されている[13]．移植後維持期の CAV に対する mTOR 阻害薬の効果を，Mancini らが移植後平均4.3年経過した重症 CAV の患者で調査した．MMF/アザチオプリンからシロリムスに変更した群と通常免疫抑制薬を継続した群と比較して，CAG の半定量評価でシロリムスが CAV の進展を抑制していた（しかし，IVUS では差がなかった）[14]．別の報告では，移植後平均1.2年でカルシニューリン阻害薬からシロリムスに変更した患者においては通常免疫抑制薬を使用継続した患者よりも IVUS 上の CAV が軽減された．無作為割付臨床試験である NOCTET（Nordic Everolimus Trial in Heart and Lung Transplantation）のサブ解析では，移植後平均5.8年でエベロリムスに変更した患者では CAV の進行

抑制はみられなかった[15]．

mTOR 阻害薬への移植後晩期の変更は効果がないようであるが，その理由としては CAV 進展の種々の段階でプラーク構成が変化していくことに関係しているためと考えられている．たとえば，IVUS による観察において移植後2年以内にシロリムスに変更した患者では，プラーク容積の増加が少なく，線維性プラークの減少が顕著であったが，それより後の変更ではこのような所見は得られなかった．その一方で，mTOR 阻害薬の不耐容は大きな問題で，3分の1に及ぶ患者で投与中止となっている．移植後早期に投与すると，心嚢液貯留，創傷治癒不良や細菌感染症が問題となる．したがって，移植後安定期（3〜6か月）が安全な薬剤変更の一つの目安と考えられる．

血行再建

限局性 CAV 病変に対しては経皮的冠動脈インターベンション（PCI）が行われるが，これは薬物治療と比較して生命予後の優位性があるかどうかのエビデンスはない．単一施設からの105例の報告では PCI 後再狭窄率が31％と高く，これは7年目の複合エンドポイント（死亡，心筋梗塞，再移植）回避生存率に影響を及ぼしている（28％ vs 63％）[16]．生命予後だけみても有意に低い（39％ vs 84％）．312例の系統的レビューによると，薬剤溶出性ステントのほうがベアメタルステントよりも長期再狭窄の危険性は低いが，生存率を含めた臨床的エンドポイントには差がみられなかった．

LAD（左前下行枝）の限局性病変に対して左内胸動脈による off-pump CABG（冠動脈バイパス術）は安全に施行できることが報告されているが，長期予後については十分にわかっていない[17]．

再移植

高度な CAV が合併し心機能が低下している場合，患者の年齢，全身状態，服薬遵守率，社会的背景などを十分に検討したうえで再移植が考慮される．しかしながら，提供臓器数が十分でない，初回移植に比べて生存率が低く，かつ CAV の発症率が高くなるなどの理由から，CAV に対する再移植については賛否両論がある．最近のレジストリー解析の報告によると，CAV で再移植を受けた65人と内科管理を行った4,530人では9年生存率が同等であった（55％ vs 51％）．日本では臓器提供がきわめて少ないために，再移植目的で移植登録されることはあるものの再移植が行われたことはない．

■ おわりに

CAV は心臓移植後遠隔期の主要な死因である. 早期に起こる急速な内膜肥厚は冠動脈病変を進行させて生存率を低下させる. 発症すると悪化・進行を阻止することはきわめて困難である. 最近では, mTOR 阻害薬がCAV の進行抑制効果 (少数例では退縮効果) を示す場合があると報告されているが, 遠隔期から開始するとその効果がみられない. そのために, CAV 予防策とともにスクリーニング検査を早期から始めたり, 初期の病変を検出できる検査法を開発したりすることがきわめて重要である. 現時点では, 早期 CAV の検出には IVUS やOCT による内膜の高精細検査に加えて, 末梢病変を評価できる冠動脈流量特性検査などの侵襲的検査法が最も有用である. 今後は CAV 発症のメカニズムがさらに解明され, 特異的に発症・進行を抑制する新規免疫抑制薬が開発されることが強く望まれる.

（小野　稔）

◉ 引用文献

1) Lund LH, et al. The Registry of the International Society for Heart and Lung Transplantation : Thirty-fourth Adult Heart Transplantation Report-2017 ; Focus Theme : Allograft ischemic time. J Heart Lung Transplant 2017 ; 36 : 1037-46.

2) Chih S, et al. Allograft Vasculopathy : The Achilles' Heel of Heart Transplantation. J Am Coll Cardiol 2016 ; 68 : 80-91.

3) Spes CH, et al. Diagnostic and prognostic value of serial dobutamine stress echocardiography for noninvasive assessment of cardiac allograft vasculopathy : a comparison with coronary angiography and intravascular ultrasound. Circulation 1999 ; 100 : 509-15.

4) Murthy VL, et al. Improved cardiac risk assessment with noninvasive measures of coronary flow reserve. Circulation 2011 ; 124 : 2215-24.

5) Miller CA, et al. Multiparametric cardiovascular magnetic

resonance assessment of cardiac allograft vasculopathy. J Am Coll Cardiol 2014 ; 63 : 799-808.

6) Wever-Pinzon O, et al. Coronary computed tomography angiography for the detection of cardiac allograft vasculopathy : a meta-analysis of prospective trials. J Am Coll Cardiol 2014 ; 63 : 1992-2004.

7) Costanzo MR, et al. Heart transplant coronary artery disease detected by coronary angiography : a multiinstitutional study of preoperative donor and recipient risk factors. Cardiac Transplant Research Database. J Heart Lung Transplant 1998 ; 17 : 744-53.

8) Rickenbacher PR, et al. Prognostic importance of intimal thickness as measured by intracoronary ultrasound after cardiac transplantation. Circulation 1995 ; 92 : 3445-52.

9) Dong L, et al. Optical coherence tomographic evaluation of transplant coronary artery vasculopathy with correlation to cellular rejection. Circ Cardiovasc Interv 2014 ; 7 : 199-206.

10) de Lorgeril M, et al. Increased platelet aggregation after heart transplantation : influence of aspirin. J Heart Lung Transplant 1991 ; 10 : 600-3.

11) Mehra MR, Raval NY. Metaanalysis of statins and survival in de novo cardiac transplantation. Transplant Proc 2004 ; 36 : 1539-41.

12) Schroeder JS, et al. A preliminary study of diltiazem in the prevention of coronary artery disease in heart-transplant recipients. N Engl J Med 1993 ; 328 : 164-70.

13) Eisen HJ, et al. RAD B253 Study Group. Everolimus for the prevention of allograft rejection and vasculopathy in cardiac-transplant recipients. N Engl J Med 2003 ; 349 : 847-58.

14) Mancini D, et al. Use of rapamycin slows progression of cardiac transplantation vasculopathy. Circulation 2003 ; 108 : 48-53.

15) Arora S, et al. Effect of everolimus introduction on cardiac allograft vasculopathy-results of a randomized, multicenter trial. Transplantation 2011 ; 92 : 235-43.

16) Lee MS, et al. Long-term outcomes of heart transplantation recipients with transplant coronary artery disease who develop in-stent restenosis after percutaneous coronary intervention. Am J Cardiol 2012 ; 109 : 1729-32.

17) Ono M, Michler RE. Beating heart coronary artery bypass surgery after orthotopic heart transplantation. J Card Surg 2003 ; 18 : 545-9.

ロボティック PCI

■ 医療用ロボットの現状

現在，医療用ロボットとしては，①手術ロボット (robotic surgery)：da Vinci に代表されるような手術で切開創を小さくし，かつ人間より細かな操作が安定して可能となる低侵襲外科手術用のロボットで，医師がモニターをみながらリモートコントロールするもの，②介護ロボット (rehabilitation robotics, disability robot)：車椅子にセンサーやナビ機能を備え，対話しながら目的地まで移動できる介護作業を補助するものや，介護者の負担を軽減するもの，③微小ロボット (マイクロマシン)：カプセル内視鏡に代表される超小型カメラと移動装置を内蔵するカプセルで，患部に直接薬を噴射するもの (研究中)，があり，その他には医療関係者のシミュレーションや訓練に使われる患者ロボットが知られている．

一方で，経皮的冠動脈インターベンション (PCI) の技術は使用器材の進歩とともにますます複雑な病変に対し行われるようになってきている．それに伴い，PCI 術者の手技時間は長くなり，X 線被爆線量も増加している現状がある．PCI 術者は自らを保護する目的で鉛入りのプロテクターをまとい，甲状腺や目を守るガードを行ってはいるが，整形外科的な障害，白内障の増加や癌の危険性が高まることが報告されている．つまり，カテーテル検査室自体が術者にとっては危険な環境であるということになる[1-8]．

このような観点は欧米でとくに認識されているようである．カテーテルナビゲーションに関しては，磁場で心腔内の専用カテーテルを遠隔操作する Stereotaxis 社の Niobe システムがあるが，システム自体が高価であり，一般化にはまだまだ課題が多い．一方，シースを機械的に動かすことでカテーテルを操作する Hansen 社のシステムは，11Fr の内筒と 14Fr の外筒の 2 つのシースから構成され，内筒の先端が自由に曲げられて，機械的に操作できるようになっている．このシステムは不整脈領域のものとして開発されている．

このような背景の中，PCI 用のロボットが開発された．2012 年 7 月，FDA (アメリカ食品医薬品局) は PCI 補助ロボットである CorPath® 200 System (Corindus Vascular Robotics) を承認した．2017 年には，同機器は CorPath® GRX へとアップデートされた．

■ コーパス (CorPath® Precision Vascular Robotics) とは

コーパスシステムは 2 つのコンポーネントより構成されている (❶)．一つはベッドサイドユニットであり，ガイドワイヤーの挿入から血管の選択，バルーン挿入と位置決め，ステント挿入と位置決めを行う，いわゆる術者が手で行う部分を行う．二つ目は，コックピットとよばれる放射線遮断シールドに囲まれた 2 つのジョイスティックを操作するコントロールタワーである．目の前には X 線透視・撮影が観察できるモニターが用意されており，座った状態で 3 つのジョイスティックを操作する (❷)．1 つのジョイスティックではガイドワイヤーの前進・後退と左右方向への回転が可能であり，別のジョイスティック操作ではバルーンカテーテルやステントの前進・後退が可能である．アップデート時に追加された 3 番目のジョイスティックはエンゲージされたガイドカテーテルの前進・後退を必要時に操作可能とするものである．ただし，PCI に必要なシースの挿入，ガイドカテーテルの挿入，ポジショニング，ガイドカテーテルへのバルーンやステントの取り付け・挿入は従来通りベッドサイドの人間が行わなければならない．この装置で使用されるガイドワイヤー，バルーンやステントは現在使用されているものにすべて対応している．理論的にはステントやバルーンの位置決めは 1 mm 単位で行うことが可能である．したがって，コーパスシステムは完全自走式のロボットではなく，robotic assisted PCI system とよぶのが相応しい．

■ ロボティック PCI による臨床試験

PRECISE 試験は多施設臨床試験として 9 施設から

ロボティックPCI

❶ コーパスシステム

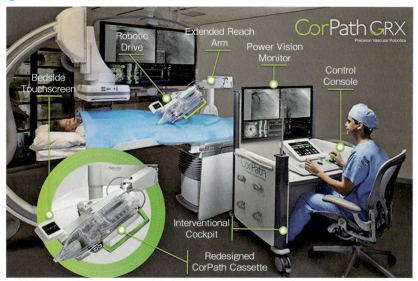

コックピットは鉛ガラスにより放射線シールドされており．透視画像やFFR，血管内超音波などの画面はコックピット内のモニターに展開される．

（Corindus社ホームページより）

❷ コックピット内―3つのジョイスティック

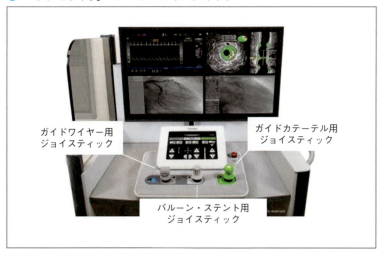

コックピット内にあるパネルの矢印を上下させることで，それぞれのジョイスティック領域の動きをmm単位で前進・後退させることができる．

（Corindus社ホームページより）

164例の患者を登録して行われ，コーパスの有効性と安全性を評価している[9]．対象病変はすべて新規病変で，シングルステントかつ病変長は24 mm以内のもので，入口部病変，分岐部病変，屈曲部病変や主幹部病変など複雑なものは含まれていない．アプローチは6Frまたは7Frで大腿部から行われている．164例中162例がコーパスのみで手技を完結し（98.8％），残存狭窄30％未満を達成したものは160例（97.6％）であった．コーパスに由来する合併症はなく，4例に非Q波梗塞が認められたが，術後30日以内の死亡，Q波梗塞や再血行再建は認められなかった．12症例ではステント断端の解離やプラークシフトのため追加のステントが留置された．2例はマニュアル操作に切り替えられたが，その間に重篤なイベントは発生していない．ロボティックシステムの作動時間は24.4±14.1分で透視時間は11.1±6.2分であった．特筆すべきは，主術者の被爆線量はテーブル周囲の術者に比し95.2％も低かったことである．この試験により，比較的シンプルな病変で難

易度が低いものであればコーパスシステムでもマニュアル操作とほぼ同様の成績が得られるということが読み取れる.

ステント留置の際の長軸方向の geographic miss はマニュアル PCI よりロボティック PCI のほうが有意に少ないことが報告されている[10]. これは本システムに組み込まれている画像計測の特徴でもあり, コックピット内の操作で血管内の距離は 0.1 mm 単位で計測可能なため, 適切な長さのステントを選択できるというメリットによるものかもしれないが, 血管内超音波を用いる手技が主流の日本においてはどれだけのメリットがあるかはわからない.

■ 複雑病変に対するロボティック PCI

これらの結果を受け, 実臨床の病変にさらに踏み込んだ CORA-PCI 試験が報告された[11]. 108 例がロボットPCI 治療群 (R-PCI 群) で 157 病変 (内 78.3％が typeB2/C に相当), 226 例が通常 PCI 治療群 (M-PCI 群)で 336 病変 (内 68.8％が type B2/C に相当) であった.R-PCI 群の手技成功率は 91.7％で, そのうちマニュアル介助が 11.1％に必要で, 7.4％は R-PCI 群からM-PCI 群に移行した. R-PCI 群の重篤な心血管イベントは 0.93％であった. 臨床的成功率は R-PCI 群99.1％に対し M-PCI 群 99.1％と同等で, 透視時間R-PCI 群 18.2±10.4 分に対し, M-PCI 群 19.2±11.4 分と差はなかったが, 手技時間は R-PCI 群が 44分 30 秒±26 分 4 秒であり, M-PCI 群の 36 分 34 秒±23 分 3 秒より有意に長かった (p<0.002). したがって, ロボット操作のセッティングに時間はかかるが, 少なくとも臨床的な有効性と安全性はマニュアル操作による PCI とロボット PCI には差はなかったと解釈される.

■ ロボティック PCI のメリットと現状での課題

日本ではまだそれほどの認識はないが, アメリカでは前述のようにカテーテル治療従事者の放射線被爆や脊椎障害に関しては注目度が高いようである. 白内障や甲状腺腫瘍が増加する可能性があることは確かに医療安全上の知識として周知のことであるが, 大脳の左側に脳腫瘍が増えることについては日本においても検証の必要性がある. このような点において, 現状のベッドサイドでの手技に対し, 95％もの被爆線量低減が可能なロボティック PCI の遠隔操作は革命的な被爆線量減少の方法と考えられる. さらに, 放射線防護プロテクターをせずに椅子に座り, コックピットで操作することで脊椎に対する鉛の荷重はなくなり, 椎間板ヘルニアや慢性腰痛からは解放されるであろう.

アシスタントに関してはカテーテルの挿入の際に X線被爆をすることになるが, それ以外のときには X 線発生機から遠い位置に待機することが可能で, 結果的に被爆量は軽減されると考えられている.

実際にコックピットに座ってジョイスティックを操作すると, 画面上で 1:1 の感覚でワイヤーをスムースに前進・後退・回転させることが可能である. ただし, これまでのマニュアル操作でワイヤーを動かしていた感覚とはまったく異なった感覚が手に伝わる. そのため, たとえば, これまで狭窄が厳しい病変や石灰化病変にたどりつくまでに得られていた感覚的情報はモニター上のワイヤー先端の曲がり具合から推定することになる. したがって, 慢性完全閉塞病変などにこのシステムで挑戦するまでにはもう一工夫必要になるか, 逆に病変限定で使用されることになるのかもしれない. さらに分岐部へのアプローチになると複数のワイヤーを用いることになり, 現状のシステムでもプロテクションワイヤーを留置することは可能であるが, 同時に 2 本のワイヤーを動かすことはできないなど, このシステムですべての PCI手技が可能とはならない.

■ ロボティック PCI の未来

コーパスのシステムはベッドサイドから離れた場所からの遠隔操作である. この利点を発展させることができれば, 無医村や離島での遠隔 PCI の有力な候補となる可能性がある. 遠隔地で必要な医療は急性期医療である. PCI 領域に関しては急性心筋梗塞が重要であるが, ST 上昇型心筋梗塞に用いた報告も出てきている[12]. 現時点では当然, ベッドサイドに置かれたコックピットにおける操作であるが, いつの日か僻地の急性心筋梗塞患者治療を都市部のカテーテル室から行う日がくるかもしれない.

すべての PCI がロボティック PCI に置き換わることはまだ当分のあいだ起こりえないであろう. しかしながら, 患者にとっての安全性と有効性が証明され, 術者にとっての被曝量などの問題点が科学的により詳細に明らかになってくれば, 本装置の存在意義はより確実になると考えられる.

(上野高史)

引用文献

1) Ross AM, et al. Prevalence of spinal disc disease among interventional cardiologists. Am J Cardiol 1997 ; 79 : 68-70.
2) Goldstein JA, et al. Occupational hazards of interventional cardiologists : prevalence of orthopedic health problems in contemporary practice. Catheter Cardiovasc Interv 2004 ; 63 : 407-11.
3) Duran A, et al. Retrospective evaluation of lens injuries and dose : RELID study. JACC 2011 ; 57 ; issue14.
4) Cirac-Bejelac O, et al. Risk for radiation-induced cataract for staff in interventional cardiology : is there reason for concern? Catheter Cardiovasc Interv 2010 ; 76 : 826-34.
5) Rehani MM, et al. Radiation and cataract. Radiat Prot Dosimetry 2011 ; 147 : 300-4.
6) Roguin A, et al. Brain tumours among interventional cardiologists : a cause for alarm? Report of four new cases from two cities and review of literature. EuroIntrevention 2012 ; 7 : 1081-6.
7) Roguin A, et al. Brain malignancies and ionizing radiation : more cases reported. EuroIntervention 2012 ;

8 : 169-70.
8) Miller DL, et al. New recommendations for occupational radiation protection. J Am Coll Radiol 2012 ; 9 : 366-8.
9) Weisz G, et al. Safety and feasibility of robotic percutaneous coronary intervention : PRECISE (Percutaneous Robotically-Enhanced Coronary Intervention) Study. J Am Coll Cardiol 2013 ; 61 : 1596-600.
10) Bezerra HG, et al. Longitudinal Geographic Miss (LGM) in Robotic Assisted Versus Manual Percutaneous Coronary Interventions. J Interv Cardiol 2015 ; 28 : 449-55.
11) Mahmud E, et al. Demonstration of the Safety and Feasibility of Robotically Assisted Percutaneous Coronary Intervention in Complex Coronary Lesions : Results of the CORA-PCI Study (Complex Robotically Assisted Percutaneous Coronary Intervention). JACC Cardiovasc Interv 2017 ; 10 : 1320-7.
12) Kapur V, et al. Complex robotic-enhanced percutaneous coronary intervention. Catheter Cardiovasc Interv 2014 ; 83 : 915-21.

第6章　Current Topics—診断と治療の最新動向

Current Topics »

ステント再狭窄に対する治療

　薬剤溶出性ステント（DES）の導入によって，再狭窄率は劇的に減少してきたが，頻度は低いながらステント再狭窄を認め，その対応が必要となる場合がある．また，ステント再狭窄病変が再度再狭窄をきたすことも少なくない．現在，ステント再狭窄病変に対して，薬剤コーティドバルーン（drug coated balloon：DCB）が第一選択とされているが[1]，DCB を用いても，再狭窄を繰り返す症例も経験する．

　本稿では，ステント再狭窄病変に対する至適 PCI（経皮的冠動脈インターベンション）につき，自施設*の成績をふまえ，解説する．

*倉敷中央病院循環器内科．

■ ステント再狭窄[*1] の原因

　ステント再狭窄の治療戦略を考える際に，その原因を考慮することが重要である．再狭窄の原因は基本的には新生内膜の増殖であるが，再狭窄に関連する因子として，ステント留置時と留置後の因子があげられる．

　ステント留置時の手技に関連するものとして，病変部位をステントで適切にカバーできていない場合やステントが十分に拡張できていない場合がある．ステント留置後の因子として，ステントフラクチャーやステントリコイルがあげられる．ステントフラクチャーは第一世代の Cypher ステントで多く認めた現象であるが，最近の第二世代以後の DES ではその頻度はかなり低下しており，ステントフラクチャー関連の再狭窄病変も減少している[2]．ステントリコイルはその頻度は低いものの第二世代 DES でも認め，ステント再狭窄との関連はステントの種類によってその影響は異なる[3]．

　これらの再狭窄の要因は手技時や再治療時に，血管内超音波法（IVUS）や OCT（OFDI）[*2] を用いることで，ある程度確認することができ，その原因に応じた対応が必要である．

*1 ステント再狭窄については p.54 も参照．

*2 OCT（OFDI）：optical coherence tomography（optical frequency domain imaging）；光干渉断層撮影．

■ ステント再狭窄病変に対する拡張手技（**❶**，**❷**）

　ステント再狭窄病変の拡張で重要なポイントは狭窄部位のみを確実に拡張することである．通常のバルーンで拡張を行うと，拡張時にバルーンがスリッピングをきたして，十分な拡張を得られなかったり，ステントのエッジ部分に解離を形成したりする可能性がある．このスリッピングを回避するためにはスコアリングバルーンが有用である．スコアリングバルーンとして，ScoreFlex，AngioSulpt，Lacrosse NSE ALPHA，さらには Cutting がある．

　ScoreFlex バルーンはもう 1 本のナイチノール製のインテグラルワイヤーがバルーンについており，通過性は比較的良好である．また，最近，高圧拡張が可能なノンコンプライアントバルーンも使用可能となった．

　Lacrosse NSE ALPHA バルーンは樹脂製糸の Non Slip Element がバルーンについており，そのスコアとしての高さが最も高く，高いスコアリング効果が期待できる．

　AngioSulpt バルーンは 3 本のナイチノール製のスコアリングエレメントがヘリカルにバルーンにのった形の構造で，通過性はほかのバルーンに比べると劣るが，比較的高圧で拡張ができる．

　Cutting バルーンはバルーンの表面にブレードがついていて，血管壁に割を入れて拡張する仕組みになっている．最近，拡張圧は同じでプロファイルが小さくなり，通過性の向上したもの（Wolverine）が臨床使用可能となっている．

　ステント再狭窄の原因として，拡張不良であれば，スコアリングバルーンで拡張後，ノンコンプライアントバルーンで十分に高圧をかけて病変を拡張するか，高圧拡張可能なノンコンプライアントバルーンタイプのスコアリングで高圧をかけることが必須である．病変がステントで十分にカバーできていない場合にはステントの追加を考慮する．ステントフラクチャーをきたしている場合には，血管追従性の良好なステント留置が有用かもしれ

❶ スコアリングバルーンの比較

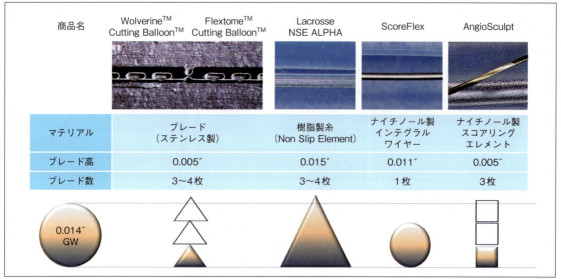

スコアリングバルーンの拡張性能はブレード高素材，計上が大きく関与するといわれている．
Wolverine は Flextome 同様にブレードを搭載し，その有効高も 0.005″（インチ）と同じ仕様で引き続き高い拡張性能を提供する．
ブレードの素材は UHB AEB-L surgical stainless steel という正式名称のステンレススチールであり耐久性かつ尖鋭化させやすいという特徴をもった金属である．
他社との比較では，NSE は樹脂素材が採用されている点が大きく異なり，本来バルーン拡張時のスリッピングを防止することを目的にデザインされていて拡張力は得られない．
ScoreFlex はワイヤー形状であり，1本しかないので拡張効果は得られないと考えられている．

❷ SeQoent® Please Paclitaxel-Coated Balloon

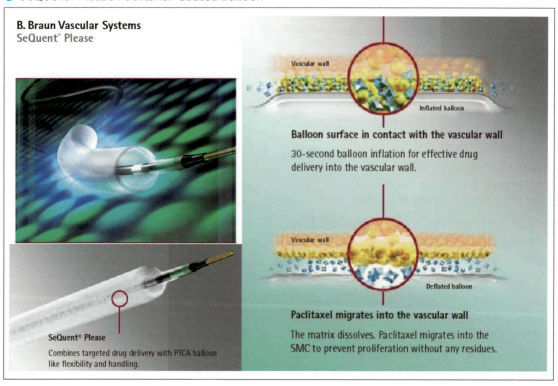

❸ OCT による組織形態評価[4]

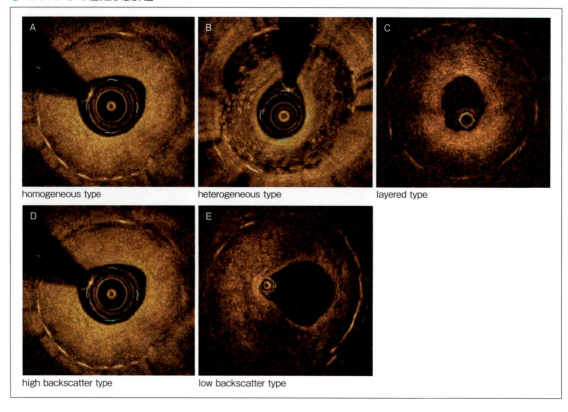

ない．ステントリコイル病変に対しては，十分な高圧で病変を拡張し，場合によってはステントの再留置を考慮する．

　内膜増殖が主体の再狭窄であれば，DCB がよい適応となる．DCB はバルーンの表面にパクリタキセルを造影剤と混ぜた状態でコーティングして，拡張とともに血管壁に薬剤を塗布する形で組織に移行させ，細胞増殖を抑制し再狭窄を予防する仕組みのバルーンである．現在，臨床使用可能な DCB の薬剤としては，パクリタキセルのみである．

■ ステント再狭窄病変の OCT による評価とその意義（❸，❹）

　前述のように血管内画像診断から，再狭窄の原因に配慮して PCI の手技を選択することに加え，OCT（OFDI）の画像診断所見では再狭窄病変の組織診断がある程度可能とされ，その所見がその後の再狭窄と関連することが報告がされている．OCT（OFDI）で，組織性状としてhomogeneous な所見であれば内膜増殖を示唆しており，DCB の再狭窄予防効果が高い[4]．それに対して，heterogeneous な所見であればその性状が細胞間マトリックスを示唆しており，DCB の効果が低いことが報告されている[4]．通常は再狭窄病変に対して DCB での拡張を行う場合が多いが，このような場合には DCB ではなく，DES の留置を選択したほうがよい場合があるものと思われる．

■ DCB の再狭窄予防効果

　DCB の再狭窄予防効果については，ベアメタルステントの再狭窄に比べ，DES の再狭窄に対する再々狭窄予防効果が弱いことが報告されている．また，DES の再狭窄病変に対する DCB では，1 年以後に再狭窄をきたす遅発性再狭窄の現象も報告されている[5]．この現象は DCB による拡張後 2 年前後に認められる現象であり，逆にその後には再狭窄をきたす頻度が低くなることが報告されている[6]．

■ ステント再狭窄病変に対する DES と DCB との比較

　ステント再狭窄病変に対する治療法として，現時点で

ステント再狭窄に対する治療

❹ 再狭窄組織の形態評価と中期成績[4)]

A

ISR rate

凡例: POBA / DCB / DES

（グラフ値）
- homo: 19.1（DCB）, 19.6（DES）, 54.8（POBA）
- hetero: 20.0（POBA）, 38.5（DCB）, 18.8（DES）
- layered: 43.2（POBA）, 22.0（DCB）, 15.8（DES）

Cases, (n) 31 94 56 / 10 26 16 / 37 82 76

p value	homo	hetero	layered
POBA vs. DCB	<0.001	0.438	0.027
POBA vs. DES	0.002	1.000	0.002
DCB vs. DES	1.000	0.303	0.417

B

TLR rate

凡例: POBA / DCB / DES

（グラフ値）
- homo: 38.7（POBA）, 10.6（DCB）, 10.7（DES）
- hetero: 20.0（POBA）, 34.6（DCB）, 18.8（DES）
- layered: 32.4（POBA）, 18.3（DCB）, 13.2（DES）

Cases, (n) 31 94 56 / 10 26 16 / 37 82 76

p value	homo	hetero	layered
POBA vs. DCB	<0.001	0.688	0.102
POBA vs. DES	0.005	1.000	0.022
DCB vs. DES	1.000	0.316	0.394

ISR：in-stent restenosis（ステント再狭窄），TLR：target lesion revascularization（標的病変再血行再建術）

は POBA 後に DCB で拡張するか，DES を留置するかが主な対処法となっている．DES の再狭窄病変に対して，DCB と DES の無作為比較試験が行われ，DES を再留置したほうが標的病変再血行再建率が低いという結果であった[7)]．この検討からは DES の再留置が推奨されることになるが，DES を留置するとステントが 2 枚重ねとなり，その後の治療法が制限される可能性がある．このような点から，筆者らの施設では初回の DES の再狭窄に対しては，まず DCB での拡張を行っており，ガイドラインでも DES の再狭窄病変に対しての DCB は Class I となっている[1)]．なお，この検討では，2.0 mm 以下の小血管病変，30 mm 以上のびまん性病変，ステント閉塞病変などが除外されており，この点については考慮しておく必要がある．

■ DCB による再狭窄病変の拡張手技の実際

実際に DCB での再々狭窄を減らすためには，十分な initial gain を得ることが重要と思われる．当施設ではスコアリングバルーンでの拡張を行い，十分な拡張が得られているかを OCT（OFDI）を用いて確認し，さらに

場合によってはノンコンプライアントバルーンでの高圧拡張を追加している．最近では，高圧拡張可能な ScoreFlex での前拡張を行うことも増えている．DCB での拡張に際しては，バルーンで拡張を行った部位はその後の DCB でその部分をカバーすることが重要である．カバーしていない部分が再狭窄をきたす（geographic miss）ことがあり，注意が必要である．

十分な initial gain を得ることが DCB の再狭窄を減らすために重要であり，そのために，ロータブレータやレーザー，さらには DCA での前処置を行うことで，より良好な拡張を得ることができ，再狭窄予防につながる可能性がある．現時点で，その有用性を示す報告はなされていないが，再狭窄を繰り返し，内膜増殖が再狭窄の原因の場合には，治療の選択肢となる場合があるものと思われる．

DCB は通常のバルーンよりも，プロファイルが大きく，病変へのデリバリーが困難な場合がある．その際に，デリバリーに時間がかかると，塗布されている薬剤か脱落して，再狭窄予防効果が不十分になる可能性がある．DCB のデリバリーが困難で，時間がかかることが

361

第6章　Current Topics—診断と治療の最新動向

予想される病変では，あらかじめ，GuideLinerなどを用いて，DCBをデリバリーすることを考慮しておくとよい.

■ DCB施行後再狭窄病変

DCBに再狭窄予防効果はあるものの，時に再狭窄をきたし，再度治療が必要になる場合がある．DCBで再狭窄をきたした場合にはその後の再々狭窄率はかなり高い[8]．DCBで再狭窄をきたした病変において，再度DCBでの治療を行うのか，DESを留置するのかの選択は難しい．現時点で適切な選択法は確立していない．ステント留置後の再狭窄病変のその後の治療法ごとの再狭窄を予測することができれば有用で，OCT（OFDI）での前述の評価が参考となる可能性がある.

■ おわりに

以上，ステント再狭窄に対するPCIについて述べた．ステント再狭窄病変の頻度は現在，かなり少ない現象になっているが，再狭窄を繰り返し治療に難渋する症例も経験する．初回のPCI時にできるだけ適切なステント留置を行うことが重要と思われる.

(門田一繁)

◉ 引用文献

1) Task Force members, Windecker S, et al. 2014 ESC/EACTS Guidelines on myocardial revascularization：The Task Force on Myocardial Revascularization of the European Society of Cardiology (ESC) and the European Association for Cardio-Thoracic Surgery (EACTS) Developed with the special contribution of the European Association of Percutaneous Cardiovascular Interventions (EAPCI). Eur Heart J 2014；35：2541-619.

2) Miura K, et al. Stent Fracture and Peri-Stent Contrast Staining After Everolimus-Eluting Stent Implantation - 5-Year Outcomes. Circ J 2017；81：1514-21.

3) Ohya M, et al. Incidence, predictive factors, and clinical impact of stent recoil in stent fracture lesion after drug-eluting stent implantation. Int J Cardiol 2016；214：123-9.

4) Tada T, et al. Association between tissue characteristics assessed with optical coherence tomography and mid-term results after percutaneous coronary intervention for in-stent restenosis lesions：a comparison between balloon angioplasty, paclitaxel-coated balloon dilatation, and drug-eluting stent implantation. Eur Heart J Cardiovasc Imaging 2015；16：1101-11.

5) Habara S, et al. Late Restenosis After Paclitaxel-Coated Balloon Angioplasty Occurs in Patients With Drug-Eluting Stent Restenosis. J Am Coll Cardiol 2015；66：14-22.

6) Miura K, et al. Five-Year Outcomes After Paclitaxel-Coated Balloon Angioplasty for Drug-Eluting Stent Restenosis. Am J Cardiol 2017；119：365-71.

7) Alfonso F, et al；RIBS IV Study Investigators (under auspices of Interventional Cardiology Working Group of Spanish Society of Cardiology). A Prospective Randomized Trial of Drug-Eluting Balloons Versus Everolimus-Eluting Stents in Patients With In-Stent Restenosis of Drug-Eluting Stents：The RIBS IV Randomized Clinical Trial. J Am Coll Cardiol 2015；66：23-33.

8) Kubo S, et al. Everolimus-eluting stent implantation versus repeat paclitaxel-coated balloon angioplasty for recurrent in-stent restenosis lesion caused by paclitaxel-coated balloon failure. EuroIntervention 2015；10：e1-8.

プラークイメージング

冠動脈硬化は，脂質や炎症細胞が血管壁に浸潤し粥腫（アテローム性プラーク）を形成する変化である．プラークの進展に伴う血管内腔狭窄は，冠動脈血流障害と心筋虚血を引き起こし，狭心症の原因となる．プラーク破裂（plaque rupture），びらん（erosion），石灰化結節（calcified nodule）は，冠動脈内血栓形成を誘導し，不安定狭心症や心筋梗塞などの急性冠症候群の原因となる．冠動脈内血栓を伴う不安定プラークの前駆病変はvulnerable plaqueと総称される．なかでもプラーク破裂の前駆病変は，65 μm 未満の薄い線維性被膜，大きな脂質性壊死性コア，血管の陽性リモデリングなどにより特徴づけられ，thin-cap fibroatheroma（TCFA）とよばれる．動脈硬化の病態は動的かつ複雑であり，進展と退縮，安定化と不安定化を繰り返している．

近年，このような冠動脈硬化の病理組織学的特徴を，ヒト生体内で検出・観察することを可能にするさまざまな血管内イメージング技術が発展してきた．超音波法や光技術を応用した血管内イメージング技術の進歩は，動脈硬化の過程や冠動脈疾患の病態を理解するうえで重要な役割を果たしている．

■ IVUS

血管内超音波法（intravascular imaging：IVUS）は，20〜40 MHz の超音波を用いた血管内イメージング装置である．IVUS においてプラークは，画像の輝度により high・low・iso-echoic または hard・soft・mixed plaque の 3 種類に分類される．高輝度で後方に音響陰影を伴うものは石灰化，高輝度で音響陰影を伴わないものは線維性組織と診断される．脂質性壊死性コアを伴うアテローム性プラークは，中・低輝度で後方に音響陰影を伴う病変（attenuated plaque）として観察される[1]．IVUS によるプラークの組織性状診断の正診率は 40〜70％であると報告されている．IVUS は可視範囲が広いため，血管やプラーク全体を観察することが可能であり，プラーク容積の算出や血管リモデリング様式の評価に優れている．一方で，画像の解像度に限界があり，TCFA を同定することはできない．近年では，60〜100 MHz の高周波数を用いた high definition IVUS が臨床応用され，従来以上の高い解像度によりプラーク形態や組成の診断精度の向上が期待されている．

Virtual Histology（VH）-IVUS や integrated backs-catter（IB）-IVUS は，超音波情報の周波数解析や後方散乱波解析により，プラーク内の線維性組織，脂質性壊死性コア，石灰化を同定し，カラーマップを作製することができる．VH-IVUS や IB-IVUS によるプラークの組織性状診断の正診率は 50〜90％であると報告されている．

■ 血管内視鏡

血管内視鏡は，冠動脈内を直視し観察することのできる唯一のイメージング装置である．血管内視鏡は，プラーク破裂や血栓の同定精度に優れている．プラークの組織性状は，血管表層の色調により評価される．正常血管や線維性プラークでは白色であり，脂質性プラークは黄色に観察される．とくに，黄色調の強いプラークは，線維性被膜が薄く脂質性壊死性コアが大きい vulnerable plaque と考えられる[2]．しかし血管内視鏡は観察が血管表層に限定されるため，プラーク深部の組織性状診断に限界がある．また，定性的評価法であるため，線維性被膜の厚さや脂質性壊死性コアの大きさを測定できない．近年ではより細径の血管内視鏡カテーテルが開発され，さらに簡便な臨床使用が図られている．

■ OCT

光干渉断層法（optical coherence tomography：OCT）は，近赤外線の光干渉を応用した高解像度（10〜20 μm 未満）のイメージング技術である．OCT によると，線維性プラークは均一な高輝度領域として，石灰化は周囲との境界が明瞭で比較的均一な低輝度領域として，脂質は線維性被膜との境界が不明瞭な低輝度領域として描出される[3]．OCT による組織正常診断の正診率は，70〜90％程度であると報告されている．

❶ OCT で観察したプラーク破裂

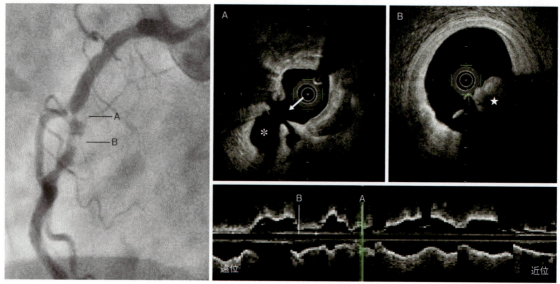

ST 上昇型急性心筋梗塞の症例．冠動脈造影で，右冠動脈近位部に造影遅延を伴う高度狭窄が認められた．OCT で，プラーク破裂（A）と冠動脈内血栓（B）が観察された．⇨：線維性被膜の断裂，＊：プラーク内の潰瘍，☆：血栓．

❷ OCT で観察したびらん

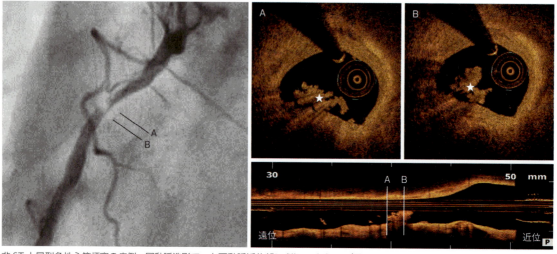

非 ST 上昇型急性心筋梗塞の症例．冠動脈造影で，右冠動脈近位部に filling defect が認められた．OCT で観察したところプラーク破裂はみられず，線維性プラークの表層に血栓が付着しており（A, B），びらんと診断した．☆：血栓．

　OCT は，プラーク破裂だけでなく，従来のイメージング技術では同定不可能であったびらんや石灰化結節などの不安定プラークを検出できる[4]．プラーク破裂は，断裂した薄い線維性被膜と脂質性プラークの潰瘍により特徴づけられる（❶）．びらんは，プラーク表層の不整とその近傍においてみられる血栓により特徴づけられ，線維性組織に富んだ病変（pathological intimal thickening もしくは線維性被膜の厚いアテローム）で検出される（❷）．石灰化結節は，石灰化が著しい冠動脈において血管内腔に突出する結節状の石灰化と血栓により特徴づけられる（❸）．血栓は，背側にシグナルの減衰を呈する血管腔内の物体として描出されるが，血小板からなる白色血栓に比べ，赤血球が主体の赤色血栓のほうが強いシグナルの減衰を呈する．

❸ OCTで観察した石灰化結節

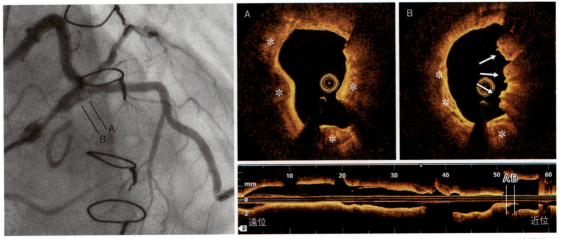

非ST上昇型急性心筋梗塞の症例．冠動脈造影で，左冠動脈主幹部から回旋枝にかけて，hazinessが認められた．OCTで，全周性の石灰化（A）と，血栓を伴う結節状の石灰化の血管内腔への突出（B）が観察され，石灰化結節と診断した．＊：石灰化，⇨：血栓を伴う結節状の石灰化．

OCTは，vulnerable plaqueの重要な病理組織学的特徴を検出できる可能性がある[4]．OCTの高い解像度は，破裂の危険性の高い65μm未満の薄い線維性被膜を同定できる．マクロファージの集簇は，線状の高輝度領域として観察され，その背部には光シグナルの高度な減衰が認められる．血管栄養血管（vasa vasorum）は，プラーク内の100～200μm程度の微小血管（microvessel）として観察される．コレステロールクリスタルは，高輝度で背部に光シグナルの減衰を伴わない組織として観察される．

NIRS

near infrared spectroscopy（NIRS）は，近赤外線分光法を用いて脂質を同定する新しいイメージング技術である[5]．NIRS-IVUSカテーテルには，近赤外線の送受信装置と超音波プローブの両方が装備されており，冠動脈プラークの形態学的情報と脂質の組織学的情報を同時に得ることができる．

NIRSでは，ケモグラムとよばれる血管の展開図に，脂質コアプラークの可能性が60％以上と判定される領域は黄色で，その他の領域は赤色で示される．NIRSによる脂質検出の正診率は，40～90％程度であると報告されている．

脂質コアプラークのサイズは，lipid-core burden index（LCBI）により半定量的に評価される．LCBIは，ケモグラムのある領域において，黄色で示される領域が占める割合を1,000点満点で表したものである．regional LCBIは，任意に定められた関心領域全体（例：プルバック全長）で計算されたLCBIを表す．一方，max LCBI（4）は，関心領域内で4mmごとに計算されたLCBIの最大値であり，その位置は血管長軸断面像に併せて示される（❹）．急性心筋梗塞の責任病変に対するmax LCBI（4）のカットオフ値は400であり，PCIに伴うno-reflow・遠位塞栓・周術期の心筋梗塞の予測に対するカットオフ値は500であることが示されている．しかし，LCBIは血管内における脂質の分布や広がりを表す半定量的な指標である．

最近，NIRSとIVUSの情報を組み合わせてプラーク内に脂質成分が占める容積を推計するオフラインソフトウエアが開発され，使用できるようになった．

おわりに

近年の血管内イメージング技術の進歩は，これまで病理組織学的診断でなければ評価できなかった冠動脈硬化を，日常臨床の場で観察することを可能にした．IVUS，OCT，NIRSは，不安定プラークやvulnerable plaqueの重要な特徴を検出できる可能性がある．ただし，それぞれの技術には長所と短所があり，ただ一つの血管内イメージング法により，動脈硬化に関するすべての組織学的情報を獲得できるわけではない．したがって現時点では，それぞれの血管内イメージング法の特性をよく理解し，目的と必要に応じて使い分けることが重要であり，

❹ NIRS-IVUS で観察した急性心筋梗塞の責任病変

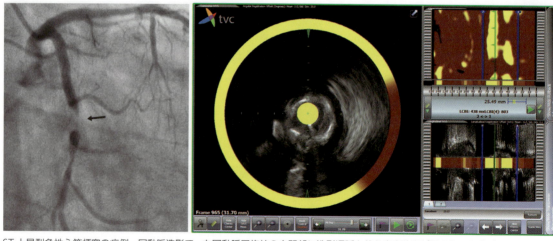

ST上昇型急性心筋梗塞の症例．冠動脈造影で，左冠動脈回旋枝の中間部に造影遅延を伴う高度狭窄が認められた（➡）．NIRS-IVUS で観察したところ，短軸画像において低輝度で後方に音響陰影を伴う病変（attenuated plaque）が認められ，広範囲（300°）に脂質の存在を表す黄色が表示された．NIRS のケモグラム（右上）によると，max LCBI（4）は 803 と高値を示した．

時にはいくつかの方法を併用することがプラークの組織性状診断の精度を上げるうえで有用であると考えられる．

（久保隆史，赤阪隆史）

● 引用文献

1) Kubo T, Akasaka T. Gray-scale intravascular ultrasound sheds light on the importance of vasa vasorum in unstable coronary plaque. J Cardiol 2017；69：599-600.
2) Kubo T, Akasaka T. Angioscopy and Unstable Coronary Plaques：Findings Beyond Thrombus. Curr Cardiovasc Imgaging Rep 2011；4：284-91.
3) Kubo T, et al. Plaque and thrombus evaluation by optical coherence tomography. Int J Cardiovasc Imaging. 2011；27：289-98.
4) Kubo T, et al. Assessment of coronary atherosclerosis using optical coherence tomography. J Atheroscler Thromb 2014；21：895-903.
5) Kubo T, et al. Suboptimal agreements between optical coherence tomography and near infrared spectroscopy for identification of lipid-laden plaque. EuroIntervention 2017；13：263-4.

略語一覧

[ ]内は省略可，（ ）は直前の語と置き換え可.

ABI	ankle brachial index	足関節上腕血圧比
ACC	American College of Cardiology	アメリカ心臓病学会
ACE	angiotensin converting enzyme	アンジオテンシン変換酵素
ACS	acute coronary syndrome	急性冠症候群
ACT	activated coagulation time activated [whole blood] clotting time	活性凝固時間，活性化 [全血] 凝固時間
AED	automated external defibrillator	自動体外式除細動器
AHA	American Heart Association	アメリカ心臓協会
AIVR	accelerated idioventricular rhythm	促進心室固有調律
AKI	acute kidney injury	急性腎障害
ALS	advanced life support	二次救命処置
AMI	acute myocardial infarction	急性心筋梗塞
ANP	atrial natriuretic peptide	心房性ナトリウム利尿ペプチド
ARB	angiotensin II receptor blocker	アンジオテンシンII受容体拮抗薬
ARNI	ARB-neprilysin inhibitor angiotensin receptor-neprilysin inhibitor	アンジオテンシン受容体ネプリライシン阻害薬
AS	aortic stenosis	大動脈弁狭窄症
ASE	American Society of Echocardiography	アメリカ心エコー図学会
ASH	American Society of Hypertension	アメリカ高血圧学会
AT	anaerobic threshold	嫌気性 [代謝] 閾値，無酸素 [代謝] 閾値
AUC	appropriate use criteria	適切性基準
BLS	basic life support	一次救命処置
BMS	bare metal stent	ベアメタルステント，金属ステント
BNP	brain (B-type) natriuretic peptide	脳性 (B型) ナトリウム利尿ペプチド
BRAP	BRCA1-associated protein	
BRS	bioresorbable scaffold	生体吸収性スキャフォールド
BTT	bridge to transplantation	
BVS	bioresorbable vascular scafforld	生体吸収性冠動脈ステント
CABG	coronary artery bypass grafting	冠動脈バイパス術
CAD	coronary artery disease	冠動脈疾患
CAG	coronary angiography	冠動脈造影検査
CAS	carotid artery stenting	頸動脈ステント留置術
CCS	Canadian Cardiovascular Society	カナダ心臓血管学会
CFR	coronary flow reserve	冠血流予備能
cGMP	cyclic GMP (guanosine monophosphate)	サイクリックGMP，環状グアノシンーリン酸
CKD	chronic kidney disease	慢性腎臓病
CK-MB	creatine kinase-MB	クレアチンキナーゼMB分画
CoSTR	Consensus on Cardiopulmonary Resuscitation and Emergency Cardiovascular Care Science with Treatment Recommendations	

略語一覧

CPA	cardiopulmonary arrest	心肺停止
CPAOA	cardiopulmonary arrest on arrival	来院時心肺停止
CPB	cardiopalmonary bypass	人工心肺
CPR	cardiopulmonary resuscitation	心肺蘇生
CR	complete revascularization	完全血行再建
CRP	C-reactive protein	C反応性蛋白
CRT	cardiac resynchronization therapy	心臓再同期療法
CSA	coronary spasitic angina	冠攣縮性狭心症
CTA	computed tomography angiography	コンピュータ断層血管造影法
CTO	chronic total occlusion	慢性完全閉塞
CVD	cardiovascular disease	心血管疾患
DAPT	dual antiplatelet therapy	抗血小板薬2剤併用療法
DCA	directional coronary atherectomy	方向性冠動脈粥腫切除術
DCB	drug coated balloon	薬剤コーティドバルーン
DES	drug eluting stent	薬剤溶出[性]ステント
DHA	docosahexaenoic acid	ドコサヘキサエン酸
DOAC	direct oral anticoagulant	直接経口抗凝固薬
DPP-4	dipeptidyl peptidase-4	
DRI	direct renin inhibitor	直接的レニン阻害薬
DT	destination therapy	
EACTS	European Association for Cardio-Thoracic Surgery	ヨーロッパ心臓胸部外科学会
EACVI	European Association of Cardiovascular Imaging	ヨーロッパ心血管画像学会
ECC	emergency cardiovascular care	救急心血管治療
ECPR	extracorporeal cardiopulmonary resuscitation	体外循環式心肺蘇生法
EES	everolimus eluting stent	エベロリムス溶出性ステント
EF	ejection fraction	駆出分画, 駆出率
eNOS	endothelial NOS	内皮細胞型一酸化窒素合成酵素
EPA	eicosapentaenoic acid	エイコサペンタエン酸
ESC	European Society of Cardiology	ヨーロッパ心臓病学会
ET	endothelin	エンドセリン
FDA	Food and Drug Administration	アメリカ食品医薬品局
FFR	fractional flow reserve	血流予備量比
FMC	first medical contact	
G-CSF	granulocyte macrophage-colony stimulating factor	顆粒球・マクロファージ・コロニー刺激因子
GLP-1	glucagon-like peptide-1	
GLUT	glucose transporter	ブドウ糖(グルコース)輸送担体
HDL	high density lipoprotein	高比重リポ蛋白
H-FABP	heart-type fatty acid-binding protein	ヒト心臓型(心臓由来)脂肪酸結合蛋白

略語一覧

HFpEF	heart failure with preserved LVEF	[左室] 収縮力 (左室駆出率) の保たれた心不全 (左室駆出率50％以上の心不全)
HFSA	Heart Failure Society of America	アメリカ心不全学会
HIT	heparin-induced thrombocytopenia	ヘパリン起因性血小板減少症
HMG-CoA	3-hydroxy-3-methylglutaryl-CoA	ヒドロキシメチルグルタリル・コエンザイムA
HRP	high risk plaque	高リスクプラーク
hs-CRP	high sensitive C-reactive protein	高感度CRP，高感度C反応性蛋白
IRS	insulin receptor substrate	インスリン受容体基質
IABP	intra [-] aortic balloon pump (pumping)	大動脈内バルーンポンプ (バルーンパンピング)
IB-IVUS	integrated backscatter-IVUS	
ICA	invasive coronary angiography	侵襲的冠動脈造影
ICAM-1	intercellular adhesion molecule 1	細胞間接着分子1
ICD	implantable cardioverter defibrillator	植込み型除細動器
ICT	intracoronary thrombolysis	冠動脈内血栓溶解療法
iFR	instantaneous wave free ratio	瞬時血流予備量比
IGF	insulin-like growth factor	インスリン様増殖因子
IL	interleukin	インターロイキン
ILCOR	International Liaison Committee on Resuscitation	国際蘇生連絡協議会
IMR	ischemic mitral regurgitation	虚血性僧帽弁逆流症，虚血性僧帽弁閉鎖不全症
iNOS	inducible NOS	誘導型一酸化窒素合成酵素
IR	incomplete revascularization	非完全血行再建
ISR	in-stent restenosis	ステント [内] 再狭窄
IVT	intravenous thrombolysis	経静脈的血栓溶解療法
IVUS	intravascular ultrasound	血管内超音波 [法]，血管内エコー法
JCVSD	Japan Cardiovascular Surgery Database	日本心臓血管外科手術データベース
JRC	Japan Resuscitation Council	日本蘇生協議会
JSH	The Japanese Society of Hypertension	日本高血圧学会
LAD	left anterior descending [coronary] artery	左 [冠 [状] 動脈] 前下行枝
LAP	low attenuation plaque	低減衰プラーク
LCBI	lipid-core burden index	
LCX	left circumflex [coronary] artery (branch)	左 [冠 [状] 動脈] 回旋枝
LD	loading dose	負荷量
LDL	low density lipoprotein	低比重リポ蛋白
LITA	left internal thoracic artery	左内胸動脈
LMT	left main [coronary] trunk (artery)	左 [冠 [状] 動脈] 主幹部
LOX-1	lectin-like oxidized LDL receptor-1	レクチン様酸化低比重リポ蛋白 (LDL) 受容体-1
Lp (a)	lipoprotein (a)	リポ蛋白 (a)
LTA	lymphotoxin-alpha	
LVAD	left ventricular assist device	左室補助人工心臓，左心補助装置

369

略語一覧

LVEF	left ventricular ejection fraction	左室駆出分画，左室駆出率
LVESVI	left ventricular end-systolic volume index	左室収縮終期 (末期) 容積係数
M-CSF	macrophage-colony stimulating factor	マクロファージ・コロニー刺激因子
MACCE	major adverse cardiac and cerebrovascular events	主要心・脳血管イベント
MACE	major adverse cardiac (cardiovascular) events	主要心血管イベント
MAP	mitogen-activated protein	分裂促進因子活性化蛋白，ミトーゲン活性化蛋白
MCP	monocyte chemoattractant (chemotactic) protein	単球走化性蛋白
MD	maintenance dose	維持量
MDA-LDL	malonyldialdehyde LDL	マロンジアルデヒド低比重リポ蛋白
MDCT	multidetector-row computed tomography	多列検出器型CT
MI	myocardial infarction	心筋梗塞
MMP	matrix metalloproteinase	細胞外基質分解酵素，マトリックスメタロプロテイナーゼ
MPO	myeloperoxidase	ミエロペルオキシダーゼ
mPTP	mitochondrial permeability transition pore	ミトコンドリア膜透過性遷移孔
MR	mitral [valve] regurgitation	僧帽弁逆流症，僧帽弁閉鎖不全症
MRA	magnetic resonance angiography	磁気共鳴血管造影
MRA	mineralocorticoid receptor antagonist	鉱質コルチコイド受容体拮抗薬 (アルドステロン受容体拮抗薬，抗アルドステロン薬)
MRI	magnetic resonance imaging	磁気共鳴画像法
mTOR	mammalian target of rapamycin	哺乳類ラパマイシン標的蛋白質
MTP	microsomal triglyceride transfer protein	
multiple SCAD	multiple stable coronary artery disease	多枝冠動脈病
NF-κB	nuclea factor kappa B	核内因子κB
NIRS-IVUS	near infrared spectroscopy-IVUS	
nNOS	neuronal NOS	神経型一酸化窒素合成酵素
NNT	number needed to treat	治療必要数
NO	nitric oxide	一酸化窒素
NOS	nitric oxide synthase	一酸化窒素合成酵素
NP	nurse practitioner	ナースプラクティショナー
NPC1L1	Nieman n-Pick C1- like 1	
NSAID [s]	non [-] steroidal anti [-] inflammatory drug [s]	非ステロイド抗炎症薬
NSTE-ACS	non-ST-segment elevation ACS	非ST上昇型急性冠症候群
NSTEMI	non-ST-segment elevation myocardial infarction	非ST上昇 [型] 心筋梗塞
NYHA	New York Heart Association	ニューヨーク心臓協会
OACIS	Osaka Acute Coronary Insufficiency Study	大阪急性冠症候群研究会
OCT	optical coherence tomography	光干渉断層法
OFDI	optical frequency domain imaging	
OMI	old (previous) myocardial infarction	陳旧性心筋梗塞
OMT	optimal medical therapy	

OPCAB	off-pump coronary artery bypass [grafting]	体外循環非使用冠 [状] 動脈バイパス [[手] 術]，オフポンプ冠 [状] 動脈バイパス [[手] 術]
ox LDL	oxidative LDL	酸化低比重リポ蛋白，酸化LDL
PAD	public-access defibrillation	
PAPP-A	pregnancy-associated plasma protein-A	
PCI	percutaneous coronary intervention	経皮的冠動脈インターベンション
PCPS	percutaneous cardiopulmonary support	経皮的心肺補助装置
PCSK9	proprotein convertase subtilisin/kexin type 9	
PDE	phosphodiesterase	ホスホジエステラーゼ
PDGF	platelet-derived growth factor	血小板由来増殖 (成長) 因子
PDK	phosphoinositide-dependent kinase	
PEA	pulseless electrical activity	無脈性電気活動
PET	positron emission tomography	ポジトロン [放出型] 断層撮影
PI	phosphatidyl inositol	ホスファチジルイノシトール
PlGF	placental growth factor	
POBA	percutaneous old balloon angioplasty	経皮的古典的バルーン血管形成術
POCT	point of care testing	
PPAR	peroxisome proliferator-activated receptor	ペルオキシゾーム増殖剤応答性受容体，ペルオキシソーム増殖因子活性化受容体
PR	positive vessel remodeling	陽性リモデリング
PSS	post-systolic shortening	遅収縮
PTCA	percutaneous transluminal coronary angioplasty	経皮 [経管] 的冠 [状] 動脈形成 [術]
PT-INR	prothrombin time-international normalized ratio	プロトロンビン時間国際標準比
PTX 3	pentraxin 3	
P-VT	pulseless ventricular tachycardia	無脈性心室頻拍
QCA	quantitative coronary arteriography	定量的冠 [状] 動脈造影 [法]
QFR	quantitative flow ratio	
QGS	quantiative gated SPECT	定量的心電図同期SPECT
RAA	renin-angiotensin-aldosterone	レニン・アンジオテンシン・アルドステロン
RAS	renin-angiotensin system ＝RAAS (renin-angiotensin-aldosterone system)	レニン・アンジオテンシン [・アルドステロン] 系
RCA	right coronary artery	右冠 [状] 動脈
RCRI	revised cardiac risk index	
RITA	right internal thoracic artery	右内胸動脈
RM	repetition maximum	最大反復回数
ROS	reactive oxygen species	活性酸素種
ROSC	return of spontaneous circulation	心拍再開
SAP	stable angina pectoris	安定狭心症
SAT	subacute coronary thrombosis	亜急性冠閉塞
SAVR	surgical aortic valve replacement	外科的大動脈弁置換術
SBP	systolic blood pressure	最大 (収縮期) 血圧

略語一覧

sCD40L	soluble CD40 ligand	可溶性CD40リガンド
SDS	summed difference score	
sGC	soluble guanylate cyclase	可溶性グアニル酸シクラーゼ
SGLT2	sodium glucose cotransporter 2	選択的ナトリウムグルコース共輸送担体2
SIHD	stable ischemic heart disease	安定型虚血性心疾患
sLOX-1	soluble LOX-1	
SNP	single nucleotide polymorphism	スニップ，単 (一) 塩基多型
SOS-KANTO	survey of survivors of out-of-hospital cardiac arrest in the Kanto region of Japan	
SPECT	single photon emission computed tomography	単光子放出型コンピュータ断層撮影
SRS	summed rest score	
SSFP	steady state free precession	定常状態自由歳差運動
SSS	summed stress score	
STEMI	ST-segment elevation myocardial infarction	ST上昇 [型] 心筋梗塞
SU	sulfonylurea	スルフォニル尿素，スルフォニルウレア
SVG	saphenous vein graft	大伏在静脈グラフト
SYNTAX	Synergy between Percutaneous Coronary Intervention with Taxus and Cardiac Surgery	
TAVI	transcatheter aortic valve implantation	経カテーテル [的] 大動脈弁留置術
TCFA	thin-cap fibroatheroma	
TFA	transfemoral approach	経大腿動脈アプローチ
TFI	transfemoral intervention	経大腿動脈インターベンション
TIA	transient ischemic attack	一過性脳虚血発作
TIMI	thrombolysis in myocardial infarction	
TIMP	tissue inhibitor of matrix metalloproteinase	組織性マトリックスメタロプロテイナーゼ阻害因子
TLR	target lesion revascularization	標的病変再血行再建術
TNF	tumor necrosis factor	腫瘍壊死因子
tPA	tissue plasminogen activator	組織 [型] プラスミノ [一] ゲン活性化因子
TRA	transradial approach	経橈骨動脈アプローチ
TRI	transradial intervention	経橈骨動脈インターベンション
UAP	unstable angina pectoris	不安定狭心症
UK	urokinase	ウロキナーゼ
VAD	ventricular assist device	心室補助人工心臓，心室補助装置
VCAM-1	vascular cell adhesion molecule 1	血管細胞接着分子1
VF	ventricular fibrillation	心室細動
VH-IVUS	virtual histology-IVUS	
VT	ventricular tachycardia	心室頻拍
WHF	World Heart Federation	世界心臓連合
YPLL	years of potential life lost	損失生存可能年数

索　引

和文索引

あ

アーチスト®	174
亜急性冠閉塞	224
アキレス腱の肥厚	344
アクトス®	309
アジア蘇生協議会	33
アスピリン	9, 141, 146, 166, 171, 181, 198, 211, 215, 224, 257, 258, 289, 352
──継続での手術	272
アセチルコリン	100, 124
アデノシン	93, 109
アブシキシマブ	175
アムロジピン	177, 178
アルドステロンブレイクスルー現象	215, 316
アログリプチン	309
アンジオテンシンII受容体拮抗薬	182, 316
アンジオテンシン受容体ネプリライシン阻害薬	216, 317
アンジオテンシン変換酵素（ACE）阻害薬	178
安静時狭窄重症度指標	109
安静時狭心症	185
安静時心電図	68, 231
安定狭心症	346
──重症度評価	187
──治療方針	177
──の概念	176
──薬物治療	176

い

イグザレルト®	292
異型狭心症	20, 122
移植心冠動脈病変	349
一次的僧帽弁閉鎖不全症	264
遺伝的背景の検討	45
医療経済的問題	251
院外心停止	32
インスリン抵抗性改善薬	307
陰性リモデリング	16
院内死亡リスク	44
院内死亡の推移	50
インフォームドコンセント	339

う

右側胸部誘導	78
右内胸動脈	230
運動強度の決め方	323
運動処方の要点	323
運動負荷試験	124
運動負荷心エコー法	85
運動負荷心電図（検査）	69, 209
運動負荷ストレインイメージング	87
運動療法	318, 319
運動療法中止基準	323

え

エイコサペンタエン酸	317
エキシマレーザー	166
壊死コア形成	16
エストロゲン	253, 254
エゼチミブ	287, 303, 342, 344
エナラプリル	178, 214
エフィエント®	290
エフェロサイトーシス	19
エプレレノン	215
エベロリムス	352
エベロリムス溶出性ステント	243, 326
エボロクマブ	304
エルゴノビン	100, 124
エルゴメーター法	85
エルゴメーター負荷	93
遠隔期再狭窄	276
遠隔期新規冠動脈瘤	276
塩酸パパベリン	107
炎症細胞のリクルートメント	15
エンドセリン-1	66
エンパグリフロジン	310

お

大阪急性冠症候群研究会	40
オゼンピック®	311
オングリザ®	309

か

ガイディングカテーテル	228
ガイドワイヤー	229
解剖学的指標	189
過換気負荷試験	124

家族性高コレステロール血症	304, 343
──ヘテロ接合体	343
カナグリフロジン	310
カナグル®	310
カプトプリル	214
粥状動脈硬化症	300
可溶性グアニル酸シクラーゼ刺激薬	140
カルシウム拮抗薬	123, 169, 177, 185, 203, 211
カルパイン	71
カルベジロール	169, 180, 215, 287, 298, 317
カルペリチド	147, 267
川崎病冠動脈後遺症	274
川崎病冠動脈病変	277
冠危険因子	29, 41, 160, 185
──の是正	203
カングレロール	175
冠血流予備能	105
冠血流予備量比	107, 191, 330
患者背景因子	189
冠循環	64, 106
冠循環内径の器質的狭窄	67
カンデサルタン	214
冠動脈CT	69, 89, 125, 209, 330
冠動脈CT血管造影	89
冠動脈MRI	91
冠動脈インターベンション	8
冠動脈狭窄	89, 102
冠動脈血行再建術	3
冠動脈硬化症	300
冠動脈疾患	267
冠動脈石灰化	89
冠動脈造影	3, 99
冠動脈治療	339
冠動脈の異常収縮	67
冠動脈の解剖学的重症度評価	101
冠動脈バイパス術前リスク評価	195
冠動脈プラーク	90
冠動脈瘤	278
カンファレンス	340
灌流圧	64
冠攣縮	180, 185
──の疫学	20
──の概念	122

373

──の評価	122
冠攣縮研究会	22
冠攣縮性狭心症	
	99, 122, 160, 176, 203
──の人種差	22
──の診断アルゴリズム	123
──の頻度	20
──の罹患率	27
薬物治療	203
冠攣縮発作	123

き

機械的合併症	137
器質性狭心症	21
気絶心筋	72
喫煙率	254
機能的冠動脈狭窄	99
──評価	102, 105, 191
逆転相	71
吸収に関与する因子	175
急性冠症候群	
	68, 136, 148, 159, 291, 346
──における短期リスク評価	
	164
急性期の薬物治療	171
心電図の意義	75
急性期治療	42
急性後下壁梗塞	77
急性心筋梗塞	9
──における性差	254
──に伴う心不全	267
──の合併症	84
──の治療	42
──の発症機序	4
──の発症時間	42
──の発症年齢	254
──の発生数	50
──のリスク評価法	41
回復期および退院後	43
冠攣縮合併頻度	23
急性腎障害	247
急性心不全における血行再建	267
急性前壁梗塞	75
救命救急士の役割	131
救命の連鎖	35
狭窄重症度指標	109
狭心症	
──の年齢分布	21
使用すべき降圧薬	298
治療薬	177
極座標表示	95
局所壁運動異常	137

虚血	
──の可視化	94
──のカスケード	83
──の発生速度	100
虚血心筋量	97
虚血精査のフロー	69
虚血性（収縮性）心不全	213
虚血性心筋症	213
CRT	217
ICD	216
PCI と CABG の効果	218
外科的血行再建	217
薬物治療	214
虚血性心疾患	
──の疫学	26
──の危険因子	28
──の死亡率の推移	27
──の二次予防	282
──の非心臓手術	271
──の有病率	26, 257
エストロゲンとの関係	253
高齢者の──	249
性差を生じる要因	253
治療の変遷	2
二次予防における糖尿病薬物治	
療のエビデンス	307
二次予防に対する糖尿病治療の	
考え方	311
虚血性僧帽弁閉鎖不全症	218, 263
虚血プレコンディショニング	181
緊急 CABG	267
緊急 PCI	165
金属ステント	55

く

クロピドグレル	
	146, 165, 166, 171, 172, 181, 198,
	224, 257, 258, 289, 292

け

経カテーテル大動脈弁留置術	265
経口血小板 P2Y12 受容体阻害薬	
	289
経口抗凝固薬	257
経大腿動脈アプローチ	142
経大腿動脈インターベンション	
	226
経橈骨動脈アプローチ	142
経橈骨動脈インターベンション	
	226
経皮的冠動脈インターベンション	
	8, 9, 352

経皮的冠動脈形成術	8
血圧脈波	200
血管拡張性負荷	93
血管石灰化	16, 247
血管抵抗	65
血管内視鏡	363
血管内超音波	112, 363
血行再建術	187
血小板由来増殖因子	54
血栓吸引	143, 227
血栓溶解薬	173
血栓溶解療法	134, 225
血糖コントロール	306
ゲノム疫学的検討	45

こ

高 LDL コレステロール血症	287
降圧目標値	294
降圧薬の選択	298
抗アルドステロン薬	299
高解像度 IVUS	112
高感度心筋トロポニン	138
抗凝固薬	198
──と抗血小板薬の併用	292
──の治療	294
高血圧症	185
抗血小板薬	
	146, 166, 181, 198, 283, 287, 289
抗血小板薬 2 剤併用（療法）	
	146, 257, 289, 292
──と抗凝固薬の併用	292
──の中止	272
抗血小板療法	43, 171
抗血栓薬	289
──服用中の血圧管理	295
──併用の縮小	292
高血糖	17
鉱質コルチコイド受容体拮抗薬	
	215, 316
高純度 EPA 製剤	183, 185
合成型平滑筋	55
梗塞後リモデリング防止	315
高度石灰化病変	10
抗トロンビン作用	173
高尿酸血症	185
高用量ω-3 脂肪酸	317
高リスクプラーク	90
高齢者 ACS に対する血行再建術	
	250
コーパス	354
国際ガイドライン 2000	32

索 引

コバルトクロム製エベロリムス溶出		自動体外式除細動器	130	心臓核医学	69, 93
ステント	59	若年発症急性冠症候群	278	心臓カテーテル検査	124
コレステロール蓄積仮説	300	ジャディアンス®	310	心臓超音波検査	82
コレステロール蓄積病変	300	ジャヌビア®	309	心臓突然死	
混合性プラーク	114	収縮期ストレイン	87	——における冠攣縮の関与	24

さ

サイアザイド系利尿薬	297	収縮性リモデリング	16	心臓リハビリテーション	319
再移植	352	周術期心筋梗塞	271	身体所見	160
再灌流障害	70	——の予防	273	シンチグラム	
——の発生機序	70	出血リスク	347	——によるリスクの層別化	95
——の予防	147	術前冠血行再建	272	心電図	161
再灌流性不整脈	73	硝酸薬 123, 140, 179, 185, 203, 211		心電図同期 SPECT	96
再灌流療法	148	静注用抗凝固薬	173	心電図同期法	96
——の有効性	4	小腸コレステロールトランスポー		心拍再開率	36
再狭窄		ター阻害薬	287, 303	心不全急性増悪時の血行再建	267
——のメカニズムと病理像	54	ジルチアゼム	169, 179, 352	心房細動合併例	257
サキサグリプチン	309	シルデナフィル	166	心房細動の有病率	257
サクビトリル	216, 317	シロリムス	352

左室機能	137	心エコー	69, 138, 162
左室局所壁運動異常	83	心エコードプラ法	84

す

左室形成	219, 264	心音・心雑音	160	吹田スコア	30
左室壁応力	314	腎機能と冠動脈プラーク性状の関係		随伴症状	160
左室壁区分法	83		246	スーパーオキシドアニオン産生	71
左室補助人工心臓	219	心筋		頭蓋内出血	297
左室リモデリング	299, 314	——の酸素需要	66	スコアリングバルーン	358
——の評価	315	——への酸素供給	64	スタチン 169, 174, 182, 183, 185,
——予防	314	心筋 SPECT	95	204, 215, 273, 283, 286, 287, 302,
左主幹部病変	10	心筋壊死	72	317, 342, 352
左内胸動脈	230	心筋虚血	64	ステント	144, 224
ザルティア®	140	——の病態生理	67, 100	ステント血栓症 224, 242, 272, 289
酸化 LDL	17, 118	——耐性	181	——の病理像	57
酸化ストレス	71	心筋血流 PET 検査	96	過敏反応による——	59
酸素供給	65	心筋血流予備能	96	ステント再狭窄	358
酸素需要	66	心筋梗塞		ステントフラクチャー	358
酸素投与	134, 140, 166	——後に使用すべき降圧薬		ステントリコイル	358
残存病変			298	ステント留置	145
——の評価	192	——の発症時間	41	ストレイン	83
——への治療戦略	156	——の罹患率（欧米の場合）	27	ストレインイメージング法	87
		治療の変遷	225	ストロングスタチン	303

し

シアリス®	140	心筋梗塞後狭心症	185	スピロノラクトン	215
シクロスポリン	147	心筋コントラストエコー法	74	スペックルトラッキング法	82
脂質異常の治療薬	300	心筋細胞内 Ca^{2+} 過負荷	70

せ

脂質管理	342	心筋トロポニン 137, 138, 162, 166		生化学的指標	117
脂質コアプラーク	365	心筋バイアビリティの評価	268	性差	253
脂質性プラーク	115	心筋バイオマーカー	119, 137	正常抗血栓作用の消失	68
脂質低下薬	283, 286, 287	心筋マーカー	138	生体吸収性冠動脈ステント	326
シタグリプチン	309	神経因子	66	生体吸収性スキャフォールド	
至適 DAPT 期間	291, 347	心血管バイオマーカー	117, 118		8, 326
至適抗血栓療法	293	心室性致死性不整脈	180	脊椎障害	356
至適内科治療	282	心室リモデリング	314	石灰化結節	116, 364
		侵襲的 CAG	99, 103	石灰化病変	10
		心臓 MRI	351	石灰化プラーク	113, 115
		心臓移植	219	切迫冠攣縮性狭心症	179

375

索　引

セマグルチド	311
線維性プラーク	113, 115
選択的インスリン抵抗性	18
前立腺肥大症治療薬	140

そ

早期再灌流療法	267
早期リスク評価	162
僧帽弁逆流遺残	263
僧帽弁形成術	264
僧帽弁修復術	263
僧帽弁置換術	264
僧帽弁の tethering	200
ソフトプラーク	113
損失生存可能年数	251

た

第一次東北慢性心不全登録研究	
	267
第一世代 DES	57, 144
第一世代シロリムス溶出ステント	
	59
退院後の患者管理	43
待機的 PCI 症例	291
代謝因子	65
大動脈内バルーンポンプ	267
大動脈弁狭窄症	200, 265
第二世代 DES	
	59, 145, 225, 232, 326
大伏在静脈	231
多価不飽和脂肪酸製剤	303
たこつぼ心筋症	256
多枝 STEMI 症例	
ショックを伴う——	156
多枝病変	10, 153
多職種ハートチーム	338
タダラフィル	166
ダビガトラン	293
短期リスクに基づいた治療戦略	
	165
胆汁酸吸着レジン	303

ち

チームリーダー	338
チエノピリジン系製剤	
	165, 171, 287, 290, 292
チカグレロル	
	146, 172, 182, 261, 290
チクロピジン	9, 171, 224, 289
致死性不整脈	180
遅収縮	87
長期作用型硝酸薬投与	203

長時間作用型カルシウム拮抗薬	
	177, 298
超遅発性血栓症	327
超遅発性ステント血栓症	58
直接経口抗凝固薬	198, 292
直接的レニン阻害薬	316
治療効果判定	103
治療デバイスの変遷	222
治療プロトコール	339
チロフィバン	175
陳旧性心筋梗塞	97, 299
鎮痛薬	140, 169

て

低減衰プラーク	90
抵抗血管トーヌス	65
低脂肪ダイエット	321
低侵襲手術	236
低用量アスピリン	287, 289
適応適切性	335
適切性基準	335
デバイス血栓症	328
テルミサルタン	182

と

東京都 CCU ネットワーク	48, 238
糖尿病	185, 208
冠動脈疾患死の相対危険度	
	254
治療薬	306
糖尿病合併例	241
糖尿病患者	
——の PCI	243
——の冠動脈病変の特徴	241
——の再血行再建	242
東北慢性心不全登録研究	29
動脈グラフト	230
動脈硬化症の進展と危険因子	14
動脈硬化の危険因子	17
動脈硬化病変の病理学的分類	14
動脈リモデリング	16
冬眠心筋	87
投薬のタイミング	174
ドコサヘキサエン酸	317
ドブタミン負荷	93
ドブタミン負荷心エコー	85, 350
トランドラプリル	214
トレッドミル負荷	93
トロンビン	173

な

ナースプラクティショナー	131

内因性交感神経刺激作用	298
内皮細胞因子	65
内皮細胞型一酸化窒素合成酵素	18
内皮細胞機能障害	14
内皮細胞の機能異常	67
難治性冠攣縮	204

に

ニコランジル	
	107, 147, 181, 185, 204, 267
二次予防	307
ニトログリセリン	126, 140, 166
ニフェジピン	178

ね

ネシーナ®	309
ネプリライシン阻害薬	216, 317

の

脳合併症	234

は

ハートチーム	338
バイアグラ®	140
バイアスピリン®	289
背側部誘導	80, 161
バイタルサイン	137
ハイブリッド手術	236
パクリタキセル	360
パナルジン®	289
バファリン®	289
バルーン治療の限界	224
バルサルタン	216, 317
バルデナフィル	166
半導体検出器搭載 SPECT	97

ひ

非 ST 上昇型急性冠症候群	75, 136
非 ST 上昇型心筋梗塞	141, 267
ピオグリタゾン	309
光干渉断層法	114, 363
ビクトーザ®	311
非責任病変の自然歴	153
ビソプロロール	
	169, 215, 287, 298, 299, 317
ビタミン K 拮抗薬	261
非チエノピリジン系血小板 P2Y12	
受容体阻害薬	290
ビバリルジン	173
非弁膜症性心房細動	257
ヒポキサンチン	71
びまん性冠動脈攣縮	100

索　引

病院到着前初期治療	134
病院到着前診断	131
病院到着前通知	133
標準 CPR	38

ふ

ファイナルパスウエイ	175
ファスジル	204
不安定プラーク	364
不安定プラーク関連バイオマーカー	117
フィブラート系薬剤	302, 303
フォンダパリヌクス	173
負荷試験の種類と前処置	93
負荷心エコー法	85
負荷心筋 SPECT 例	94
負荷心筋シンチグラフィー検査	208
負荷心筋シンチグラム	93
プラークイメージング	363
プラーク形成	14, 17
プラーク血管新生	16
プラーク内出血	16
プラークの安定化	174
プラーク破裂	16, 115
プラークびらん	115
プラザキサ®	293
プラスグレル	146, 165, 166, 172, 174, 261, 290
プラビックス®	289
フラミンガム研究	2, 207
ブリリンタ®	290
フルバスタチン	204
フレイル	251
プレホスピタル	
——ケア	130
高齢者における——	132
プレホスピタル 12 誘導心電図	131, 138
プロスタサイクリン	66
プロブコール	303

へ

ベアメタルステント	8, 272
壁運動障害の発生病態	100
壁応力	66
ベニジピン	179, 185
ヘパリン	198, 272

ヘパリン起因性血小板減少症	199
ペマフィブラート	303
ベラパミル	169

ほ

包括的心臓リハビリテーション	319
方向性冠動脈粥腫切除術	227
放射線被曝	356
ポジトロン断層法	351
補助循環	238
補助人工心臓	219
ホスホジエステラーゼ 5 阻害薬	140
ホスホジエステラーゼ阻害薬	166
ホスホリパーゼ	71
勃起不全治療薬	140
ホルター心電図	124, 209

ま

マイクロカテーテル	228
マクロファージ	19
末梢保護器具	228
慢性安定狭心症	
——治療	177
慢性完全閉塞	11, 243
慢性腎臓病	245
慢性心不全	
——における血行再建	268

み

ミオグロビン	120
右冠動脈閉塞の心電図	77
ミネラルコルチコイド受容体拮抗薬	215

む

無症候性心筋虚血	207
血行再建術	211
薬物治療	211

め

メインテート®	174
メトプロロール	215, 287, 299
メトホルミン	307
メンデルランダム化試験	303

も

モノレール型バルーン	223
モルヒネ	141

や

薬剤コーティドバルーン	358
薬剤負荷 CAG	100
薬剤溶出性ステント	224, 272, 358
薬剤溶出性バルーン	243
薬物治療	
——の発展	5

ゆ

融合画像	97

よ

陽性リモデリング	16

ら

ライフスタイル改善	321
ラミプリル	214

り

リキシセナチド	310
リキスミア®	310
リスク評価	43
利尿薬	215, 298
リバーロキサバン	173, 258, 292
流体力学的解析	201
リラグルチド	310

れ

レーザー光線	227
レニン・アンジオテンシン系阻害薬	283
レビトラ®	140

ろ

労作性狭心症	84, 88
労作性狭心症発作	185
労作性兼安静時狭心症	179
ロータブレータ	226, 274
ロボティック PCI	354
ロミタピド	304

わ

ワルファリン	9, 198, 224, 261, 292

索　引

欧文索引

A

Absorb® BVS	326
ACCORD	306, 312
ACCOST 試験	174
ACE 阻害薬	
	43, 170, 178, 180, 182, 185, 214,
	267, 286, 287, 299, 315, 316
ACIP 研究	210
ACS	68, 136, 148, 159, 291, 346
——に対する初期治療	139
——の初期診療	136
——のトリアージ	136
急性期の薬物治療	171
ACT	173
ACTION 試験	178
acute kidney injury（AKI）	247
ADVANCE（Registry）	306, 330
AED	39, 130
AFIRE 研究	261
After Eighty 試験	250
AIDA 試験	326
AIRE 試験	214
akinesis	87
AMI	9
aorta no-touch OPCAB	234
aortic stenosis（AS）	265
APPROACH 試験	250
ARB	
	170, 182, 185, 214, 286, 287, 299,
	316, 317
ARNI	216, 317
ASIST 試験	211
ASPIRE 試験	316
ATLANTIC 試験	175
ATLAS TIMI 51 試験	173
ATP	107
ATTEND registry	267
attenuated plaque	228, 363
AUC	11, 335
AVOID 試験	140

B

BARI 2D 研究	208
BAT	295
BMS	9, 144, 272
——の再狭窄	55
——留置後の病理像	56
BNP	119
BPLTTC	286

BRS	8, 9, 326
BVS	326

C

CABG	5, 217, 242, 272
——術前リスク評価	195
——の現状	230
Cabrera 配列	81, 161
CAG	99, 164, 351
calcified nodule	116
calcified plaque	113
CAMELOT 試験	178
CANVAS Program	310
CAPITAL-RCT	288
CAPRICORN	180, 317
CASS 研究	210
CASS 分類	103
Cath-PCI registry	247
CAV	349
CCU	2
CFR	105
CHADS₂ スコア	257
Chain of Survival	130
CHARM-alternative 試験	214
CHART-1	267
CHART-2	267
CHART 研究	29
Child-Pugh 分類	199
Cholesterol Treatment Trialist	
Group	5
CK-MB	120
CKD に対する PCI 治療	245
CKD 合併例	245
Cohn 分類	207
Compare-Acute 試験	154
CONSENSUS 試験	214
COPERNICUS Study	215
CORONA 試験	317
CorPath® Precision Vascular	
Robotics	354
CoSTR	33, 36
COURAGE 研究（試験）	
	5, 211, 212, 282, 335
COURAGE レジストリー	11
CPR ガイドライン	36
CREDO-Kyoto AMI Registry	
	149, 151, 156
CREDO-Kyoto PCI/CABG	
Registry コホート 2	257
CREDO 試験	174

C（続き）

CRT	217
CSA	122, 203
——診断	123
薬物治療	203
CTO	11, 243
CTO-PCI レジストリー	243
CULPRIT-SHOCK 試験	156, 238
CURRENT OASIS	171
CvLPRIT 試験	155
CYP2C19 遺伝子多型	172
Cypher® ステント	59, 224

D

D-SPECT	97
DANAMI-3-PRIMULTI	155
DANAMI3-DEFER 試験	145
dapagliflozin	312
DAPT	
	9, 146, 171, 173, 224, 257, 272,
	289, 291, 292, 346
DCA	227
DCB	358, 360
DCCT/EDIC	306
DECLARE 試験	312
DECREASE 試験	273
deferred stent	145
DEFINE-FLAIR study	110
delayed arterial healing	56, 58
DES	9, 57, 224, 232, 272, 358, 360
——治療の適応	107
——の再狭窄	55
——留置後の冠攣縮	205
DETO2X-AMI 試験	140
DHA	317
diastolic stunning	88
DIDO time	151
distal protection	230
DOAC	173, 198, 292
door-to-balloon（D2B）time	
	132, 148, 225
Doppler ガイドワイヤー	105
Doppler 法	105
DPP-4 阻害薬	309
DRI	316
DSE	350
dulaglutide	312

E

ECPR	38
ELCA	166

378

索 引

ELITE II 試験 182
ELIXA 試験 310
EMPA-REG OUTCOME 試験 309, 310
eNOS 18
EPA 183, 287, 317
EPHESUS 215, 316
ERK 経路 18
EROSION 試験 116
ESC ガイドライン 257
EUROPA 試験 182
EuroSCORE II 195
everolimus eluting stent（EES） 326
EXAMINATION 試験 145
EXAMINE 試験 309
EXCEL 試験 157, 194, 232
Express® 145

F

FAME 研究 212
FAME2 研究 212
FAVOR II EUROPE-JAPAN 試験 333
FFR 102, 107, 191
　　——の概念 107
　　——解析 330
FFR$_{CT}$ 330
fibrin deposition 58
fibrous plaque 113
Fight 試験 311
FOULIER 研究 304
frailty 251
FREEDOM 208, 232, 242
functional SYNTAX score 191
Fushimi AF Registry 257

G

galectin-2（LGALS2） 46
Gensini スコア 102
GHOST-EU 試験 327
global SYNTAX score 190
GLP-1 受容体作動薬 242, 310, 312
Gould Guideline 322
GRACE（リスク）スコア 42, 162
Gruentzig 型バルーン 222
guide extension カテーテル 114

H

H-FABP 120
HAS-BLED スコア 257
Helsinki Heart Study 303

HIT 199
HMG-CoA 還元酵素阻害薬 174, 182, 287, 317
HOPE 試験 182
HORIZONS-AMI 試験 145
HRP 90

I

IABP 238, 267
IABP-SHOCK II 試験 238
ICD 216
iFR 102, 109
Ikari カテーテル 229
ILCOR 32
IMPELLA® 239
IMPRESS 試験 239
IMPROVE-IT 試験 303
INVEST 294
IONA 試験 181
IRIS 試験 309
ISA 298
ischemic cardiomyopathy 213
ischemic mitral regurgitation（IMR） 263
ischemic postconditioning 147
ischemic preconditioning 147
ISIS-2 試験 289
IVUS 112, 351, 363
　　IB —— 363
　　NIRS —— 365
　　VH —— 363

J

J-DOIT3 307, 312
J-MINUET 研究 146
J カーブ現象 295
JAMIS 試験 181, 289
Japan SCORE 195
Japanese Coronary Spasm Association（JCSA） 22
JBCMI 試験 178
JCS-ReSS group 33
JELIS 試験 183
JMIC-B 試験 178
JPAD 試験 181
JRC 蘇生ガイドライン 33
JSH 2014 降圧目標 294
Judkins カテーテル 228

K

KiCS-PCI レジストリ 336
Killip IV 群に至る例 51

Killip 分類 136

L

LAD 近位部閉塞と遠位部閉塞の ST 変化 76
LAP 90
Laplace の法則 314
LCBI 113
LCX 閉塞の ST 変化 79
LCZ696 216, 317
LDL コレステロール（LDL-C） 17, 286, 342
　　——と冠動脈疾患 300
LDL アフェレシス 304
LEADER 試験 311
legacy effect 306
LITA 230
LMT 病変 10
loading 172, 174
logistic clinical SYNTAX score 190
LOX-1 受容体 118
LTA の遺伝子多型 46
LVESVI 219

M

MACCE 232
MACE 166
Magmaris® ステント 326
MATRIX 試験 143, 226
MDA-LDL 118
MEGA 試験 300
metabolic memory 306
mixed plaque 114
MMF 352
MMP-9 119
MPO 119
MR blocker 170
MRA 316
mTOR 阻害薬 352
MTP 阻害薬 304
MULTI-LINK VISION® 145
MUSASHI-AMI 試験 182
MUSASHI-PCI 試験 183
myocardial hibernation 87

N

Na$^+$/H$^+$ 交換系阻害薬 147
near infrared spectroscopy（NIRS） 365
negative remodeling 54
neoatherosclerosis 56, 58, 329

379

索 引

NIPPON 試験 346
NIRS-IVUS 113
NO 65
no reflow 現象 73
NOBLE 試験 233
Nobori® ステント 346
non-shockable rhythm 35
NP 131
NPC1L1 303
NSAIDs 141
NSTE-ACS 136
NSTEMI 141
　治療戦略 164
　リスク評価 159
NT-proBNP 119
NVAF 257

O

OAC 257
OACIS 40
OCT 114, 351, 360, 363
OFDI 360
off-pump CABG (OPCAB) 195, 197, 234, 352
OMEGA-REMODEL 試験 317
OMI 97
OMT 5, 11, 282
on-pump CABG (ONCAB) 234
ONTARGET 試験 182
OPEN-CTO レジストリー 243
OPTIMAAL 試験 182
optimal DAPT 期間 346
ox LDL 118

P

P2Y12 受容体 172
P2Y12 受容体阻害薬 146, 171, 175, 293
PAD 39
Palmaz-Schatz ステント 224
PAPP-A 119
PARADIGM-HF 216, 318
PARADISE-MI 試験 318
PARALLEL-HF 試験 216
PARIS スコア 291
patients delay 151
PCI 8, 9, 187, 211, 217, 225, 242, 272, 335, 352
　——のリスク評価 187
　——用のロボット 354
　治療の変遷 222
PCI vs CABG 156, 269

PCI 後冠攣縮 205
PCPS 239
PCSK9 阻害薬 287, 304, 342, 344
PDE5 140
PDE5 阻害薬 140
PDGF 54
PET 351
PIONEER-AF-PCI 研究 (試験) 258, 292
plaque erosion 115
plaque rupture 115
PLATO 試験 172
PlGF 119
POBA 224
POBA 後の再狭窄 54
post-ischemic diastolic stunning 88
PRASFIT-ACS 試験 290
PRECISE-DAPT スコア 291
PREVENT 試験 177
PREVENT-IV 試験 284
primary PCI 142, 267
PROactive 試験 309
PRODIGY 試験 290
PSS 87
PT-INR 目標域 261
PTCA 8
PTX 3 119

Q

QFR (quantitative flow ratio) 331

R

RA 系阻害薬 170, 182, 298
RALES 215
RCA 33
RCA 閉塞の心電図 77
RE-DUAL 試験 261
REACH international registry 284
REDUAL PCI 293
remote ischemic conditioning 147
residual SYNTAX score 192
reverse phase 71
Revised Cardiac Risk Index (RCRI) 271
REVIVED 218
REWIND 312
RILFE-STEACS 143
RITA 230
RIVAL 試験 143
ROS 71
ROS-induced ROS release 71

ROSC 36
Rota 治療 274

S

SAT 224
SAVE 182, 214, 316
SAVOR-TIMI53 試験 309
scaffold discontinuity 328
SCAST 204
sCD40L 119
severe hypokinesis 87
sGC 刺激薬 140
SGLT2 阻害薬 242, 309, 312
shockable rhythm 34
SILVER-AMI 研究 133
sLOX-1 118
soft plaque 113
SOLVD 試験 214
Sones カテーテル 228
SOS-KANTO 33
SPECT 93
　——によるリスクの層別化 95
　冠血行再建術戦略 97
SPRINT 試験 295, 296
SSFP 法 92
ST 上昇 72
ST 上昇型急性心筋梗塞 75
ST 上昇 (型) 心筋梗塞 27, 131, 136, 142, 267
　——に対する再灌流療法 148
STARS 試験 171, 289
STEMI 27, 131, 136, 142, 148
　——治療システム 132
　——に対する再灌流療法 148
Steno-2 306
STICH trial (試験) 217, 268
STICH trial Hypothesis 2 219
STICHES 217
STS score 195
SU 薬併用例 309
SUSTAIN-6 311
SVG 231
SWISSI I 試験 211
SWISSI II 研究 211
SYNTAX score 102, 188, 242
SYNTAX score II 192
SYNTAX 試験 (研究) 10, 157, 188, 232, 284
system delay 151

T

TAPAS 試験 144

TASTE 試験	144	
TAVI	265, 338	
TAXUS®	145	
TCFA	115	
TECOS 試験	309	
tethering	263	
TFA	142	
TFI	226	
The Lifestyle Heart Trial	321	
"the lower, the better" 仮説	5	
thin-cap fibroatheroma (TCFA)		
	154	
TIMI	42, 162, 290	
TnI	119	
TnT	119	
total ischemic time	148, 226	
TOTAL 試験	144	
TRA	142	
TRACE 試験	214	
TRI	226	
TRITON-TIMI38 試験	172, 290	

U

U.S. Carvedilol Heart Failure Study
215
UKPDS 307
UKPDS80 306, 309
uncovered strut 58

Utstein 様式 33

V

V_3-V_4 誘導 78
V_7-V_9 誘導 80, 161
VA Cooperative Study 5
VAD 219
VADT 306, 312
VALIANT 214, 316
variant angina (pectoris) 20, 122
vasa vasorum 16
vascular healing 56
vasospastic heart failure 100
very late scaffold thrombosis
(VLScT) 327
VH-IVUS 154
viability の有無 218
VKA 261
Voda/EBU/XB/Backup カテーテル
228
Vorapaxar 173
VT/VF 症例 44
vulnerable plaque 363, 365

W

wave intensity 110
Wellens 症候群 167
WFP 110

whole heart coronary MRA 92
WOEST trial (試験) 257, 292
wound-healing 54

X

XIENCE V® 145
XIENCE® ステント 59

Y

years of potential life lost (YPLL)
251

数字・ギリシャ文字

1 型糖尿病 306
2 型糖尿病 17, 181, 208, 241, 306
2 剤抗血小板療法 (DAPT) 146
3D-QCA (quantitative coronary
arteriography) 331
4S 試験 300
12 誘導心電図 124, 138
――の自動診断 133
初期トリアージ 136
^{99m}Tc-tetrofosmin SPECT 73
β 遮断薬 43, 169, 174, 179, 211, 215,
267, 273, 283, 287, 288, 298, 317
ω-3 脂肪酸 317
ω-3 多価不飽和脂肪酸摂取量 303

中山書店の出版物に関する情報は，小社サポートページを
御覧ください．
https://www.nakayamashoten.jp/support.html

循環器内科専門医バイブル　2

虚血性心疾患　識る・診る・治す・防ぐ

2018年8月5日　初版第1刷発行Ⓒ

〔検印省略〕

総 編 集	小室一成
専門編集	中村正人
発 行 者	平田　直
発 行 所	株式会社 中山書店
	〒112-0006 東京都文京区小日向 4-2-6
	TEL 03-3813-1100（代表）
	振替 00130-5-196565
	https://www.nakayamashoten.jp／
装　丁	株式会社 プレゼンツ

印刷・製本　株式会社 真興社

Published by Nakayama Shoten Co.,Ltd.
ISBN 978-4-521-74584-8　　　　　　　　　　　　　　　　Printed in Japan
落丁・乱丁の場合はお取り替え致します．

・本書の複製権・上映権・譲渡権・公衆送信権（送信可能化権を含む）は株式会社中山書店が保有します．
・ JCOPY 〈（社）出版者著作権管理機構 委託出版物〉
本書の無断複写は著作権法上での例外を除き禁じられています．複写される場合は，そのつど事前に，（社）出版者著作権管理機構（電話 03-3513-6969，FAX 03-3513-6979，e-mail:info@jcopy.or.jp）の許諾を得てください．

本書をスキャン・デジタルデータ化するなどの複製を無許諾で行う行為は，著作権法上での限られた例外（「私的使用のための複製」など）を除き著作権法違反となります．なお，大学・病院・企業などにおいて，内部的に業務上使用する目的で上記の行為を行うことは，私的使用には該当せず違法です．また私的使用のためであっても，代行業者等の第三者に依頼して使用する本人以外の者が上記の行為を行うことは違法です．

心エコーのエキスパートが撮像と読解のコツを伝授！

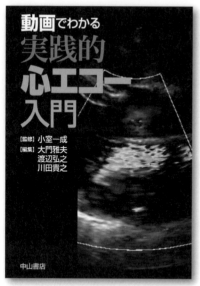

100点以上の連動した動画をwebにアップ！

動画でわかる 実践的 心エコー入門

A5判／312頁／並製／4色刷／定価（本体5,000円＋税）

ISBN 978-4-521-74264-9

監修◎**小室一成**
（東京大学医学部附属病院循環器内科）

編集◎**大門雅夫**
（東京大学医学部附属病院検査部／循環器内科）

渡辺弘之
（東京ベイ・浦安市川医療センター循環器内科）

川田貴之
（東京大学医学部附属病院循環器内科）

☆どうすればきれいな画像が撮れるのか？
☆画像を読み解くにはどうしたらよいか？
☆初心者の疑問はこの1冊ですべて解決！

POINT

①初心者が心エコーの基本的知識と技術を効率よく習得できる入門書．

②実際の診断と治療の流れのなかで心エコーを活用するための実践的内容．

③各疾患に特徴的なわかりやすいエコー画像を多数掲載．

④画像と連動した多数の動画をwebで閲覧できる．

⑤心エコーの基本を身につけ，現場で活用するのに最適．

中山書店　〒112-0006 東京都文京区小日向4-2-6　TEL 03-3813-1100　FAX 03-3816-1015
https://www.nakayamashoten.jp/

現場で困ったとき直ちに役立つ価値ある一冊!

The Pocket Bible of
Cardiovascular Medicine

循環器内科 ポケットバイブル

監修:**小室 一成**(東京大学医学部附属病院循環器内科)

編著:**候 聡志・渡辺 昌文・眞鍋 一郎・波多野 将**
(東京大学医学部附属病院循環器内科)

東大循環器内科が総力を挙げて編集!

☆ 循環器内科の幅広い領域をカバーしつつも,難解な理論は前面に出さずに,現場で実際に役立つことを主眼として作成されたポケットマニュアル.
☆ 第一線で活躍中の若手を中心に,東大循環器内科が総力を挙げて編集した決定版.
☆ 若手内科医,レジデントはもちろん,ベテランにもお薦めしたい真に価値ある一冊.

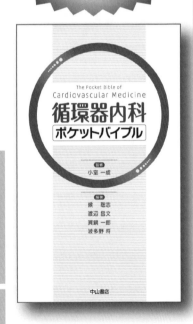

《 診断編,治療編,検査・手技編,薬剤編の4部構成 》
診断編:正確な診断に容易に到達できるフローチャートを示し,ガイドラインにはない診察の「コツ」も解説.
治療編:病態の考えから具体的な治療までを簡潔に解説.
検査・手技編:専門的検査と治療的手技について解説.
薬剤編:東大循環器内科で頻用されている薬剤を解説.

● 図表を多用し,すっきりしたレイアウトで読みやすい.
● 各項目冒頭の「Key point!」欄で,要点が一目でわかる.
● 知っていると差がつく豆知識「Tips」を随所に挿入.
● 特殊な疾患や病態は「コラム」で解説.

新書判・512頁・2色刷
定価(本体 5,000 円+税)
ISBN978-4-521-74266-3

中山書店 〒112-0006 東京都文京区小日向4-2-6 TEL 03-3813-1100 FAX 03-3816-1015
https://www.nakayamashoten.jp/

循環器疾患の基礎から診断・治療の全般を
エキスパートが解説した新しいシリーズ！

循環器内科専門医バイブル

●シリーズ総編集
小室一成
（東京大学教授）

●B5判／並製／4色刷
各巻300〜400頁
本体予価11,000〜13,000円

本シリーズの特色

▶ 循環器領域を網羅的に扱うのではなく，専門医が関心の高いテーマや重要な領域を取り上げ，第一線で活躍するエキスパートが解説．
▶ 各巻のテーマは疾患をベースとし，関連する診断・検査・手技・薬物治療・非薬物治療を盛り込む．役に立つ「コラム」を随所に挿入．
▶ 臨床に重点を置きつつ基礎研究にも触れ，病態の深い理解を実臨床に活かす．
▶ 冒頭に「オーバービュー」を置き，治療の歴史的変遷や領域の拡大を概説．
▶ 「Expert Advice」では治療薬やデバイスの一歩進んだ使い方・使いこなし方，特殊な症例の管理などを伝授．
▶ 「Current Topics」では新しい治療薬など，診断と治療の最新動向を解説．

1 心不全 識る・診る・治す

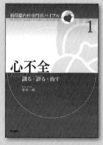

心不全の分類や疫学から，診断・検査，さまざまな病態に応じた治療，治療薬やデバイスの一歩進んだ使い方，新しい治療薬や治療法まで詳しく解説．
常に座右に置いて指針を仰ぐにふさわしい，「バイブル」の名に値する実践書．好評発売中！

専門編集●小室一成（東京大学教授）　B5判／並製／4色刷／384頁／定価（本体12,000円＋税）　ISBN978-4-521-74583-1

2 虚血性心疾患
識る・診る・治す・防ぐ

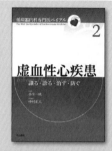

PCIの適応の拡大，デバイスの発展と手技の向上によって，虚血性心疾患の治療は成熟期を迎えている．本書では，動脈硬化の危険因子，疫学，診断・検査，病態に応じた治療，特殊な症例の管理，二次予防，そして診断と治療の最新動向を詳しく解説．

専門編集●中村正人（東邦大学教授）　B5判／並製／4色刷／400頁／定価（本体12,000円＋税）　ISBN978-4-521-74584-8

3 不整脈　専門編集●平尾見三（東京医科歯科大学教授）　（2018年9月刊行予定）予価12,000円

中山書店　〒112-0006 東京都文京区小日向4-2-6　TEL 03-3813-1100　FAX 03-3816-1015
https://www.nakayamashoten.jp/